临床实用护理技术操作及常见并发症预防与处理

（第 5 版）

主 编 高玉芳 魏丽丽 修 红

科学出版社

北 京

内 容 简 介

本书共分 6 章，分别阐述了基础护理技术、急救护理技术、专科护理技术及各种导管护理技术，分级防护技术、使用掌上电脑（PDA）护理操作流程图、临床护理技术操作常见并发症预防及处理等。涵盖了临床基础护理技术操作、急救技术操作、具有代表性的专科护理技术操作，以及护理安全技术操作中常见的风险、并发症发生原因、临床表现及预防处理。

本书针对性、实用性强，内容新颖，项目全面，力求反映临床护理和护理研究的最新成果，同时注重护理新用具在临床的应用。适用于临床各级护理人员、临床实习护士及在校护理专业学生阅读。

图书在版编目（CIP）数据

临床实用护理技术操作及常见并发症预防与处理 / 高玉芳，魏丽丽，修红主编. -- 5版. -- 北京：科学出版社，2024. 11. -- ISBN 978-7-03-079636-3

Ⅰ. R472

中国国家版本馆CIP数据核字第2024HC2826号

责任编辑：郝文娜／责任校对：张　娟
责任印制：师艳茹／封面设计：吴朝洪

科学出版社 出版
北京东黄城根北街 16 号
邮政编码：100717
http://www.sciencep.com

三河市春园印刷有限公司印刷
科学出版社发行　各地新华书店经销

*

2024 年 11 月第　一　版　　开本：787×1092　1/16
2024 年 11 月第一次印刷　　印张：28 1/4
字数：687 000
定价：169.00 元
（如有印装质量问题，我社负责调换）

编著者名单

主　编　高玉芳　魏丽丽　修　红
副主编　赵　林　黄　霞　刘　霞　王　慧
　　　　　脱　淼　姜文彬　张宏岩　柳国芳
编著者（以姓氏笔画为序）

于　蓉	马惠芳	王　刚	王静梅	王　静	王　慧
王　薇	王丽娜	王明雪	王雪英	王静远	
田　菊	付军桦	代月光	冯　英	冯　敏	司辉翠娜
匡国芳	朱　华	刘　红	刘　敏	刘贝晓	刘那娜
刘　霞	刘君香	刘娅楠	安晓贝	安　贝	李晓娟
孙美凤	苏林娜	李　旸	李梦华	李　瑾	杨冷婷
李倩朋	李海娜	李海燕	李　辛	李丽娟	张敏梦
杨海文	吴　倩	谷如华	张　辛	张　娟	张楠娜
宋　惠	宋砚坤	张业玲	张宏岩	张伟芬	陈娜春
张新伟	张　璐	陈　蕾	陈　伟	陈玉芳	金延林
邵　惠	陆连芳	尚全伟	岳崇玉	岳玉芳	赵麓璐
郑　岩	林　辉	郑桃花	房　修	房　浩	修班荣欣
赵　欣	郑学凤	修　红	娄建坤	修　坤	高少波
逄文泉	柳国芳	姜文彬	高　站	娄建站	脱　淼
贾秀玲	姜　艳	徐毅君	崔　莉	高　莉	鲁娅琪
高玉芳	徐淑敏	黄　霞	程　华	崔　伟	
盖玉彪	高祀龙	董　帅	魏朝霞	程　伟	
窦榕榕	葛　萍	魏丽丽			
	褚秀美				

前　言

　　护理学是实践性和应用性很强的学科。随着现代护理事业的发展与医院感染防控的要求、护理工作模式的转变，护理学理论、实践研究的重点也发生了相应变化。在临床实践、培训、教学及考核过程中，我们深深体会到护理技能的规范性操作应当有一个详细规范、能够紧密结合临床实践的流程，及时规避操作中易出现的风险问题及并发症。

　　本书共分 6 章，分别阐述了基础护理技术、急救护理技术、专科护理技术及各种导管护理技术、分级防护技术、使用掌上电脑（PDA）护理操作流程图、临床护理技术操作常见并发症预防及处理等。本书以最新版本的护理学科和有关专科的国家级统编教材为基础，结合中华护理学会团体标准、各专科指南及临床护理实际，涵盖了临床基础护理技术操作、急救技术操作、具有代表性的专科护理技术操作，以及护理安全技术操作中常见的风险、并发症发生原因、临床表现及预防处理。在护理安全技能操作中强调了专科技术，如气管导管套囊上滞留物清除技术、气管切开套管内套管更换技术、胃造口灌注技术、肠内营养泵使用技术、肠造口大量不保留灌肠技术、有创动脉测压导管维护技术、新生儿疾病筛查技术、超声引导下外周中心静脉置管（PICC）技术、康复护理技术、中医护理技术、使用 PDA 静脉输液技术等，列有操作流程图及评分标准。

　　本书针对性、实用性强，内容新颖，项目全面，力求反映临床护理和护理研究的最新成果，同时也注重护理新用具在临床的广泛应用。本书适合临床各层级护理人员，硕士、本科、大专、中专临床实习护士及在校护理专业学生阅读，既可作为其临床工作的指南、考核的标准，又有利于其学习和训练，对于提高及熟练掌握护理临床操作技能有着重要的指导意义。

　　由于我们水平和能力有限，书中不足之处，恳请各位专家、广大读者及护理同仁们提出宝贵意见，以便下次修订及时修正或补充。

高玉芳　魏丽丽　修　红
青岛大学附属医院
2024 年 4 月

目　录

第1章 基础护理技术

第一节 铺床技术操作考核评分标准

一、铺备用床技术操作考核评分标准（被套法）

科室＿＿＿＿＿＿＿ 姓名＿＿＿＿＿ 考核人员＿＿＿＿＿＿ 考核日期： 年 月 日

项目	总分	技术操作要求	标分	评分标准	扣分
仪表	5	仪表、着装符合护士礼仪规范	5	一项不符合要求扣1分	
操作前准备	5	1. 洗手，戴口罩 2. 护理车上自上而下顺序备有床褥、大单、被套、棉胎或毛毯、枕套、枕芯,物品按需折叠并有序放置。另备速干手消毒剂	2 3	一项不符合要求扣1分	
安全评估	15	1. 推护理车至床尾正中处，离床尾约20cm 2. 同病室内无患者进餐或进行治疗 3. 检查床体及周边物品、环境有无安全隐患 4. 床单、被套符合要求，适合季节需要	1 2 10 2	未检查病床是否安全扣10分 其余一项不符合要求扣1分	
操作过程	60	1. 移开床旁桌，距床体约20cm，移开床旁凳 2. 检查床垫、床体或根据需要翻转床垫 3. 将床褥齐床头平铺在床垫上 4. 铺大单的方法 （1）将大单放于床褥上，正面向上，中缝对齐床中线，向床尾散开 （2）大单的中心点与床体的中心点吻合 （3）铺床单按床头、床尾、中间的顺序进行 （4）一手托起床垫一角，另一手伸过床头中线将大单折入床垫下，折45°斜角塞于床垫下，铺好一侧大单 （5）至床尾拉紧大单，同法铺好床角 （6）两手将大单中部边缘拉紧，塞入床垫下 （7）护士转至对侧，同法铺好对侧大单，步骤同（3）～（6）	2 2 2 2 2 2 3 3 2 10	移开床旁桌拖拉、有噪声扣1分 未检查床垫或翻转床垫幅度过大扣1分 大单中线偏斜＜3cm扣1分，＞3cm扣2分 铺大单的顺序：先床头后床尾，先近侧后远侧，顺序错误扣2分 被头端有虚边＜3cm扣1分，＞3cm扣2分 被角不充实一处扣1分	

项目	总分	技术操作要求	标分	评分标准	扣分
		5."S"形套被套方法		"S"形被套折叠法：先将棉胎竖折3折，再"S"形横折3折，折叠错误扣1分	
		（1）将被套正面向外，中线与床中线对齐，平铺于床上	2		
		（2）将被套尾部开口端的上层翻转向上打开约1/3	3		
		（3）将"S"形折叠的棉胎放入被套开口内，底边与被套开口边缘平齐	3	其余一项不符合要求扣1分	
		（4）拉棉胎上缘至被套封口端，展开棉胎，对好两上角，平铺于被套内	3		
		（5）棉被上端距床头15cm，拉平棉被	2		
		（6）尾端系带打结	2		
		（7）先将棉被一侧边缘向内折叠与床沿平齐	3		
		（8）护士转至对侧，同法折叠棉被另一侧边缘	3		
		（9）将棉被尾端塞于床垫下与床尾平齐	2		
		6.套枕套的方法			
		（1）将枕套套于枕芯上，拍平	2		
		（2）枕头横放于床头棉被上，开口端背门	2		
		7.将床旁桌、凳放回原位	2		
		8.手消毒	1		
评价	10	1.步骤正确，动作流畅、轻、稳、节力	1	一项不符合要求扣1分 操作时间每延长30秒扣1分	
		2.病床符合实用、舒适、安全的原则	2		
		3.大单中缝对齐，四角平整、紧扎	1		
		4.盖被平整，内部无皱褶，折叠方法正确	2		
		5.枕头平整、充实	2		
		6.病室环境及患者床单位整洁、美观	1		
		7.操作时间5分钟	1		
理论提问	5	1.铺备用床的目的是什么 2.铺备用床的注意事项有哪些 3.铺备用床前评估哪些内容	5	选择其中一项，少一项扣1分	
合计	100				

理论提问：

1.铺备用床的目的是什么？

答：保持病室整洁，准备接收新患者。

2.铺备用床的注意事项有哪些？

答：①符合病床实用、耐用、舒适、安全的原则；②床单中缝与床中线对齐，四角平整、紧扎；③被头充实，盖被平整、两边内折对称；④枕头平整、充实，开口背门；⑤注意节时、省力；⑥病室环境及患者床单位整洁、美观。

3.铺备用床前评估哪些内容？

答：①首先检查病床是否完好、舒适，有无安全隐患，床单、被褥是否完好、清洁、干燥，符合舒适要求；②检查床旁设施性能是否完好；③观察操作环境是否影响其他患者的治疗、休息、进餐，如有应暂缓操作，或向患者做好解释工作；④在操作中减少动作幅度，以减少灰尘及对其他患者造成的不良影响。

（修 红 张 梦）

二、铺麻醉床技术操作考核评分标准（被套法）

科室＿＿＿＿＿＿ 姓名＿＿＿＿ 考核人员＿＿＿＿ 考核日期： 年 月 日

项目	总分	技术操作要求	标分	评分标准	扣分
仪表	5	仪表、着装符合护士礼仪规范	5	一项不符合要求扣1分	
操作前准备	5	1. 洗手 2. 按病情、手术和麻醉方式备齐用物 （1）被服：床褥、大单、中单2、橡胶单2、被套、棉胎或毛毯、枕套、枕芯，按需折叠并有序放置在护理车上，另备速干手消毒剂 （2）麻醉护理盘：治疗巾内有开口器、舌钳、通气道、牙垫、压舌板、吸痰管、吸氧管、棉签、治疗碗、纱布、一次性手套等。治疗巾外有手电筒、血压计、听诊器、弯盘、护理记录单等	2 3	一项不符合要求扣1分	
安全评估	15	1. 将护理车推至床尾正中，离床尾约20cm 2. 同病室内无患者进餐或进行治疗 3. 检查床垫、床体及周边物品、环境有无不安全隐患 4. 床单、被套符合要求，适合季节需要	1 2 10 2	未检查病床是否安全扣10分 其余一项不符合要求扣1分	
操作过程	60	1. 移开床旁桌，距床体约20cm，移开床旁凳 2. 检查床垫或根据需要翻转床垫 3. 将床褥齐床头平铺在床垫上 4. 铺大单 （1）将大单放于床褥上，正面向上，中缝对齐床中线，向床尾散开 （2）大单的中心点与床体的中心点吻合 （3）铺床单时按床头、床尾、中间的顺序进行 （4）一手托起床垫一角，另一手伸过床头中线将大单折入床垫下，折45°斜角塞床垫下，铺好一侧大单 （5）至床尾拉紧大单，同法铺好床角 （6）两手将大单中部边缘拉紧，塞入床垫下 5. 铺橡胶单和中单 （1）橡胶单和中单分别对好中线，铺在床中部 （2）上端距床头45～50cm，一同塞入床垫下 （3）根据病情需要将第二块橡胶单和中单平床头齐，一同塞入床垫下	2 2 2 2 2 2 3 2 2 2 2 3	移开床旁桌时拖拉、有噪声扣1分 未检查床垫或翻转床垫幅度过大扣1分 大单中线偏斜＜3cm扣1分；＞3cm扣2分 铺大单的顺序：先床头后床尾，先近侧后远侧，顺序错误扣2分 橡胶单与中单距床头距离不合适扣2分 橡胶单与中单不平整扣2分 被头端有虚边＜3cm扣1分；＞3cm扣2分 被角不充实一处扣1分	

续表

项目	总分	技术操作要求	标分	评分标准	扣分
		(4) 护士转至对侧，同法铺好对侧大单、橡胶单和中单 6."S"形套被套的方法	10	"S"形被套折叠法：先将棉胎竖折3折，再"S"形横折3折，折叠错误扣1分 其余一项不符合要求扣1分	
		(1) 将被套正面向外，中线与床中线对齐，平铺于床上	2		
		(2) 将被套尾部开口端的上层翻转向上打开约1/3	2		
		(3) 将"S"形折叠的棉胎放入被套开口内，底边与被套开口边缘平齐	2		
		(4) 拉棉胎上缘至被套封口端，展开棉胎，对好两上角，平铺于被套内	2		
		(5) 棉被上端距床头15cm，拉平棉被	2		
		(6) 尾端系带打结	1		
		(7) 先将棉被一侧边缘向内折叠和床沿平齐	2		
		(8) 护士转至对侧，同法折叠棉被另一侧边缘	2		
		(9) 将棉被尾端内折与床尾平齐	2		
		(10) 将棉被扇形三折到一侧床边 7.套枕套	2		
		(1) 将枕套套于枕芯上，拍平	1		
		(2) 枕头横立于床头，开口端背门	1		
		8.将床旁桌放回原位	1		
		9.麻醉护理盘放置于床旁桌上	1		
		10.手消毒	1		
评价	10	1.步骤正确，动作流畅、轻、稳、节力	1	一项不符合要求扣1分操作时间每延长30秒扣1分	
		2.病床符合实用、舒适、安全的原则	2		
		3.病室环境及患者床单位整洁、美观	1		
		4.护理术后患者的用物齐全，患者能及时得到救治和护理	5		
		5.操作时间10分钟	1		
理论提问	5	1.铺麻醉床的目的是什么 2.铺麻醉床前需评估哪些内容	5	选择其中一项，少一项扣1分	
合计	100				

理论提问：

1. 铺麻醉床的目的是什么？

答：①便于接收和护理麻醉手术后的患者；②使患者安全、舒适，预防并发症；③避免床上用物被污染，便于更换。

2. 铺麻醉床前需评估哪些内容？

答：①操作前了解患者诊断、病情、手术和麻醉方式、术后需要的抢救或治疗物品等；②检查病床及床旁设施性能是否完好；③对周围环境如温度、湿度进行评估，并向同病室患者做好解释工作。

（柳国芳　张　梦）

三、铺暂空床技术操作考核评分标准（被套法）

科室＿＿＿＿＿＿＿　　姓名＿＿＿＿＿＿　　考核人员＿＿＿＿＿＿　　考核日期：　　年　月　日

项目	总分	技术操作要求	标分	评分标准	扣分
仪表	5	仪表、着装符合护士礼仪规范	5	一项不符合要求扣1分	
操作前准备	5	1. 洗手 2. 护理车上按自上而下的顺序备有床褥、大单、橡胶单、中单、被套、棉胎或毛毯、枕套、枕芯，物品按需折叠并有序放置，另备速干手消毒剂	2 3	一项不符合要求扣1分	
安全评估	15	1. 推护理车至床尾正中处，离床尾约20cm 2. 同病室内无患者进餐或进行治疗 3. 检查床垫、床体及周边物品、环境有无不安全隐患 4. 床单、被套符合要求，适合季节需要	1 2 10 2	未检查病床是否安全扣10分 其余一项不符合要求扣1分	
操作过程	60	1. 移开床旁桌，距床体约20cm，移开床旁凳 2. 检查床垫或根据需要翻转床垫 3. 将床褥齐床头平铺在床垫上 4. 铺大单的方法 （1）将大单放于床褥上，正面向上，中缝对齐床中线，向床尾散开 （2）大单的中心点与床体的中心点吻合 （3）铺床单时按床头、床尾、中间的顺序进行 （4）一手托起床垫一角，另一手伸过床头中线将大单折入床垫下，折45°斜角塞入床垫下，铺好一侧大单 （5）至床尾拉紧大单，同法铺好床角 （6）两手将大单中部边缘拉紧，塞入床垫下 5. 铺橡胶单和中单 （1）橡胶单和中单分别对好中线，铺在床中部 （2）上端距床头45～50cm，一同塞入床垫下 （3）护士转至对侧，同法铺好对侧大单、橡胶单和中单 6. "S"形套被套的方法 （1）将被套正面向外，中线与床中线对齐，平铺于床上 （2）将被套尾部开口端的上层翻转，向上打开约1/3 （3）将"S"形折叠的棉胎放入被套开口内，底边与被套开口边缘平齐 （4）拉棉胎上缘至被套封口端，展开棉胎，对好两上角，平铺于被套内 （5）棉被距床头15cm，拉平棉被 （6）尾端系带打结 （7）先将棉被一侧边缘向内折叠与床沿平齐 （8）护士转至对侧，同法折叠棉被的另一侧边缘 （9）将棉被尾端塞于床垫下与床尾平齐	2 2 2 2 2 2 3 3 2 2 2 5 2 2 2 3 3 2 2 2 3	移开床旁桌时拖拉、有噪声扣1分 未检查床垫或翻转床垫幅度过大扣1分 大单中线偏斜＜3cm扣1分；＞3cm扣2分 铺大单的顺序：先床头后床尾，先近侧后远侧，顺序错误扣2分 橡胶单与中单距床头距离不合适扣2分 橡胶单与中单不平整扣2分 被头端有虚边＜3cm扣1分；＞3cm扣2分 被角不充实一处扣1分 "S"形被套折叠法：先将棉胎竖折3折，再"S"形横折3折，折叠错误扣1分 其余一项不符合要求扣1分	

续表

项目	总分	技术操作要求	标分	评分标准	扣分
		(10) 将棉被上端向内折 1/4，后扇形 3 折到床尾	2		
		7. 套枕套			
		(1) 将枕套套于枕芯上，拍平	2		
		(2) 枕头横放于床头，开口端背门	2		
		8. 将床旁桌、凳放回原位	2		
		9. 手消毒	2		
评价	10	1. 步骤正确，动作流畅、轻、稳、节力	1	一项不符合要求扣 1 分 操作时间每延长 30 秒 扣 1 分	
		2. 病床符合实用、舒适、安全的原则	2		
		3. 大单中缝对齐，四角平整、紧扎	1		
		4. 盖被平整，内部无皱褶，折叠方法正确	2		
		5. 枕头平整、充实	2		
		6. 病室环境及患者床单位整洁、美观	1		
		7. 操作时间 8 分钟	1		
理论提问	5	1. 铺暂空床的目的是什么 2. 铺床时的节力原则有哪些	5	回答少一条扣 1 分	
合计	100				

理论提问：

1. 铺暂空床的目的是什么？

答：①供新入院患者或暂时离床患者使用；②保持病室整洁。

2. 铺床时的节力原则有哪些？

答：①准备用物要齐全并按使用顺序摆放；②铺床前护士应先将床面升起（指升降床），以免腰部过度弯曲；③铺床时身体尽量靠近床边，上身保持直立，双腿分开屈膝与肩同宽降低重心使身体稳定，以适应不同方向的操作；④铺床过程中操作连续，动作协调，避免不必要的动作，节省体力。

（修 红 冷 敏）

四、卧床患者更换床单技术操作考核评分标准

科室_____ 姓名_____ 考核人员_____ 考核日期： 年 月 日

项目	总分	技术操作要求	标分	评分标准	扣分
仪表	5	仪表、着装符合护士礼仪规范	5	一项不符合要求扣 1 分	
操作前准备	5	1. 洗手 2. 护理车上备有清洁大单、被套、枕套、橡胶单、中单、床刷及套、速干手消毒剂、医疗垃圾袋、物品按需折叠并有序放置。必要时备清洁衣裤、便盆	2 3	一项不符合要求扣 1 分	

项目	总分	技术操作要求	标分	评分标准	扣分
安全评估	15	1. 推护理车至床尾正中处，离床尾约20cm 2. 了解患者的病情，评估患者各种管路情况，有无活动限制，心理反应及合作程度 3. 解释操作目的并询问患者是否需要便器 4. 检查床垫、床体是否安全 5. 了解床单位的清洁程度及室内温度 6. 同病室内无患者进餐或进行治疗，酌情关闭门窗，必要时隔帘或屏风遮挡患者	1 5 2 5 1 1	其余一项不符合要求扣1分	
操作过程	60	1. 移开床旁桌，距床体约20cm，移开床旁凳 2. 放下近侧床挡，松开盖被 3. 一手托住患者头部，另一手将枕头移向对侧 4. 协助患者将远侧上肢屈曲移至枕头上 5. 近侧上肢移至患者腹部 6. 将近侧下肢屈曲于远侧下肢旁 7. 护理人员一手置于患者肩部，另一手置于患者臀部，协助患者翻向对侧，背向护士 8. 更换大单与中单 (1) 从床头至床尾，松开近侧大单、橡胶单及中单 (2) 中单污染面向内卷中单至床中线处，塞于患者身下 (3) 扫净橡胶单的渣屑并将橡胶单搭于患者身上 (4) 将大单污染面向内翻卷至床中线处，塞于患者身下，扫净床褥 (5) 铺清洁大单，将对侧一半大单向内翻卷后塞入患者身下，按铺床法铺好近侧大单 (6) 放下橡胶单，铺清洁中单于橡胶单上 (7) 将一半中单向内翻卷后塞入患者身下 (8) 将近侧橡胶单、中单一起塞入床褥下 (9) 协助患者平卧 (10) 护理人员一手托住患者头部，另一手将枕头移向近侧 (11) 协助患者将近侧上肢屈曲移至枕头上 (12) 远侧上肢移至患者腹部 (13) 将远侧下肢屈曲置于近侧下肢旁 (14) 护理人员一手置于患者肩部，另一手置于患者臀部，协助患者翻向近侧，面向护士 (15) 拉上床挡，护士转向对侧 (16) 放下床挡，松开床单、橡胶单及中单，上卷中单至中线处，取出污染中单并置于护理车下层或污衣袋内 (17) 扫净橡胶单的渣屑并将橡胶单搭于患者身上	2 2 1 1 1 1 2 1 2 2 2 2 1 1 1 1 1 1 1 1 2 2 2 2	移开床旁桌时拖拉、有噪声扣1分 翻身不正确，患者不适扣2分 过多暴露患者扣2分 大单不平整扣1分 铺大单的顺序：先床头后床尾，先近侧后远侧，顺序错误扣2分 大单中线偏斜<3cm扣1分，>3cm扣2分 大单、中单翻卷错误扣2分 被头端有虚边<3cm扣1分，>3cm扣2分 操作过程中，未与患者交流扣2分 被角不充实一处扣1分 床角不规范扣1分 污染被单掉在地上扣1分 操作过程中患者坠床扣50分 患者侧卧时，未观察背部皮肤扣2分 操作中抖动污染被单扣2分 其余一项不符合要求扣1分	

续表

项目	总分	技术操作要求	标分	评分标准	扣分
		(18) 将污染大单从上至下，边拉边卷至床尾后，放于护理车下层或污衣袋内，从床头至床尾扫净床褥	2		
		(19) 取下床刷套放于护理车下层医疗垃圾袋内，床刷放于护理车上层	2		
		(20) 同法铺好各层床单，协助患者平卧	2		
		9. 更换被套			
		(1) 铺干净被套于盖被上	2		
		(2) 打开被套尾端开口，从污染被套里取出棉胎（"S"形折叠）放于干净被套内，拉平，系好尾端开口处系带	2		
		(3) 将污染被套撤出置于护理车下层或污衣袋内，整理盖被	2		
		(4) 棉被一侧边缘向内折叠与床沿平齐	2		
		(5) 护士转回原处，将棉被近侧边缘向内折叠与床沿平齐，将床尾部折入床垫下（床尾反折处不可过紧，以使患者足部有活动空间）	2		
		10. 更换枕套			
		(1) 护理人员一手托住患者头部，另一手将枕头拉出	2		
		(2) 更换枕套，枕头拍松整理平整，给患者垫上	2		
		11. 移回床旁桌、凳	2		
		12. 手消毒	1		
		13. 询问患者感受	2		
操作后	5	1. 根据病情协助患者取舒适卧位，整理床单位	2	一项不符合要求扣1分	
		2. 根据院感防控标准，正确处理污被服、护理车	3		
评价	5	1. 操作轻稳、节力，床单位整洁、美观	1	一项不符合要求扣1分 操作时间每延长30秒扣1分	
		2. 患者感觉舒适、安全	2		
		3. 护患沟通有效，满足患者身心需要	1		
		4. 操作时间15分钟	1		
理论提问	5	1. 卧床患者更换床单的目的是什么 2. 为卧床患者更换床单时应如何保护患者 3. 患者身上多处留置导管，在更换床单时应注意什么	5	少一条扣1分	
合计	100				

理论提问：

1. 卧床患者更换床单的目的是什么？

答：①保持患者的清洁，使患者感觉舒适；②预防压力性损伤等并发症的发生。

2. 为卧床患者更换床单时应如何保护患者？

答：①更换床单前关好门窗，操作时动作轻柔敏捷，注意保暖，勿使患者受凉；②为危重患者更换床单时，应由两名护士分为左、右共同完成；③不能侧卧的患者更换床单时，应将床单自床头向床尾更换，操作过程中注意保护患者，防止坠床；④更换被套时，先用污被套遮住患者，再将干净被套铺平，将棉胎套入，最后撤出污被套；⑤操作过程中注意观察患者病情变化，确保患者安全。

3. 患者身上多处留置导管，在更换床单时应注意什么？

答：①更换床单前先检查引流管是否通畅，有无脱出；②将各导管、引流管放松安置妥当后再为患者翻身，翻身后要检查各导管、引流管有无受压、扭曲、脱落等；③更换床单后为患者摆好舒适体位，再固定导管、引流管于适当位置。

（柳国芳　修　红）

五、卧床患者整理床铺技术操作考核评分标准

科室＿＿＿＿＿　姓名＿＿＿＿＿　考核人员＿＿＿＿＿　考核日期：　　年　月　日

项目	总分	技术操作要求	标分	评分标准	扣分
仪表	5	仪表、着装符合护士礼仪规范	5	一项不符合要求扣1分	
操作前准备	5	1. 洗手 2. 护理车上物品放置有序，备有床刷及刷套、速干手消毒剂、便盆、医疗垃圾袋、生活垃圾袋。根据需要备清洁大单、被套、枕套、中单及清洁衣裤	2 3	一项不符合要求扣1分	
安全评估	15	1. 推护理车至床尾正中处，离床尾约20cm 2. 了解患者的病情，有无活动限制，心理反应及合作程度，解释操作的目的并询问患者是否需要便器 3. 检查床垫、床体是否安全 4. 床单位的清洁程度，查看患者床单、被套、枕套等是否需要更换 5. 同病室内无患者进餐或进行治疗 6. 了解环境是否安全，以及室内温度，酌情关闭门窗	1 3 5 2 2 2	一项不符合要求扣1分	
操作过程	60	1. 移开床旁桌，距床体20cm，移开床旁凳 2. 放下近侧床挡，松开盖被 3. 护理人员一手托住患者头部，另一手将枕头移向对侧 4. 协助患者将远侧上肢屈曲移至枕头上 5. 近侧上肢移至患者腹部 6. 将近侧下肢屈曲置于远侧下肢旁 7. 护理人员一手置于患者肩部，另一手置于患者臀部，协助患者翻向对侧，背向护士 8. 从床头至床尾，松开近侧床单、橡胶单及中单 9. 湿式依次扫净枕上、枕下 10. 扫净中单、橡胶单后搭于患者身上 11. 从床头至床尾湿式扫净床单渣屑 12. 依次铺好大单、橡胶单及中单 13. 拉上床挡	2 2 2 2 2 2 2 2 2 2 2 5 1	移开床旁桌时拖拉、有噪声扣1分 翻身不正确，患者不舒适扣2分 过多暴露患者扣2分 操作过程中，未与患者交流扣2分 床单不平整扣1分 床角不规范扣1分 患者侧卧时，未观察背部皮肤扣2分 床单中线偏斜＜3cm扣1分；＞3cm扣2分	

续表

项目	总分	技术操作要求	标分	评分标准	扣分
		14. 护士转向对侧，整理床铺步骤同 2～12 步	15	扫床的顺序：先枕上后枕下，从床头至床尾，湿式清扫，顺序错误扣 2 分	
		15. 协助患者平卧	2		
		16. 整理盖被，将棉被一侧边缘向内折叠与床沿平齐	2		
		17. 拉上床挡	1		
		18. 护士转向对侧，拉下床挡	1	未湿式清扫扣 2 分	
		19. 将棉被另一侧边缘向内折叠与床沿平齐	2	被头端有虚边 < 3cm 扣 1 分；> 3cm 扣 2 分	
		20. 将床尾部折入床垫下（床尾反折处不可过紧，以使患者足部有活动空间）	2	操作过程中患者坠床，扣 50 分	
		21. 整理好枕头，拉上床挡	2	其余一项不符合要求扣 1 分	
		22. 移回床旁桌、凳	1		
		23. 手消毒	1		
		24. 询问患者感受	3		
操作后	5	1. 根据病情协助患者取舒适卧位，整理床单位	2	一项不符合要求扣 1 分	
		2. 根据院感防控标准，正确处理物品	3		
评价	5	1. 操作轻稳、节力，床单位整洁、美观	1	一项不符合要求扣 1 分操作时间每延长 30 秒扣 1 分	
		2. 患者感觉舒适、安全	2		
		3. 护患沟通有效，满足患者身心需要	1		
		4. 操作时间 10 分钟	1		
理论提问	5	1. 卧床患者整理床铺的目的是什么2. 患者身上多处留置导管，在整理床铺时应注意什么	5	选择其中一项，少一项扣 1 分	
合计	100				

理论提问：

1. 卧床患者整理床铺的目的是什么？

答：①保持床单位清洁、整齐；②使患者感觉舒适；③观察患者病情；④预防压力性损伤等并发症的发生。

2. 患者身上多处留置导管，在整理床铺时应注意什么？

答：①整理床铺前先检查引流管是否通畅，有无脱出；②将各导管、引流管放松安置妥当后再为患者翻身，翻身后要检查各导管、引流管有无受压、扭曲、脱落等；③整理床铺后为患者摆好舒适体位，再固定导管、引流管于适当位置。

（修 红 王 静）

六、出院患者床单位整理技术操作考核评分标准

科室＿＿＿＿＿＿＿＿ 姓名＿＿＿＿＿＿＿ 考核人员＿＿＿＿＿＿＿ 考核日期：　　年　月　日

项目	总分	技术操作要求	标分	评分标准	扣分
仪表	5	仪表、着装符合护士礼仪规范	5	一项不符合要求扣1分	
操作前准备	5	1. 洗手 2. 用物：护理车上层放置清洁床罩、被套、枕套、橡胶手套；下层放置含氯消毒液及小毛巾、医疗及生活垃圾袋。另备床单位消毒机	2 3	一项不符合要求扣1分	
安全评估	5	1. 携护理车至床旁 2. 确认同病室内无患者进餐或进行治疗 3. 检查床垫、床体及周边物品、环境有无不安全隐患，酌情开窗通风 4. 备用的床罩、被套符合床及被的要求，适合季节需要	1 1 2 1	一项不符合要求扣1分	
操作过程	60	1. 清除床旁桌及床体的杂物，分类置于垃圾袋内 2. 移开床旁桌，距床体约20cm 3. 移床旁凳于床尾 4. 撤去枕套、被套、床罩并置于护理车污物袋内 5. 戴橡胶手套，用消毒液浸泡的毛巾擦拭床体、床头柜，脱手套 6. 铺消毒床罩于备用床上，连接床单位消毒机 7. 连接电源 8. 打开床单位消毒机开关 9. 调试消毒时间 10. 选择消毒模式 11. 检查机器运行正常 12. 取回各种标识牌 13. 口述：擦拭、整理用过的仪器，悬挂备用标识牌，并按要求放置 14. 30分钟后撤去床单位消毒机 15. 铺床：参阅备用床法 16. 擦拭板凳，将床头柜、板凳归位 17. 床单位套一次性床罩，放置"已消毒"标识牌 18. 整理护理车 19. 将床单位消毒机整理归位放置 20. 洗手	3 3 1 2 4 2 2 2 2 2 2 3 2 2 20 2 2 2 1 1	一项不符合要求扣1分	

项目	总分	技术操作要求	标分	评分标准	扣分
评价	20	1. 床体清洁无灰尘, 床单位整洁、美观, 床褥下无杂物, 床头桌清洁, 无杂物, 标识牌清洁干净	5	一项不符合要求扣1分	
		2. 消毒时间符合规定要求	2		
		3. 步骤正确, 动作流畅、节力	2		
		4. 病床符合实用、舒适、安全的原则	5		
		5. 盖被平整, 内部无皱褶, 折叠方法正确	2		
		6. 枕头平整、充实	2		
		7. 洗手	2		
理论提问	5	擦拭床单位的消毒液如何配制	5	选择其中一项, 少1项扣1分	
合计	100				

理论提问:

擦拭床单位的消毒液如何配制?

答:①普通病床用500mg/L的含氯消毒液擦拭;②被血液体液污染的用1000mg/L的含氯消毒液擦拭;③肝炎、艾滋病污染的用2000mg/L的含氯消毒液擦拭。

(陆连芳　贾秀玲)

第二节　生命体征测量技术操作考核评分标准

体温、脉搏、呼吸、血压测量技术操作考核评分标准

科室_____　姓名_____　考核人员_____　考核日期:　　年　月　日

项目	总分	技术操作要求	标分	评分标准	扣分
仪表	5	仪表、着装符合护士礼仪规范	5	一项不符合要求扣1分	
操作前准备	10	1. 洗手	2	未核对扣3分	
		2. 核对医嘱	3	未检查体温计、血压计扣3分	
		3. 备齐用物, 用物放置合理、有序, 依次检查所备物品, 保证安全有效 治疗车上层: PDA、治疗盘内放纱布2块、体温计、血压计、速干手消毒剂 治疗车下层: 弯盘、医疗及生活垃圾袋	1	其余一项不符合要求扣1分	
		4. 检查体温计、血压计性能及电量是否充足(安全评估: 体温计、血压计无破损)	3		
		5. 清点体温计数目	1		

项目		总分	技术操作要求	标分	评分标准	扣分
安全评估		10	1. 携用物至床旁，查看床头牌、询问患者姓名、核对手腕带，所有内容与 PDA 信息一致	3	未查对患者扣 3 分 未查对床头牌、手腕带、患者各扣 2 分 查对患者姓名不规范扣 2 分 未使用 PDA 扣 3 分 与患者交流语言不规范，态度不和蔼各扣 1 分 其余一项不符合要求扣 1 分	
			2. 说明目的，做好解释工作，了解患者身体状况、自理程度，取得合作。了解 30 分钟前是否有哭闹剧烈运动及情绪变化等，并根据患者的病情和年龄，评估适合患者的测量方法	3		
			3. 查看患者局部皮肤情况及肢体活动度	2		
			4. 周围环境整洁，光线明亮	1		
			5. 与患者沟通时语言规范、态度和蔼	1		
操作过程	测体温（三选其一）	15	向患者说明目的，以取得合作	2	未评估：额部皮肤有炎症、伤口、汗液等禁止使用额式体温计测量扣 2 分 未评估：腋下有创伤、手术、炎症，腋下出汗较多者，肩关节受伤或消瘦夹不紧体温计者禁测腋温扣 2 分 水银柱未甩至 35℃ 以下扣 15 分 读数误差 ≤0.4℃ 扣 2 分，>0.4℃ 扣 15 分 其余一项不符合要求扣 1 分	
			（一）红外线额式体温计			
			1. 安全评估：患者额头有汗液时擦干额部皮肤	1		
			2. 取下探头保护盖	1		
			3. 按下电源 / 记忆按钮	2		
			4. 将探测器对准距离前额中心 1～3cm 处	2		
			5. 按下测量按钮	2		
			6. 测量在 1 秒后完成，并发出提示音	2		
			7. 读取度数并录入 PDA	2		
			8. 盖好探头保护盖	1		
			（二）电子体温计（测腋温）			
			1. 解开患者衣扣（避免过度暴露患者）	1		
			2. 协助患者取舒适卧位，注意保暖	1		
			3. 安全评估：患者腋下有汗液时，用纱布擦干	1		
			4. 按下电源按钮，接通电源	2		
			5. 显示"L"后，转动体温计，使显示面向内，将探测器放在腋窝中央并加紧	2		
			6. 约 20 秒后蜂鸣器发出鸣响，测量结束	2		
			7. 取出体温计，读取度数并录入 PDA	2		
			8. 关闭体温计电源按钮	1		
			9. 将体温计置于弯盘内	1		
			（三）水银体温计（测腋温）			
			1. 解开患者衣扣（避免过度暴露患者）	1		
			2. 协助患者取舒适卧位，注意保暖	2		
			3. 安全评估：患者腋下有汗液时，用纱布擦干	1		
			4. 将体温计水银甩至 35℃ 以下	2		
			5. 将水银段放在腋窝正中，屈臂过胸，夹紧	2		
			6. 10 分钟后取出，用纱布擦拭体温计	2		
			7. 读取度数并录入 PDA	2		
			8. 将体温计置于弯盘内	1		

续表

项目	总分	技术操作要求	标分	评分标准	扣分
测脉搏	15	1. 向患者说明目的，以取得合作	2	误差≤4次/分扣2分；>4次/分扣15分 其余一项不符合要求扣1分	
		2. 患者取卧位或坐位，手腕伸展，手臂置于舒适位置	1		
		3. 护士用示指、中指、环指的指端按压在桡动脉处，按压力量适中，以能清楚地测得脉搏搏动为宜	2		
		4. 正常脉搏测30秒再乘以2	2		
		5. 安全评估：如有异常，测量1分钟，如有脉搏短绌，应有两名护士同时测量，一人听心率，另一人测脉率，由听心率者发出"起"或"停"的口令	3		
		6. 测量结果正确	3		
		7. 手消毒并将结果录入PDA	2		
测呼吸	10	1. 护士将手放在患者诊脉部位似诊脉状	1	误差>2次/分扣2分；>4次/分扣15分 其余一项不符合要求扣1分	
		2. 观察患者胸腹部起伏情况，一起一伏为一次呼吸	1		
		3. 正常呼吸测30秒再乘以2	1		
		4. 安全评估：呼吸微弱者用棉花置于患者鼻孔前，观察棉花被吹动的次数，如有异常，测量1分钟	3		
		5. 测量结果正确	2		
		6. 手消毒并将结果录入PDA	2		
测血压（二选其一）	20	（一）电子血压计 1. 向患者说明目的，取得配合	1	手臂位置：坐位平第4肋，仰卧位平腋中线，位置错误扣2分 未口述：密切观察血压者，做到"四定"（定时间、定部位、定体位、定血压计）扣1分 注气过猛导致水银溢出扣5分 充气或放气不均匀扣5分 听诊器胸件塞在袖带下扣1分 测量者视线未与水银柱同一水平扣5分 测量结束未关水银开关扣2分 误差≤10mmHg扣2分	
		2. 协助患者取坐位或卧位（特殊情况除外），掀盖被，卷袖，露臂，手掌向上，肘部伸直	2		
		3. 连接电源（未安装电池或电量不足时）	1		
		4. 平稳放置血压计，肱动脉与心脏在同一水平线上	2		
		5. 将袖带平整无折缠于上臂中部；松紧以放入1手指为宜	2		
		6. 下缘距肘窝处2～3cm（袖带上"▼或Φ"标识置于肱动脉搏动最明显处）	3		
		7. 按下开始/停止按钮，自动开始测量	1		
		8. 测量过程中嘱患者保持自然姿势，身体不要移动，保持安静状态	2		
		9. 显示测量结果后，正确读取血压数值（无心律失常者可同时读取脉率）	2		
		10. 取下袖带	1		
		11. 手消毒并将血压数值录入PDA	2		
		12. 按下开始/停止按钮，切断电源	1		

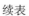

续表

项目	总分	技术操作要求	标分	评分标准	扣分
		（二）台式血压计		> 10mmHg 扣 20 分	
		1. 向患者说明目的，取得配合	1	未口述血压测量要求扣	
		2. 协助患者取坐位或卧位，掀盖被，卷袖，露臂，手掌向上，肘部伸直	1	2 分	
		3. 平稳放置血压计，打开血压计，零点位置与肱动脉、心脏在同一水平线上	1	其余一项不符合要求扣 1 分	
		4. 开启水银开关	1		
		5. 驱尽袖带内空气，将袖带平整无折地缠于上臂中部；松紧以放入 1 手指为宜	1		
		6. 下缘距肘窝处 2～3cm（进出气管置于肱动脉处）	2		
		7. 检查水银柱是否至"0"点	1		
		8. 将听诊器胸件置于肱动脉搏动最明显处，一手固定	1		
		9. 另一手关闭气囊开关，并握住气球向袖带内充气至肱动脉搏动消失，再使其上升 20～30mmHg（注气平稳）	2		
		10. 缓慢放气（放气均匀，以 4mmHg/s 速度下降）	2		
		11. 听到第一声响时，水银所在的刻度为收缩压；声音突然消失或变小为舒张压，测量结果正确	3		
		12. 测量结束，驱尽袖带内空气；拧紧螺旋帽，整理后放入盒内，血压计右倾 45°，全部水银流回槽内，关闭水银柱开关，盖上血压计盒盖；取下听诊器	2		
		13. 手消毒并将血压数值录入 PDA	2		
操作后	5	1. 协助患者取舒适卧位，整理床单位 2. 根据院感防控标准，正确处理物品	2 3	一项不符合要求扣 1 分	
评价	5	1. 动作轻稳，观察准确 2. 患者安全、舒适、沟通及时 3. 操作时间 10 分钟	1 2 2	操作时间每延长 30 秒扣 1 分	
理论提问	5	1. 对体温的观察内容包括哪些 2. 红外线额式体温计使用注意事项有哪些 3. 哪些因素会影响电子体温计正确测量 4. 异常脉搏观察包括哪些内容 5. 什么是呼吸困难？临床表现有哪些 6. 测量血压时要做到哪"四定" 7. 对血压测量的要求有哪些	5	少一条，扣 1 分	
合计	100				

理论提问：

1. 对体温的观察内容包括哪些？

答：观察内容包括体温的类型、热型、发热过程中伴随的临床表现及患者的心理反应。

2. 红外线额式体温计的使用注意事项有哪些？

答：①测体温的时候，环境温度最好在 10 ～ 40℃，低于或者高于此值可能会影响测量的准确性；②发热患者额头冷敷、发汗及采取其他降温措施后会使测量结果偏低，应避免在这种情况下测量；③患者周围环境要稳定，不能在风扇、空调的出风口等地方测量；④不能在室外或阳光强烈的地方测量。

3. 哪些因素会影响电子体温计正确测量？

答：①运动、洗澡或饮食后；②长时间盖被子、身体发热时；③起床后立即开始活动时；④体温计探测器接触到衣物；⑤体温计没有放置于正确位置上；⑥连续测量时；⑦腋下大量出汗时。

4. 异常脉搏观察包括哪些内容？

答：除应观察脉搏的速率、节律、脉搏强弱有无改变外，还应观察动脉壁的弹性和动脉走行深浅有无异常及患者的心理反应。

5. 什么是呼吸困难？临床表现有哪些？

答：呼吸速率、深浅度和节律改变的呼吸障碍称为呼吸困难。临床表现为发绀、鼻翼扇动、肋间隙凹陷，呼吸浅而急促，严重者可出现意识障碍。

6. 测量血压时要做到哪"四定"？

答：测量血压时要做到四定：定时间、定部位、定体位、定血压计。

7. 对血压测量的要求有哪些？

答：血压应相隔 1 ～ 2 分钟重复测量，取两次读数的平均值记录。如果收缩压或舒张压的两次读数相差 > 5mmHg 以上，应再次测量，取 3 次读数的平均值记录。首诊时要测量两上臂血压，以血压读数较高的一侧作为测量的上臂。

（脱　森　修　红）

第三节　无菌技术操作考核评分标准

一、穿脱隔离衣技术操作考核评分标准

科室＿＿＿＿＿＿　　姓名＿＿＿＿＿　考核人员＿＿＿＿＿＿　考核日期：　　年　月　日

项目	总分	技术操作要求	标分	评分标准	扣分
仪表	5	1. 仪表、着装符合护士礼仪规范 2. 根据工作区域，执行分级防护	2 3	一项不符合要求扣 1 分	
操作前准备	5	1. 取下手表，洗手 2. 用物准备齐全，摆放有序、合理 隔离衣、挂衣架、速干手消毒剂、大铁夹	3 2	一项不符合要求扣 1 分	

项目		总分	技术操作要求	标分	评分标准	扣分
安全评估		10	1. 隔离种类, 环境条件 2. 隔离衣大小是否合适, 隔离衣折叠是否正确, 有无破损、无潮湿 3. 环境整洁、安静、宽敞, 光线明亮	3 4 3	一项不符合要求扣 1 分	
操作过程	穿隔离衣	30	1. 卷袖过肘, 右手持衣领取下隔离衣, 肩缝两端对齐, 露出衣袖内口 2. 右手持衣领, 左手伸入衣袖, 右手拉衣领 3. 举左手抖袖, 露出左手 4. 左手持衣领, 右手伸入衣袖, 左手拉衣领 5. 举右手抖袖, 露出右手 6. 双手持衣领, 由领子中央, 顺边缘向后将领扣扣好 7. 系好袖口 8. 双手分别在腰下 5cm 处将隔离衣的两边渐向前拉, 用手指横捏住隔离衣的边缘至背后对齐, 宽余部分向一侧折叠 9. 一手按住折叠处, 另一手将腰带松解, 拉至背后交叉回到前面打一活结 10. 双手放置胸前	2 2 2 2 2 2 4 10 3 1	腰带不打结扣 3 分 未打活结扣 3 分 污染隔离衣清洁面一次扣 2 分 顺序颠倒扣 2 分 后侧边缘未对齐, 折叠处松散扣 3 分 腰带落地扣 2 分 其余一项不符合要求扣 1 分	
	脱隔离衣	30	1. 解腰带 2. 将腰带在前面打一活结 3. 解开两袖口 4. 将衣袖塞入工作服袖下, 露出双手 5. 速干手消毒剂消毒双手 6. 解开领扣 7. 右手伸入左手袖内拉下衣袖过手, 再用衣袖遮住左手, 捏住右袖外面, 将右袖拉下 8. 双手转换渐从袖管中退出, 推至肩缝处两手在袖内将衣袖对齐清洁面向外折好 9. 一手持领边, 将隔离衣两边对齐, 挂在衣架上 10. 洗手	2 3 2 3 4 2 5 5 3 1	手不消毒扣 2 分 手消毒时间不够扣 1 分 隔离衣污染面触及帽子、口罩, 以及清洁物品一次扣 2 分 隔离衣规格不符合要求扣 2 分	
操作后		5	1. 口述: 根据隔离种类及隔离衣污染情况正确处理用物 2. 如隔离衣不再使用, 将隔离衣污染面向里, 衣领及衣边卷至中央, 卷成包裹状, 一次性隔离衣投入医疗垃圾袋中, 如为需换洗的布制隔离衣则放入污衣袋内清洗消毒后备用	 5	一处不符合要求扣 2 分	

续表

项目	总分	技术操作要求	标分	评分标准	扣分
评价	10	1. 穿、脱隔离衣时，未污染面部、颈部 2. 动作熟练、准确，符合操作程序 3. 清洁区、污染区的概念清楚 4. 操作时间4分钟	3 2 3 2	一处不符合要求扣2分 操作时间每延长30秒 扣1分	
理论 提问	5	1. 穿隔离衣的目的是什么 2. 穿隔离衣的注意事项有哪些	5	少一条，扣1分	
合计	100				

理论提问：

1. 穿隔离衣的目的是什么？

答：用于保护患者避免感染；保护医务人员避免受到血液、体液和其他感染性物质污染。

2. 穿隔离衣的注意事项有哪些？

答：①隔离衣只能在规定区域内穿脱，穿前检查有无潮湿、破损，长短须能全部遮盖工作服。②隔离衣每天更换，如有潮湿或污染，应立即更换。接触不同病种患者时应更换隔离衣。③穿脱隔离衣过程中避免污染衣领、面部、帽子和清洁面，始终保持衣领清洁。④穿好隔离衣后，双臂保持在腰部以上，视线范围内；不得进入清洁区，避免接触清洁物品。⑤消毒手时不能沾湿隔离衣，隔离衣不可触及其他物品。⑥脱下的隔离衣还需使用时，如挂在半污染区，清洁面向外；挂在污染区则污染面向外。

（柳国芳　修　红）

二、无菌技术操作考核评分标准

科室_____　　姓名_____　　考核人员_____　　考核日期：　　年　月　日

项目	总分	技术操作要求	标分	评分标准	扣分
仪表	5	仪表、着装符合护士礼仪规范	5	一项不符合要求扣1分	
操作 前 准备	5	1. 洗手 2. 物品放置合理（按节力及无菌操作要求放置用物），依次检查所备物品，保证安全有效 治疗车上层：无菌持物钳包、无菌容器（内放治疗碗、血管钳、药杯）、无菌巾包、无菌洞巾包、无菌棉球罐、无菌溶液、一次性无菌手套、安尔碘、棉签、速干手消毒剂 治疗车下层：清洁治疗盘（内置纱布1块）、弯盘、清洁抹布1块。另备医疗废物桶	2 3	未检查物品扣3分 一项不符合要求扣1分	

续表

项目		总分	技术操作要求	标分	评分标准	扣分
安全评估		10	1. 操作环境整洁、宽敞、明亮，操作台宽阔、干燥 2. 依次检查并评估：各种无菌物品名称，灭菌日期，灭菌指示胶带颜色变化情况，包装完整，无潮湿。核对无菌溶液名称、浓度、有效期。检查瓶口有无松动，瓶身有无裂痕，无菌溶液有无变质、沉淀、变色、浑浊等	2 8	一项不符合要求扣1分	
操作过程	无菌持物钳使用	15	1. 撕开持物钳包布外灭菌指示胶带，保留胶带 2. 打开无菌持物钳包，一手固定持物钳，取出持物钳罐置于治疗台面上 3. 将包布置于治疗车第二层 4. 在灭菌指示胶带空白处注明开包时间，贴于持物钳罐顶盖部 5. 取放持物钳时，要打开钳罐的顶盖，钳端闭合向下，垂直取出，不可触及容器口边缘，用后闭合钳端，立即垂直放回容器内，并松开轴节。应用持物钳时，应保持在视线内腰部以上水平 6. 远距离使用时，应将持物钳和罐一起带至操作地点，就近使用	1 1 1 2 8 2	未保留胶带扣1分 未注明开包时间或时间错误扣2分 胶带位置贴错扣1分 罐口未按要求关闭或打开一次扣1分 污染、跨越无菌区一次扣2分 持物钳触及容器口一次扣2分 持物钳末端未朝下一次扣2分 持物钳放回后未松开轴节一次扣1分	
	无菌容器使用	10	1. 撕开无菌容器外封口的灭菌指示胶带，在灭菌指示胶带空白处注明开启日期、时间，贴于容器顶部 2. 打开无菌容器时，应将容器盖的内面朝上放置于稳妥处，或者拿在手中 3. 从容器中取物品时，应将容器盖全部打开，无菌持物钳取放物品时，不跨越无菌区，避免碰触容器边缘 4. 取用物品后立即盖严容器，手不可触及容器的内面及边缘（口述：物品取出后未使用，不可再放回）	2 2 4 2	未注明开包时间或时间错误扣2分 污染、跨越无菌区一次扣2分 未盖严容器扣2分 手持无菌容器时，未托住容器底部扣2分 取出的物品再放回容器内每次扣2分 其余一项不符合要求扣1分	
	无菌包使用	10	1. 将无菌包平放在清洁、干燥的操作台面上 2. 检查并撕开消毒指示胶带 3. 取出包内物品 方法1 （1）按顺序逐层打开无菌包 （2）用无菌钳夹取所需物品，放在准备好的区域内 方法2：可将无菌包托在手上打开，另一手将无菌包布四角抓住，稳妥地将无菌内物品放在无菌区域内（投放时，手托包布使无菌面向无菌区域） 4. 折叠包布置于治疗车下层	2 2 5 1	开包方法不正确一次扣1分 跨越无菌区一次扣2分 打开包布时手触及包布四角内面一次扣2分 污染一次扣2分 其余一项不符合要求扣1分	

项目	总分	技术操作要求	标分	评分标准	扣分
铺无菌盘	15	1. 清洁治疗盘（用纱布擦拭） 2. 撕开无菌治疗巾包封口灭菌指示胶带，持物钳取出治疗巾，放于治疗盘内 3. 将包布放置于治疗车下层 4. 双手捏住无菌巾上层两角的外面，轻轻抖开，双折铺于治疗盘内 5. 上层向远端呈扇形折叠，开口边向外 6. 按需要放入无菌物品 例如放入无菌治疗碗、血管钳、药杯。将无菌洞巾包托在手中打开，另一手将包布四角抓住，将洞巾妥善投置于无菌区域内 7. 无菌物品放置合理，上层治疗巾展开盖于物品上，上下层边缘对齐，开口处向上翻折两次，两侧边缘向下翻折一次 8. 注明铺无菌盘的日期、时间	1 3 1 2 1 4 2 1	开包方法不正确一次扣1分 跨越无菌区一次扣2分 无菌盘内物品摆放不整齐扣2分 边缘不齐扣1分 未口述铺盘有效时间为4小时扣1分 污染一次扣2分 其余一项不符合要求扣1分	
无菌溶液使用	10	1. 从无菌容器中夹取无菌治疗碗，手托底部放于操作台上 2. 将弯盘置于操作台一角 3. 取无菌溶液瓶，清洁抹布擦拭瓶身。再次核对溶液正确 4. 启开无菌溶液瓶盖，消毒瓶塞，待干后打开瓶塞。手持溶液瓶，瓶签朝向掌心，倒出少量溶液旋转冲洗瓶口，再由原处倒溶液至无菌治疗碗中 5. 立即盖好瓶塞，注明开瓶日期及时间并签名，放回原处（口述：已开启的溶液瓶内溶液，可保存24小时，余液只作清洁操作用） 6. 将弯盘置于治疗车下层	1 1 2 3 2 1	开瓶方法不正确扣2分 跨越无菌区一次扣2分 未注明开启时间或时间错误扣2分 未消毒瓶塞扣2分 倒药液方法不正确一次扣2分 药液外滴扣2分 余一项不符合要求扣1分	
戴、脱无菌手套	10	1. 摘手表 2. 打开无菌手套包，手套外包装置于治疗车下层生活垃圾桶（袋）内 3. 取内包装，对折展开平放于治疗台上，双手捏反折部将包装纸向外展开 4. 戴手套 （1）分次提取法：一手捏住手套的反折部分（手套内面）取出手套，对准五指戴上。再用戴好无菌手套的手指插入另一手套反折内面（手套外面），取出手套，同法戴好 （1）一次性提取法：一手或双手同时分别捏住两只手套的反折部分，取出手套。将两只手套的五指对齐，先戴一只手，再以戴好手套的手指插入另一手套的反折内面，同法戴好	1 1 1 3	污染一次扣2分 戴、脱手套方法错误一次扣2分 戴好手套的手未始终保持在腰以上水平、视线范围内一次扣2分 脱手套时，未在桌面以下扣2分 戴、脱手套时强行拉扯手套边缘扣1分	

项目	总分	技术操作要求	标分	评分标准	扣分
		5.将手套的翻边扣套在工作服衣袖外面，双手对合交叉检查是否漏气，调整手套的位置（不可将腕部外露）	1		
		6.脱手套时，一手捏住另一手套腕部外面，翻转脱至手指，衬以手套捏住另一手套腕部外面，将其往下翻转脱下，置于医疗废物桶内，整理用物	2		
		7.洗手	1		
评价	5	1.动作准确、熟练、节力 2.操作过程无污染，垃圾分类明确 3.根据院感防控标准，正确处理物品 4.操作时间 8 分钟	1 1 1 2	操作时间每延长 30 秒扣 1 分 物品处理不正确扣 2 分	
理论提问	5	1.使用无菌持物钳的注意事项有哪些 2.戴无菌手套的目的是什么	5	少一条，扣 1 分	
合计	100				

理论提问：

1. 使用无菌持物钳的注意事项有哪些？

答：①严格遵循无菌操作原则。②取、放无菌持物钳时应先闭合钳端，不可触及容器口边缘。③使用过程中始终保持钳端向下，不可触及非无菌区；就地使用，到距离较远处取物时，应将持物钳和容器一起移至操作处。④不可用无菌持物钳夹取油纱布，防止油粘在前端而影响消毒效果；不可用无菌持物钳换药或消毒皮肤，以防被污染。⑤无菌持物钳一旦被污染或可疑被污染应重新灭菌。⑥无菌持物钳如为湿式保存，除注意上述 1～5 外，还需注意：盛放无菌持物钳的有盖容器底部垫有纱布，容器深度与钳的长度比例适合，消毒液面需浸没持物钳轴节以上 2～3cm 或镊子长度的 1/2；无菌持物钳及其浸泡容器每周清洁、消毒 2 次，同时更换消毒液；使用频率较高的部门应每天清洁、灭菌（如门诊换药室、注射室、手术室等）；取、放无菌持物钳时不可触及液面以上部分的容器内壁；放入无菌持物钳时需松开轴节以利于钳与消毒液充分接触。

2. 戴无菌手套的目的是什么？

答：预防病原微生物通过医务人员的手传播疾病和污染环境，适用于医务人员进行严格的无菌操作时，接触患者破损皮肤、黏膜时。

（柳国芳　陈　蕾）

三、手卫生技术操作考核评分标准（一般洗手）

科室_____ 姓名_____ 考核人员_____ 考核日期：___ 年___ 月___ 日

项目	总分	技术操作要求	标分	评分标准	扣分
仪表	5	仪表、着装符合护士礼仪规范	5	一项不符合要求扣1分	
操作前准备	5	1. 无长指甲，摘下手表 2. 用物准备：洗手液、擦手纸或小毛巾	2 3	漏一项，扣1分	
操作过程	60	1. 解开袖口，卷起衣袖 2. 打开水龙头（用避免手部再污染的方式），在流动水下，充分淋湿双手 3. 取适量洗手液 4. 洗手法 （1）掌心相对，手指并拢，相互揉搓 （2）掌心对手背，沿指缝相互揉搓，交换进行 （3）掌心相对，双手交叉沿指缝相互揉搓 （4）弯曲手指，将指关节在另一手掌心旋转揉搓，交换进行 （5）一手握住另一手拇指，旋转揉搓，交换进行 （6）将五个手指指尖并拢在另一手掌心中，旋转揉搓，交换进行 （7）必要时增加手腕的清洗，要求握住手腕回旋揉搓手腕部及腕上10cm，交换进行 5. 双手在流动水下彻底清洗 6. 关闭水龙头（用避免手部再污染的方式） 7. 用一次性纸巾或小毛巾彻底擦干	2 3 5 5 5 5 5 5 5 5 5 5 5	沾湿衣服一处扣2分 使用水龙头方法不正确扣3分 揉搓时间＜15秒扣2分 揉搓范围为双手、指甲、指尖、指缝和指关节等易污染的部位，达不到一处扣5分 其余一处不符合要求扣2分	
操作后	10	1. 按照院感防控标准，正确处理物品 2. 洗手范围正确	5 5	一项不符合要求扣2分	
评价	15	1. 操作规范，顺序正确 2. 认真清洗指甲、指尖、指缝和指关节等易污染的部位 3. 手部不佩戴饰物 4. 小毛巾应一用一消毒 5. 操作时间30～60秒	5 5 1 2 2	时间少于30秒扣2分	
理论提问	5	1. 一般洗手的目的是什么 2. 洗手的时机有哪些	5	少一条，扣1分	
合计	100				

理论提问：

1. 一般洗手的目的是什么？

答：清除手部皮肤污垢和大部分暂居菌，切断通过手传播感染的途径。

2. 洗手的时机有哪些?

答：①接触患者前；②清洁、无菌操作前，包括侵入性操作前；③暴露患者体液风险后，包括接触患者黏膜、破损皮肤或伤口、血液、体液、分泌物、排泄物、伤口敷料等之后；④接触患者后；⑤接触患者周围环境后，包括接触患者周围的医疗相关器械、用具等物体表面后。

(修　红)

四、外科手消毒技术操作考核评分标准

科室＿＿＿＿＿＿＿＿　姓名＿＿＿＿＿　考核人员＿＿＿＿＿＿＿　考核日期：　　年　月　日

项目	总分	操作技术要求	标分	评分标准	扣分
仪表	10	1. 仪表、着装符合手术室护士工作规范 2. 更换清洁的洗手衣 3. 洗手衣下摆放置于洗手裤内 4. 手术帽充分遮盖头部及发际线处头发，头发较长者戴帽前梳理好头发 5. 根据工作区域，执行分级防护	2 2 2 2 2	一项不符合要求扣1分	
操作前准备	10	1. 摘去手部各种饰物、手表 2. 修剪指甲，长度应不超过指尖 3. 卷起洗手衣袖，露出前臂及上臂下1/3 4. 用物准备：一次性纸巾、洗手液、手消毒液、污物桶、时钟、必要时备清洁手刷	2 2 5 1	一项不符合要求扣1分	
操作过程	65	1. 清洗双手、前臂及上臂下1/3 （1）用流动水冲洗双手及前臂 （2）取适量洗手液（约2ml）于掌心 （3）按"洗手法"均匀揉搓双手、前臂至上臂下1/3处（时间30秒以上） （4）口述：清洁双手时注意指甲和甲缘部位 （5）用流水彻底冲净，冲洗时抬起双手保持高过肘部，避免身体淋湿 （6）取一次性擦手纸擦干双手，然后依次擦干前臂及上臂下1/3 2. 外科手消毒 （1）取适量消毒液（约2ml）于掌心 （2）揉搓另一只手的指尖、手背和手腕 （3）用剩余的消毒液回旋揉搓前臂及上臂下1/3 （4）揉搓至消毒液干燥 （5）换手取适量消毒液（约2ml），重复（1）～（4）步骤 （6）再次取适量消毒液（约2ml），按"洗手法"揉搓双手及腕部，注意指甲和甲缘部位 （7）直至消毒液干燥	 2 2 10 1 2 4 2 5 5 4 16 8 4	清洁双手时间＞30秒，时间不够扣5分 未口述扣1分 未保持双手高于肘部扣5分，淋湿洗手衣裤扣5分 手消毒时间应＞2分钟，揉搓时间不够扣5分 揉搓范围不够扣10分 其余一项不符合要求扣2分	

项目	总分	操作技术要求	标分	评分标准	扣分
操作后	5	1. 洗手范围正确 2. 手消毒液取量合适，揉搓至消毒液完全干燥再进行其他操作 3. 根据院感防控标准，正确处理物品	2 2 1	消毒液未揉搓至干燥扣5分 其余一项不符合要求扣2分	
评价	5	1. 操作规范、顺序正确 2. 操作时间正确	2 3	一项不符合要求扣2分	
理论提问	5	1. 外科手消毒的注意事项有哪些 2. 外科手消毒后菌落标准数是多少	5	少一条，扣1分	
合计	100				

理论提问：

1. 外科手消毒的注意事项有哪些？

答：①遵循原则：先洗手，后消毒；不同患者手术之间、手套破损或手被污染时，应重新进行外科手消毒。②充分准备：洗手之前应先摘除手部饰物和手表，保持指甲周围组织的清洁。③双手位置合适：在外科手消毒过程中始终保持双手位于胸前并高于肘部，使水由手部流向肘部。④洗手与消毒可使用海绵、其他揉搓用品或双手相互揉搓。⑤终末处理规范：用后的清洁指甲用具，揉搓用品如海绵、手刷等，应放到指定的容器中；揉搓用品、清洁指甲用品应一人一用一消毒或者一次性使用；术后摘除外科手套后，用洗手液清洁双手。

2. 外科手消毒后菌落标准数是多少？

答：外科手消毒，监测的细菌菌落总数应 $\leqslant 5\mathrm{cfu/cm}^2$。

（赵　林　脱　淼）

第四节　清洁技术操作考核评分标准

一、口腔护理技术操作考核评分标准

科室_____　姓名_____　考核人员_____　考核日期：___年___月___日

项目	总分	技术操作要求	标分	评分标准	扣分
仪表	5	仪表、着装符合护士礼仪规范	5	一项不符合要求扣1分	
操作前准备	10	1. 洗手 2. 核对医嘱、执行单 3. 备齐用物，用物放置合理、有序，依次检查所备物品，保证安全有效	2 3 3	未核对扣3分 物品少一件扣1分 其余一项不符合要求扣1分	

项目	总分	技术操作要求	标分	评分标准	扣分
		治疗车上层：PDA、治疗盘内放治疗碗 2 个，一个放棉球（根据口腔情况选择合适口腔护理液）、血管钳、镊子；另一个放漱口水。压舌板 2 个、吸水管、治疗巾、棉签、液状石蜡、纱布 2 块、手电筒、速干手消毒剂，必要时备用开口器和口腔外用药（常用的有口腔溃疡粉、西瓜霜、维生素 B_2 粉末等）			
		治疗车下层：弯盘、医疗垃圾袋、生活垃圾袋			
		4. 准确清点棉球数量（≥16 个）	2		
安全评估	10	1. 携用物至床旁，PDA 扫描患者手腕带，查看床头牌、询问患者姓名，核对信息是否一致，并再次核对执行单内容	3	未核对扣 3 分 未查对床头牌、手腕带、患者各扣 2 分 查对患者姓名不规范扣 2 分 其余一项不符合要求扣 1 分	
		2. 解释操作目的、方法，了解患者病情、意识状态、指导患者配合	3		
		3. 观察患者口腔黏膜情况，有无活动性义齿	2		
		4. 环境安静、整洁、宽敞明亮	1		
		5. 与患者沟通时语言、态度和蔼	1		
操作过程	60	1. 协助患者取侧卧位或仰卧位，头偏向护士侧，有活动性义齿，应先取下	3	未核对扣 3 分 压舌板、开口器使用错误扣 3 分 使用开口器时未从磨牙放入扣 3 分 污染患者衣服、床单扣 2 分 夹取棉球方法不正确扣 2 分 每个棉球未只擦一面扣 2 分 操作时清洁、污染交叉一次扣 1 分，最高扣 5 分 擦拭过程中未随时询问患者的感受扣 5 分 其余一项不符合要求扣 1 分	
		2. 铺治疗巾于患者颌下及枕上	1		
		3. 弯盘置患者口角旁	1		
		4. 协助清醒患者漱口（安全评估：昏迷患者严禁漱口）	2		
		5. 用纱布擦净口唇及面颊部	1		
		6. 嘱患者张口，护士一手持手电筒，另一手持压舌板（安全评估：口腔情况，有无口臭、炎症、溃疡、出血等）。昏迷患者用开口器协助其张口	2		
		7. 将棉球拧至合适湿度（安全评估：以不滴水为宜）	2		
		8. 擦口唇、口角	2		
		9. 嘱患者咬合上、下牙。左手持压舌板轻轻撑开左侧颊部	2		
		10. 右手持血管钳夹棉球擦洗上、下牙左外侧面，由磨牙擦向切牙，纵向擦拭	2		
		11. 同法擦洗右外侧面	2		
		12. 嘱患者张开上、下牙，依次擦洗牙齿左上内侧面、左上咬合面、左下内侧面、左下咬合面	8		
		13. 弧形擦洗左侧颊部	2		
		14. 同法擦洗右侧牙齿及右侧颊部	10		
		15. 擦洗硬腭及舌面	2		
		16. 擦拭口唇及口角	2		

项目	总分	技术操作要求	标分	评分标准	扣分
		17. 协助患者漱口，将漱口水吐入弯盘	2		
		18. 用纱布擦干口唇及面部	1		
		19. 撤去弯盘	1		
		20. 用手电筒再次观察口腔	1		
		21. 安全评估：有口腔黏膜溃疡时，涂溃疡粉。口唇干裂者涂液状石蜡	1		
		22. 撤去治疗巾	1		
		23. 清点棉球数量	2		
		24. 手消毒	1		
		25. 再次核对，选择PDA医嘱条目，扫描工号	4		
		26. 询问患者的感受，交代注意事项	2		
操作后	5	1. 协助患者取舒适卧位，整理床单位 2. 根据院感防控标准，正确处理物品 3. 洗手，记录	2 2 1	一项不符合要求扣1分	
评价	5	1. 操作熟练、动作轻柔、未损伤黏膜及牙龈，金属钳未碰及牙齿，爱伤观念强 2. 患者口腔清洁、无异味，有舒适感 3. 操作时间5分钟	2 1 2	操作时间每延长30秒扣1分 其余一项不符合要求扣1分	
理论提问	5	1. 口腔护理常用溶液及作用是什么 2. 为患者行口腔护理时有哪些注意事项 3. 口腔护理的目的是什么 4. 口腔护理的适应证有哪些 5. 口腔护理的并发症有哪些	5	少一条，扣1分	
合计	100				

理论提问：

1. 口腔护理常用溶液及作用是什么？

溶液名称	浓度	作用
生理盐水	0.9%	清洁口腔，预防感染
氯己定溶液	0.02%	清洁口腔，广谱抗菌
甲硝唑溶液	0.08%	适用于厌氧菌感染
过氧化氢溶液	1%～3%	防腐、防臭，适用于口腔感染，有溃烂，坏死组织者
复方硼酸溶液（朵贝尔溶液）		轻度抑菌、除臭
碳酸氢钠溶液	1%～4%	属碱性溶液，适用于真菌感染
呋喃西林溶液	0.02%	清洁口腔，广谱抗菌
醋酸溶液	0.1%	适用于铜绿假单胞菌感染
硼酸溶液	2%～3%	酸性防腐溶液，有抑制细菌的作用

2. 为患者行口腔护理时有哪些注意事项？

答：①昏迷患者禁止漱口，以免引起误吸；②对长期使用抗生素和激素的患者，应注意观察口腔内有无真菌感染；③传染病患者的用物需按消毒隔离原则进行处理。

3. 口腔护理的目的是什么？

答：①保持口腔清洁、湿润，预防口腔感染等并发症；②去除口腔异味，促进食欲，确保患者舒适；③评估口腔变化（如黏膜、舌苔及牙龈等），提供患者病情动态变化信息。

4. 口腔护理的适应证有哪些？

答：口腔护理适用于禁食、高热、昏迷、鼻饲、口腔疾患及所有手术后、生活不能自理患者。

5. 口腔护理的并发症有哪些？

答：①口腔黏膜损伤；②吸入性肺炎；③窒息；④口腔及牙龈出血；⑤恶心、呕吐。

（柳国芳　李倩倩）

二、气管插管患者行口腔护理技术操作考核评分标准

科室＿＿＿＿＿＿＿＿＿　姓名＿＿＿＿＿＿　考核人员＿＿＿＿＿＿　考核日期：　　年　月　日

项目	总分	技术操作要求	标分	评分标准	扣分
仪表	5	仪表、着装符合护士礼仪规范	5	一项不符合要求扣 1 分	
操作前准备	10	1. 洗手 2. 核对医嘱、执行单 3. 备齐用物，用物放置合理、有序，依次检查所备物品，保证安全有效 治疗车上层：PDA，治疗盘内放治疗碗 1 个，内放棉球（根据口腔情况选择合适口腔护理液）、血管钳、镊子。压舌板 2 个、牙垫、寸带、长胶布、治疗巾、棉签、液状石蜡、溃疡粉（0.5% 碘伏）、纱布 2 块、气囊压力表 1 个、速干手消毒剂。必要时备用手电筒，开口器 治疗车下层：弯盘、医疗垃圾袋、生活垃圾袋 4. 准确清点棉球数量（≥ 18 个）	2 3 3 2	一项不符合要求扣 1 分	
安全评估	10	1. 携用物至床旁，PDA 扫描患者手腕带，查看床头牌、询问患者姓名，核对信息是否一致，并再次核对执行单内容 2. 了解患者病情、意识状态及合作情况、解释操作目的、方法 3. 检查患者气管插管深度，监测套囊压力（25 ～ 30cmH₂O），听诊双肺呼吸音，充分吸净气管内和口鼻腔分泌物，必要时清除气囊上滞留物 4. 环境安静、整洁、宽敞明亮 5. 与患者沟通时语言规范、态度和蔼	3 2 3 1 1	未查对扣 3 分 套囊压力不准确扣 3 分 听诊少于 2 个呼吸周期/部位扣 1 分 其余一项不符合要求扣 1 分	

项目	总分	技术操作要求	标分	评分标准	扣分
操作过程	60	1. 协助患者取舒适卧位，头偏向护士侧	1	压舌板、开口器使用错误扣3分	
		2. 铺治疗巾于患者颌下及枕上	1	误扣3分	
		3. 弯盘置患者口角旁	1	使用开口器时未从磨牙放入扣3分	
		4. 助手协助固定气管导管	1	放入扣3分	
		5. 撤去固定的寸带和胶布	1	污染患者衣服、床单扣2分	
		6. 护士一手持手电筒，另一手持压舌板，安全评估口腔情况，有无口臭、炎症、溃疡、出血等	3	夹取棉球方法不正确扣1分	
		7. 将棉球拧至合适湿度（安全评估：以不滴水为宜）	2	每个棉球未只擦一面扣1分	
		8. 擦口唇、口角	1		
		9. 左手持压舌板轻轻撑开非牙垫侧颊部	1	操作时清洁、污染交叉一次扣1分，最高扣5分	
		10. 右手持血管钳夹棉球擦洗非牙垫侧牙齿外侧面，由磨牙擦向切牙，纵向擦拭	2	未评估一项扣2分	
		11. 张开上下齿，擦洗非牙垫侧牙齿上内侧面、上咬合面、下内侧面、下咬合面、硬腭、舌面、气管导管	10	导管固定不牢扣5分 导管脱出扣50分 套囊压力不准确扣3分	
		12. 弧形擦洗颊部	2	听诊少于2个呼吸周期/部位扣1分	
		13. 安全评估：在擦洗过程中注意患者生命体征及病情的变化	2	其余一项不符合要求扣1分	
		14. 将清洁牙垫置于擦洗侧，取出另一侧污染牙垫	2		
		15. 同法擦洗另一侧	2		
		16. 擦拭口唇及口角，撤去弯盘	1		
		17. 用手电筒再次观察口腔	2		
		18. 安全评估：有口腔黏膜溃疡时，涂溃疡粉。口唇干裂涂液状石蜡	3		
		19. 安全评估：再次确认气管插管深度	2		
		20. 妥善固定牙垫与气管导管（先胶布后寸带）	5		
		21. 监测气囊压力，听诊双肺呼吸音	5		
		22. 撤去治疗巾	1		
		23. 清点棉球数量	2		
		24. 手消毒	1		
		25. 再次核对，选择PDA医嘱条目，扫描工号	4		
		26. 询问患者的感受，交代注意事项	2		
操作后	5	1. 协助患者取舒适卧位，整理床单位	2	一项不符合要求扣1分	
		2. 根据院感防控标准，正确处理物品	2		
		3. 洗手，记录	1		
评价	5	1. 操作熟练，动作轻柔、未损伤黏膜及牙龈，金属钳未碰及牙齿，爱伤观念强	2	操作时间每延长30秒扣1分 其余一项不符合要求扣1分	
		2. 患者口腔清洁、无异味，有舒适感	1		
		3. 操作时间5分钟	2		

项目	总分	技术操作要求	标分	评分标准	扣分
理论提问	5	1. 为气管插管患者行口腔护理时的注意事项有哪些 2. 口腔护理的目的是什么 3. 口腔护理的并发症有哪些	5	少一条，扣1分	
合计	100				

理论提问：

1. 为气管插管患者行口腔护理时的注意事项有哪些？

答：①充分评估患者病情，解释口腔护理的目的；②操作时动作轻柔，防止损伤口腔黏膜及牙龈，尤其是凝血功能较差的患者；③长期使用抗生素患者应密切观察口腔黏膜情况，有无真菌感染；④擦洗时用血管钳夹紧棉球，防止遗漏在口腔内，擦洗棉球蘸水不可过湿，需用开口器时应从磨牙处放入，痰多时及时予以吸痰处理；⑤分泌物多，牙垫不易清洗干净时，需及时更换；⑥导管固定须牢固，注意避免脱管及损伤局部皮肤；⑦传染病患者用物严格按照消毒隔离原则处理。

2. 口腔护理的目的是什么？

答：①保持口腔清洁、湿润，预防口腔感染等并发症；②去除口腔异味，促进食欲，确保患者舒适；③评估口腔变化（如黏膜、舌苔及牙龈等），提供患者病情动态变化的信息。

3. 口腔护理的并发症有哪些？

答：①口腔黏膜损伤；②吸入性肺炎；③窒息；④口腔及牙龈出血；⑤恶心、呕吐。

（修　红　王静远）

三、气管导管套囊上滞留物清除技术操作考核评分标准

科室＿＿＿＿＿＿＿＿　姓名＿＿＿＿＿＿　考核人员＿＿＿＿＿＿　考核日期：　　年　月　日

项目	总分	技术操作要求	标分	评分标准	扣分
仪表	5	仪表、着装符合护士礼仪规范	5	一项不符合要求扣1分	
操作前准备	8	1. 洗手 2. 核对医嘱、执行单 3. 备齐用物，用物放置合理、有序，依次检查所备物品，保证安全有效 治疗车上层：PDA、治疗盘内放置型号适宜的一次性无菌吸痰管数根、治疗碗内放纱布1块、一次性治疗巾1块、手套1包、5ml空针1个、呼吸囊1个、气囊压力表1个、速干手消毒剂 治疗车下层：弯盘，医疗及生活垃圾袋	2 3 3	未查对扣3分 未使用PDA扣3分 物品准备每少一件扣1分 其余一项不符合要求扣1分	

项目	总分	技术操作要求	标分	评分标准	扣分
安全评估	12	1. 携用物至患者床前，PDA 扫描患者手腕带，查看床头牌、询问患者姓名，核对信息是否一致，并再次核对执行单内容	3	未查对患者扣 3 分 未查对床头牌、手腕带、患者各扣 2 分 查对患者姓名不规范扣 2 分 套囊压力不准确扣 3 分 听诊少于 2 个呼吸周期/部位扣 1 分 其余一项不符合要求扣 1 分	
		2. 了解患者病情、合作程度。解释操作目的、方法及如何配合	1		
		3. 听诊双肺，评估痰液分泌情况，充分吸净气管内和口鼻腔分泌物，给予 2 分钟纯氧吸入	3		
		4. 检查气管导管固定是否牢固，气管插管的型号，插管深度，监测套囊压力（25 ~ 30cmH$_2$O），呼吸机参数设置	3		
		5. 环境安静、清洁、舒适	1		
		6. 与患者沟通时语言规范、态度和蔼	1		
操作过程	60	1. 抬高床头 30° ~ 45°，询问患者感受	2	未查对扣 3 分 查对不规范扣 2 分 呼吸机管路未放在治疗巾上扣 2 分 吸痰时未遵守无菌原则扣 10 分 吸痰手法不正确扣 5 分 一次吸痰大于 15 秒扣 3 分 未给予 2 分钟纯氧扣 2 分 挤压呼吸囊的时机不正确扣 5 分 气囊充气、放气的时间不正确各扣 5 分 套囊压力不准确扣 3 分 未评估一次扣 2 分 口鼻腔各用一根吸痰管，如未更换吸痰管扣 5 分 听诊少于 2 个呼吸周期/部位扣 1 分 污染床单，盖被或工作面不洁扣 2 分 其余一项不符合要求扣 1 分	
		2. 打开治疗巾铺在患者胸前	2		
		3. 打开 5ml 空针并接在气囊上	2		
		4. 打开吸痰管前端放在治疗巾上	2		
		5. 将呼吸机和气管插管连接处断开，将呼吸机管路接头放在治疗巾上	2		
		6. 将呼吸囊与气管插管连接	2		
		7. 在患者吸气末呼气初以较大的潮气量快速挤压呼吸囊一次	5		
		8. 在挤压呼吸囊的同时，助手将气囊放气	5		
		9. 在患者呼气末，助手快速将气囊充气	5		
		10. 充气结束后，将呼吸机与气管插管连接，给予 2 分钟纯氧	5		
		11. 快速右手戴无菌手套，立即清除口鼻腔内分泌物。过程中要评估痰液的颜色、性状和量及患者的生命体征	5		
		12. 吸痰后吸痰管缠在右手，脱下手套包裹吸痰管一起扔进医疗垃圾袋	3		
		13. 安全评估：患者的生命体征，监测套囊压力，呼吸机参数设定值的变化	3		
		14. 用纱布擦净分泌物，撤一次性治疗巾	2		
		15. 清醒患者询问患者感受，安全评估：患者口鼻腔黏膜有无损伤，听诊双肺呼吸音	3		
		16. 安全评估：呼吸是否通畅，呼吸机运转是否良好，呼吸机管路与患者是否连接紧密	3		
		17. 安全评估：氧浓度恢复到原来浓度	2		
		18. 手消毒	1		
		19. 再次核对，选择 PDA 医嘱条目，扫描工号	4		
		20. 关心爱护患者	2		

续表

项目	总分	技术操作要求	标分	评分标准	扣分
操作后	5	1. 协助患者取舒适体位，整理床单位 2. 根据院感防控标准，正确处理物品 3. 洗手、记录	2 2 1	一处不符合要求扣 1 分	
评价	5	1. 患者生命体征及痰液清理情况良好，无特殊不适 2. 动作轻巧、准确、操作方法规范 3. 操作时间 8 分钟	2 2 1	操作不熟练扣 2 分 操作时间每延长 30 秒 扣 1 分	
理论提问	5	气管导管套囊上滞留物清除技术的注意事项有哪些	5	少一条，扣 1 分	
合计	100				

理论提问：

气管导管套囊上滞留物清除技术的注意事项有哪些？

答：①挤压呼吸囊及气囊充气放气的时间正确；②反复操作时可让患者休息 2 ～ 5 分钟；③进行此项操作时要防止患者误吸；④掌握合适的气囊充气量；⑤操作过程中要密切观察患者的生命体征。

（姜文彬　脱　森）

四、气管切开套管内套管更换技术操作考核评分标准

科室_____　姓名_____　考核人员_____　考核日期：　　年　月　日

项目	总分	技术操作要求	标分	评分标准	扣分
仪表	5	仪表、着装符合护士礼仪规范	5	一项不符合要求扣 1 分	
操作前准备	8	1. 洗手 2. 核对医嘱、执行单 3. 备齐用物，用物放置合理、有序，依次检查所备物品，保证安全有效 治疗车上层：PDA，治疗盘内放治疗碗 1 个内盛无菌血管钳 2 把、无菌镊子 2 把（或准备一次性手套 1 副，无菌手套 1 副），治疗巾 1 块、无菌内套管、速干手消毒剂 治疗车下层：弯盘、医疗垃圾袋、生活垃圾袋	2 3 3	未核对扣 3 分 物品准备每少一件扣 1 分 其余一项不符合要求扣 1 分	
安全评估	12	1. 携用物至床旁，PDA 扫描患者手腕带，查看床头牌、询问患者姓名，核对信息是否一致，并再次核对执行单内容 2. 了解患者病情、合作程度：解释操作目的、方法及如何配合 3. 评估患者气管内套管的型号，寸带的松紧度，切口周围皮肤，切口有无分泌物（分泌物的颜色、性状、量），听诊双肺，评估痰液的分泌情况 4. 环境安静、清洁、舒适 5. 与患者沟通时语言规范，态度和蔼	3 3 4 1 1	未核对患者扣 3 分 核对患者姓名不规范扣 2 分 听诊少于 2 个呼吸周期 / 部位扣 1 分 其余一项不符合要求扣 1 分	

项目	总分	技术操作要求	标分	评分标准	扣分
操作过程	60	1. 协助患者取仰卧位，充分暴露患者气管切开部位，询问患者感受	3	未查对扣 3 分	
		2. 安全评估：患者双肺痰液，必要时吸痰	5	未查对床头牌、手腕带、患者各扣 2 分	
		3. 将弯盘置于治疗车上层	2	污染患者衣服床单扣 2 分	
		4. 打开治疗巾铺在患者颈肩下	3		
		5. 左手持无菌镊子（或戴一次性手套）固定底座	5	操作过程动作不轻柔造成患者呛咳扣 5 分	
		6. 右手持无菌血管钳（或戴一次性手套），轻轻旋转内套管至内套管和底座的卡口处	5	若为清醒患者未与患者沟通交流，则扣 5 分	
		7. 顺着内套管的弯曲度取出内套管，放入弯盘内	3	污染内套管扣 20 分	
		8. 再次核对无菌内套管的型号及灭菌日期并打开外包装	4	戴手套手法不正确扣 10 分	
		9. 左手持另一把镊子固定底座	3	听诊少于 2 个呼吸周期/部位扣 1 分	
		10. 右手持另一把无菌血管钳夹取内套管（或者按照无菌原则双手戴无菌手套，左手固定底座，右手持内套管）	8	其余一项不符合要求扣 1 分	
		11. 将内套管放入外套管内至卡口处，旋转 180°	5		
		12. 安全评估：听诊双肺呼吸音，必要时吸痰	5		
		13. 手消毒	3		
		14. 再次核对，选择 PDA 医嘱条目，扫描工号	3		
		15. 关心爱护患者，询问患者感受	3		
操作后	5	1. 协助患者取舒适体位，整理床单位	2	一项不符合要求扣 1 分	
		2. 根据院感防控标准，正确处理物品	2		
		3. 洗手，记录	1		
评价	5	1. 动作轻巧、准确，操作方法规范	2	操作时间每延长 30 秒扣 1 分	
		2. 患者感觉舒适	1		
		3. 操作时间 3 分钟	2		
理论提问	5	气管切开套管内套管更换及清洗技术的注意事项有哪些	5	少一条，扣 1 分	
合计	100				

理论提问：

气管切开套管内套管更换及清洗技术的注意事项有哪些？

答：①操作过程中注意保持呼吸道通畅；②取出和放回套管时动作轻柔；③严格无菌操作；④操作过程中观察患者病情变化；⑤操作过程中避免牵拉气管切开处。

（姜文彬　脱　淼）

五、床上洗头技术操作考核评分标准

科室_____　姓名_____　考核人员_____　考核日期：　　年　月　日

项目	总分	技术操作要求	标分	评分标准	扣分
仪表	5	仪表、着装符合护士礼仪规范	5	一项不符合要求扣1分	
操作前准备	8	1. 洗手 2. 核对医嘱、执行单 3. 备齐用物，用物放置合理、有序，依次检查所备物品，保证安全有效 治疗车上层：PDA、温水壶（内盛热水，水温略高于体温，以不超过40℃为宜）、脸盆、浴巾、毛巾、眼罩、棉球、小橡胶单、水桶、梳子、洗发液、面巾、胶布、别针、电吹风、马蹄形橡胶气垫或洗头车、速干手消毒剂 治疗车下层：医疗及生活垃圾袋	2 3 3	未查对扣3分 一项不符合要求扣1分	
安全评估	12	1. 携用物至床旁，PDA扫描患者手腕带，查看床头牌、询问患者姓名，核对信息是否一致，并再次核对执行单内容 2. 评估病情，了解患者意识状态，对冷、热刺激耐受、自理能力，解释操作目的、方法，取得患者配合，询问患者是否大小便 3. 评估患者头皮有无伤口、皮疹、头屑 4. 环境安静、室温适宜 5. 认真倾听患者的需求和反应，与患者沟通时语言规范，态度和蔼	3 3 3 1 2	未查对扣3分 未使用PDA扣3分 未查对床头牌、手腕带、患者各扣2分 查对患者姓名不规范扣2分 一项不符合要求扣1分	
操作过程	60	1. 移开床旁桌 2. 协助患者取仰卧位，上半身斜向床边 3. 解开衣领向内反折，颈部围毛巾，用别针固定 4. 将橡胶单及浴巾铺在枕头上 5. 将枕头垫于患者肩下 6. 将马蹄形橡胶垫放在患者头下，开口朝外，下端垂入水桶内 7. 双耳塞棉球，戴眼罩并固定 8. 松开患者头发，用手背测水温，先用温水将头发湿透，均匀涂上洗发液，由发际至枕部反复揉搓，同时用指腹轻轻按摩头皮 9. 最后用温水冲净头发及橡胶垫 10. 洗发过程中应注意观察病情变化，如有异常应停止洗发 11. 撤去眼罩及棉球 12. 脸盆盛温水，用面巾为患者洗净面部、双耳及颈部	1 2 3 2 2 3 4 10 5 2 2 5	体位不正确扣2分 颈部未围毛巾扣1分 衣领反折错误扣1分 毛巾固定不牢扣1分 物品放置不正确扣2分 未双耳塞棉球或未戴眼罩扣5分 未测水温扣5分 未按摩扣2分 未观察病情扣5分 沾湿患者衣服、床单扣2分 过度暴露患者扣3分 洗发过程中未与患者交流扣5分 其余一项不符合要求扣1分	

续表

项目	总分	技术操作要求	标分	评分标准	扣分
		13. 松开颈部毛巾包住头发，头枕在浴巾上，马蹄垫放入水桶内	5		
		14. 用包头发的毛巾和浴巾擦干头发，为患者梳头或用电吹风吹干头发，梳理成型	5		
		15. 待干后撤去浴巾及小橡胶单	2		
		16. 手消毒	1		
		17. 再次核对，PDA 扫描工号	4		
		18. 询问患者的感受，交代注意事项	2		
操作后	5	1. 协助患者取舒适卧位，整理床单位 2. 根据院感防控标准，正确处理物品 3. 洗手，记录	2 2 1	一项不符合要求扣 1 分	
评价	5	1. 动作轻柔、准确、节力 2. 患者感觉舒适，头发清洁 3. 操作时间 15 分钟	1 2 2	操作时间每延长 30 秒扣 1 分	
理论提问	5	1. 床上洗头的目的是什么 2. 床上洗头的注意事项有哪些 3. 为患者实施床上洗头前应做哪些护理评估	5	少一条，扣 1 分	
合计	100				

理论提问：

1. 床上洗头的目的是什么？

答：①去除头皮屑和污物，清洁头发，减少感染机会；②按摩头皮，促进头部血液循环及头发生长代谢；③促进患者舒适，增进身心健康，建立良好的护患关系。

2. 床上洗头的注意事项有哪些？

答：①洗头过程中，随时观察患者病情变化，若面色、脉搏及呼吸出现异常，应立即停止操作；②护士为患者洗头时，正确运用人体力学原理，身体尽量靠近床边，保持良好姿势，避免疲劳；③病情危重和极度衰弱患者不宜洗发；④洗发应尽快完成，避免引起患者头部充血或疲劳不适；⑤洗发时注意调节室温和水温，避免打湿衣物和床铺，及时擦干头发，防止患者着凉；⑥洗发时注意保持患者舒适体位，保护伤口及各种管路，防止水流入耳和眼内。

3. 为患者实施床上洗头前应做哪些护理评估？

答：应该对患者的病情、头发的卫生状况、卫生习惯、躯体活动程度、耐受力、自理能力及患者的心理反应等进行全面评估，以便为患者采取更适合的措施。

（修 红 张 华）

六、床上擦浴技术操作考核评分标准

科室＿＿＿＿＿＿＿　姓名＿＿＿＿＿＿　考核人员＿＿＿＿＿＿　考核日期：　　年　月　日

项目	总分	技术操作要求	标分	评分标准	扣分
仪表	5	仪表、着装符合护士礼仪规范	5	一项不符合要求扣 1 分	
操作前准备	8	1. 洗手 2. 核对医嘱、执行单 3. 备齐用物，用物放置合理、有序，依次检查所备物品，保证安全有效 护理车上层：PDA、浴巾 2 条、毛巾 3 条、洗面奶、浴液、按摩油、棉签、梳子、松节油、液状石蜡、胶布、小剪刀、护肤品（润肤剂、爽身粉）、水温计、清洁衣裤、速干手消毒剂，必要时备被服 护理车下层：水桶 2 个（一个盛热水，按患者年龄、个人习惯和季节调节水温，另一个盛污水）、脸盆 3 个、便盆或尿壶、会阴冲洗或抹洗用物、弯盘、医疗垃圾袋、生活垃圾袋，另备屏风	2 3 3	未核对扣 3 分 物品少一件扣 1 分 一项不符合要求扣 1 分	
安全评估	12	1. 携用物至床旁，PDA 扫描患者手腕带，查看床头牌、询问患者姓名，核对信息是否一致，并再次核对执行单内容 2. 解释操作目的、方法，了解患者意识状态，对冷、热刺激的耐受力，自理能力，合作程度及心理反应情况。询问患者是否大小便。患者有无洗面奶和沐浴液过敏史 3. 环境安静，关好门窗，遮挡患者，室温适宜（24～26℃） 4. 查看皮肤卫生情况，有无破损、皮疹、水疱和结节，有无伤口和感觉障碍，四肢活动情况 5. 与患者沟通时语言规范、态度和蔼	3 3 3 2 1	未查对扣 3 分 未使用 PDA 扣 3 分 未查对床头牌、手腕带、患者各扣 2 分 查对患者姓名不规范扣 2 分 室温不合适扣 3 分 其余一项不符合要求扣 1 分	
操作过程	60	1. 根据病情放平床头及床尾支架，松开床尾盖被 2. 协助患者取仰卧位，并将身体移向床缘，尽量靠近护士 3. 脸盆置于床旁椅，倒热水 2/3 满，测水温 4. 将一条浴巾铺于患者枕上，将擦洗毛巾包裹于手上，彻底浸湿（以不滴水为宜），必要时涂上洗面奶 5. 为患者洗脸及颈部。顺序为眼（由内眦至外眦）、额部、鼻翼、面部、耳后直到颏下、颈部 6. 擦净清水，取下浴巾 7. 协助患者脱去右侧肢体上衣，将衣服塞于患者身下 8. 将浴巾的 1/3 铺垫在患者身下，将其余部分盖于患者右侧肢体	1 1 5 2 3 1 2 1	未测水温扣 4 分 面部顺序错误扣 2 分 擦洗眼部时，刺激眼睛扣 3 分 擦浴部位错误一次扣 10 分 漏擦浴部位扣 5 分 沾湿床单、盖被一次扣 2 分 未根据需要随时更换温水扣 2 分	

项目	总分	技术操作要求	标分	评分标准	扣分
		9. 打开盖被，折于患者远侧端并盖住胸部	1	未根据需要更换毛巾、脸盆各扣2分	
		10. 浸湿毛巾，涂上沐浴液，以按摩法擦洗上肢	2	过度暴露患者扣2分	
		11. 将患者手臂高举过头擦洗腋下	1	未评估根据需要用松节油清洁脐部扣1分	
		12. 冲洗毛巾擦净皮肤，用大浴巾擦干	2	擦洗过程中未与患者交流扣3分	
		13. 给患者洗手，根据情况修剪指甲。撤浴巾	1		
		14. 根据需要换水，检测水温	5	擦洗力度不够扣2分	
		15. 按同样的方法擦胸、腹部，擦洗过程中保持浴巾盖于患者胸腹部，口述：根据需要用松节油清洁脐部	5	未用按摩手法擦洗扣5分	
		16. 护理人员转至患者对侧，换水，脱去患者上衣，擦洗另一侧上肢	5	擦洗过程中未观察患者病情变化扣5分	
		17. 协助患者侧卧，背向护士	1	其余一项不符合要求扣1分	
		18. 将大浴巾1/3置于患者身下，其余部分盖在身上	1		
		19. 将盖被打开，自颈部擦洗全背至臀部	2		
		20. 进行背部按摩（见背部按摩护理）	2		
		21. 撤浴巾，协助患者仰卧，穿上干净的上衣	1		
		22. 协助患者脱左侧裤子，将大浴巾铺一半盖一半，擦洗左侧下肢	2		
		23. 护理人员转至患者对侧，脱去患者裤子，擦洗右侧下肢	2		
		24. 更换毛巾，换盆并将盆移于脚下，盆下垫浴巾，泡洗双脚，擦干，根据情况修剪指甲	2		
		25. 换盆及毛巾，将浴巾置于臀下，擦洗会阴部、臀部及腹股沟，换干净的裤子	2		
		26. 擦洗过程中，根据情况使用护肤品，协助患者梳发	1		
		27. 手消毒	1		
		28. 再次核对，PDA扫描工号	3		
		29. 询问患者的感受，交代注意事项	2		
操作后	5	1. 协助患者取舒适卧位，整理床单位 2. 根据院感防控标准，正确处理物品 3. 洗手，记录	2 2 1	一项不符合要求扣1分	
评价	5	1. 动作轻柔、准确、节力 2. 患者感觉舒适。皮肤清洁、完整、无异味 3. 操作时间20分钟	1 2 2	操作时间每延长30秒扣1分	
理论提问	5	1. 床上擦浴的目的是什么 2. 床上擦浴的注意事项有哪些	5	少一条，扣1分	
合计	100				

理论提问:

1.床上擦浴的目的是什么?

答:①去除皮肤污垢,保持皮肤清洁,促进身心舒适,增进健康;②促进皮肤血液循环,增强皮肤排泄功能,预防感染和压力性损伤等并发症;③促进患者身体放松,增加患者活动机会;④促进护患交流,增进护患关系;⑤观察患者一般情况,活动肢体,防止肌肉挛缩和关节僵硬等并发症。

2.床上擦浴的注意事项有哪些?

答:①擦浴时应注意患者保暖,控制室温,随时调节水温,及时为患者盖好浴毯。天冷时可在被内操作。②操作时动作敏捷、轻柔,减少翻动次数。通常于15~30分钟完成擦浴。③擦浴过程中应注意观察患者病情变化及皮肤情况,如出现寒战、面色苍白、脉速等征象,应立即停止擦浴,并给予适当处理。④擦浴时注意保护患者隐私,减少身体不必要的暴露。⑤擦浴过程中,注意遵循节时省力原则。⑥擦浴过程中,注意保护伤口和引流管,避免伤口受压、引流管打折或扭曲。

(刘　霞　修　红)

七、背部按摩护理技术操作考核评分标准

科室＿＿＿＿＿＿＿　　姓名＿＿＿＿＿　　考核人员＿＿＿＿＿　　考核日期:　　年　月　日

项目	总分	技术操作要求	标分	评分标准	扣分
仪表	5	仪表、着装符合护士礼仪规范	5	一项不符合要求扣1分	
操作前准备	8	1.洗手 2.核对医嘱、执行单 3.备齐用物,用物放置合理、有序,依次检查所备物品,保证安全有效 治疗车上层:PDA、小毛巾、浴巾、脸盆(内盛50~52℃温水)、按摩油、润肤乳、速干手消毒剂 治疗车下层:弯盘、医疗及生活垃圾袋	2 3 3	未核对扣3分 其余一项不符合要求扣1分	
安全评估	12	1.携用物至床旁,PDA扫描患者手腕带,查看床头牌、询问患者姓名,核对信息是否一致,并再次核对执行单内容 2.解释操作目的、方法,评估患者的病情、意识、合作程度 3.环境安静、整洁,光线明亮,关门窗、隔帘或屏风遮挡、调节室温 4.正确评估患者背部皮肤情况及受压程度 5.与患者沟通时语言规范、态度和蔼	3 3 2 3 1	未核对扣3分 未使用PDA扣3分 未核对床头牌、手腕带、患者各扣2分 核对不规范扣2分 其余一项不符合要求扣1分	

项目	总分	技术操作要求	标分	评分标准	扣分
操作过程	60	1. 将盛温水的脸盆放于床旁凳上	2	未核对扣3分	
		2. 松开床尾盖被，不过多暴露患者	2	翻身方法不正确，着力点不正确各扣3分	
		3. 协助患者侧卧位或俯卧位，背向护士	5		
		4. 妥善安置各种导管	3	翻身时拖拉患者一次扣2分	
		5. 脱掉一侧衣袖，脱裤至臀下暴露患者肩部、背部及臀部	3	擦洗时浸湿床单一次扣1分	
		6. 将浴巾1/3纵向铺于患者身下，其余部分覆盖于身上	2	按摩顺序错误一次扣5分	
		7. 用清水毛巾擦洗患者颈部、肩部、背部和臀部	3	拇指指腹着力点不符合要求扣2分	
		8. 取适量按摩油置于手掌，双手掌对搓，以手掌的大、小鱼际做按摩	2	按摩部位错误一次扣10分	
		9. 先将手掌放于骶骨部位，以环形方式按摩，从骶尾部开始，沿脊柱两侧向上按摩至肩部。按摩肩胛部时用力稍轻，再从肩部沿背部两侧按摩至髂嵴部位。如此有节律地按摩数次，勿将手离开患者皮肤，至少持续按摩3分钟	10	其余一项不符合要求扣1分	
		10. 取按摩油至拇指指腹，双拇指指腹对搓，由骶尾部开始沿脊柱旁按摩至肩部、颈部，继续向下按摩至骶尾部	10		
		11. 用手掌大、小鱼际蘸按摩油紧贴皮肤按摩其他受压处，按向心方向按摩，力度由轻至重，再由重至轻，按摩3～5分钟	3		
		12. 背部轻叩3分钟	2		
		13. 用浴巾将背部过多的按摩油擦净	2		
		14. 背部皮肤涂润肤乳	2		
		15. 撤浴巾，穿好衣裤，协助患者取舒适卧位	2		
		16. 手消毒	1		
		17. 再次核对，PDA扫描工号	4		
		18. 询问患者感受，交代注意事项	2		
操作后	5	1. 协助患者取舒适体位，整理床单位 2. 根据院感防控标准，正确处理物品 3. 洗手，记录	2 2 1	一项不符合要求扣1分	
评价	5	1. 患者舒适，身体位置稳定、省力 2. 动作轻稳、准确、节力 3. 操作时间10分钟	2 1 2	操作时间每延长30秒扣1分	
理论提问	5	1. 背部按摩的目的是什么 2. 背部按摩护理的注意事项有哪些	5	少一条，扣1分	
合计	100				

理论提问：

1. 背部按摩的目的是什么？

答：①促进皮肤的血液循环，预防压力性损伤等并发症；②观察患者的一般情况，皮肤有无破损；③满足患者的身心需要，增进护患关系。

2. 背部按摩的注意事项有哪些？

答：①操作过程中，注意监测患者生命体征，如有异常应立即停止操作；②护士在操作时，应遵循人体力学原则，注意节时省力；③按摩力量适中，避免用力过大造成皮肤损伤。

（修 红 柳国芳）

八、女性患者会阴部清洁护理技术操作考核评分标准

科室_____ 姓名_____ 考核人员_____ 考核日期： 年 月 日

项目	总分	技术操作要求	标分	评分标准	扣分
仪表	5	仪表、着装符合护士礼仪规范	5	一项不符合要求扣1分	
操作前准备	8	1. 洗手 2. 核对医嘱、执行单 3. 备齐用物，用物放置合理、有序，依次检查所备物品，保证安全有效 治疗车上层：PDA、治疗盘内放治疗碗盛消毒棉球及镊子（或钳子）1把、一次性手套1副、速干手消毒剂 治疗车下层：弯盘、医疗垃圾袋、生活垃圾袋、一次性尿垫。另备屏风	2 3 3	未核对扣3分 其余一处不符合要求扣1分	
安全评估	12	1. 携用物至床旁，PDA扫描患者手腕带，查看床头牌、询问患者姓名，核对信息是否一致，并再次核对执行单内容 2. 解释会阴护理目的、方法，了解患者自理、合作程度、耐受力及心理反应 3. 环境安静、整洁，光线明亮，保护患者隐私，调节室温适宜 4. 评估患者会阴部位皮肤、黏膜情况，查看导尿管引流情况及固定是否牢固，引流袋及导尿管留置时间是否合适 5. 与患者沟通时语言规范、态度和蔼	5 2 2 2 1	未核对扣5分 未使用PDA扣3分 未核对床头牌、手腕带、患者各扣3分 核对患者姓名不规范扣3分 其余一项不符合要求扣1分	
操作过程	60	1. 协助患者取仰卧位 2. 拆同侧床尾，脱左侧裤子并盖于右腿，被子斜盖于左腿上，两腿屈曲外展 3. 臀下铺一次性尿垫 4. 将弯盘置于两腿中间 5. 戴一次性手套	3 5 2 2 2	未查对扣3分 暴露患者隐私扣3分 沾湿床单一次扣2分 擦洗顺序错误扣3分 擦洗时手法错误扣2分	

续表

项目	总分	技术操作要求	标分	评分标准	扣分
		6. 擦洗方法：右手持无菌钳或镊子夹取消毒棉球由上向下、由对侧至近侧，依次擦洗大腿内侧 1/3（由外向内擦洗至大阴唇边缘）、阴阜、阴唇、尿道口和阴道口（分开阴唇，暴露尿道口和阴道口，由上到下从会阴部向肛门方向轻轻擦洗各个部位，彻底擦净阴唇、阴蒂及阴道口周围部分），每个棉球只用一次，将用过的棉球放在弯盘内	30	清醒患者，未边擦洗边询问患者的感受扣3分 皮肤皱褶处未擦干净一处扣2分 引流袋位置放置错误扣2分 其余一处不符合要求扣1分	
		7. 撤弯盘及一次性尿垫	2		
		8. 脱手套	1		
		9. 协助患者穿裤，安置引流袋	3		
		10. 观察并安全评估：尿液引流通畅	2		
		11. 手消毒	1		
		12. 再次核对，PDA 扫描工号	5		
		13. 询问患者感受，交代注意事项	2		
操作后	5	1. 协助患者取舒适体位，整理床单位 2. 根据院感防控标准，正确处理物品 3. 洗手，记录	2 2 1	一处不符合要求扣2分	
评价	5	1. 动作熟练、步骤正确，患者无不适 2. 动作轻巧，准确，操作规范，熟练 3. 操作时间 10 分钟	2 1 2	操作时间每延长 30 秒扣 1 分	
理论提问	5	1. 会阴部清洁护理的目的有哪些 2. 会阴部清洁护理的注意事项有哪些	5	少一条，扣 1 分	
合计	100				

理论提问：

1. 会阴部清洁护理的目的有哪些？

答：①保持会阴部清洁、舒适，预防和减少感染；②为导尿术、留取中段尿标本和会阴部手术做准备；③保持有伤口的会阴部清洁，促进伤口愈合。

2. 会阴部清洁护理的注意事项有哪些？

答：①会阴部擦洗时，每擦洗一处应更换一个棉球。②擦洗时动作轻稳，顺序清楚，从污染最小部位至污染最大部位，避免交叉感染。③操作时正确运用人体力学原则，注意节时省力。④对于行会阴部或直肠手术的患者，应使用无菌棉球擦净手术部位及会阴部周围皮肤。⑤操作中减少暴露，注意保暖，并保护患者隐私。⑥擦洗溶液温度适中，减少刺激。⑦留置导尿者，需做好留置导尿管的清洁与护理：清洁尿道口和尿管周围，擦洗顺序由尿道口向远端依次擦洗尿管的对侧→上方→近侧→下方；检查留置导尿管及尿袋开始使用日期；操作过程中导尿管置于患者腿下并妥善固定；操作后注意导尿管是否通畅，避免脱落或打结。⑧女性患者月经期宜采用会阴冲洗。⑨注意观察会阴部皮肤黏膜情况。有伤口者需注意观察伤口有无红肿、分泌物的性状、伤口愈合情况。如发现异常，及时向医师汇报，并配合处理。

（岳崇玉　柳国芳）

九、女性患者会阴部冲洗护理技术操作考核评分标准

科室_____　姓名_____　考核人员_____　考核日期：　年　月　日

项目	总分	技术操作要求	标分	评分标准	扣分
仪表	5	仪表、着装符合护士礼仪规范	5	一项不符合要求扣1分	
操作前准备	8	1. 洗手 2. 核对医嘱、执行单 3. 备齐用物，用物放置合理、有序，依次检查所备物品，保证安全有效 治疗车上层：PDA、水壶（内盛温水，温度与体温相近，以不超过40℃为宜），治疗盘内放治疗碗内盛大棉球及镊子1把、纱布1块、一次性手套1副、凡士林或皮肤保护剂、速干手消毒剂 治疗车下层：弯盘、医疗垃圾袋、生活垃圾袋、一次性尿垫、便盆。另备屏风	2 3 3	未核对扣3分 其余一项不符合要求扣1分	
安全评估	12	1. 携用物至床旁，PDA扫描患者手腕带，查看床头牌、询问患者姓名，核对信息是否一致，并再次核对执行单内容 2. 解释会阴冲洗目的，方法，了解患者自理、合作程度、耐受力及心理反应 3. 环境安静、整洁，光线明亮，保护患者隐私，调节室温适宜 4. 评估患者病情、会阴部位皮肤、黏膜情况及有无会阴冲洗经历 5. 与患者沟通时语言规范，态度和蔼	5 2 2 2 1	未核对扣5分 未使用PDA扣3分 未核对床头牌、手腕带、患者各扣3分 核对患者姓名不规范扣3分 一处不符合要求扣2分	
操作过程	60	1. 协助患者取仰卧位 2. 拆同侧床尾，脱患者左侧裤子并盖于右腿，被子斜盖于左腿上，两腿屈曲外展 3. 臀下铺一次性尿垫 4. 将便盆置于臀下 5. 戴一次性手套 6. 再次测量水温 7. 护士一手持装有温开水的冲洗壶，另一手持持物钳夹取大棉球，边冲边用棉球擦洗。冲洗顺序为：两侧大腿上部、阴阜、大阴唇、小阴唇、尿道口、阴道口，由上至下，由外至内，最后冲洗肛门 8. 用纱布由内至外擦干会阴部 9. 将便盆放到治疗车下层	2 3 1 1 1 5 30 2 1	未核对扣3分 患者隐私暴露扣3分 沾湿床单一次扣2分 冲洗顺序错误扣3分 漏冲洗一处扣3分 冲洗时手法错误扣2分 清醒患者，未边冲洗边询问患者的感受扣3分 其余一处不符合要求扣1分	

续表

项目	总分	技术操作要求	标分	评分标准	扣分
		10. 如果患者有大小便失禁，可在肛门或会阴部涂凡士林或皮肤保护剂	3		
		11. 撤一次性尿垫	1		
		12. 脱手套	1		
		13. 穿裤，盖被	2		
		14. 手消毒	1		
		15. 再次核对，PDA 扫描工号	4		
		16. 询问患者感受，交代注意事项	2		
操作后	5	1. 协助患者取舒适体位，整理床单位 2. 根据院感防控标准，正确处理物品 3. 洗手，记录	2 2 1	一处不符合要求扣2分	
评价	5	1. 动作熟练、步骤正确，患者无不适 2. 动作轻巧、准确，操作规范、熟练 3. 操作时间10分钟	2 1 2	操作时间每延长30秒扣1分	
理论提问	5	会阴部清洁护理的健康教育有哪些	5	少一条，扣1分	
合计	100				

理论提问：

会阴部清洁护理的健康教育有哪些？

答：①教育患者经常检查会阴部卫生情况，及时做好清洁护理，预防感染；②指导患者掌握会阴部清洁方法。

（岳崇玉　张新伟）

十、男性患者会阴部清洁护理技术操作考核评分标准

科室＿＿＿＿＿　姓名＿＿＿＿　考核人员＿＿＿＿　考核日期：　年　月　日

项目	总分	技术操作要求	标分	评分标准	扣分
仪表	5	仪表、着装符合护士礼仪规范	5	一项不符合要求扣1分	
操作前准备	8	1. 洗手 2. 核对医嘱、执行单 3. 备齐用物，用物放置合理、有序，依次检查所备物品，保证安全有效 治疗车上层：PDA、治疗盘内放治疗碗盛消毒棉球及镊子（或钳子）1把、无菌纱布3块、一次性手套1副、速干手消毒剂 治疗车下层：弯盘、一次性尿垫、医疗垃圾袋、生活垃圾袋。另备屏风	2 3 3	未核对扣3分 其余一处不符合要求扣1分	

项目	总分	技术操作要求	标分	评分标准	扣分
安全评估	12	1. 携用物至床旁，PDA扫描患者手腕带，查看床头牌、询问患者姓名，核对信息是否一致，并再次核对执行单内容	5	未核对扣5分 未使用PDA扣3分 未核对床头牌、手腕带、患者各扣3分 核对患者姓名不规范扣3分 其余一项不符合要求扣1分	
		2. 解释会阴护理目的，方法，了解患者自理、合作程度、耐受力及心理反应	2		
		3. 环境安静、整洁，光线明亮，保护患者隐私，调节室温适宜	2		
		4. 评估患者会阴部位皮肤、黏膜情况，查看导尿管引流情况及固定是否牢固，引流袋及导尿管留置时间是否合适	2		
		5. 与患者沟通时语言规范，态度和蔼	1		
操作过程	60	1. 协助患者取仰卧位	3	未核对扣3分 暴露患者隐私扣3分 沾湿床单一次扣2分 擦洗顺序错误扣3分 漏擦一项扣3分 擦洗时手法错误扣2分 皮肤皱褶处未擦干净一处扣2分 清醒患者，未边擦洗边询问患者的感受扣3分 引流袋位置放置错误扣2分 其余一处不符合要求扣1分	
		2. 拆同侧床尾，脱患者左侧裤子并盖于右腿上，被子斜盖于左腿上，两腿屈曲外展	5		
		3. 臀下铺一次性尿垫	2		
		4. 将弯盘置于两腿中间	2		
		5. 戴一次性手套	2		
		6. 擦洗方法：右手持无菌钳或镊子夹取消毒棉球由上向下、由对侧至近侧依次擦洗大腿内侧1/3（由外向内擦洗至阴囊边缘）、阴茎头部（轻轻提起阴茎，手持纱布将包皮后推露出冠状沟，由尿道口向外环形擦洗阴茎头部，更换棉球，反复擦洗，直至擦净）、阴茎体部（沿阴茎体由上向下擦洗，特别注意阴茎下皮肤）、阴囊部（擦洗阴囊及阴囊下皮肤皱褶处）。每个棉球只用一次，用过的棉球放在弯盘内	30		
		7. 撤弯盘及一次性尿垫	2		
		8. 脱手套	2		
		9. 协助患者穿裤，安置引流袋	3		
		10. 观察并安全评估：尿液引流通畅	2		
		11. 手消毒	1		
		12. 再次核对，PDA扫描工号	4		
		13. 询问患者感受，交代注意事项	2		
操作后	5	1. 协助患者取舒适体位，整理床单位	2	一处不符合要求扣2分	
		2. 根据院感防控标准，正确处理物品	2		
		3. 洗手，记录	1		
评价	5	1. 动作熟练、步骤正确，患者无不适	2	操作时间每延长30秒扣1分	
		2. 动作轻巧、准确，操作规范、熟练	1		
		3. 操作时间10分钟	2		

续表

项目	总分	技术操作要求	标分	评分标准	扣分
理论提问	5	1. 会阴部清洁护理的目的有哪些 2. 会阴部清洁护理的评估内容有哪些	5	少一条，扣1分	
合计	100				

理论提问：

1. 会阴部清洁护理的目的有哪些？

答：①保持会阴部清洁、舒适，预防和减少感染；②为导尿术、留取中段尿标本和会阴部手术做准备；③保持有伤口的会阴部清洁，促进伤口愈合。

2. 会阴部清洁护理的评估内容有哪些？

答：①患者的年龄、病情、意识、心理状态、配合程度；②有无失禁或留置导尿管；③会阴部清洁程度、皮肤黏膜情况，有无伤口、流血及流液情况。

（柳国芳　张　璐）

第五节　促进患者安全与舒适技术操作考核评分标准

一、患者保护性约束技术操作考核评分标准

科室_____　　姓名_____　　考核人员_____　　考核日期：　　年　月　日

项目	总分	技术操作要求	标分	评分标准	扣分
仪表	5	仪表、着装符合护士礼仪规范	5	一项不符合要求扣1分	
操作前准备	8	1. 洗手 2. 核对医嘱、执行单 3. 备齐用物，用物放置合理、有序，依次检查所备物品，保证安全有效 治疗车上层：PDA，宽绷带、肩部、膝部约束带，尼龙搭扣，床挡，支被架 治疗车下层：速干手消毒剂	2 3 3	未核对扣3分 其余一项不符合要求扣1分	
安全评估	12	1. 携用物至床旁，PDA扫描患者手腕带，查看床头牌、询问患者姓名，核对信息是否一致，并再次核对执行单内容 2. 解释操作目的、方法，了解患者病情、意识状态，向患者和家属解释约束的必要性，保护具作用及使用方法，取得配合 3. 评估肢体活动度、约束部位皮肤色泽、温度及完整性等 4. 环境安静、清洁，光线明亮 5. 与患者沟通时语言规范、态度和蔼	5 3 2 1 1	未核对扣5分 未使用PDA扣3分 未查对床头牌、手腕带、患者各扣3分 查对患者姓名不规范扣3分 其余一项不符合要求扣1分	

项目	总分	技术操作要求	标分	评分标准	扣分
操作过程	60	1. 床挡固定法 （1）安装床挡 （2）意识不清、躁动的患者根据需要放置防护垫 2. 宽绷带固定法 先用棉垫包裹手腕、踝部，再用宽绷带打成双套结，套在棉垫外，稍拉紧，将带子系在床缘上 3. 肩部约束带固定法 （1）肩部约束带用宽布制成，宽 8cm，长 120cm，一端制成袖筒状 （2）使用时，患者两侧肩部套上袖筒，腋窝衬棉垫，两袖筒上的系带在胸前打活结固定，把两条较宽的长带尾端系于床头，必要时将枕头横立于床头。也可将大单斜折成长条，做肩部约束 4. 膝部约束带固定法 （1）膝部约束带用宽布制成，宽 10cm，长 250cm，宽带中部相距 15cm 分别钉两条双头带 （2）使用时，两膝衬棉垫，将约束带横放于两膝上，两头带各缚住一侧膝关节，将宽带两端系于床缘，也可用大单进行固定 5. 尼龙搭扣约束固定法 （1）约束带用宽布和尼龙搭扣制成 （2）使用时，在被约束部位衬棉垫，约束带放于关节处，对合约束带上的尼龙搭扣，松紧适宜，将带子系于床缘 6. 支被架使用法：使用时，将支被架罩于防止受压的部位，盖好盖被 7. 实行约束的患者，需加强巡视，安全评估：约束部位的皮肤、做好皮肤的护理 8. 使用约束带后，清醒患者需询问感受，交代注意事项 9. 再次核对，PDA 扫描工号，交班 10. 停止约束时，必须向患者或家属提前做好解释，给予心理支持 11. 松解约束器具后，安全评估：局部皮肤情况 12. 手消毒	2 4 6 2 5 2 5 2 5 2 8 3 5 3 5 1	操作方法不规范扣 5 分 约束带固定时，系带过松一侧扣 2 分 约束带固定时，系带过紧影响血液循环一侧扣 3 分 松解约束器具后，未评估局部皮肤情况扣 10 分 使用约束带后未交接班扣 10 分 其余一项不符合要求扣 1 分	
操作后	5	1. 妥善安置患者，整理床单位 2. 根据院感防控标准，正确处理物品 3. 洗手，记录	2 2 1	一项不符合要求扣 2 分	

项目	总分	技术操作要求	标分	评分标准	扣分
评价	5	1. 患者无不适感觉 2. 操作规范熟练，方法正确，安全 3. 操作时间10分钟	1 2 2	操作不熟练扣2分 操作时间每延长30秒 　扣1分	
理论提问	5	1. 患者保护性约束技术注意事项有哪些 2. 患者保护性约束技术使用原则有哪些	5	少一条，扣1分	
合计	100				

理论提问：

1. 患者保护性约束技术的注意事项有哪些？

答：①约束时应执行查对制度，并进行身份识别。②保护具的使用应遵循产品使用说明。③使用保护具时，应保持肢体及各关节处于功能位及一定活动度，并协助患者经常更换体位，保证患者的安全、舒适。④使用约束带时，首先应取得患者及其家属的知情同意。使用时，约束带下须垫衬垫，固定松紧适宜，松紧度以能容纳1～2横指为宜，并定时松解，每2小时放松约束带1次。其次，应动态观察患者约束松紧度，局部皮肤颜色、温度、感觉，局部血供等情况。每15分钟观察1次，一旦出现并发症，及时通知医师。必要时进行局部按摩，促进血液循环。⑤约束用具应固定在患者不可及处，不应固定于可移动物体上。⑥约束中宜使用床挡，病床制动并降至最低位。⑦确保患者能随时与医务人员取得联系，如呼叫器的位置适宜或有陪护人员监测等，保障患者的安全。⑧约束解除指征：患者意识清楚，情绪稳定，精神或定向力恢复正常，可配合治疗及护理，无攻击、拔管行为或倾向；患者深度镇静状态、昏迷、肌无力；支持生命的治疗／设备已终止；可使用约束替代措施。⑨如多部位约束，宜根据患者情况逐一解除并记录，记录使用保护具的原因、部位、用具、执行时间、实施者等。

2. 患者保护性约束技术的使用原则有哪些？

答：①知情同意原则：应告知患者、监护人或委托人约束的相关内容，共同决策并签署知情同意书。紧急情况下，可先实施约束，再行告知。②最小化约束原则：当约束替代措施无效时实施约束。③患者有利原则：保护患者隐私及安全，对患者提供心理支持。④随时评价原则：约束过程中应动态评估，医、护、患三方应及时沟通，调整约束决策。评价依据如下：能满足保护具使用患者身体的基本需要，患者安全、舒适，无血液循环障碍、皮肤破损、坠床、撞伤等并发症或意外发生；患者及其家属了解保护具使用的目的，能够接受并积极配合；各项检查、治疗及护理措施能够顺利进行。

（徐毅君　阮　森）

二、冷湿敷技术操作考核评分标准

科室＿＿＿＿＿＿＿　姓名＿＿＿＿＿　考核人员＿＿＿＿＿　考核日期：　　年　月　日

项目	总分	技术操作要求	标分	评分标准	扣分
仪表	5	仪表、着装符合护士礼仪规范	5	一项不符合要求扣1分	
操作前准备	8	1. 洗手 2. 核对医嘱、执行单 3. 备齐用物，用物放置合理、有序，依次检查所备物品，保证安全有效 治疗车上层：PDA，治疗盘内放纱布、敷布各1块、镊子2把、凡士林、棉签、橡胶单及治疗巾、干毛巾、速干手消毒剂 治疗车下层：弯盘、盛放冰水的容器、医疗垃圾袋、生活垃圾袋。另酌情备屏风	2 3 3	未核对扣3分 其余一项不符合要求扣1分	
安全评估	12	1. 携用物至床旁，PDA扫描患者手腕带，查看床头牌、询问患者姓名，核对信息是否一致，并再次核对执行单内容 2. 患者病情，解释操作目的、方法、取得合作 3. 环境安静、清洁，室温适宜，酌情关闭门窗 4. 评估患者局部组织状态、皮肤情况 5. 与患者沟通时语言规范、态度和蔼	5 2 1 3 1	未核对扣5分 查对患者姓名不规范扣3分 其余一项不符合要求扣1分	
操作过程	60	1. 协助患者取舒适体位 2. 充分暴露冷敷部位 3. 在受敷部位下垫橡胶单及治疗巾 4. 受敷部位涂凡士林后盖单层纱布 5. 将敷布浸入冰水盆中，双手各持一把镊子将浸在冰水中的敷布拧干至不滴水为宜，抖开敷布 6. 再次核对患者急需冷敷部位 7. 将敷布折叠后敷于患处 8. 安全评估：每3～5分钟更换1次敷布，一般冷湿敷时间为15～20分钟 9. 冷湿敷过程中，安全评估：皮肤变化及患者的反应 10. 边口述边操作：冷湿敷结束后，撤掉敷布和纱布，擦去凡士林 11. 协助患者穿衣，取舒适卧位 12. 手消毒 13. 再次核对，PDA扫描工号 14. 询问患者的感受，交代注意事项	2 10 2 3 5 5 3 10 5 3 1 1 5 5	未核对扣5分 查对患者姓名不规范扣3分 受敷部位错误扣10分 受敷部位下未垫橡胶单扣2分 冷湿敷过程中未与患者交流扣5分 冷湿敷时间不够扣5分 未及时更换敷布扣3分 未询问患者感受扣2分 其余一项不符合要求扣1分	
操作后	5	1. 协助患者取舒适体位，整理床单位 2. 根据院感防控标准，正确处理物品 3. 洗手，记录	2 2 1	一项不符合要求扣1分	

续表

项目	总分	技术操作要求	标分	评分标准	扣分
评价	5	1. 操作顺序正确、熟练 2. 用冷的时间正确，患者无不适感觉 3. 操作时间 8 分钟	1 2 2	操作时间每延长 30 秒 扣 1 分	
理论 提问	5	1. 冷湿敷的目的是什么 2. 冷湿敷的注意事项有哪些 3. 冷湿敷的健康教育有哪些	5	少一条，扣 1 分	
合计	100				

理论提问：

1. 冷湿敷的目的是什么？

答：冷湿敷的目的是止血、消炎、消肿、止痛。

2. 冷湿敷的注意事项有哪些？

答：①若冷敷部位为开放性伤口，须按无菌技术处理伤口；②若为降温，则使用冷湿敷 30 分钟后应测量体温，并将体温记录在体温单上。

3. 冷湿敷的健康教育有哪些？

答：①向患者及其家属解释使用冷湿敷的目的、作用、方法；②说明使用冷湿敷的注意事项及应达到的治疗效果。

（徐毅君　冯　英）

三、乙醇／温水拭浴技术操作考核评分标准

科室＿＿＿＿＿＿　姓名＿＿＿＿＿　考核人员＿＿＿＿＿＿　考核日期：　　年　月　日

项目	总分	技术操作要求	标分	评分标准	扣分
仪表	5	仪表、着装符合护士礼仪规范	5	一项不符合要求扣 1 分	
操作 前 准备	8	1. 洗手 2. 核对医嘱、执行单 3. 备齐用物，用物放置合理、有序，依次检查所备物品，保证安全有效 治疗车上层：PDA、治疗盘内放治疗碗 2 个（温水拭浴备脸盆 1 个），一个治疗碗内盛温度为 30℃ 的 25%～35% 乙醇 200～300ml（温水拭浴脸盆内备 32～34℃ 的温水 2/3 满），另一治疗碗放纱布 2 块，冰袋（装入布套中），热水袋（内装 60～70℃ 热水，装入布套中），大浴巾 1 条，清洁衣服 1 套、速干手消毒剂 治疗车下层：弯盘、医疗垃圾袋、生活垃圾袋。根据需要备便器、屏风	2 3 3	未核对扣 3 分 其余一项不符合要求扣 1 分	

项目	总分	技术操作要求	标分	评分标准	扣分
安全评估	12	1. 携用物至床旁，PDA扫描患者手腕带，查看床头牌、询问患者姓名，核对信息是否一致，并再次核对执行单内容	3	未核对扣3分 未使用PDA扣3分 未查对床头牌、手腕带、患者各扣2分 查对患者姓名不规范扣2分 其余一项不符合要求扣1分	
		2. 环境安静、整洁，酌情关闭门窗，围帘或屏风遮挡，调节室温	2		
		3. 评估病情，了解患者意识状态及心理反应，解释操作目的、方法，指导患者配合。询问患者是否大小便，有无乙醇过敏史	3		
		4. 查看患者皮肤状况、肢体活动能力	3		
		5. 与患者沟通时语言规范、态度和蔼	1		
操作过程	60	1. 协助患者取舒适卧位，松开床尾盖被	1	未核对扣3分 脱衣不正确扣1分 未告知放置冰袋的目的扣1分 未告知患者或其家属放置热水袋的目的扣1分 擦拭方法错误扣2分 拭浴顺序错误一次扣5分 拭浴遗漏一处扣2分 拭浴部位错误一次扣10分 未松解腰带扣1分 每个部位擦拭不足3分钟扣1分 未查对床头牌、手腕带、患者各扣2分 查对患者姓名不规范扣2分 擦至腹股沟、腘窝处未稍用力并延长停留时间以促进散热扣2分 其余一项不符合要求扣1分	
		2. 冰袋置于患者头部（以助降温并防止因头部充血而致头痛）	1		
		3. 热水袋置于患者足部（以促进足底血管扩张而减轻头部充血，并使患者感到舒适）	1		
		4. 松解衣扣、腰带，脱掉上衣（勿过多暴露患者）	2		
		5. 将大浴巾的1/3铺垫在患者身下，将大浴巾其余部分盖于患者右侧肢体	1		
		6. 打开盖被，折于患者远侧端并盖住胸部	1		
		7. 将弯盘置于治疗车上层	1		
		8. 将一块纱布浸于乙醇或温水中，拧至半干（以不滴水为宜），呈手套式缠裹于右手	2		
		9. 打开大浴巾，进行擦拭，上肢擦拭顺序： （1）颈外侧→肩→上臂外侧→前臂外侧→手背 （2）侧胸→腋窝→上臂内侧→前臂内侧→手心（边擦边按摩）。盖大浴巾	2		
		10. 将纱布浸于乙醇或温水中，用大浴巾擦干皮肤	1		
		11. 撤大浴巾，盖被	1		
		12. 携用物转至患者左侧，重复5～11步骤，同法擦拭患者左侧肢体	8		
		13. 协助患者取右侧卧位，将大浴巾1/3置于患者身下，其余部分盖在身上	2		
		14. 打开盖被，将纱布浸于乙醇或温水中并拧至半干	2		
		15. 自颈下肩部由上至下纵向擦拭全背至臀部	2		
		16. 盖大浴巾，将纱布置于弯盘内	1		
		17. 擦干皮肤，穿好上衣	2		
		18. 协助患者取平卧位	1		
		19. 脱裤子，将大浴巾铺一半盖一半于左下肢	2		
		20. 打开盖被。将另一块纱布浸于乙醇或温水中，拧至半干，呈手套式缠裹于右手	2		

项目	总分	技术操作要求	标分	评分标准	扣分
		21. 打开大浴巾，进行擦拭，下肢擦拭顺序： （1）外侧：髂骨→下肢外侧→足背 （2）内侧：腹股沟→下肢内侧→足踝 （3）后侧：臀下→大腿后侧→腘窝→足跟（边擦边按摩）	2		
		22. 盖浴巾	1		
		23. 将纱布置于乙醇或温水中。擦干皮肤并撤大浴巾	1		
		24. 整理并盖被	1		
		25. 携用物转至患者右侧。重复 19～24 步骤，同法擦拭右侧下肢	5		
		26. 拭浴时间：每侧（四肢、背腰部）3 分钟，全程 20 分钟以内	2		
		27. 将纱布置于弯盘内。穿好裤子并盖被	1		
		28. 拭浴过程中，及时与患者交流，加强安全评估：如患者发生寒战、面色苍白、脉搏、呼吸异常，应立即停止拭浴并报告医师	3		
		29. 拭浴完毕，移去热水袋	1		
		30. 安全评估：30 分钟后测量体温，若体温降至 39℃ 以下，可取下冰袋	1		
		31. 手消毒	1		
		32. 再次核对，PDA 扫描工号	3		
		33. 询问患者的感受，交代注意事项	2		
操作后	5	1. 协助患者取舒适体位，整理床单位 2. 根据院感防控标准，正确处理物品 3. 洗手，记录	2 2 1	一项不符合要求扣 1 分	
评价	5	1. 动作轻柔、准确、节力。患者感觉舒适，体温下降 2. 记录体温方法正确 3. 操作时间 20 分钟	2 1 2	一项不符合要求扣相应分数 操作时间每延长 30 秒扣 1 分	
理论提问	5	1. 拭浴过程中的注意事项有哪些 2. 拭浴过程中如何观察病情	5	少一条，扣 1 分	
合计	100				

理论提问：

1. 拭浴过程中的注意事项有哪些？

答：①拭浴过程中，注意观察局部皮肤情况及患者反应；②因心前区用冷可导致反射性心率减慢、心房颤动、心室颤动、房室传导阻滞等，腹部用冷易引起腹泻，足底用冷可导致反射性末梢血管收缩，影响散热或引起一过性冠状动脉收缩，故心前区、腹部、后颈、足底为拭浴的禁忌部位。因婴幼儿用乙醇拭浴皮肤易造成中毒，甚至导致昏迷和死亡，血液病患者用乙醇拭浴易导致或加重出血，故婴幼儿及血液病高热患者禁用乙醇拭浴；③拭浴时，以拍拭（轻拍）方式进行，避免用摩擦方式，因摩擦易生热。

2. 拭浴过程中如何观察病情？

答：拭浴过程中应注意患者全身情况，如出现寒战、面色苍白、脉搏或呼吸异常时，应立即停止操作并通知医师。

（陈娜娜　脱　森）

四、轴线翻身技术操作考核评分标准

科室_____　姓名_____　考核人员_____　考核日期：　　年　月　日

项目	总分	技术操作要求	标分	评分标准	扣分
仪表	5	仪表、着装符合护士礼仪规范	5	一项不符合要求扣 1 分	
操作前准备	8	1. 洗手 2. 核对医嘱、执行单 3. 按需要备齐物品、物品放置有序 治疗车上层：PDA、软枕 3 个 治疗车下层：速干手消毒剂	2 3 3	未核对扣 3 分 其余一项不符合要求扣 1 分	
安全评估	12	1. 携用物至床旁，PDA 扫描患者手腕带，查看床头牌、询问患者，核对信息是否一致，并再次核对执行单内容 2. 了解患者病情、意识状态及配合能力。解释操作目的、方法，询问患者是否大小便 3. 环境安静、整洁，光线明亮，保护患者隐私，温度适宜 4. 观察患者损伤部位、伤口情况和管路情况。查看患者是否铺有翻身单或中单，上至肩部，下至臀部 5. 与患者沟通时语言规范、态度和蔼	5 2 2 2 1	未核对扣 5 分 未使用 PDA 扣 3 分 未查对床头牌、手腕带、患者各扣 3 分 查对患者姓名不规范扣 3 分 未解释扣 2 分 少评估一项扣 1 分 其余一项不符合要求扣 1 分	
操作过程	60	1. 移开床旁桌，拉下床挡 2. 松开床尾盖被，移去枕头 3. 患者双手臂环抱于胸前（或将患者近侧的手臂放置头侧，远侧的手臂置于胸前） 4. 两名护士分别站于患者两侧，翻身 （1）翻身单双人法：两名护士分别卷起翻身单至患者身体两侧，抓紧翻身单的四角，将患者平移至一名护士的近侧床旁，另一名护士展平近侧翻身单，手持远侧翻身单，使者头、颈、肩、腰、髋保持在同一水平线上 （2）普通双人法：一名护士将双手分别置于患者肩部与腰部，另一名护士双手分别置于髋部及大腿处，将患者平移至一位护士的近侧床旁	2 1 2 10 10	未使患者脊椎保持在同一水平扣 3 分 患者体位摆放不正确扣 3 分 护士站位错误扣 2 分 护士双手位置放置错误扣 5 分 翻身时动作不稳或脱手扣 5 分 护士动作不统一扣 5 分 床单不平整扣 1 分 暴露患者扣 2 分 未询问患者扣 3 分	

项目	总分	技术操作要求	标分	评分标准	扣分
		(3) 三人法：患者有颈椎损伤时，一名护士站于患者头部，固定患者头部沿纵轴向上略加牵引，使头、颈随躯干一起缓慢移动，另两名护士操作同翻身单双人法或普通双人法	10	其余一项不符合要求扣1分	
		5. 一名护士喊口令，所有护士动作一致地以整个患者为单位，将患者翻转至侧卧位，角度不要超过60°	5		
		6. 安全评估：皮肤受压情况，整理枕头置于患者头下	3		
		7. 将患者受压肩部轻轻向外拉出，置舒适位	1		
		8. 将一软枕纵向放在患者背部支持身体，维持脊柱平直。另一软枕放于两膝之间并使双膝呈自然弯曲状。第三软枕置于患者胸腹部，将手及手臂放在枕头上	5		
		9. 整理床单位，拉平床单、盖好盖被、拉上床挡，检查呼叫系统将其置于患者伸手可及处	2		
		10. 安全评估：若有引流管、导尿管等管路的患者，应注意防止各种管路脱出，妥善固定各种管路并保持通畅	3		
		11. 手消毒	1		
		12. 再次核对，PDA 扫描工号	3		
		13. 询问患者的感受，交代注意事项	2		
操作后	5	1. 整理床单位，观察患者病情 2. 根据院感防控标准，正确处理物品 3. 洗手，记录	2 2 1	一项不符合要求扣1分	
评价	5	1. 操作顺序正确、熟练，使用节力原则 2. 翻身时保持脊椎平直，维持脊椎的正确生理弯度 3. 操作时间5分钟	1 2 2	操作不熟练扣3分 操作时间每延长30秒扣1分	
理论提问	5	1. 轴线翻身的目的是什么 2. 轴线翻身的注意事项有哪些	5	少一条，扣1分	
合计	100				

理论提问：

1. 轴线翻身的目的是什么？

答：①协助颅骨牵引、脊柱损伤、脊柱手术、髋关节术后的患者在床上翻身；②预防脊柱再损伤及关节脱位；③预防压力性损伤，增加患者舒适感。

2. 轴线翻身的注意事项有哪些？

答：①翻转患者时，应注意保持脊柱平直，以维持脊柱的正常生理弯曲，避免由于躯干扭曲，加重脊柱骨折、脊髓损伤和关节脱位；②翻身角度不可超过60°，避免由于脊柱负重增大而引起关节突骨折；③翻身时注意为患者保暖并防止坠床；④准确记录翻身时间。

（柳国芳　王雪梅）

第六节　患者转运技术操作考核评分标准

一、截瘫患者轮椅运送技术操作考核评分标准

科室_____　　姓名_____　　考核人员_____　　考核日期：　　年　月　日

项目	总分	技术操作要求	标分	评分标准	扣分
仪表	5	仪表、着装符合护士礼仪规范	5	一项不符合要求扣1分	
操作前准备	10	1. 洗手 2. 核对医嘱、执行单 3. 准备用物：PDA、轮椅，根据室内、外温度准备外衣或毛毯，患者拖鞋或布鞋1双，必要时备软枕及保护带 4. 检查轮胎充气情况好，所备用物性能良好，安全	1 3 1 5	一项不符合要求扣1分	
安全评估	10	1. 携用物至床旁，PDA扫描患者手腕带，查看床头牌、询问患者，核对信息是否一致，并再次核对执行单内容 2. 了解患者病情、意识状态及管路情况，轮椅使用经历，合作程度，倾听患者的需求及心理反应 3. 评估患者的体重情况、肢体活动情况，偏瘫患者应评估患侧肢体活动、肌力情况及皮肤情况 4. 环境：地面是否干燥、平坦，室内、外温度，向患者解释询问是否大小便 5. 与患者沟通时语言规范、态度和蔼	3 2 2 2 1	未查对患者扣3分 未使用PDA扣3分 未查对床头牌、手腕带、患者各扣2分 查对患者姓名不规范扣2分 少评估一项扣1分 其余一项不符合要求扣1分	
操作过程	60	1. 由床上至轮椅转移 （1）将轮椅推至患者床边或床尾（取下床尾板），轮椅与床边或床尾成90° （2）翻起脚踏板 （3）拉起扶手两侧车闸，固定车轮 （4）检查并妥善固定各种管路 （5）协助患者双肘支撑床体，扶患者坐起 （6）安全评估：患者有无眩晕不适，以防发生直立性低血压 （7）协助患者穿袜穿鞋，根据情况穿外衣 （8）协助患者移至床边或床尾 （9）患者背对轮椅 （10）患者双手握紧拳头	 2 1 2 2 1 2 1 1 1 1	轮椅放置方法不正确扣2分 护士姿势不到位扣1分 未保证患者安全扣5分 未告知患者注意事项扣2分 安全带松紧不当扣1分 未评估一次扣2分 其余一项不符合要求扣1分	

续表

项目	总分	技术操作要求	标分	评分标准	扣分
		（11）掌指关节用力支撑床体移动至床边或床尾	1		
		（12）患者双手扶住轮椅两侧扶手	1		
		（13）协助患者使其臀部坐在轮椅上	1		
		（14）放下脚踏板	1		
		（15）协助患者双手将双腿依次移至脚踏板上	1		
		（16）协助患者坐稳，有管路者固定管路	2		
		2. 轮椅运送			
		（1）患者坐于轮椅上，嘱患者身体尽量后靠，双手扶住两侧扶手	2		
		（2）使用安全带固定	2		
		（3）偏瘫者患侧上肢与双膝间放一软枕支撑，放下脚踏板，让患者双脚置于其上	1		
		（4）安全评估：若下肢水肿、溃疡或关节疼痛，应在脚下垫软枕抬高双脚；有管路者，整理管路防止扭曲、打折、脱出等	3		
		（5）询问患者感受，注意保暖，整理床铺为暂空床	1		
		（6）打开轮椅手闸，推轮椅运送患者	2		
		3. 从轮椅转移至床上			
		（1）将患者推至床边或床尾（取下床尾板），轮椅与床边或床尾成90°	1		
		（2）取下轮椅两侧脚踏板与床边靠齐拉起扶手两侧车闸，固定车轮	3		
		（3）检查并妥善固定各种管路	3		
		（4）协助患者脱下鞋子，协助患者双手将双腿搬至床体上	2		
		（5）双手支撑轮椅扶手	1		
		（6）将臀部移至床上	1		
		（7）患者双手握紧拳头	2		
		（8）掌指关节用力支撑床体移动至床体中间	2		
		（9）调整身体的位置及姿势	1		
		（10）脱去鞋子及外衣，协助患者取舒适体位，并盖好被子	2		
		4. 安全评估各种引流管路，并妥善安置	5		
		5. 再次核对，PDA扫描工号	3		
		6. 询问患者感受，交代注意事项	2		
操作后	5	1. 整理床单位	2	一项不符合要求扣1分	
		2. 观察病情，询问患者感受，归还轮椅，必要时做好登记	1		
		3. 洗手，记录	2		

项目	总分	技术操作要求	标分	评分标准	扣分
评价	5	1. 动作熟练，操作规范，患者无不适 2. 转移方法正确，运送患者是否顺利、安全	2 3	一项不符合要求扣 1 分	
理论提问	5	1. 轮椅运送法的目的是什么 2. 轮椅运送法的注意事项有哪些	5		
合计	100				

理论提问：

1. 轮椅运送法的目的是什么？

答：①护送不能行走但能坐起的患者入院、出院、检查、治疗或室外活动；②帮助患者下床活动，以促进血液循环和体力的恢复。

2. 轮椅运送法的注意事项有哪些？

答：①保证患者安全、舒适；②根据室外温度适当增加衣服、盖被（或毛毯），以免患者受凉。

（葛　萍　脱　森）

二、偏瘫患者轮椅运送技术操作考核评分标准

科室＿＿＿＿＿＿＿　姓名＿＿＿＿＿＿＿　考核人员＿＿＿＿＿＿＿　考核日期：　　年　月　日

项目	总分	技术操作要求	标分	评分标准	扣分
仪表	5	仪表、着装符合护士礼仪规范	5	一项不符合要求扣 1 分	
操作前准备	10	1. 洗手 2. 核对医嘱、执行单 3. 准备用物：PDA、轮椅，根据室内、外温度准备外衣或毛毯，患者拖鞋或布鞋 1 双，必要时备软枕及保护带 4. 检查轮胎充气情况好，所备用物性能良好，安全	1 3 1 5	一项不符合要求扣 1 分	
安全评估	10	1. 携用物至床旁，PDA 扫描患者手腕带，查看床头牌、询问患者，核对信息是否一致，并再次核对执行单内容 2. 了解患者病情、意识状态及管路情况，轮椅使用经历、合作程度，倾听患者的需求及心理反应，向患者解释询问是否大小便 3. 评估患者的体重情况、肢体活动情况，偏瘫患者应评估患侧肢体活动、肌力情况及皮肤情况 4. 环境：地面是否干燥、平坦，室内、外温度情况 5. 与患者沟通时语言规范、态度和蔼	3 2 2 2 1	未查对患者扣 3 分 未使用 PDA 扣 3 分 未查对床头牌、手腕带、患者各扣 2 分 查对患者姓名不规范扣 2 分 少评估一项扣 1 分 其余一项不符合要求扣 1 分	

项目	总分	技术操作要求	标分	评分标准	扣分
操作过程	60	**1. 由床上至轮椅转移** （1）将轮椅推至患者健侧床边，轮椅与床尾成45° （2）翻起脚踏板 （3）拉起扶手两侧车闸固定车轮 （4）检查并妥善固定各种管路 （5）扶患者坐起 （6）安全评估：患者有无眩晕不适，以防发生直立性低血压 （7）协助患者穿袜穿鞋，根据情况穿外衣 （8）护士面向患者，协助患者双膝微曲，腰背挺直 （9）用自己的膝部抵住患膝，防止患肢倒向外侧 （10）一手从患者腋下穿过置于患侧肩胛上，协助患者以健侧手握住患侧手抱住患者颈部 （11）护士另一手提起患者腰带站起，将患者中心移于健侧，以健侧下肢为轴心旋转身体，坐在轮椅上 **2. 轮椅运送** （1）患者坐在轮椅上，嘱患者身体尽量后靠，双手扶住两侧把手 （2）使用安全带固定 （3）偏瘫者患侧上肢与双膝间放一软枕支撑 （4）放下脚踏板，让患者双脚置于其上 （5）安全评估：若下肢水肿、溃疡或关节疼痛，应在脚下垫软枕抬高双脚；有管路者，整理管路防止扭曲、打折、脱出等 （6）询问患者感受，注意保暖，整理床铺为暂空床 （7）打开轮椅手闸，推轮椅运送患者 **3. 从轮椅转移至床上** （1）将患者推至床边，偏瘫患者健侧靠近床边，轮椅背面与床尾成45° （2）翻起脚踏板 （3）拉起扶手两侧车闸固定车轮 （4）检查并妥善固定各种管路 （5）护士面向患者，协助患者双膝微曲，腰背挺直 （6）用自己的膝部抵住患膝，防止患肢倒向外侧 （7）一手从患者腋下穿过置于患侧肩胛上，并协助患者以健侧手握住患侧手抱住患者颈部 （8）护士另一手提起患者腰带站起，将患者中心移于健侧，以健侧下肢为轴心旋转身体坐在床边 （9）脱去鞋子及外衣，协助患者取舒适体位，并盖好被子	2 1 1 2 2 1 1 2 2 2 3 2 2 2 2 3 2 2 2 1 2 2 2 2 3 3 2	轮椅放置方法不正确扣2分 护士姿势不到位扣1分 未保证患者安全扣5分 未告知患者注意事项扣2分 安全带松紧不当扣1分 未评估一次扣2分 其余一项不符合要求扣1分	

续表

项目	总分	技术操作要求	标分	评分标准	扣分
		4. 安全评估各种引流管路，并妥善安置	2		
		5. 手消毒，再次核对，PDA 扫描工号	3		
		6. 询问患者感受，交代注意事项	2		
操作后	5	1. 整理床单位，观察病情 2. 归还轮椅，必要时做好登记 3. 洗手，记录	1 2 2	一项不符合要求扣 1 分	
评价	5	1. 动作熟练，操作规范，患者无不适 2. 转移方法正确，运送患者顺利、安全	2 3	一项不符合要求扣 1 分	
理论提问	5	1. 轮椅运送法的目的是什么 2. 轮椅运送法的注意事项有哪些	5		
合计	100				

理论提问：

1. 轮椅运送法的目的是什么？

答：①护送不能行走但能坐起的患者入院、出院、检查、治疗或室外活动；②帮助患者下床活动，以促进血液循环和体力的恢复。

2. 轮椅运送法的注意事项有哪些？

答：①保证患者安全、舒适；②根据室外温度适当地增加衣服、盖被（或毛毯），以免患者受凉。

（葛　萍　脘　淼）

三、平车运送技术操作考核评分标准

科室_____　姓名_____　考核人员_____　考核日期：　年　月　日

项目	总分	技术操作要求	标分	评分标准	扣分
仪表	5	仪表、着装符合护士礼仪规范	5	一项不符合要求扣 1 分	
操作前准备	8	1. 洗手 2. 核对医嘱、执行单 3. 根据患者情况决定搬运人数 4. 准备用物：PDA，根据患者病情需要配备平车（上置大单和橡胶单包好的垫子及枕头）、棉被、中单、小毛巾	1 3 1 3	一项不符合要求扣 1 分	
安全评估	12	1. 携用物至床旁，PDA 扫描患者手腕带，查看床头牌、询问患者，核对信息是否一致，并再次核对执行单内容 2. 向患者解释操作的目的、方法，指导患者配合，询问患者是否大小便	3 2	未查对患者扣 3 分 未使用 PDA 扣 3 分 未查对床头牌、手腕带、患者各扣 2 分 查对患者姓名不规范扣 2 分	

续表

项目	总分	技术操作要求	标分	评分标准	扣分
		3. 评估患者的年龄、体重、病情、躯体活动情况及合作程度，查看伤口情况和管路情况	2	少评估一项扣1分 其余一项不符合要求扣1分	
		4. 评估平车性能是否良好	3		
		5. 环境安静、整洁，光线明亮，保护患者隐私，温度适宜	1		
		6. 与患者沟通时语言规范、态度和蔼	1		
操作过程	60	1. 妥善固定好患者身上的各种导管、输液器等	1	平车摆放不正确扣2分	
		2. 协助患者穿好衣服	1	未固定平车扣2分	
		3. 检查床体是否固定牢靠	1	大轮端未靠床头扣1分	
		4. 移开床旁椅至对侧床尾	1	挪动顺序错误扣2分	
		5. 松开床尾盖被	1	头部方向错误扣2分	
		6. 移去枕头	1	护士站立位置错误2分	
		7. 搬运患者		护士双手位置放错2分	
		（1）挪动法（适用于病情允许且能配合的患者）		动作不稳或脱手扣2分	
		①嘱患者自行移至床边	1	护士动作不统一扣3分	
		②将平车紧靠床边，大轮端靠床头，轮闸制动	2	未保持脊椎在同一水平线扣3分	
		③协助患者按上半身、臀部、下肢的顺序一次向平车挪动，让患者头部卧于大轮端	2	未评估一次扣2分	
		（2）一人搬运法（适用于病情允许、体重较轻者）		其余一项不符合要求扣1分	
		①推平车至床尾，使平车大轮端与床尾成钝角，将闸制动	2		
		②护士一手臂自患者腋下伸至对侧外肩，另一手臂在同侧伸入患者股下至对侧	2		
		③嘱患者双臂交叉依附于护士颈后并双手用力握住	1		
		④护士抱起患者移步转身，轻放在平车上	2		
		（3）二人搬运法（适用于病情较轻，但自己不能活动者）			
		①推平车至床尾，使平车大轮端与床尾成钝角，将闸制动	2		
		②搬运者甲和乙站在床边，将患者双手交叉于胸前	1		
		③甲一手臂托住患者头颈肩部，另一手臂托住腰部	2		
		④乙一手臂托住患者臀部，另一手臂托住膝部	2		
		⑤二人同时抬起，使患者身体移向床边，再同时抬起，使患者身体向搬运者倾斜，同时移步将患者放于平车上	2		
		（4）三人搬运法（适用于病情较轻、自己不能活动而体重又较重者）			
		①推平车至床尾，使平车大轮端与床尾成钝角，将闸制动	2		

续表

项目	总分	技术操作要求	标分	评分标准	扣分
		②搬运者甲、乙、丙按身高由高到矮依次从床头至床尾站在床边,将患者双手交叉于胸前	2		
		③甲一手臂托住患者头颈肩部,另一手臂托住胸背部	2		
		④乙一手臂托住患者腰部,另一手臂托住臀部	2		
		⑤丙一手臂托住患者膝部,另一手臂托住小腿部	2		
		⑥三人同时抬起,使患者身体移向床边,再同时抬起,使患者身体向搬运者倾斜,同时移步将患者放于平车上	2		
		(5)四人搬运法(适用于颈椎、腰椎骨折或病情较重者)			
		①在患者臀下铺中单	1		
		②将平车紧靠床边,大轮端靠床头,轮闸制动	2		
		③甲站在床头托住患者头颈肩使患者头部位于中立位,并沿身体纵轴向上略加牵引	2		
		④乙站于床尾托住患者的两腿	2		
		⑤丙、丁二人在病床和平车两侧紧紧抓住中单四角	2		
		⑥四人同时用力抬起患者轻放于平车上	2		
		⑦协助患者在平车取舒适卧位,盖好盖被	2		
		8.安全评估:对有引流管、导尿管等管路的患者,应注意防止各种管路脱出,妥善固定各种管路并保持通畅	2		
		9.再次核对,PDA扫描工号	3		
		10.询问患者感受,交代注意事项	3		
操作后	5	1.将患者置于安全、舒适卧位,整理平车 2.打开车闸推送患者 3.洗手,记录	1 2 2	一项不符合要求扣1分	
评价	5	1.操作顺序正确、熟练,使用节力原则 2.动作轻柔,无损伤 3.脊髓损伤患者搬运时保持脊柱平直,维持脊柱的正确生理弯曲	2 1 2	一项不符合要求扣1分	
理论提问	5	平车转运法的注意事项有哪些	5	少一条,扣1分	
合计	100				

理论提问:

平车转运法的注意事项有哪些?

答:①搬运时注意动作轻稳、准确,确保患者安全、舒适;②搬运过程中,注意观察患者的病情变化,避免引起并发症;③保证患者的持续性治疗不受影响。

(阮森葛萍)

第七节　辅助营养与排泄技术操作考核评分标准

一、置胃管及鼻饲技术操作考核评分标准

科室＿＿＿＿＿＿＿　姓名＿＿＿＿＿＿　考核人员＿＿＿＿＿＿　考核日期：　　年　月　日

项目		总分	技术操作要求	标分	评分标准	扣分
仪表		5	仪表、着装符合护士礼仪规范	5	一处不符合要求扣1分	
操作前准备		8	1. 洗手 2. 核对医嘱、执行单、流质食物 3. 根据评估情况备齐用物，用物放置合理、有序，依次检查所备物品，保证安全有效 基本用物如下： 治疗车上层：PDA；插管用物：治疗盘内放治疗碗3个，一个盛温开水（也可取患者饮水壶内的水）、另一个内放纱布3块，第3个盛流质饮食（200ml，温度38～40℃）、胃管和鼻饲专用灌注器、20ml注射器、一次性手套、治疗巾、液状石蜡棉球、夹子、别针、胃管固定贴、胃管标识贴、听诊器、手电筒、速干手消毒剂，另备水温计，按需备压舌板、营养泵及泵管 拔管用物：松节油、棉签、纱布、治疗巾 治疗车下层：弯盘、医疗及生活垃圾袋	2 3 3	未洗手扣2分 未核对扣3分 其余一项不符合要求扣1分（最多扣3分）	
安全评估		12	1. 携执行单或PDA至床旁，查看床头牌、询问患者，核对信息是否一致 2. 与患者、家属沟通，了解其是否知晓此项医嘱，查看家属是否签署风险告知书 3. 正确、全面评估患者。了解患者年龄、病情、意识状态、吞咽功能、插管经历、插管困难度、心理反应及配合能力；询问患者既往有无鼻部疾病，包括鼻黏膜肿胀、炎症、鼻中隔偏曲、息肉等；观察鼻腔是否通畅，选择通畅一侧；有义齿者取下义齿 4. 解释操作的目的、方法 5. 环境整洁、安静，光线明亮	3 2 5 1 1	未核对扣3分 查对患者姓名不规范扣2分 其余一项不符合要求扣1分	
操作过程	插胃管	30	1. 携用物至床旁，PDA扫描患者手腕带，查看床头牌、询问患者，核对信息是否一致 2. 患者取坐位或半卧位，昏迷者取去枕平卧位，头向后仰 3. 治疗盘置于床旁桌上并打开，备胶布 4. 打开盖被，确定剑突位置，患者颌下铺治疗巾，弯盘置于便于取用处	3 2 1 1		

项目	总分	技术操作要求	标分	评分标准	扣分
		5. 用湿棉签清洁鼻孔	1	胃管末端未关闭扣1分	
		6. 打开灌注器外包装，置于治疗盘内；打开胃管包装，置于治疗碗内	1	测量胃管长度时未确定剑突位置扣2分	
		7. 戴手套	1	沾湿床铺一次扣1分	
		8. 测量胃管插入长度，右手持胃管前端，中指、环指确定剑突位置，胃管前端同剑突位置，左手持胃管至前发际位置，准确测量长度（无刻度胃管用胶布粘贴做标记）	5	未插入所测量长度扣5分 操作过程中未观察病情扣5分	
		（1）成人：a. 鼻胃管。前额发际至剑突，或耳垂至鼻尖再至剑突的长度，45～55cm。b. 口胃管。口角至耳垂＋耳垂到剑突；应根据患者的身高等确定个体化长度，为防止反流、误吸，插管长度可在55cm以上；安全评估：若需经胃管注入刺激性药物，可将胃管再向深部插入10cm		未核对扣3分，核对不规范扣2分 未评估一项扣2分 验证胃管的方法少一种扣1分	
		（2）儿童：a. 鼻胃管。患儿发际到剑突，或耳垂至鼻尖再至剑突的长度。b. 口胃管。口角至耳垂＋耳垂到剑突		固定不正确扣2分 插管过程中未与患者交流扣5分 其余一项不符合要求扣1分	
		9. 用纱布擦干并用液状石蜡棉球润滑胃管前段15～20cm	1		
		10. 再次核对患者，右手持胃管前端，沿一侧鼻孔缓缓插入，到咽喉部时（10～15cm），清醒患者嘱其做吞咽动作，护士应随患者的吞咽动作插管，必要时可让患者饮少量温开水。若为昏迷患者，用手托头部，使下颌靠近胸骨柄，缓慢插入胃管至预定长度，必要时用压舌板检查口腔	3		
		11. 安全评估：①插管过程中出现恶心、呕吐，可暂停插管，嘱患者深呼吸，深呼吸可分散患者的注意力，缓解紧张情绪；②如发生呛咳等情况，表示误入气管，应立即拔出，休息片刻后重新插管；③插管不畅时应用压舌板检查口腔，了解胃管是否盘在口咽部，或将胃管抽出少许，再小心插入	3		
		12. 插入所需长度后，置于治疗巾上，脱手套	1		
		13. 验证方法：根据具体情况选择下述方法	4		
		第一种：使用气泡试验、双人听诊气过水声、抽取胃液三种方法依次验证胃管是否在胃中			
		（1）将胃管末端置于盛水的治疗碗中，无气泡逸出			
		（2）置听诊器于患者胃部，快速经胃管向胃内注入10ml空气，听到气过水声（双人交替验证）			

项目	总分	技术操作要求	标分	评分标准	扣分
		（3）在胃管末端连接注射器抽吸，能抽出胃液 第二种：超声直视下观察胃管在食管及胃体部呈"双轨征"，胃管内快速注水 10ml，胃体部可见"云雾征"，确认在胃内（具备床旁超声条件的科室） 第三种：X 线检查是判断胃管在胃内的"金标准"。对于用以上方法都不能明确胃管在胃内的患者，应由医师开具 X 线检查单查率来确定胃管的位置			
		14. 用固定贴采用 T 形＋双"I"贴法，加强固定法固定胃管于鼻翼及面颊部	1		
		15. 将注明插管时间、深度的胃管标识贴于胃管末端	1		
		16. 向患者及其家属说明插胃管的注意事项	1		
鼻饲	20	1. 核对医嘱及饮食单，向患者及其家属解释	3	未核对扣 3 分 每次鼻饲前未验证胃管是否在胃内扣 2 分 注入速度过快扣 1 分 鼻饲量不准确扣 2 分 未用脉冲式冲洗胃管扣 2 分 未上提胃管扣 1 分 喂食步骤不正确扣 10 分 其余一项不符合要求扣 1 分	
		2. 抬高床头 30°～40°	1		
		3. 纱布垫在胃管末端开口处；打开胃管末端；验证胃管是否在胃内及有无胃潴留（若置管后即刻鼻饲则不需再次验证）	2		
		4. 用灌注器注入 20ml 温水，同时观察患者的反应	1		
		5. 缓慢注入流食（口述：食量、温度；推注速度不能快于 30ml/min，每日 4～6 次，每次 250～400ml，温度以 38～40℃为宜）	2		
		6. 注毕，用 20ml 温水脉冲式冲洗胃管	2		
		7. 提高胃管末端，水流尽后反折胃管末端	1		
		8. 用纱布包好夹紧，用别针固定于合适部位	1		
		9. 撤治疗巾，嘱患者维持原卧位 20～30 分钟	1		
		10. 整理用物，手消毒	2		
		11. 再次核对，PDA 扫描工号	3		
		12. 询问患者的感受，交代注意事项	1		
拔胃管	10	1. 核对医嘱，向患者及其家属解释、说明目的及配合方法	2	一处不符合要求扣 1 分	
		2. 抬高床头取半坐卧位，颌下铺治疗巾	1		
		3. 将弯盘置于患者口角旁，将别针去掉，去除固定的胶布	1		
		4. 戴一次性手套，用纱布包裹近鼻孔处的胃管，边拔边用纱布擦胃管，拔到咽喉处时，清醒患者嘱其屏住呼吸，快速拔出，以免液体滴入气管，检查胃管是否完整	2		
		5. 将拔出的胃管放在弯盘内并置于治疗车下层	1		
		6. 擦净患者的口鼻和面颊部，如有胶布痕迹可用松节油去除	1		
		7. 撤治疗巾，脱手套，协助患者取舒适卧位	1		
		8. 询问患者感受，交代注意事项	1		

续表

项目	总分	技术操作要求	标分	评分标准	扣分
操作后	5	1. 协助患者取舒适体位，整理床单位 2. 根据院感防控标准，正确处理物品 3. 洗手，记录	2 2 1	一处不符合要求扣 1 分	
评价	5	1. 操作规范熟练，患者舒适，无不良反应 2. 步骤正确，动作轻、稳、节力 3. 操作时间 10 分钟	2 1 2	操作时间每延长 30 秒 扣 1 分	
理论提问	5	1. 确定胃管在胃内的方法有哪些 2. 鼻饲的目的是什么 3. 插胃管过程中如何判断胃管误入气管 4. 插胃管前应评估患者哪些情况 5. 胃管误入气管的不典型表现有哪些	5	少一条，扣 1 分	
合计	100				

理论提问：

1. 确定胃管在胃内的方法有哪些？

答：根据患者具体情况选择下述方法验证。

第一种：通过气泡试验、双人听诊气过水声、抽取胃液三种方法（依次）验证胃管是否在胃中。①将胃管末端置于盛水的治疗碗中，无气泡逸出；②置听诊器于患者胃部，快速经胃管向胃内注入 10ml 空气，听到气过水声（双人交替验证）；③在胃管末端连接注射器抽吸，能抽出胃液。

第二种：超声直视下观察胃管在食管及胃体部呈"双轨征"，胃管内快速注水 10ml，胃体部可见"云雾征"，确认在胃内（具备床旁超声条件的科室）。

第三种：X 线是判断胃管在胃内的"金标准"。对于用以上方法都不能明确胃管在胃内的患者应由医师开具 X 线来确定胃管位置。

2. 鼻饲的目的是什么？

答：对下列不能自行经口进食的患者以鼻胃管供给食物和药物，以维持患者的营养和治疗需要。①昏迷患者；②口腔疾病或口腔手术后患者，上消化道肿瘤等引起吞咽困难患者；③不能张口的患者，如破伤风患者；④其他患者，如早产儿、病情危重者、拒绝进食者等。

3. 插胃管过程中如何判断胃管误入气管？

答：插胃管过程中患者出现呛咳、呼吸困难、发绀等，表示误入气管，应立即拔出，休息片刻重插。对于昏迷患者、危重患者及老年患者等置管异位缺乏呼吸困难、发绀等典型症状者应使用 X 线检查（"金标准"）鼻胃管位置。

4. 插胃管前应评估患者哪些情况？

答：患者的年龄、病情、意识、吞咽功能、鼻腔的通畅性、心理状态及合作程度。

5. 胃管误入气管的不典型表现有哪些?

答:胃管置入后患者不能发声或声音变嘶哑,有轻微干咳,胃肠减压负压球立即回弹,胃肠减压引流袋内有气体,血氧饱和度下降,胃管内注入食物或药物后痰液增多等。

(修 红 冯 英 盖玉彪)

二、胃肠减压技术操作考核评分标准

科室_____ 姓名_____ 考核人员_____ 考核日期: 年 月 日

项目		总分	技术操作要求	标分	评分标准	扣分
仪表		5	仪表、着装符合护士礼仪规范	5	一项不符合要求扣1分	
操作前准备		8	1. 洗手 2. 核对医嘱、执行单 3. 备齐用物,用物放置合理、有序,依次检查所备物品,保证安全有效 治疗车上层:PDA;治疗盘内放治疗碗两个,一个盛温水,另一个内放纱布3块;压舌板、胃管、鼻饲专用灌注器、胃肠减压装置、一次性手套、治疗巾、液状石蜡棉球、棉签;治疗盘外备夹子、别针、鼻胃管固定贴、胃管标识贴、听诊器、速干手消毒剂、手电筒,按需备压舌板 治疗车下层:弯盘、医疗及生活垃圾袋	2 3 3	未核对扣3分 其余一项不符合要求扣1分	
安全评估		12	1. 携用物至床旁,PDA扫描患者手腕带,查看床头牌、询问患者,核对信息是否一致,并再次核对执行单内容 2. 与患者及其家属沟通,了解其是否知晓此项医嘱,查看家属是否签署风险告知书 3. 正确、全面评估患者。了解患者的年龄、病情、意识状态、吞咽功能、插管经历、插管难度、心理反应及配合能力;询问患者既往有无鼻部疾病,如鼻黏膜肿胀、炎症,鼻中隔偏曲,息肉等;观察鼻腔是否通畅,选择通畅一侧;有义齿者取下义齿 4. 解释操作的目的、方法 5. 环境整洁、安静,光线明亮	3 3 3 2 1	未核对扣3分 未使用PDA扣3分 未查对床头牌、手腕带、患者各扣2分 查对患者姓名不规范扣2分 一项不符合要求扣1分	
操作过程	插胃管	40	1. 携用物至床旁,PDA扫描患者手腕带,查看床头牌、询问患者,核对信息是否一致 2. 患者取坐位或半卧位,昏迷者取去枕平卧位,头向后仰 3. 治疗盘置于床旁桌上并打开,备胶布 4. 打开盖被,确定剑突位置,患者颌下铺治疗巾,弯盘置于便于取用处 5. 用湿棉签清洁鼻孔	3 2 1 1 1	测量胃管长度时未确定剑突位置扣2分 沾湿床铺一次扣1分 未插入所测量长度扣5分 操作过程中未观察病情扣5分	

项目	总分	技术操作要求	标分	评分标准	扣分
		6. 打开灌注器外包装，置于治疗盘内；打开胃管包装，置于治疗盘内	1	未核对扣 3 分，核对不规范扣 2 分	
		7. 戴手套	1	未评估一项扣 2 分	
		8. 测量胃管插入长度，右手持胃管前端，中指、环指确定剑突位置，胃管前端同剑突位置，左手持胃管至前发际位置，准确测量长度（无刻度胃管用胶布粘贴做标记）	5	验证胃管的方法少一种扣 1 分 固定不正确扣 2 分 插管过程中未与患者交流扣 5 分 其余一项不符合要求扣 1 分	
		（1）成人：a. 鼻胃管。前额发际至剑突，或耳垂至鼻尖再至剑突的长度，45 ～ 55cm。b. 口胃管。口角至耳垂 + 耳垂到剑突；应根据患者的身高等确定个体化长度，为防止反流、误吸，插管长度可在 55cm 以上；安全评估：若需经胃管注入刺激性药物，可将胃管再向深部插入 10cm			
		（2）儿童：a. 鼻胃管。患儿发际到剑突，或耳垂至鼻尖再至剑突的长度。b. 口胃管。口角至耳垂 + 耳垂到剑突			
		9. 用纱布擦干并用液状石蜡棉球润滑胃管前段 15 ～ 20cm	1		
		10. 再次核对患者，右手持胃管前端，沿一侧鼻孔缓缓插入，到咽喉部时（10 ～ 15cm），清醒患者嘱做吞咽动作，护士应随患者的吞咽动作插管，必要时可让患者饮少量温开水。若为昏迷患者，用手托头部，使下颌靠近胸骨柄，缓慢插入胃管至预定长度，必要时用压舌板检查口腔	3		
		11. 安全评估：①插管过程中出现恶心、呕吐，可暂停插管，嘱患者深呼吸，深呼吸可分散患者注意力，缓解紧张；②如发生呛咳等情况，表示误入气管，应立即拔出，休息片刻后重新插管；③插管不畅应用压舌板检查口腔，了解胃管是否盘在口咽部，或将胃管抽出少许，再小心插入	8		
		12. 插入所需长度后，置于治疗巾上，脱手套	1		
		13. 验证方法：根据具体情况选择下述方法。	6		
		第一种：通过气泡试验、双人听诊气过水声、抽取胃液三种方法（依次）验证胃管是否在胃中。			
		（1）将胃管末端置于盛水的治疗碗中，无气泡逸出			
		（2）置听诊器于患者胃部，快速经胃管向胃内注入 10ml 空气，听到气过水声（双人交替验证）			
		（3）在胃管末端连接注射器抽吸，能抽出胃液			

项目	总分	技术操作要求	标分	评分标准	扣分
		第二种：超声直视下观察胃管在食管及胃体部呈"双轨征"，胃管内快速注水10ml，胃体部可见"云雾征"，确认在胃内（具备床旁超声条件的科室）			
		第三种：X线检查是判断胃管在胃内的"金标准"。对于用以上方法都不能明确胃管在胃内的患者应由医师开具X线检查单来确定胃管位置			
		14. 用固定贴采用"T"形＋双"I"加强固定法固定胃管于鼻翼及面颊部	2		
		15. 将注明插管时间、深度的胃管标识贴于胃管末端	1		
		16. 向患者说明插胃管的注意事项	3		
胃肠减压	20	1. 手消毒，打开胃肠减压装置，检查负压引流各装置处于关闭状态	3	连接不牢固扣3分建立负压手法不正确扣2分其余一项不符合要求扣1分	
		2. 将负压引流球捏扁并与胃管连接牢固	3		
		3. 用纱布擦净口鼻分泌物，撤治疗巾	3		
		4. 妥善固定胃肠减压装置，并标注时间	3		
		5. 询问患者感受并观察引流液的颜色、性状和量，保持引流通畅，做到有效减压，交代注意事项	5		
		6. 手消毒，再次核对，PDA扫描工号	3		
操作后	5	1. 协助患者取舒适体位，整理床单位	2	一处不符合要求扣1分	
		2. 根据院感防控标准，正确处理物品	2		
		3. 洗手，记录	1		
评价	5	1. 操作规范熟练，患者舒适，无不良反应	5	操作时间每延长30秒扣1分	
		2. 步骤正确，动作轻、稳、省力			
		3. 操作时间10分钟			
理论提问	5	插胃管时的注意事项有哪些	5	少一条，扣1分	
合计	100				

理论提问：

插胃管时的注意事项有哪些？

答：①插管时动作应轻柔，避免损伤食管黏膜，尤其是通过食管三个狭窄部位（环状软骨水平处，平气管分叉处，食管通过膈肌处）时。②插入胃管至10～15cm（咽喉部）时，若为清醒患者，嘱其做吞咽动作；若为昏迷患者，则用左手将其头部托起，使下颌靠近胸骨柄，以利插管。③插入胃管过程中如果患者出现呛咳、呼吸困难、发绀等，表明胃管误入气管，应立即拔出胃管，协助患者休息后再行插入。④每次鼻饲前应证实胃管在胃内且通畅，并用少量温水冲管后再进行喂食，鼻饲完毕后再次注入少量温开水，防止鼻饲液凝结。

⑤鼻饲液温度应保持在 38 ～ 40℃，避免过冷或过热；新鲜果汁与奶液应分别注入，防止产生凝块；药片应研碎溶解后注入。⑥分次推注主要用于经胃内喂养的非危重患者。优点是操作方便，费用低廉。缺点是较易引起恶心、呕吐、腹胀、腹泻等胃肠道症状。多数患者可耐受间歇滴注。连续滴注多用于经十二指肠或空肠喂养的危重患者。⑦食管梗阻的患者禁忌使用鼻饲法；食管静脉曲张为鼻饲法的相对禁忌证。⑧长期鼻饲者应每天进行两次口腔护理，并定期更换胃管，普通胃管每周更换 1 次，硅胶胃管每月更换 1 次。

（修　红　冷　敏　脘　淼）

三、胃造瘘灌注技术操作考核评分标准

科室_____　姓名_____　考核人员_____　考核日期：　　年　月　日

项目	总分	技术操作要求	标分	评分标准	扣分
仪表	5	仪表、着装符合护士礼仪规范	5	一项不符合要求扣 1 分	
操作前准备	8	1. 洗手	1	未查对扣 5 分	
		2. 核对医嘱、执行单、流质食物	5	其余一项不符合要求扣 1 分	
		3. 备齐用物，放置合理、有序，依次检查所备物品，保证安全有效	2		
		治疗车上层：PDA、灌注用物			
		治疗盘内放治疗碗 2 个（1 个盛温水，另 1 个盛流质饮食，温度 38 ～ 40℃）、治疗巾、夹子、灌注器或泵管、胶布、纱布、听诊器、速干手消毒剂，另备温度计			
		治疗车下层：弯盘、医疗及生活垃圾袋			
安全评估	12	1. 携用物至床旁，PDA 扫描患者手腕带，查看床头牌、询问患者，核对信息是否一致，并再次核对执行单内容	5	未查对扣 5 分	
		2. 了解患者病情、合作程度。解释操作目的、方法及如何配合，询问是否大小便	2	未使用 PDA 扣 3 分	
		3. 评估患者胃肠道功能（通过听诊肠鸣音），评估患者胃造瘘管的通畅情况及造瘘口周围皮肤情况	3	未查对床头牌、手腕带、患者各扣 3 分 未评估造瘘管的通畅情况及造瘘口周围皮肤情况各扣 1 分	
		4. 环境安静、整洁，光线明亮	1	其余一项不符合要求扣 1 分	
		5. 与患者沟通时语言规范、态度和蔼	1		
操作过程	60	1. 协助患者取舒适卧位，抬高床头 30°，询问患者的感受	3	未核对扣 5 分 操作过程中未评估病情扣 10 分 沾湿床铺一次扣 1 分	
		2. 患者造瘘管下铺治疗巾	2		
		3. 打开灌注器包装，置于治疗盘内	2		
		4. 纱布垫在造瘘管末端开口处，打开造瘘管	2		
		5. 查对造瘘管在体外长度，保证造瘘管在胃内或空肠内	5		
		6. 回抽胃液，确认造瘘管位置及有无胃潴留	5		
		7. 听诊肠鸣音以确保患者肠功能正常	5		

项目	总分	技术操作要求	标分	评分标准	扣分
		8. 用灌注器注入少量温水	5		
		9. 再注入流食（评估：注入流食的数量、温度、速度及操作中注意评估患者的反应）	5		
		10. 注毕用少量温水冲洗造瘘管	5		
		11. 抬高造瘘管末端，水流尽后关闭造瘘管	5		
		12. 用纱布包好夹紧造瘘管末端，必要时用胶布固定在合适部位	3		
		13. 观察造瘘口周边皮肤及敷料的情况，敷料潮湿及时更换敷料	5		
		14. 撤去治疗巾	1		
		15. 手消毒	1		
		16. 再次核对，PDA 扫描工号	4		
		17. 询问患者感受，交代注意事项	2		
操作后	5	1. 协助患者取舒适体位，整理床单位 2. 根据院感防控标准，正确处理物品 3. 洗手，记录	2 2 1	一项不符合要求扣 1 分	
评价	5	1. 动作轻巧、准确、操作方法规范 2. 患者感觉舒适，无不良反应 3. 操作时间 8 分钟	2 2 1	操作不熟练扣 4 分 操作时间每延长 30 秒扣 1 分	
理论提问	5	1. 胃造瘘灌注操作常见并发症有哪些 2. 造瘘管发生堵塞预防及处理有哪些	5	少一条，扣 1 分	
合计	100				

理论提问：

1. 胃造瘘灌注操作常见并发症有哪些？

答：造瘘管堵塞，食物反流，感染。

2. 造瘘管发生堵塞预防及处理有哪些？

答：①所有输注药物和食物均应充分研碎，用纱网过滤后输注更佳，避免团块堵塞管腔；②所输注药液和食物不能太黏稠，输注过程中经常摇晃输注容器，输注完毕后及时用温水冲洗管腔；③如果发生造瘘管堵塞，可用碳酸饮料或糜蛋白酶类药物反复冲洗，避免用尖端锐利的金属丝捅插，防止将造瘘管穿破。

（陆连芳　魏丽丽）

四、鼻肠管主动留置技术操作考核评分标准

科室_____　　姓名_____　　考核人员_____　　考核日期：　　年　月　日

项目	总分	技术操作要求	标分	评分标准	扣分
仪表	5	仪表、着装符合护士礼仪规范	5	一项不符合要求扣 1 分	
操作前准备	8	1. 洗手 2. 核对医嘱、执行单 3. 备齐用物，用物放置合理、有序，依次检查所备物品，保证安全有效 治疗车上层：PDA，治疗盘内放治疗碗 3 个，一个盛温水（38～40℃）、一个内放纱布 3 块，鼻肠管、螺旋形鼻肠管、鼻饲专用灌注器、20ml 注射器、一次性手套、治疗巾、液状石蜡棉球、夹子、别针、鼻肠管固定贴、鼻肠管标识贴、听诊器、手电筒、速干手消毒剂，另备温度计，按需备压舌板、甲氧氯普胺 治疗车下层：弯盘、医疗及生活垃圾袋	1 5 2	未核对扣 5 分 其余一项不符合要求扣 1 分	
安全评估	12	1. 携执行单或 PDA 至床旁，查看床头牌、询问患者，核对信息是否一致 2. 与患者、家属沟通，了解其是否知晓此项操作，查看家属是否签署知情告知书 3. 正确、全面评估患者。了解患者的年龄、病情、意识状态、吞咽功能、插管经历、插管困难度、心理反应及配合能力；询问患者既往有无鼻部疾患，包括鼻黏膜肿胀、炎症、鼻中隔偏曲、息肉等；观察鼻腔是否通畅，选择通畅一侧；有义齿者取下义齿；评估肠鸣音及有无胃潴留 4. 解释操作目的、方法 5. 环境整洁、安静，光线明亮	3 2 5 1 1	未核对扣 3 分 查对患者姓名不规范扣 2 分 其余一项不符合要求扣 1 分	
操作过程	60	1. 携用物至床旁，PDA 扫描患者手腕带，查看床头牌、询问患者，核对信息是否一致 2. 患者取床头抬高 45°，右侧卧位 45°，保证幽门处于最低位置 3. 口述根据患者肠鸣音评估结果，遵医嘱静脉注射或者肌内注射甲氧氯普胺 4. 治疗盘置于床旁桌上并打开，备胶布 5. 打开盖被，确定剑突位置，患者颌下铺治疗巾，弯盘置于便于取用处 6. 用湿棉签清洁鼻孔，打开灌注器外包装，置于治疗盘内，打开鼻肠管包装，置于治疗盘内	3 1 1 1 1 1	未给予患者取正确体位扣 2 分 未口述一次扣 2 分 测量鼻肠管长度时未确定剑突位置扣 2 分 沾湿床铺一次扣 1 分 鼻肠管末端未关闭扣 1 分 测量插入长度不准确扣 2 分	

项目	总分	技术操作要求	标分	评分标准	扣分
		7. 戴手套	1	未核对扣 3 分，核对不规范扣 2 分	
		8. 将引导钢丝全部插入鼻肠管中	1		
		9. 检查鼻肠管是否通畅：将灌注器与鼻肠管末端衔接，将鼻肠管前端置于温水碗内，用灌注器注入空气，有气泡逸出，关闭鼻肠管末端	2	留置鼻肠管的深度错误扣 2 分	
				插管过程中未与患者交流扣 5 分	
		10. 测量鼻肠管插入长度，右手持鼻肠管前端，中指、环指确定剑突位置，鼻肠管前端同剑突位置，左手持鼻肠管至前发际位置，准确测量长度（无刻度肠管用胶布粘贴做标记）	5	操作过程中未观察患者病情变化扣 5 分	
				未插入所测量刻度扣 2 分	
		（1）成人：前额发际至剑突，或耳垂至鼻尖再至剑突的长度，45～55cm		验证胃管的方法少一种扣 1 分	
		（2）儿童：a. 经鼻置入。患儿发际到剑突，或耳垂至鼻尖再至剑突的长度。b. 经口置入。口角至耳垂＋耳垂到剑突		送管速度过快扣 5 分	
				听诊位置不正确扣 2 分	
		11. 口述：鼻肠管留置胃内的长度，标记为第一刻度，加 25cm（大致到达幽门的位置）为第二刻度，再加 25cm（十二指肠的大致长度）标记为第三刻度（鼻肠管留置的最终长度）	2	未撤出导丝扣 2 分	
				固定不正确扣 2 分	
				未向患者交代注意事项扣 2 分	
		12. 根据选用鼻肠管产品说明书选择合适的润滑剂润滑鼻肠管	1	其余一项不符合要求扣 2 分	
		13. 再次核对，右手持鼻肠管前端，沿一侧鼻孔缓缓插入，到咽喉部时（15～20cm），若为清醒患者，嘱其做吞咽动作，必要时可让患者饮少量温开水。若为昏迷患者，用手托头部，使下颌靠近胸骨柄，缓慢插入鼻肠管至预定长度，必要时用压舌板检查口腔	3		
		14. 安全评估：①插管过程中出现恶心、呕吐，可暂停插管，嘱患者深呼吸，深呼吸可分散患者的注意力，缓解紧张情绪；②如发生呛咳等情况，表示误入气管，应立即拔出，休息片刻后重新插管；③插管不畅应用压舌板检查口腔，了解肠管是否盘在口咽部，或将肠管抽出少许，再小心插入	3		
		15. 插入第一刻度后，置于治疗巾上，脱手套	1		
		16. 验证方法：根据具体情况选择下述方法	10		
		第一种：通过气泡试验、双人听诊气过水声、抽取胃液三种方法（依次）验证鼻肠管是否在胃中。			
		（1）将鼻肠管末端置于盛水的治疗碗中，无气泡逸出			

项目	总分	技术操作要求	标分	评分标准	扣分
		（2）置听诊器于患者胃部，快速经肠管向胃内注入10ml 空气，听到气过水声（双人交替验证）			
		（3）在肠管末端连接注射器抽吸，能抽出胃液			
		第二种：超声直视下观察肠管在食管及胃体部呈"双轨征"，肠管内快速注水 10ml 胃体部可见"云雾征"，确认在胃内（具备床旁超声条件的科室）			
		17. 鼻肠管置管至十二指肠			
		（1）手卫生，戴手套	1		
		（2）均速缓慢送管至第二刻度（幽门），以 2～3cm/5～10 秒为宜，避免肠管反折	3		
		（3）安全评估：插管过程中如患者不耐受、出现恶心呕吐等表现，应暂停插入，稍等片刻再插	3		
		（4）用灌注器向管路内注入 10ml 空气，于右上腹肋缘下与右锁骨中线交界处（约幽门位置）听诊气过水声	2		
		（5）口述：如气过水声明显，则鼻肠管到达幽门附近，如不明显，胃区有明显的气过水声，证明反折，可回撤至第一刻度后再次遵照以上方法留置鼻肠管，直至右上腹肋缘下听到明显的气过水声	2		
		（6）继续缓慢送管至第三刻度	2		
		（7）口述：通过脐周听诊气过水声、抽取液体测定pH ＞ 5.5 等方法初步验证肠管位置。具备床旁超声条件的科室，可通过超声初步判断鼻肠管是否通过幽门	1		
		18. 口述：腹部平片是判定鼻肠管末端位置的金标准	2		
		19. 用固定贴采用 T 形 + 双 "I" 加强固定法固定鼻肠管于鼻翼及面颊部	2		
		20. 将注明插管时间、深度的鼻肠管标识贴于鼻肠管末端	1		
		21. 再次核对，PDA 扫描工号	3		
		22. 向患者说明留置鼻肠管的注意事项	1		
操作后	5	1. 协助患者取舒适体位，整理床单位 2. 根据院感防控标准，正确处理物品 3. 洗手，记录	2 1 2	一处不符合要求扣 1 分	
评价	5	1. 操作规范熟练，患者舒适、无不良反应 2. 步骤正确，动作轻、稳、节力 3. 操作时间 15 分钟	2 1 2	操作时间每延长 30 秒扣 1 分	

续表

项目	总分	技术操作要求	标分	评分标准	扣分
理论提问	5	1. 留置鼻肠管时的注意事项有哪些 2. 留置鼻肠管前应评估患者哪些情况 3. 留置鼻肠管的适应证有哪些 4. 腹部 X 线片判断困难的患者应该怎么处理 5. 留置鼻肠管的禁忌证有哪些	5	少一条，扣 1 分	
合计	100				

理论提问：

1. 留置鼻肠管时的注意事项有哪些?

答：①插管过程中患者出现呛咳、呼吸困难、发绀等，表示误入气管，应立即拔出，休息片刻后重新插入；②置管到相对应标记刻度，验证未到达指定位置时，应回撤至上一标记刻度重新留置；③对于多次尝试置管不成功的，应有替代方案，可采用被动等待法留置鼻肠管。

2. 留置鼻肠管前应评估患者哪些情况?

答：①了解患者病情、意识状态、插管经历、心理反应及配合能力，解释操作目的、方法；②询问患者有无上消化道出血、消化道穿孔、幽门梗阻等不宜留置鼻肠管的病史；③评估患者既往有无鼻部疾病，包括鼻黏膜肿胀、炎症，鼻中隔偏曲，息肉等；④观察鼻腔情况；⑤评估患者有无义齿，有义齿者取下义齿。

3. 留置鼻肠管的适应证有哪些?

答：①胃肠道手术（食管癌、胃癌及胰腺癌等）；②急性重症胰腺炎；③肠道功能正常，胃功能受损；④吸入风险高的患者；⑤重症患者反复呕吐，误吸反流。

4. 腹部 X 线片判断困难的患者应该怎么处理?

答：在注入造影剂后立即再次行床旁腹部 X 线片检查，注入造影剂到拍片不超过 1 分钟，注意有无造影剂过敏的筛查。

5. 留置鼻肠管的禁忌证有哪些?

答：①胃肠道功能衰竭；②肠梗阻；③腹泻间隙综合征；④代谢性昏迷；⑤食管出血；⑥急腹症。

（林 辉 修 红）

五、鼻肠管被动留置技术操作考核评分标准

科室＿＿＿＿＿＿　　姓名＿＿＿＿＿　考核人员＿＿＿＿＿　　考核日期：　　年　月　日

项目	总分	技术操作要求	标分	评分标准	扣分
仪表	5	仪表、着装符合护士礼仪规范	5	一项不符合要求扣1分	
操作前准备	8	1. 洗手 2. 核对医嘱、执行单 3. 备齐用物，用物放置合理、有序，依次检查所备物品，保证安全有效 治疗车上层：PDA，治疗盘内放治疗碗3个，一个盛温水（38～40℃）、另一个内放纱布3块，鼻肠管、螺旋形鼻肠管、鼻饲专用灌注器、20ml注射器、一次性手套、治疗巾、液状石蜡棉球、夹子、别针、鼻肠管固定贴、鼻肠管标识贴、听诊器、手电筒、速干手消毒剂，另备温度计，按需备压舌板、甲氧氯普胺 治疗车下层：弯盘、医疗及生活垃圾袋	1 5 2	未核对扣5分 其余一项不符合要求扣1分	
安全评估	12	1. 携执行单或PDA单至床旁，查看床头牌、询问患者，核对信息是否一致 2. 与患者、家属沟通，了解是否知晓此项操作，查看家属是否签署知情告知书，态度和蔼 3. 正确、全面评估患者。了解患者的年龄、病情、意识状态、插管经历、插管困难度、心理反应及配合能力，询问患者既往有无鼻部疾病：鼻黏膜肿胀、炎症，鼻中隔偏曲，息肉等，观察鼻腔是否通畅，选择通畅一侧；有义齿者取下义齿；评估肠鸣音及有无胃潴留 4. 解释操作目的、方法 5. 环境整洁、安静，光线明亮	3 2 5 1 1	未核对扣3分 查对患者姓名不规范扣2分 其余一项不符合要求扣1分	
操作过程	60	1. 携用物至床旁，PDA扫描患者手腕带，查看床头牌、询问患者，核对信息是否一致 2. 患者取床头抬高45°，右侧卧位45°，保证幽门处于最低位置 3. 口述根据患者肠鸣音评估结果，遵医嘱静脉注射或肌内注射甲氧氯普胺 4. 治疗盘置于床旁桌上并打开，备胶布 5. 打开盖被，确定剑突位置，患者颌下铺治疗巾，弯盘置于方便取用处 6. 用湿棉签清洁鼻孔，打开灌注器外包装，置于治疗盘内，打开鼻肠管包装，置于治疗盘内 7. 戴手套	3 1 1 1 1 1 1	未给予患者取正确体位扣2分 未口述一次扣2分 测量鼻肠管长度时未确定剑突位置扣2分 沾湿床铺一次扣1分 鼻肠管末端未关闭扣1分 测量插入长度不准确扣2分 未核对扣3分，核对不规范扣2分	

项目	总分	技术操作要求	标分	评分标准	扣分
		8. 将引导钢丝全部插入鼻肠管中	1	留置鼻肠管的深度错误扣2分	
		9. 检查鼻肠管是否通畅：将灌注器与鼻肠管末端衔接，将鼻肠管前端置于温水碗内，用灌注器注入空气，有气泡逸出，关闭鼻肠管末端	2	插管过程中未与患者交流扣5分	
		10. 测量鼻肠管插入长度，右手持鼻肠管前端，中指、环指确定剑突位置，鼻肠管前端同剑突位置，左手持鼻肠管至前发际位置，准确测量长度（无刻度肠管用胶布粘贴做标记） （1）成人：前额发际至剑突，或耳垂至鼻尖再至剑突的长度，45～55cm （2）儿童：a.经鼻置入。患儿发际到剑突，或耳垂至鼻尖再至剑突的长度。b.经口置入。口角至耳垂+耳垂到剑突	5	操作过程中未观察患者病情变化扣5分 未插入所测量刻度扣2分 验证胃管的方法少一种扣1分 送管速度过快扣5分 听诊位置不正确扣2分 未撤出导丝扣2分 固定不正确扣2分 未向患者交代注意事项扣2分 其余一项不符合要求扣2分	
		11. 口述：鼻肠管留置胃内的长度，标记为第一刻度，加25cm（大致到达幽门的位置）为第二刻度，再加25cm（十二指肠的大致长度）标记为第三刻度（鼻肠管留置的最终长度）	2		
		12. 根据选用鼻肠管产品说明书选择合适的润滑剂润滑鼻肠管	1		
		13. 再次核对，右手持鼻肠管前端，沿一侧鼻孔缓缓插入，到咽喉部时（15～20cm），清醒患者嘱其做吞咽动作，必要时可让患者饮少量温开水。若为昏迷患者，用手托头部，使下颌靠近胸骨柄，缓慢插入鼻肠管至预定长度，必要时用压舌板检查口腔	3		
		14. 安全评估：①插管过程中出现恶心、呕吐，可暂停插管，嘱患者深呼吸，深呼吸可分散患者注意力，缓解紧张情绪；②如发生呛咳等情况，表示误入气管，应立即拔出，休息片刻后重新插管；③插管不畅时应用压舌板检查口腔，了解肠管是否盘在口咽部，或将肠管抽出少许，再小心插入	3		
		15. 插入第一刻度后，置于治疗巾上，脱手套	1		
		16. 验证方法：根据具体情况选择下述方法 第一种：通过气泡试验、双人听诊气过水声、抽取胃液三种方法依次验证鼻肠管是否在胃中： （1）将鼻肠管末端置于盛水的治疗碗中，无气泡逸出 （2）听诊器置于患者胃部，快速经肠管向胃内注入10ml空气，听到气过水声（双人交替验证）	10		

项目	总分	技术操作要求	标分	评分标准	扣分
		（3）在肠管末端连接注射器抽吸，能抽出胃液 第二种：超声直视下观察肠管在食管及胃体部呈"双轨征"，肠管内快速注水 10ml 胃体部可见"云雾征"，确认在胃内（具备床旁超声条件的科室） 17. 鼻肠管被动留置至十二指肠 （1）手卫生，戴手套 （2）向管路内注入 20ml 温水 （3）将引导钢丝撤出管路约 25cm （4）均速缓慢送管至第二刻度（幽门），以 2～3cm/5～10 秒为宜，避免肠管反折 （5）安全评估：插管过程中如患者不耐受、出现恶心呕吐等表现，应暂停插入，稍等片刻再插 （6）暂时将管路悬空约 40cm，固定于患者耳垂处 （7）口述：每小时观察鼻肠管的置入刻度，如未变化，每小时缓慢送管 5cm 直至第三刻度 （8）8～12 小时初步通过脐周听诊、抽取液体测定 pH 等方法验证肠管位置，若具备床旁超声条件的科室，可使用超声初步判断鼻肠管是否通过幽门 18. 口述：腹部 X 线片是判定鼻肠管末端位置的金标准 19. 用固定贴采用 T 形 + 双"I"加强固定法固定鼻肠管于鼻翼及面颊部 20. 将注明插管时间、深度的鼻肠管标识贴于鼻肠管末端 21. 再次核对，选择 PDA 医嘱条目，扫描工号 22. 向患者说明留置鼻肠管的注意事项	 1 1 2 2 3 1 2 2 2 2 1 3 1		
操作后	5	1. 协助患者取舒适体位，整理床单位 2. 根据院感防控标准，正确处理物品 3. 洗手，记录	2 1 2	一处不符合要求扣 1 分	
评价	5	1. 操作规范熟练，患者舒适，无不良反应 2. 步骤正确，动作轻、稳、节力 3. 操作时间 15 分钟	2 1 2	操作时间每延长 30 秒扣 1 分	
理论提问	5	1. 留置鼻肠管时的注意事项有哪些 2. 留置鼻肠管前应评估患者哪些情况 3. 留置鼻肠管的适应证有哪些 4. 腹部 X 线片判断困难的患者应如何处理 5. 留置鼻肠管的禁忌证有哪些	5	少一条，扣 1 分	
合计	100				

理论提问：

1. 留置鼻肠管时的注意事项有哪些？

答：①插管过程中患者出现呛咳、呼吸困难、发绀等，表示误入气管，应立即拔出，休息片刻后重新插入；②置管到相对应标记刻度，验证未到达指定位置时，应回撤至上一标记刻度重新留置；③对于多次尝试置管不成功的，应有替代方案，可采用被动等待法留置鼻肠管。

2. 留置鼻肠管前应评估患者哪些情况？

答：①了解患者病情、意识状态、插管经历、心理反应及配合能力，解释操作目的、方法；②询问患者有无上消化道出血、消化道穿孔、幽门梗阻等不宜留置鼻肠管的病史；③评估患者既往有无鼻部疾病，包括鼻黏膜肿胀、炎症，鼻中隔偏曲，息肉等；④观察鼻腔情况；⑤评估患者有无义齿，有义齿者取下义齿。

3. 留置鼻肠管的适应证有哪些？

答：①胃肠道手术（食管癌、胃癌及胰腺癌等）；②急性重症胰腺炎；③肠道功能正常，胃功能受损；④吸入风险高的患者；⑤重症患者反复呕吐，误吸反流。

4. 腹部 X 线片判断困难的患者应如何处理？

答：在注入造影剂后立即再次行床旁腹部 X 线片检查，注入造影剂到摄片不超过 1 分钟，注意有无造影剂过敏的筛查。

5. 留置鼻肠管的禁忌证有哪些？

答：①胃肠道功能衰竭；②肠梗阻；③腹泻间隙综合征；④代谢性昏迷；⑤食管出血；⑥急腹症。

（修 红 林 辉）

六、超声引导下鼻肠管留置技术操作考核评分标准

科室_____ 姓名_____ 考核人员_____ 考核日期： 年 月 日

项目	总分	技术操作要求	标分	评分标准	扣分
仪表	5	仪表、着装符合护士礼仪规范	5	一项不符合要求扣 1 分	
操作前准备	8	1. 洗手	2	未核对扣 3 分	
		2. 核对医嘱、执行单	3	其余一项不符合要求扣 1 分	
		3. 备齐用物，用物放置合理、有序，依次检查所备物品，保证安全有效 治疗车上层：PDA，治疗盘内放治疗碗 3 个，一个盛温水（38～40℃）、另一个放纱布 3 块，鼻肠管、螺旋形鼻肠管、鼻饲专用灌注器、20ml 注射器、一次性手套、治疗巾、液状石蜡棉球、夹子、别针、鼻肠管固定贴、鼻肠管标识贴、听诊器、手电筒、速干手消毒剂，另备温度计，按需备压舌板、甲氧氯普胺 治疗车下层：弯盘、医疗垃圾袋、生活垃圾袋。另备：超声机，耦合剂	3		

项目	总分	技术操作要求	标分	评分标准	扣分
安全评估	12	1. 携执行或 PDA 单至床旁,查看床头牌、询问患者,核对信息是否一致	3	未核对扣 3 分 未使用 PDA 核对扣 3 分 其余一项不符合要求扣 1 分	
		2. 与患者及其家属沟通,了解其是否知晓此项操作,查看家属是否签署知情告知书,态度和蔼	3		
		3. 正确、全面评估患者。了解患者年龄、病情、意识状态、插管经历、插管困难度、心理反应及配合能力,询问患者既往有无鼻部疾病,如鼻黏膜肿胀、炎症,鼻中隔偏曲,息肉等;观察鼻腔是否通畅,选择通畅一侧;有义齿者取下义齿;评估肠鸣音及有无胃潴留	3		
		4. 解释操作目的、方法	2		
		5. 环境整洁、安静,光线明亮	1		
操作过程	60	1. 携用物至床旁,PDA 扫描患者手腕带,查看床头牌、询问患者,核对信息是否一致	3	未给予患者取正确体位扣 1 分 未口述一次扣 1 分 沾湿床铺一次扣 1 分 鼻肠管末端未关闭扣 1 分 测量鼻肠管长度时未确定剑突位置扣 2 分 测量插入长度不准扣 2 分 未核对扣 3 分,核对不规范扣 2 分 留置鼻肠管的深度错误扣 2 分 插管过程中未与患者交流扣 5 分 操作过程中未观察患者病情变化扣 5 分 未插入所测量刻度扣 2 分 超声显像不清晰未进一步验证继续送管扣 3 分 验证胃管的方法少一种扣 1 分 送管速度过快扣 3 分	
		2. 双人协助患者取床头抬高 45°	1		
		3. 护士 A 口述根据超声评估患者胃肠动力情况,遵医嘱静脉注射或肌内注射甲氧氯普胺	1		
		4. 治疗盘置于床旁桌上并打开,备胶布	1		
		5. 打开盖被,确定剑突位置,患者颌下铺治疗巾,弯盘置于便于取用处	1		
		6. 用湿棉签清洁鼻孔	1		
		7. 打开灌注器外包装,置于治疗盘内,打开鼻肠管包装,置于治疗碗内	1		
		8. 戴手套,将引导钢丝全部插入管路中	1		
		9. 检查鼻肠管是否通畅:将灌注器与鼻肠管末端衔接,将鼻肠管前端置于温水碗内,用灌注器注入空气,有气泡逸出,关闭鼻肠管末端	2		
		10. 测量鼻肠管插入胃内长度,右手持鼻肠管前端,中指、环指确定剑突位置,鼻肠管前端同剑突位置,左手持鼻肠管至前发际位置,准确测量长度 成人:前额发际至剑突,或耳垂至鼻尖再至剑突的长度,45 ～ 55cm	3		
		11. 口述:鼻肠管留置胃内的长度,标记为第一刻度,加 25cm(大致到达幽门的位置)为第二刻度,再加 25cm(十二指肠的大致长度)标记为第三刻度(鼻肠管留置的最终长度)	2		
		12. 根据选用鼻肠管产品说明书选择合适的润滑剂润滑鼻肠管	1		

项目	总分	技术操作要求	标分	评分标准	扣分
		13. 再次核对患者，右手持鼻肠管前端，沿一侧鼻孔缓缓插入，到咽喉部时（15～20cm），清醒患者嘱做吞咽动作，必要时用压舌板检查口腔，送至25～30cm 处时，护士 B 将超声凸阵探头置于左侧锁骨上窝位置，Mark 点朝向患者右侧，找到食管入口，快速向肠管内注入 10ml 气体，如肠管进入食管，可见食管明显扩张。证明肠管已进入食管	5	听诊位置不正确扣2分 未撤出导丝扣2分 固定不正确扣2分 未向患者交代注意事项扣2分 其余一项不符合要求扣2分	
		14. 安全评估：①昏迷患者用手托头部，使下颌靠近胸骨柄；②插管过程中若出现恶心、呕吐，可暂停插管，嘱患者深呼吸；③如发生呛咳等情况，表示误入气管，应立即拔出，休息片刻再插；④插管不畅应检查口腔，是否鼻肠管盘在口咽部	3		
		15. 插入第一刻度后，置于治疗巾上	2		
		16. 传统方法验证鼻肠管是否到胃内，同时护士 B 借助超声验证，超声置于左腹肋缘处，探头 Mark 点朝向剑突且紧邻剑突，探查到肝左叶，倾斜探头探查贲门处，可见导管显现。如导管显像不清晰，可注入 5～10ml 气体，探查有无高亮导管显像。超声探查胃区，注入 5～10ml 气体，可探查高亮气团显像	3		
		17. 明确在胃内后，将患者置于右侧卧位30°～45°，保证幽门处于最低位置	2		
		18. 口述：依据前期探查胃内是否有胃残留及气体可采取胃肠减压，减少胃内残留及气体，以保证超声显像	2		
		19. 护士 A 继续缓慢匀速地以 2～3cm/5～10 秒的速度送管至第二刻度	1		
		20. 同时护士 B 将超声探头置于剑突正下方，Mark 点方向朝向患者头侧，可探查肝左叶、腹主动脉，以协助探查幽门；探查到幽门横截面后，以幽门横截面为中点，将超声探头逆时针旋转90°，Mark 点方向朝向患者右侧，探查幽门纵切，护士 A 缓慢送管至第二刻度时，可于幽门处探及肠管显影及肠管运动的显像。如探查不清楚可上下滑动探头探查或注入 10～20ml 温水探查有无明显"水雾征"	5		
		21. 确认十二指肠球部内鼻肠管超声显影：护士 B 继续缓慢推送鼻肠管至第二刻度（75～85cm）左右，护士 A 超声探查十二指肠球部位置，将探头置于右锁骨中线与肋缘交界处，寻找胆囊、腹主动脉和胰腺的位置，可于十二指肠球部探及"水雾征"声像及肠管高亮显影	3		

项目	总分	技术操作要求	标分	评分标准	扣分
		22. 确认十二指肠水平部鼻肠管超声显影：护士B继续缓慢推送鼻肠管至第三刻度，护士A将探头置于剑突下，标志点朝向患者右侧，沿腹主动脉横切面向下移动，探及肠系膜上动脉、肠系膜上静脉、腹主动脉及下腔静脉，上下移动探头，可见肠系膜上动脉、肠系膜上静脉与腹主动脉、下腔静脉之间有一不规则管腔样结构即为十二指肠水平部，脉冲式注入温水，可于十二指肠水平部探及"水雾征"声像及肠管高亮显影	5		
		23. 安全评估：插管过程中如患者不耐受、出现恶心、呕吐等表现，应暂停插入，稍等片刻再缓慢插管	2		
		24. 口述：腹部X线片是判定鼻肠管末端位置的"金标准"	1		
		25. 用固定贴采用T形+双"I"加强固定法固定鼻肠管于鼻翼及面颊部	2		
		26. 将注明插管时间、深度的鼻肠管标识贴于鼻肠管末端5～10cm处	1		
		27. 再次核对，PDA扫描工号	3		
		28. 向患者说明留置鼻肠管的注意事项	2		
操作后	5	1. 协助患者取舒适体位，整理床单位 2. 根据院感防控标准，正确处理物品 3. 洗手，记录	2 1 2	一处不符合要求扣1分	
评价	5	1. 操作规范熟练，患者舒适，无不良反应 2. 步骤正确，动作轻、稳、节力	3 2	其余一项不符合要求扣1分	
理论提问	5	1. 留置鼻肠管时的注意事项有哪些 2. 留置鼻肠管前应评估患者哪些情况 3. 留置鼻肠管的适应证有哪些 4. 腹部X线片判断困难的患者应如处理 5. 留置鼻肠管的禁忌证有哪些	5	少一条，扣1分	
合计	100				

理论提问：

1. 留置鼻肠管时的注意事项有哪些？

答：①插管过程中患者出现呛咳、呼吸困难、发绀等，表示误入气管，应立即拔出，休息片刻后重新插入；②置管到相对应标记刻度，验证未到达指定位置时，应回撤至上一标记刻度重新留置；③对于多次尝试置管不成功的，应有替代方案，可采用被动等待法留置鼻肠管。

2. 留置鼻肠管前应评估患者哪些情况?

答：①了解患者病情、意识状态、插管经历、心理反应及配合能力，解释操作目的、方法；②询问患者有无上消化道出血、消化道穿孔、幽门梗阻等不宜留置鼻肠管的病史；③评估患者既往有无鼻部疾病，包括鼻黏膜肿胀、炎症，鼻中隔偏曲，息肉等；④观察鼻腔情况；⑤评估患者有无义齿，有义齿者取下义齿。

3. 留置鼻肠管的适应证有哪些?

答：①胃肠道手术（食管癌、胃癌及胰腺癌等）；②急性重症胰腺炎；③肠道功能正常，胃功能受损；④吸入风险高患者；⑤重症患者反复呕吐，误吸反流。

4. 腹部 X 线片判断困难的患者应如何处理?

答：在注入造影剂后立即再次行床旁腹部平片检查，注入造影剂到摄片不超过 1 分钟，注意有无造影剂过敏的筛查。

5. 留置鼻肠管的禁忌证有哪些?

答：①胃肠道功能衰竭；②肠梗阻；③腹泻间隙综合征；④代谢性昏迷；⑤食管出血；⑥急腹症。

（修 红 盖玉彪）

七、间歇性经口至食管鼻饲技术（IOE）操作考核评分标准

科室_____ 姓名_____ 考核人员_____ 考核日期：___年___月___日

项目	总分	技术操作要求	标分	评分标准	扣分
仪表	5	仪表、着装符合护士礼仪规范	5	一项不符合要求扣1分	
操作前准备	8	1.洗手 2.核对医嘱、执行单、流质食物 3.备齐用物，用物放置合理、有序，依次检查所备物品，保证安全有效 治疗车上层：PDA，治疗盘内放治疗碗3个，一个盛温水，另一个盛流质饮食（200ml，温度38～40℃），第三个内放纱布2块、营养管、鼻饲专用灌注器、一次性手套、治疗巾、手电筒、温度计、压舌板、牙垫、速干手消毒剂 治疗车下层：弯盘、医疗及生活垃圾袋	1 5 2	未核对扣5分 其余一项不符合要求扣1分	
安全评估	12	1.携用物至床旁，PDA扫描患者手腕带，查看床头牌、询问患者，核对信息是否一致，并再次核对执行单内容，了解其是否知晓此项操作，查看家属是否签署知情告知书 2.了解患者病情、意识状态、插管经历、插管困难度、心理反应及配合能力，解释操作目的、方法 3.评估患者口腔状况，包括口腔黏膜有无肿胀、炎症，既往有无口部疾病 4.环境整洁、安静，光线明亮 5.与患者沟通时语言规范、态度和蔼	5 3 2 1 1	未核对扣3分 未使用PDA核对扣3分 未查对床头牌、手腕带、患者各扣2分 查对患者姓名不规范扣2分 其余一项不符合要求扣1分	

项目	总分	技术操作要求	标分	评分标准	扣分
操作过程	60	1. 有痰者予翻身叩背吸痰，根据患者病情取坐位或半卧位，有活动性义齿或眼镜者取下并妥善保管	1	检查营养管无气泡逸出扣2分	
		2. 治疗盘置于床旁桌上并打开	1	未关闭营养管末端扣1分	
		3. 患者颌下铺治疗巾	1	沾湿床铺一次扣2分	
		4. 打开灌注器外包装及营养管包装，置于治疗盘内	2	未核对扣3分，核对不规范扣2分	
		5. 戴手套	1	未评估一项扣2分	
		6. 检查营养管是否通畅：将灌注器与营养管末端衔接，将营养管前端置于温水碗内，用灌注器注入空气，有气泡逸出，随后关闭营养管末端	3	未插入所需长度扣5分 操作过程中未观察病情扣5分	
		7. 温水湿润营养管前段15～20cm	3	验证营养管的方法少一种扣1分	
		8. 再次核对患者，清醒患者嘱其张口，意识障碍患者可使用牙垫辅助，右手持管前端，沿一侧口角缓缓插入，到咽喉部时（14～16cm），清醒患者嘱其做吞咽动作，顺势将营养管插入食管	8	插管过程中未与患者交流扣5分 注入速度过快扣2分	
		9. 安全评估：①插管过程中若出现恶心、呕吐，可暂停插管，嘱患者深呼吸，稍停片刻再插；②如发生呛咳等情况，表示误入气管，应立即拔出，休息片刻再插；③插管不畅应用压舌板检查口腔，是否盘在口咽部	8	注入时未询问患者感受扣2分 注食量、温度、速度不正确各扣2分	
		10. 插入预定长度（30～35cm）时，双人验证营养管是否在食管内（三步骤）：单方向转动营养管2～3圈，后上下提插营养管，观察患者有无不适；患者呼气时，将营养管末端置于盛水的治疗碗内，观察有无规律气泡逸出；用灌注器注入少量（不少于10ml）温水，观察是否呛咳	3	喂食步骤不正确扣5分 未用脉冲式冲洗胃管扣1分	
		11. 确定营养管在食管内后，关闭营养管末端，固定于口角旁	2	拔营养管不规范扣3分 其余一项不符合要求扣1分	
		12. 用灌注器注入20ml温水，同时观察患者反应	3		
		13. 再缓慢注入流食（口述：食量、温度）	6		
		14. 注毕，以20ml温水注入营养管，水流尽后关闭营养管末端	2		
		15. 向患者解释、说明拔管时的配合方法	2		
		16. 反折营养管末端	1		
		17. 用纱布包裹近口角处营养管，边拔边用纱布擦净营养管，拔到咽喉处时，清醒患者嘱其屏住呼吸，快速拔出，以免液体滴入气管	3		
		18. 将拔出的营养管放入弯盘内，置于治疗车下层	1		
		19. 纱布擦净患者口唇	1		
		20. 撤治疗巾，脱手套，嘱患者维持原坐位或半坐卧位30分钟至1小时	3		

续表

项目	总分	技术操作要求	标分	评分标准	扣分
		21. 再次核对，PDA 扫描工号	3		
		22. 询问患者反应，记录交代注意事项	2		
操作后	5	1. 协助患者取舒适体位，整理床单位	2	一处不符合要求扣 1 分	
		2. 根据院感防控标准，正确处理物品	2		
		3. 洗手，记录	1		
评价	5	1. 操作规范熟练，患者舒适，无不良反应	2	操作时间每延长 30 秒扣 1 分	
		2. 步骤正确，动作轻、稳、节力	1		
		3. 操作时间 8 分钟	2		
理论提问	5	1. 什么是 IOE 2. IOE 验证方法是什么	5	少一条，扣 1 分	
合计	100				

理论提问：

1. 什么是 IOE？

答：间歇性经口至食管管饲法（intermittent oro-esophageal tube feeding，IOE）是根据需要间歇经口途径放置导管至食管，流质营养物质通过该导管注入食管内，通过自身胃肠消化提供机体营养支持的方法。

2. IOE 验证方法是什么？

答：IOE 验证方法分为 3 个步骤：①单方向转动营养管 2～3 圈，然后上下提插营养管，患者无不适；②患者呼气时，将营养管末端置于盛水的治疗碗内，无规律气泡逸出；③用注食器注入少量温水，不少于 10ml，患者无呛咳。

（阮　森）

八、肠内营养泵使用技术操作考核评分标准

科室_____　姓名_____　考核人员_____　考核日期：　　年　月　日

项目	总分	技术操作要求	标分	评分标准	扣分
仪表	5	仪表、着装符合护士礼仪规范	5	一项不符合要求扣 1 分	
操作前准备	8	1. 无长指甲	1	未核对扣 5 分 其余一项不符合要求扣 1 分	
		2. 核对医嘱，打印执行贴	5		
		3. 备齐用物，用物放置合理、有序，依次检查所备物品，保证安全有效	2		
		治疗车上层：PDA、执行贴、安尔碘、棉签、治疗碗 2 个，一个盛温开水，另一个内放纱布 2 块，压舌板、液状石蜡、鼻饲专用灌注器、胶布、听诊器。营养液、喂食泵、泵管、标识牌、治疗巾、剪刀、加热器、速干手消毒剂			
		治疗车下层：弯盘、医疗及生活垃圾袋			

续表

项目		总分	技术操作要求	标分	评分标准	扣分
安全评估		12	1. 携用物至床旁，查看床头牌、询问患者姓名、PDA 扫描手腕带及执行条码核对信息是否一致	5	未查对扣 5 分 未使用 PDA 扣 3 分 未查对床头牌、手腕带、患者各扣 3 分 查对患者姓名不规范扣 3 分 其余一项不符合要求扣 1 分	
			2. 了解患者病情、意识状态、合作程度，倾听患者的需要及心理反应	3		
			3. 检查鼻胃管插管时间及固定是否牢固，询问是否大小便	2		
			4. 环境整洁、安静，光线明亮	1		
			5. 与患者沟通时语言规范、态度和蔼	1		
操作过程	使用喂食泵	50	1. 协助患者取舒适卧位，抬高床头 30°～40° 2. 将喂食泵安装在输液架上，妥当固定，接通电源 3. 治疗盘置于床旁桌上并打开，备胶布，患者颌下铺治疗巾 4. 打开灌注器包装，置于治疗盘内 5. 验证胃管是否在胃中（3 种方法）： （1）在胃管末端连接注射器抽吸，能抽出胃液 （2）置听诊器于患者胃部，快速经胃管向胃内注入 10ml 空气，听到气过水声 （3）将胃管末端置于盛水的治疗碗中，无气泡逸出 6. 用灌注器抽取 50～100ml 温开水冲洗鼻胃管 7. 将鼻胃管末端反折，避免胃液流出 8. 再次核对患者、手腕带、执行贴 9. 再次检查营养液是否在有效期内、有无变质、瓶体有无裂痕等情况 10. 将弯盘放床旁桌，打开营养液瓶盖，消毒 11. 将喂食泵管插入瓶内，挂于输液架上排气 12. 将泵管按要求放入喂食泵槽内固定 13. 打开喂食泵开关，遵医嘱设定每小时输入量。开启启动开关，运转正常与鼻胃管连接，接加热器 14. 将标识牌挂于输液架上 15. 手消毒 16. 再次核对，PDA 扫描工号 17. 询问患者感受，交代使用喂食泵的注意事项	2 3 2 1 5 3 2 3 3 2 3 2 10 2 1 4 2	未查对一次扣 3 分 查对患者姓名不规范扣 2 分 操作过程中未与患者交流扣 5 分 沾湿床铺一次扣 1 分 操作过程中未观察病情扣 6 分 消毒瓶口不规范扣 2 分 喂食泵设定每小时输入量错误扣 10 分 其余一项不符合要求扣 1 分	
	停止喂食泵	10	1. 核对医嘱，向患者解释、说明目的及配合方法 2. 按"Stop"键，关闭电源。关闭调节夹，将鼻胃管与泵管分离 3. 将鼻胃管末端反折，避免胃液流出 4. 将营养液瓶及泵管一并撤下，置于治疗车下层。用灌注器抽取 50～100ml 温开水冲洗鼻胃管 5. 提高鼻胃管末端，使水流尽，反折鼻胃管末端，用纱布包好夹紧，再用别针固定于合适部位 6. 手消毒，核对并签名，询问患者的感受。取下喂食泵	3 1 1 2 2 1	未查对一次扣 3 分 未冲洗鼻胃管扣 2 分 胃管放置的位置不正确扣 2 分 沾湿床铺一次扣 1 分 其余一项不符合要求扣 1 分	

续表

项目	总分	技术操作要求	标分	评分标准	扣分
操作后	5	1. 协助患者取舒适体位，整理床单位 2. 根据院感防控标准，正确处理物品 3. 洗手，记录	2 2 1	一项不符合要求扣1分	
评价	5	1. 患者舒适，无不良反应 2. 操作熟练，步骤正确 3. 操作时间10分钟	2 1 2	操作时间每延长30秒扣1分	
理论提问	5	1. 肠内营养泵使用的注意事项是什么 2. 肠内营养泵使用中可能出现问题及处理是什么	5	少一条，扣1分	
合计	100				

理论提问：

1. 肠内营养泵使用的注意事项是什么？

答：①一位患者使用一套设备；②输注管定时冲洗，每24小时更换1次。肠内营养容器每24小时彻底清洗消毒1次；③营养制剂应在推荐时间内输完。

2. 肠内营养泵使用中可能出现的问题及处理是什么？

答：①管道堵塞：多因营养液黏附管壁所致，应在持续滴注时，每2～4小时用37℃左右的生理盐水或温开水冲洗管道；②营养泵报警：其原因除管道堵塞外，还可能是滴管内液面过高或过低、液体滴空、电源不足等所致，应及时排除引起营养泵报警的原因，使输注畅通。

（高玉芳）

九、女性患者留置导尿管技术操作考核评分标准（一次性导尿包）

科室_____ 姓名_____ 考核人员_____ 考核日期： 年 月 日

项目	总分	技术操作要求	标分	评分标准	扣分
仪表	5	仪表、着装符合护士礼仪规范	5	一项不符合要求扣1分	
操作前准备	8	1. 洗手 2. 核对医嘱、执行单 3. 备用物，用物放置合理、有序，依次检查所备物品，保证安全有效 治疗车上层：PDA、一次性导尿包、拔导尿管用物（一次性手套，纱布1块，20ml注射器1个）、速干手消毒剂 治疗车下层：弯盘、一次性尿垫、便盆、医疗垃圾袋、生活垃圾袋。另备屏风	1 5 2	未核对扣5分 其余一项不符合要求扣1分	

续表

项目		总分	技术操作要求	标分	评分标准	扣分
安全评估		12	1. 携用物至床旁，PDA 扫描患者手腕带，查看床头牌、询问患者，核对信息是否一致，并再次核对执行单内容	5	未核对扣 5 分 未使用 PDA 扣 3 分 未查对床头牌、手腕带、患者各扣 3 分 查对患者姓名不规范扣 3 分 其余一项不符合要求扣 1 分	
			2. 解释导尿的目的、方法，了解患者自理、合作程度、耐受力及心理反应	2		
			3. 环境安静、整洁，光线明亮，保护患者隐私，调节室温适宜（关门窗、隔帘或屏风遮挡）	2		
			4. 评估患者病情、膀胱充盈度、会阴部皮肤、黏膜情况及有无插管经历	2		
			5. 与患者沟通时语言规范、态度和蔼	1		
操作过程	插尿管	50	1. 协助患者取仰卧位	1	未核对扣 5 分 污染一次扣 2 分 横跨无菌面一次扣 2 分 严重污染未立即停止操作扣 60 分 消毒顺序错误扣 2 分 引流袋固定高于膀胱的高度扣 5 分 插入导尿管长度错误一次扣 5 分 工作面不洁扣 2 分 操作过程中未与患者交流扣 5 分 其余一项不符合要求扣 1 分	
			2. 将便盆置于床尾板凳上	1		
			3. 松开床尾盖被，帮助患者脱去对侧裤腿，盖在近侧腿部，对侧腿用盖被遮盖	2		
			4. 协助患者取屈膝仰卧位，两腿略外展，暴露外阴	1		
			5. 臀下铺一次性尿垫	1		
			6 将弯盘置于两腿之间	1		
			7. 再次检查并打开导尿包外层（将外包装皮置于治疗车下层）	2		
			8. 打开消毒棉球包装，操作者一只手戴一次性手套	1		
			9. 操作者一手持镊子夹取消毒棉球消毒会阴，每个棉球只用一次：依次擦洗阴阜、大阴唇。另一只戴手套的手垫纱布分开大阴唇，消毒小阴唇、尿道口、尿道口至肛门。由外向内、自上而下擦洗（镊子不可接触肛门区域、消毒尿道口时停留片刻，使消毒液与尿道口黏膜充分接触，达到消毒的目的）	4		
			10. 用过的棉球、镊子、弯盘及手套一并放入治疗车下层	1		
			11. 手消毒	1		
			12. 将导尿包置于患者两腿之间合适位置，打开导尿包内层包皮	1		
			13. 戴无菌手套，取出洞巾，对准并将洞巾铺在患者的会阴处，暴露会阴部并遮盖肛门	2		
			14. 依次打开消毒棉球及液状石蜡棉球	1		
			15. 物品摆放有序，弯盘置于近外阴部	1		
			16. 检查导尿管气囊及引流袋出口处并关闭开关	1		
			17. 将导尿管与引流袋连接，润滑导尿管前端 4 ～ 5cm	2		
			18. 再次消毒：左手分开固定大、小阴唇，右手用镊子夹取棉球依据尿道口、两侧小阴唇、尿道口的顺序消毒	3		

续表

项目	总分	技术操作要求	标分	评分标准	扣分
		19. 左手固定不动，右手将污弯盘置于床尾。将盛有导尿管的大弯盘置于会阴处	2		
		20. 用镊子夹取导尿管，对准尿道口轻轻插入至尿液流出	2		
		21. 再插入5～7cm（约至导尿管长度的50%），确保气囊进入膀胱	2		
		22. 左手置于距尿道口约2cm处固定导尿管，给气囊注入10～15ml无菌生理盐水	2		
		23. 向外轻拉导尿管至有阻力感，即证实导尿管已固定于膀胱内	1		
		24. 安全评估：若需做尿培养，用无菌标本瓶接取中段尿液5ml，盖好瓶盖，放置合适处；一次放尿不能超过1000ml	1		
		25. 用纱布擦净尿道口	1		
		26. 撤下洞巾，撤一次性尿垫	2		
		27. 脱手套，高举平台法固定导尿管，安置引流袋，协助患者穿裤子，盖被	2		
		28. 手消毒，引流袋及导尿管标注日期	2		
		29. 再次核对，PDA扫描工号	3		
		30. 询问患者的感受并观察尿液及引流情况，交代注意事项	3		
拔尿管	10	1. 查对并向患者解释，遮挡患者 2. 观察引流液的性状及量，松开被子，将患者裤子褪至膝盖 3. 戴手套，抽出气囊内的生理盐水 4. 拔除导尿管，用纱布擦净尿道口及外阴 5. 脱手套，将导尿管包裹在手套内 6. 松别针 7. 将导尿管一并置于医疗垃圾袋内 8. 手消毒，签名。询问患者感受	3 1 1 1 1 1 1 1	暴露患者隐私扣3分 沾湿床铺扣2分 其余一处不符合要求扣1分	
操作后	5	1. 协助患者取舒适体位，整理床单位 2. 根据院感防控标准，正确处理物品 3. 洗手，记录	2 2 1	一项不符合要求扣1分	
评价	5	1. 动作熟练、步骤正确，患者无不适 2. 无菌区与非无菌区概念明确（如有严重污染为不及格，立即停止操作） 3. 操作时间10分钟	1 2 2	操作不熟练扣2分 操作时间每延长30秒扣1分	
理论提问	5	1. 留置导尿管术的目的是什么 2. 留置导尿管术的注意事项是什么 3. 留置导尿管术的健康教育内容包括什么	5	少一条，扣1分	
合计	100				

理论提问:

1. 留置导尿管术的目的是什么?

答:①抢救危重、休克患者时正确记录每小时尿量、测量尿比重,以密切观察患者的病情变化;②为盆腔手术排空膀胱,使膀胱持续保持空虚状态,避免术中误伤;③某些泌尿系统疾病手术后留置导尿管,便于引流和冲洗,并减轻手术切口的张力,促进切口的愈合;④为尿失禁或会阴部有伤口的患者引流尿液,保持会阴部的清洁干燥;⑤为尿失禁患者行膀胱功能训练。

2. 留置导尿管术的注意事项是什么?

答:①严格执行查对制度和无菌技术操作原则;②在操作过程中注意保护患者的隐私,并采取适当的保暖措施,防止患者受凉;③对膀胱高度膨胀且极度虚弱的患者,第一次放尿不得超过 1000ml,因为大量放尿可使腹腔内压急剧下降,血液大量滞留在腹腔内,导致血压下降而虚脱;另外膀胱内压突然降低,还可导致膀胱黏膜急剧充血,发生血尿;④老年女性尿道口回缩,插管时应仔细观察、辨认,避免误入阴道;⑤为女性患者插导尿管时,如导尿管误入阴道,应更换无菌导尿管,重新插管;⑥为避免损伤和导致泌尿系统感染,必须掌握男性和女性尿道的解剖特点;⑦导尿毕,撤下孔巾,擦净外阴,对于男性患者注意将包皮退回原处,避免发生阴茎头水肿;⑧使用无菌技术插入导尿管,连接好导尿管与集尿袋,不要轻易脱开连接装置,因为密闭引流系统可将导管相关尿路感染的风险降至最低;⑨气囊导尿管固定时要注意不能过度牵拉导尿管,以防膨胀的气囊卡在尿道内口,压迫膀胱壁或尿道,导致黏膜组织损伤;可以使用高举平台法进行合理妥善的固定,能够有效预防导尿管的移动和膀胱颈及尿道的牵拉和摩擦。

3. 留置导尿管术的健康教育内容包括什么?

答:①向患者及其家属解释留置导尿的目的和护理方法,并鼓励其主动参与护理;②向患者及其家属说明摄取足够的水分和进行适当活动对预防泌尿系统感染的重要性,每天尿量应维持在 2000ml 以上,达到自然冲洗尿道的作用,以减少尿道感染的机会,同时也可预防尿结石的形成;③注意保持引流通畅,避免因导尿管受压、扭曲、堵塞等导致泌尿系统感染;④在离床活动时,应将导尿管远端固定在大腿上,以防导尿管脱出。集尿袋不得超过膀胱高度并避免挤压,防止尿液反流,导致感染的发生。

(修　红　那　娜)

十、男性患者留置导尿管技术操作考核评分标准(一次性导尿包)

科室＿＿＿＿＿＿＿　姓名＿＿＿＿＿＿　考核人员＿＿＿＿＿＿　考核日期:　　年　月　日

项目	总分	技术操作要求	标分	评分标准	扣分
仪表	5	仪表、着装符合护士礼仪规范	5	一项不符合要求扣 1 分	
操作前准备	8	1. 洗手 2. 核对医嘱、执行单 3. 备齐用物,用物放置合理、有序,依次检查所备物品,保证安全有效	1 5 2	未核对扣 5 分 其余一项不符合要求扣 1 分	

项目	总分	技术操作要求	标分	评分标准	扣分
		治疗车上层：PDA、执行单、一次性导尿包、拔导尿管用物（一次性手套，纱布 1 块，20ml 注射器 1 个）、速干手消毒剂			
		治疗车下层：弯盘、一次性尿垫、便盆、医疗垃圾袋、生活垃圾袋。另备屏风			
安全评估	12	1.携用物至床旁，PDA 扫描患者手腕带，查看床头牌、询问患者，核对信息是否一致，并再次核对执行单内容	5	未核对扣 5 分 未使用 PDA 扣 3 分 未查对床头牌、手腕带、患者各扣 3 分 查对患者姓名不规范扣 3 分 其余一项不符合要求扣 1 分	
		2.解释导尿目的，方法，了解患者自理、合作程度、耐受力及心理反应	2		
		3.环境安静、整洁，光线明亮，保护患者隐私，调节室温适宜（关门窗、隔帘或屏风遮挡）	2		
		4.评估患者病情、膀胱充盈度、会阴部皮肤、黏膜情况及有无插管经历	2		
		5.与患者沟通时语言规范、态度和蔼	1		
操作过程	插尿管 50	1.协助患者取仰卧位	1	未核对扣 3 分 污染一次扣 2 分 横跨无菌面一次扣 2 分 严重污染未立即停止操作扣 50 分 消毒顺序错误扣 2 分 引流袋固定高于膀胱的高度扣 5 分 插入导尿管长度错误一次扣 5 分 工作面不洁扣 2 分 操作过程中未与患者交流扣 5 分 其余一项不符合要求扣 1 分	
		2.把便盆置于床尾板凳上	1		
		3.松开床尾盖被，帮助患者脱去对侧裤腿，盖在近侧腿部，对侧腿用盖被遮盖	2		
		4.协助患者取屈膝仰卧位，两腿略外展，暴露外阴	1		
		5.臀下铺一次性尿垫	1		
		6.将弯盘置于两腿中间	1		
		7.再次检查并打开导尿包外层（将外包装皮置于治疗车下层）	2		
		8.打开消毒棉球包装，操作者一只手戴一次性手套	1		
		9.操作者一手持镊子夹取消毒棉球消毒会阴，每个棉球只用 1 次：依次为阴阜、阴茎和阴囊。另一戴手套的手取无菌纱布裹住阴茎将包皮向后推暴露尿道口。自尿道口向外向后旋转擦拭尿道口、阴茎头、冠状沟（包皮和冠状沟易藏污垢，应注意仔细擦拭，预防感染）	4		
		10.用过的棉球、镊子、弯盘及手套一并放入治疗车下层	1		
		11.手消毒	1		
		12.将导尿包置于患者两腿之间合适位置，打开导尿包内层包皮	1		
		13.戴无菌手套。取出洞巾，对准并将洞巾铺在患者的外阴处并暴露阴茎	2		
		14.依次打开消毒棉球及液状石蜡包装	1		
		15.物品摆放有序，弯盘置于近外阴部	1		

项目	总分	技术操作要求	标分	评分标准	扣分
		16. 检查导尿管气囊及引流袋出口处并关闭开关	1		
		17. 将导尿管与引流袋连接，润滑导尿管前端 20 ～ 22cm	2		
		18. 再次消毒：左手持无菌纱布包住阴茎后推包皮，暴露尿道口，右手持无菌钳夹取消毒棉球，自尿道口向外以旋转的动作依次擦洗尿道口、阴茎头、冠状沟	3		
		19. 操作者左手固定不动，右手将污弯盘置于床尾。将盛有导尿管的大弯盘置于会阴处	2		
		20. 用持无菌纱布的左手固定阴茎并提起，使之与腹壁成 60°，嘱患者张口缓慢深呼吸	2		
		21. 用镊子夹取导尿管，对准尿道口轻轻插入尿道，插至导尿管 Y 形处	2		
		22. 左手固定导尿管，给气囊注入 10 ～ 15ml 无菌生理盐水	2		
		23. 向外轻拉导尿管至有阻力感，即证实导尿管已固定于膀胱内	1		
		24. 安全评估：若需做尿培养，用无菌标本瓶接取中段尿液 5ml，盖好瓶盖，放置合适处；一次放尿不能超过 1000ml	1		
		25. 用纱布擦净尿道口	1		
		26. 撤下洞巾。撤一次性尿垫	2		
		27. 脱手套，高举平台法固定导尿管，安置引流袋，协助患者穿裤子，盖被	2		
		28. 手消毒，引流袋及导尿管标注日期	2		
		29. 再次核对，选择 PDA 医嘱条目，扫描工号	3		
		30. 询问患者的感受并观察尿液及引流情况，交代注意事项	3		
拔尿管	10	1. 查对并向患者解释，遮挡患者	2	暴露患者隐私扣 3 分 沾湿床铺扣 2 分 其余一处不符合要求扣 1 分	
		2. 观察引流液的性状及量，松开被子，将患者裤子褪至膝盖	1		
		3. 戴一次性手套	1		
		4. 抽出气囊内的生理盐水	1		
		5. 拔除导尿管，用纱布擦净尿道口及外阴	1		
		6. 脱手套，将导尿管包裹在手套内。松开别针	1		
		7. 将导尿管一并置于医疗垃圾袋内	2		
		8. 手消毒，签名并记录。询问患者的感受	2		
操作后	5	1. 协助患者取舒适体位，整理床单位	2	一项不符合要求扣 1 分	
		2. 根据院感防控标准，正确处理物品	2		
		3. 洗手，记录	1		

项目	总分	技术操作要求	标分	评分标准	扣分
评价	5	1. 动作熟练、步骤正确，患者无不适 2. 无菌区与非无菌区概念明确（如有严重污染为不及格，立即停止操作） 3. 操作时间20分钟	1 2 2	操作不熟练扣2分 操作时间每延长30秒扣1分	
理论提问	5	1. 如何对插导尿管的患者进行指导 2. 留置导尿管术的注意事项是什么	5	少一条，扣1分	
合计	100				

理论提问：

1. 如何对插导尿管的患者进行指导？

答：①指导患者放松，在插管过程中协助配合，避免污染；②指导患者在留置导尿管期间保证充足入量，预防感染和结石的发生；③告知患者在留置导尿管期间防止导尿管打折、弯曲、受压、脱出等情况的发生，保持通畅；④告知患者保持尿袋高度低于耻骨联合水平，防止逆行感染；⑤指导长期留置导尿管的患者进行膀胱功能训练及骨盆肌的锻炼，以增强控制排尿的能力。

2. 留置导尿管术的注意事项是什么？

答：①严格执行查对制度和无菌技术操作原则。②在操作过程中注意保护患者的隐私，并采取适当的保暖措施，防止患者着凉。③对膀胱高度膨胀且极度虚弱的患者，第一次放尿不得超过1000ml，因为大量放尿可使腹腔内压急剧下降，血液大量滞留在腹腔内，导致血压下降而虚脱；另外膀胱内压突然降低，还可导致膀胱黏膜急剧充血，发生血尿。④老年女性尿道口回缩，插管时应仔细观察、辨认，避免误入阴道。⑤为女性患者插导尿管时，如导尿管误入阴道，应更换无菌导尿管，重新插管。⑥为避免损伤和导致泌尿系统感染，必须掌握男性和女性尿道的解剖特点。⑦导尿毕，撤下孔巾，擦净外阴，对于男性患者注意将包皮退回原处，避免发生阴茎头水肿。⑧使用无菌技术插入导尿管，连接好导尿管与集尿袋，不要轻易脱开连接装置，因为密闭引流系统可将导管相关尿路感染的风险降至最低。⑨气囊导尿管固定时要注意不能过度牵拉导尿管，以防膨胀的气囊卡在尿道内口，压迫膀胱壁或尿道，导致黏膜组织的损伤；可以使用高举平台法再进行合理妥善的固定，能够有效预防导尿管的移动和膀胱颈及尿道的牵拉和摩擦。

（修　红　杨海朋）

十一、大量不保留灌肠技术操作考核评分标准（一次性灌肠包）

科室_____ 姓名_____ 考核人员_____ 考核日期：   年   月   日

项目	总分	技术操作要求	标分	评分标准	扣分
仪表	5	仪表、着装符合护士礼仪规范	5	一项不符合要求扣1分	
操作前准备	8	1. 洗手 2. 核对医嘱、执行单 3. 备齐用物，用物放置合理、有序，依次检查所备物品，保证安全有效 治疗车上层：PDA、一次性灌肠包、大量杯（内盛39～41℃温水，成人每次用量为500～1000ml）、小量杯或注射器、水温计、纱布、治疗碗内盛液状石蜡棉球、速干手消毒剂 治疗车下层：弯盘、医疗垃圾袋、生活垃圾袋、便盆。另备屏风、输液架	1 5 2	未核对扣5分 未测水温扣3分 水温计用后未擦拭扣1分 其余一项不符合要求扣1分	
安全评估	12	1. 携用物至床旁，PDA扫描患者手腕带，查看床头牌、询问患者，核对信息是否一致，并再次核对执行单内容 2. 解释大量不保留灌肠的目的、方法，了解患者自理、合作程度、耐受力及心理反应 3. 了解肛门部位的皮肤、黏膜情况，协助患者小便 4. 环境安静、整洁，光线明亮，关门、窗保护患者隐私，调节室温适宜 5. 与患者沟通时语言规范、态度和蔼	5 2 2 2 1	未核对扣5分 未使用PDA扣3分 未查对床头牌、手腕带、患者各扣3分 查对患者姓名不规范扣3分 少评估一项扣1分 其余一项不符合要求扣1分	
操作过程	60	1. 协助患者取左侧卧位，双膝屈曲 2. 臀部移至床边，褪裤至膝下，盖好被子，只暴露臀部 3. 备输液架并调至所需高度 4. 打开一次性灌肠袋，放置在治疗盘内 5. 将灌肠包内的一次性垫巾取出并铺于臀下 6. 卫生纸置于垫巾上，弯盘靠近臀部 7. 再次核对执行单，取出浓肥皂液，正确配制灌肠液（0.1%～0.2%肥皂水，温度39～41℃） 8. 右手戴手套，取灌肠袋 9. 关闭灌肠袋上的调节夹 10. 左手持量杯将配制好的灌肠液缓缓倒入一次性灌肠袋内，将灌肠袋挂于输液架上，注意不能污染肛管前端 11. 灌肠袋放置高度（液面与肛门距离40～60cm） 12. 排尽肛管内气体，夹管 13. 用液状石蜡棉球润滑肛管前端	2 1 2 1 2 1 10 1 1 2 3 1 1	未核对扣5分 核对不规范扣3分 沾湿床单或地面一次扣2分 臀部未靠近床边扣1分 过度暴露患者扣2分 污染肛管扣2分 灌肠液配制浓度不准确扣10分 肛管固定不牢脱出一次扣2分 灌肠时未与患者交流扣5分 插入深度不正确扣10分 插入肛管中，未嘱患者深呼吸扣2分	

项目	总分	技术操作要求	标分	评分标准	扣分
		14. 再次核对患者、手腕带、执行单	3	其余一项不符合要求扣1分	
		15. 一手垫卫生纸分开臀部，暴露肛门，嘱患者深呼吸，另一手持肛管缓缓插入直肠，插入深度7～10cm	10		
		16. 固定肛管，打开调节夹	1		
		17. 观察灌肠液流入速度,避免快速灌入、流速受阻时,应移动肛管,有便意应将灌肠器放低	3		
		18. 安全评估:观察患者的反应,询问患者的感受,指导患者做深呼吸。患者如有心慌、气促等不适症状,立即停止灌肠,避免意外的发生	3		
		19. 待灌肠液即将流尽时夹管	1		
		20. 反折肛管,用卫生纸包裹肛管,缓慢拔出后,用卫生纸擦净肛门	1		
		21. 脱手套并用手套包裹肛管,连同灌肠袋一并放入医疗垃圾袋内	1		
		22. 撤垫巾,协助患者穿裤	1		
		23. 嘱患者取舒适卧位,保留5～10分钟后排便,不能下床的患者,给其便盆	2		
		24. 手消毒	1		
		25. 再次核对,选择PDA医嘱条目,扫描工号	2		
		26. 安全评估:便后,记录排便的颜色、性质、量	2		
		27. 询问患者的感受,交代注意事项	1		
操作后	5	1. 协助患者取舒适体位,整理床单位 2. 根据院感防控标准,正确处理物品 3. 洗手,记录	2 2 1	一项不符合要求扣2分	
评价	5	1. 动作熟练、步骤正确,患者无不适 2. 动作轻巧,准确,操作规范,熟练 3. 操作时间5分钟	1 2 2	操作时间每延长30秒扣1分	
理论提问	5	1. 对灌肠过程中出现的问题如何处理 2. 如何为灌肠的患者安置体位 3. 大量不保留灌肠的注意事项有哪些	5	少一条,扣1分	
合计	100				

理论提问:

1. 对灌肠过程中出现的问题如何处理?

答：①患者出现紧张时，护士应耐心解释取得患者合作，注意遮挡减轻患者的顾虑；②如出现肛管阻塞、液体流入受阻，可移动肛管或挤捏肛管保证溶液流入通畅；③如患者出现便意或感觉腹胀，可适当降低灌肠袋的高度，减慢速度或稍停片刻，嘱患者张口呼吸，放松腹肌降低腹压；④患者出现面色苍白、出冷汗、心慌等立即停止灌肠并通知医师予以处理。

2. 如何为灌肠的患者安置体位?

答：①大量或小量不保留灌肠患者取左侧卧位；②大便失禁或不能侧卧患者取仰卧位；③治疗慢性细菌性痢疾取左侧卧位；④治疗阿米巴痢疾取右侧卧位；⑤为利于药液保留，灌肠时可注意适当将其臀部垫高 10cm。

3. 大量不保留灌肠的注意事项有哪些?

答：①妊娠、急腹症、严重心血管疾病等患者禁忌灌肠；患者伴有系统肠道疾病或肛门疾病不适宜灌肠。②伤寒患者灌肠时溶液不得超过 500ml，压力要低（液面不得超过肛门 30cm）。③肝性脑病患者灌肠，禁用肥皂水，以减少氨的产生和吸收；充血性心力衰竭和水钠潴留患者禁用 0.9% 氯化钠溶液灌肠。④准确掌握灌肠溶液的温度、浓度、流速、压力和溶液的量。⑤灌肠时患者如有腹胀或便意时，应嘱患者做深呼吸，以减轻不适。⑥灌肠过程中应随时注意观察患者的病情变化，如发现脉速、面色苍白、出冷汗、剧烈腹痛、心慌气急时，应立即停止灌肠并及时与医师联系，采取急救措施。

（柳国芳　修　浩）

十二、肠造口大量不保留灌肠技术操作考核评分标准（一次性灌肠包）

科室_____　姓名_____　考核人员_____　考核日期：　　年　月　日

项目	总分	技术操作要求	标分	评分标准	扣分
仪表	5	仪表、着装符合护士礼仪规范	5	一项不符合要求扣 1 分	
操作前准备	8	1. 洗手 2. 核对医嘱、执行单、灌肠液 3. 备齐用物，放置合理 治疗车上层：PDA、一次性灌肠包 2 个、大量杯（内盛 39～41℃温水）、小量杯或注射器、水温计、纱布、速干手消毒剂 治疗车下层：弯盘、便盆、医疗垃圾袋、生活垃圾袋。另备屏风、输液架	1 5 2	未查对扣 5 分 物品准备每少一件扣 1 分 其余一项不符合要求扣 1 分	
安全评估	12	1. 携用物至床旁，PDA 扫描患者手腕带，查看床头牌、询问患者，核对信息是否一致，并再次核对执行单内容 2. 解释大量不保留灌肠的目的，方法，了解患者自理、合作程度、耐受力及心理反应 3. 了解患者造口类型及造口情况。了解有无肠造口灌肠经历 4. 环境安静、整洁，光线明亮，保护患者隐私，调节室温适宜 5. 与患者沟通时语言规范、态度和蔼	5 2 2 2 1	未查对患者扣 5 分 未使用 PDA 扣 3 分 未查对床头牌、手腕带、患者各扣 3 分 查对患者姓名不规范扣 3 分 未评估造口情况扣 2 分 其余一项不符合要求扣 1 分	

项目	总分	技术操作要求	标分	评分标准	扣分
操作过程	60	1. 协助患者向造口一侧侧身，必要时用屏风或隔帘遮挡	2	未核对扣3分 未排气扣2分 肛管插入深度错误扣10分 肛管固定不牢脱出一次扣2分 插管及灌肠过程中未与患者交流扣3分 沾湿床单或地面一次扣2分 其余一项不符合要求扣1分	
		2. 暴露患者肠造口	1		
		3. 打开一次性灌肠袋外包装	1		
		4. 将灌肠包内的一次性垫巾取出并铺于造口下方	2		
		5. 弯盘置于肠造口处	1		
		6. 便盆置于造口袋下方	1		
		7. 备输液架并调好所需高度	2		
		8. 再次核对医嘱，取出浓肥皂液，正确配制灌肠液（0.1%～0.2%肥皂水，温度39～41℃）	10		
		9. 戴一次性手套，取灌肠袋	1		
		10. 关闭灌肠袋上调节夹	1		
		11. 将配制好的灌肠液缓缓倒入一次性灌肠袋内，将灌肠袋挂于输液架上	1		
		12. 灌肠袋放置高度（液面与肠造口距离40～60cm）	5		
		13. 取出灌肠袋肛管端，润滑肛管前端	1		
		14. 排尽管内气体，夹管	1		
		15. 确认肠造口处造口袋粘贴牢固	1		
		16. 打开造口袋夹子，倒出造口袋中内容物，观察内容物	1		
		17. 左手固定肛管，右手持肛管经造口袋下端缓缓插入造口，插入深度为7cm左右，根据造口类型可酌情适当深入，最长不超过15cm	10		
		18. 左手固定肛管并适当压紧造瘘口处，以尽量减少灌肠液的漏出，右手打开调节夹，便盆接住漏出液	5		
		19. 安全评估：灌肠过程中询问患者的感受，观察患者的反应，指导患者放松，并可于灌肠过程中适当插入肛管，注意接住灌出液。灌肠过程中如遇到肛管插入不畅可用示指做肛诊，引导肛管的插入。观察灌肠液流入是否流畅，避免快速灌入，流速受阻时，应转动肛管	3		
		20. 待灌肠液即将流尽时夹管，拔出肛管	1		
		21. 如造口袋粘贴牢固、无渗漏，用卫生纸擦拭造口袋的下方，夹好夹子；如造口袋有渗漏，更换造口袋	2		
		22. 撤出垫巾	1		
		23. 手消毒	1		
		24. 再次核对，PDA扫描工号	3		
		25. 询问患者的感受，观察记录造瘘口的排便情况	2		

续表

项目	总分	技术操作要求	标分	评分标准	扣分
操作后	5	1. 协助患者取舒适体位，整理床单位 2. 根据院感防控标准，正确处理物品 3. 洗手，记录	2 2 1	一项不符合要求扣 1 分	
评价	5	1. 操作熟练、步骤正确 2. 患者感觉舒适，无不良反应	2 3	操作不熟练扣 2 分	
理论提问	5	肠造口处灌肠的注意事项有哪些	5	少一条，扣 1 分	
合计	100				

理论提问：

肠造口处灌肠的注意事项有哪些？

答：灌肠时要注意观察造口排便情况及造口黏膜情况，防止黏膜出血。

（陆连芳　刘　霞）

十三、小量不保留灌肠技术操作考核评分标准（一次性灌肠包）

科室＿＿＿＿＿＿　姓名＿＿＿＿＿　考核人员＿＿＿＿＿　考核日期：　　年　月　日

项目	总分	技术操作要求	标分	评分标准	扣分
仪表	5	仪表、着装符合护士礼仪规范	5	一项不符合要求扣 1 分	
操作前准备	8	1. 洗手 2. 核对医嘱、执行单 3. 备齐用物，用物放置合理、有序，依次检查所备物品，保证安全有效 治疗车上层：PDA、一次性灌肠包（或注洗器、量杯、肛管、温开水 5～10ml、止血钳、一次性垫巾、手套、润滑剂、卫生纸）、灌肠液、水温计、纱布、治疗碗内盛液状石蜡棉球、速干手消毒剂 治疗车下层：弯盘、医疗垃圾袋、生活垃圾袋、便盆。另备屏风、输液架	1 5 2	未核对扣 5 分 物品准备每少一件扣 1 分 水温计用后未擦拭扣 1 分 其余一项不符合要求扣 1 分	
安全评估	12	1. 携用物至床旁，PDA 扫描患者手腕带，查看床头牌、询问患者，核对信息是否一致，并再次核对执行单内容 2. 解释小量不保留灌肠的目的、方法，了解患者自理、合作程度、耐受力及心理反应 3. 了解肛门部位的皮肤、黏膜情况，协助患者小便 4. 环境安静、整洁，光线明亮，关门窗、围屏风或隔帘遮挡，保护患者隐私，调节室温适宜 5. 与患者沟通时语言规范、态度和蔼	5 2 2 2 1	未核对扣 5 分 未使用 PDA 扣 3 分 未查对床头牌、手腕带、患者各扣 3 分 查对患者姓名不规范扣 3 分 少评估一项扣 1 分 其余一项不符合要求扣 1 分	

项目	总分	技术操作要求	标分	评分标准	扣分
操作过程	60	1. 协助患者取左侧卧位，双膝屈曲	2	未核对扣5分	
		2. 臀部移至床边，褪裤至膝下，盖好被子，只暴露臀部	1	核对不规范扣3分	
		3. 打开一次性灌肠袋，放置治疗盘内	1	沾湿床单或地面一次扣2分	
		4. 将灌肠包内的一次性垫巾取出并铺于臀下	1	臀部未靠近床边扣1分	
		5. 卫生纸置于垫巾上，弯盘靠近臀部	1	过度暴露患者扣2分	
		6. 再次核对执行单，遵医嘱正确配制灌肠液，常用灌肠液："1、2、3"溶液（50%硫酸镁30ml、甘油60ml、温开水90ml）；甘油50ml加等量温开水；各种植物油120～180ml。溶液温度为38℃	10	污染肛管扣2分 灌肠液配制浓度不准确扣10分 未测灌肠液温度扣1分	
		7. 右手戴手套取灌肠袋，关闭灌肠袋上的调节夹，左手持量杯将配制好的灌肠液缓缓倒入一次性灌肠袋内，注意不能污染肛管前端；或戴手套用注洗器抽吸灌肠液，连接肛管	3	肛管固定不牢脱出一次扣2分 灌肠时未与患者交流扣5分	
		8. 灌肠袋放置高度要求液面距肛门不能超过30cm	3	插入深度不正确扣10分	
		9. 排尽肛管内气体，夹管	1	插入肛管中，未嘱患者深呼吸扣2分	
		10. 用液状石蜡棉球润滑肛管前端	1	注入速度过快过猛扣5分	
		11. 再次核对患者、手腕带、执行单	3	灌肠液保留时间不正确扣5分	
		12. 一手垫卫生纸分开臀部，暴露肛门，嘱患者深呼吸，另一手持肛管缓缓插入直肠，插入深度7～10cm	10	其余一项不符合要求扣1分	
		13. 固定肛管，打开调节夹	1		
		14. 观察灌肠液流入速度，避免过快过猛灌入刺激肠黏膜，流速受阻时应移动肛管，有便意应将灌肠袋放低；或用注洗器缓缓注入溶液，注毕夹管，取下注洗器再吸取溶液，松夹后再行灌注	5		
		15. 安全评估：观察患者的反应，询问患者的感受，指导患者做深呼吸。患者如有心慌、气促等不适症状，立即停止灌肠，避免意外的发生	3		
		16. 待灌肠液即将流尽时夹管	1		
		17. 反折肛管，用卫生纸包裹肛管，缓慢拔出后，用卫生纸擦净肛门	1		
		18. 脱手套并用手套包裹肛管，连同灌肠袋一并放入医疗垃圾袋内	1		
		19. 撤垫巾，协助患者穿裤	1		
		20. 嘱患者取舒适卧位，保留10～20分钟后排便，不能下床的患者，给予便盆	3		
		21. 手消毒	1		
		22. 再次核对，PDA扫描工号	3		
		23. 安全评估：便后，记录排便的颜色、性质、量	2		
		24. 询问患者的感受，交代注意事项	1		

项目	总分	技术操作要求	标分	评分标准	扣分
操作后	5	1. 协助患者取舒适体位，整理床单位 2. 根据院感防控标准，正确处理物品 3. 洗手，记录	2 2 1	一项不符合要求扣 2 分	
评价	5	1. 动作熟练、步骤正确，患者无不适 2. 动作轻巧，准确，操作规范，熟练 3. 操作时间 5 分钟	1 2 2	操作时间每延长 30 秒 扣 1 分	
理论提问	5	小量不保留灌肠的注意事项有哪些	5	少一条，扣 1 分	
合计	100				

理论提问：

小量不保留灌肠的注意事项有哪些？

答：①灌肠时插管深度为 7 ～ 10cm，压力易低，灌肠液注入的速度不宜过快；②注洗器每次抽吸灌肠液时应反折肛管尾端，防止空气进入肠道，引起腹胀；③小容量灌肠桶的液面距肛门高度不能超过 30cm。

（修 红 王明雪）

十四、保留灌肠技术操作考核评分标准

科室_____ 姓名_____ 考核人员_____ 考核日期： 年 月 日

项目	总分	技术操作要求	标分	评分标准	扣分
仪表	5	仪表、着装符合护士礼仪规范	5	一项不符合要求扣 1 分	
操作前准备	8	1. 洗手 2. 核对医嘱、执行单 3. 备齐用物，用物放置合理、有序，依次检查所备物品，保证安全有效 治疗车上层：PDA、注洗器、治疗碗（内盛遵医嘱备的灌肠液，容量不超过 200ml、温度 38℃）、肛管（20 号以下）、温开水 5 ～ 10ml、止血钳、棉签、手套、卫生纸、治疗巾、水温计、治疗碗内盛液状石蜡棉球、速干手消毒剂 治疗车下层：弯盘、医疗垃圾袋、生活垃圾袋、便盆。另备屏风	1 5 2	未核对扣 5 分 未测水温扣 5 分 水温计用后未擦拭扣 1 分 其余一项不符合要求扣 1 分	
安全评估	12	1. 携用物至床旁，PDA 扫描患者手腕带，查看床头牌、询问患者，核对信息是否一致，并再次核对执行单内容 2. 解释保留灌肠的目的、方法，了解患者自理、合作程度、耐受力及心理反应	5 2	未核对扣 5 分 未使用 PDA 扣 3 分 未查对床头牌、手腕带、患者各扣 3 分	

项目	总分	技术操作要求	标分	评分标准	扣分
		3. 了解肛门部位的皮肤、黏膜情况，协助患者大小便	2	查对患者姓名不规范扣3分	
		4. 环境安静、整洁，光线明亮，关门窗、围屏风或隔帘遮挡，保护患者隐私，调节室温适宜	2	少评估一项扣1分 其余一项不符合要求扣1分	
		5. 与患者沟通时语言规范、态度和蔼	1		
操作过程	60	1. 灌肠前排空大、小便	2	未核对扣5分	
		2. 协助患者取左侧卧位，双膝屈曲	3	核对不规范扣3分	
		3. 臀部移至床边，褪裤至膝下，盖好被子，只暴露臀部	1	沾湿床单或地面一次扣2分	
		4. 床尾及臀部抬高10cm	3	臀部未抬高扣1分	
		5. 将一次性治疗巾铺于臀下	1	过度暴露患者扣2分	
		6. 卫生纸置于垫巾上，弯盘靠近臀部	1	污染肛管扣2分	
		7. 再次核对执行单及灌肠溶液（量不超过200ml、温度38℃）	10	灌肠液配制不准确扣10分	
		8. 戴手套用注洗器抽吸灌肠液，连接肛管，用液状石蜡棉球润滑肛管前段	1	肛管固定不牢脱出一次扣2分	
		9. 再次核对患者、手腕带、执行单	3	灌肠时未与患者交流扣5分	
		10. 一手垫卫生纸分开臀部，暴露肛门，嘱患者深呼吸	1	插入深度不正确扣10分	
		11. 另一手持肛管排气后成人轻轻插入肛门15～20cm，幼儿5～7.5cm，婴儿2.5～4cm	10	插入肛管中，未嘱患者深呼吸扣2分	
		12. 固定肛管，用注洗器缓缓注入溶液，注毕反折肛管尾端，取下注洗器再吸取溶液，松开肛管后再行灌注	3	药液保留时间不准确扣5分 其余一项不符合要求扣1分	
		13. 流速受阻时，应移动肛管	1		
		14. 安全评估：观察患者的反应，询问患者的感受，指导患者做深呼吸。患者如有心慌、气促等不适症状，立即停止灌肠，避免意外的发生	5		
		15. 药液注入完毕，再注入温开水5～10ml	2		
		16. 抬高肛管尾端，使管内溶液全部注完	2		
		17. 反折肛管，用卫生纸包裹肛管，缓慢拔出后，用卫生纸擦净肛门	1		
		18. 脱手套并用手套包裹肛管，连同注洗器一并放入医疗垃圾袋内	1		
		19. 撤垫巾，协助患者穿裤	1		
		20. 嘱患者取舒适卧位，尽量保留药液1小时以后排便，不能下床的患者，给予便盆	2		
		21. 手消毒	1		
		22. 再次核对，PDA扫描工号	3		
		23. 询问患者的感受，交代注意事项	2		

项目	总分	技术操作要求	标分	评分标准	扣分
操作后	5	1. 协助患者取舒适体位，整理床单位 2. 根据院感防控标准，正确处理物品 3. 洗手，记录	2 2 1	一项不符合要求扣2分	
评价	5	1. 动作熟练、步骤正确，患者无不适 2. 动作轻巧，准确，操作规范，熟练 3. 操作时间5分钟	1 2 2	操作时间每延长30秒扣1分	
理论提问	5	保留灌肠的注意事项有哪些	5	少一条，扣1分	
合计	100				

理论提问：

保留灌肠的注意事项有哪些？

答：①保留灌肠前嘱患者排便，肠道排空有利于药液吸收。了解灌肠目的和病变部位，以确定患者的卧位和插入肛管的深度。②保留灌肠时，应选择稍细、头端光滑有侧孔的肛管并且插入要深，液体量不宜过多，压力要低，灌入速度宜慢，以减少刺激，使灌入的药液能保留较长时间，利于肠黏膜吸收。③保留药液期间可变换体位，增加药液与肠黏膜的接触面积，提高药物吸收利用率。④肛门、直肠、结肠手术的患者及大便失禁的患者，不宜做保留灌肠。

（修 红 王明雪）

十五、肛管排气技术操作考核评分标准

科室_____ 姓名_____ 考核人员_____ 考核日期： 年 月 日

项目	总分	技术操作要求	标分	评分标准	扣分
仪表	5	仪表、着装符合护士礼仪规范	5	一项不符合要求扣1分	
操作前准备	8	1. 洗手 2. 核对医嘱、执行单 3. 备齐用物，用物放置合理、有序，依次检查所备物品，保证安全有效 治疗车上层：PDA、肛管、玻璃接头、连接管、透明小口瓶（内盛水3/4，瓶口系带）、润滑剂、棉签、长胶布、别针、卫生纸、一次性手套、速干手消毒剂 治疗车下层：弯盘、医疗垃圾袋、生活垃圾袋。必要时备屏风	1 3 4	未核对扣5分 肛管型号选择不适宜扣5分 其余一项不符合要求扣1分	

续表

项目		总分	技术操作要求	标分	评分标准	扣分
安全评估		12	1. 携用物至床旁，PDA 扫描患者手腕带，查看床头牌、询问患者，核对信息是否一致，并再次核对执行单内容	5	未核对扣 5 分 未使用 PDA 扣 3 分 未查对床头牌、手腕带、患者各扣 3 分 查对患者姓名不规范扣 3 分 少评估一项扣 1 分 其余一项不符合要求扣 1 分	
			2. 解释肛管排气的目的，方法，了解患者自理、合作程度、耐受力及心理反应	2		
			3. 环境安静、整洁，光线明亮，保护患者的隐私，调节室温适宜（关门窗、屏风或隔帘遮挡）。协助患者小便	2		
			4. 评估患者肛门部位的皮肤、黏膜情况，有无灌肠经历	2		
			5. 与患者沟通时语言规范、态度和蔼	1		
操作过程	插管	50	1. 协助患者取左侧卧位，注意遮盖，暴露肛门	5	未核对扣 5 分 核对不规范扣 3 分 沾湿床单或地面一次扣 2 分 过度暴露患者扣 2 分 肛管固定不牢脱出一次扣 2 分 插入深度不够扣 10 分 插管过程中未与患者交流扣 3 分 其余一项不符合要求扣 1 分	
			2. 备胶布，将盛水的小口瓶系于床边	2		
			3. 连接管一端连接肛管，另一端插入瓶中水面以下	2		
			4. 戴手套，润滑肛管前端	5		
			5. 再次核对患者、手腕带、PDA 执行单	3		
			6. 嘱患者张口呼吸，将肛管轻轻自肛门插入直肠 15～18cm	10		
			7. 用胶布固定肛管于臀部	2		
			8. 橡胶管留出足够长度用别针固定在大单上	2		
			9. 安全评估：观察和记录排气情况，如排气不畅，可在患者腹部按结肠的解剖位置做离心按摩或帮助患者转换体位，以助气体排出	10		
			10. 口述：保留肛管不超过 20 分钟	3		
			11. 手消毒	1		
			12. 再次核对，PDA 扫描工号	3		
			13. 询问患者的感受，交代注意事项	2		
	拔管	10	1. 查对患者，询问患者腹胀是否减轻，向患者解释目的	3		
			2. 遮挡患者	1		
			3. 拔除肛管，擦净肛门	2		
			4. 询问患者的感受	1		
			5. 核对，签名，记录	3		
操作后		5	1. 协助患者取舒适体位，整理床单位	2	一项不符合要求扣 2 分	
			2. 根据院感防控标准，正确处理物品	2		
			3. 洗手，记录	1		
评价		5	1. 动作熟练、步骤正确，患者感觉舒适	1	操作时间每延长 30 秒扣 1 分	
			2. 动作轻巧、准确，操作规范、熟练	2		
			3. 操作时间 3 分钟	2		

项目	总分	技术操作要求	标分	评分标准	扣分
理论提问	5	肛管排气的目的是什么	5	少一条，扣 1 分	
合计	100				

理论提问：

肛管排气的目的是什么？

答：①帮助患者解除肠内积气，减轻腹胀；②直肠或低位结肠切除吻合术后短期促进排气。

（柳国芳）

第八节　各种标本采集技术操作考核评分标准

一、静脉采血技术操作考核评分标准

科室＿＿＿＿＿＿　姓名＿＿＿＿＿＿　考核人员＿＿＿＿＿＿　考核日期：　　年　月　日

项目	总分	技术操作要求	标分	评分标准	扣分
仪表	5	仪表、着装符合护士礼仪规范	5	一项不符合要求扣 1 分	
操作前准备	8	1. 洗手 2. 核对医嘱，检验标签 3. 备齐用物，用物放置合理、有序，依次检查所备物品，保证安全有效 治疗车上层：PDA、注射盘内放安尔碘，棉签，已贴好检验标签的采血试管，采血针 2 个，胶布，速干手消毒剂，必要时备无菌手套 治疗车下层：弯盘，止血带，锐器盒，医疗垃圾袋，生活垃圾袋	1 5 2	未核对扣 5 分 其余一项不符合要求扣 1 分	
安全评估	12	1. 携用物至床旁，查看床头牌、询问患者姓名、PDA 扫描手腕带及执行条码，核对信息是否一致 2. 了解患者病情、意识状态及合作程度，解释采血的目的、方法，询问患者是否按照要求进行采血前准备，如禁食等 3. 观察穿刺部位局部皮肤、血管状况，穿刺肢体无输液、输血情况 4. 安全评估：根据职业防护要求，评估是否需要佩戴手套 5. 周围环境整洁，光线明亮 6. 与患者沟通时语言规范、态度和蔼	5 2 2 1 1 1	未核对扣 5 分 未使用 PDA 扣 3 分 未查对床头牌、手腕带、患者各扣 3 分 查对患者姓名不规范扣 3 分 少评估一项扣 1 分 其余一项不符合要求扣 1 分	

项目	总分	技术操作要求	标分	评分标准	扣分
操作过程	60	1. 协助患者取舒适卧位，暴露穿刺部位 2. 将弯盘置于治疗车上层，备胶布 3. 选择合适的穿刺部位 4. 在穿刺点上方 6～10cm 处扎止血带 5. 嘱患者握拳，以穿刺点为中心消毒皮肤两遍，范围直径 > 5cm，自然晾干 6. 再次核对患者、手腕带、执行贴、采血试管是否相符 7. 使用采血针进行血管穿刺（采血针与穿刺点成 30° 左右刺入静脉），一次成功 8. 采血针插入第一个真空采血管后，血液流入采血管中时，松开止血带，嘱患者松拳，胶布固定采血针 9. 安全评估：采血顺序，血培养瓶（先厌氧瓶、再需氧瓶、再霉菌血液培养瓶）→柠檬酸钠抗凝采血管→血清采血管 [包括含有促凝剂和（或）分离胶]—肝素抗凝采血管（含有或不含有分离胶）→ EDTA 抗凝采血管（含有或不含有分离胶）→葡萄糖酵解抑制采血管 10. 采集血液（采血量正确），全血标本或需抗凝的血标本，采血后立即上下颠倒 5～10 次混匀（来回颠倒 180° 为 1 次），采血管竖直放置 11. 拔出针头，棉签压迫穿刺点前方皮肤 1～2 分钟 12. 再次核对，PDA 扫描工号 13. 手消毒 14. 询问患者的感受，交代注意事项	3 1 3 3 10 5 5 5 5 5 5 5 2 3	未核对一次扣 5 分 核对内容不全少一项扣 3 分 查对患者姓名不规范扣 3 分 污染一次扣 2 分 扎止血带时间 > 1 分钟扣 2 分 消毒后未待干扣 5 分 退针一次扣 10 分 穿刺失败扣 30 分 采血顺序错误扣 10 分 未询问患者感受扣 2 分 颠倒混匀不符合要求扣 10 分 采血管未竖直放置扣 2 分 未使用 PDA 扫描工号扣 2 分 其余一项不符合要求扣 1 分	
操作后	5	1. 协助患者取舒适体位，整理床单位 2. 根据院感防控标准，正确处理物品 3. 洗手，记录	2 2 1	一项不符合要求扣 1 分	
评价	5	1. 操作准确、无菌概念强。患者痛感较小，无不适反应 2. 血标本处理正确及时送检 3. 操作时间 5 分钟	1 2 2	操作不熟练扣 4 分 操作时间每延长 30 秒扣 1 分	
理论提问	5	1. 采集血标本时应注意哪些事项 2. 静脉采血的健康教育有哪些 3. 静脉采血的操作并发症有哪些	5	少一条，扣 1 分	
合计	100				

理论提问：

1. 采集血标本时应注意哪些事项？

答：①采集血标本前须告知患者注意事项；②根据不同的检验项目选择标本容器，掌握标本所需血量；③患者接受静脉输液、输血治疗时，尽量避免采集血液标本，以免干扰检验结果；④当血液标本及抗生素治疗的医嘱同时出现时，须先抽取血培养再给予抗生素药物治疗；⑤采集血标本过程中避免溶血；⑥需要抗凝的血标本，应将血液与抗凝剂混匀。

2. 静脉采血的健康教育有哪些？

答：①向患者或其家属说明采集血标本的目的与配合要求；②向患者解释空腹采血的意义，嘱其在采血前空腹。采血后，压迫止血的时间不宜过短；③向患者或家属说明如在采集标本前患者已经使用抗生素，应向医护人员说明。

3. 静脉采血的操作并发症有哪些？

答：①皮下出血；②晕针或晕血。

（修　红　杨海朋）

二、动脉采血技术操作考核评分标准

科室＿＿＿＿＿　　姓名＿＿＿＿＿　　考核人员＿＿＿＿＿　　考核日期：　　年　月　日

项目	总分	技术操作要求	标分	评分标准	扣分
仪表	5	仪表、着装符合护士礼仪规范	5	一项不符合要求扣1分	
操作前准备	8	1. 洗手 2. 核对医嘱，检验标签 3. 备齐用物，用物放置合理、有序，依次检查所备物品，保证安全有效 治疗车上层：PDA、检验标签，注射盘内放安尔碘、棉签、动脉血气针2个、速干手消毒剂。必要时备无菌纱布、无菌手套 治疗车下层：弯盘、小枕（桡动脉穿刺时备用）、锐器盒、医疗及生活垃圾袋。必要时备屏风	1 5 2	未核对扣5分 其余一项不符合要求扣1分	
安全评估	12	1. 携用物至床旁，查看床头牌、询问患者姓名，PDA扫描手腕带及执行条码，核对信息是否一致 2. 了解患者病情，意识状态及合作程度，判断是否处于安静状态，解释动脉采血的目的、方法，指导正确配合 3. 查看采集局部皮肤和血管情况 4. 安全评估：根据职业防护要求，评估是否需要佩戴手套 5. 周围环境整洁，光线明亮。注意保暖，保护患者隐私 6. 与患者沟通语言规范、态度和蔼	5 2 2 1 1 1	未核对扣5分 未使用PDA扣3分 未查对床头牌、手腕带、患者各扣3分 查对患者姓名不规范扣3分 少评估一项扣1分 其余一项不符合要求扣1分	

项目	总分	技术操作要求	标分	评分标准	扣分
操作过程	60	1. 根据患者病情及动脉搏动强弱选择穿刺部位	1	未核对一次扣 5 分	
		2. 如选择穿刺股动脉，注意保护患者隐私，注意保暖	1	核对内容不全少一项扣 3 分	
		3. 穿刺体位及部位选择（首选桡动脉，其次可选股动脉）	5	查对患者姓名不规范扣 3 分	
		（1）桡动脉穿刺时，艾伦试验阴性，患者将上肢稍外展，腕部伸直，掌心向上，手自然放松，穿刺点位于距腕横纹 1 横指（1～2cm）、距手臂外侧 0.5～1cm 处，动脉搏动最强处；或以桡骨茎突为基点，向尺侧移动 1cm，再向肘部方向移动 0.5cm，动脉搏动最强处，必要时在穿刺部位下垫小枕		选择桡动脉未做艾伦试验扣 2 分 消毒后未待干扣 5 分 重新调整穿刺位置进针每增加一次扣 3 分 压迫时间不够有血肿形成扣 10 分 操作过程有污染一次扣 2 分	
		（2）股动脉穿刺时，患者取仰卧位。穿刺侧大腿略外旋，穿刺点为腹股沟韧带中点下方 1～2cm，或耻骨结节与髂前上棘连线中点，股动脉搏动最明显处			
		4. 以穿刺点为中心，用安尔碘消毒穿刺部位两遍，消毒直径＞8cm，自然晾干	3	穿刺方法不正确、部位不准确扣 5 分	
		5. 打开动脉血气针外包装，推动活塞，将针栓推到底部，拉到预设位置	2	3ml 动脉采血器预设至 1.6ml	
		6. 常规消毒术者左手示指和中指（消毒范围前至手指第 2 关节，后至手指第 1 关节）	3	1ml 动脉采血器预设至 0.6ml	
		7. 再次核对患者、手腕带、检验标签	5	未隔绝空气扣 5 分	
		8. 定位动脉：用已消毒的左手示指和中指触摸动脉搏动最明显处并固定动脉于两指间	3	血液外溢造成污染扣 2 分	
		9. 右手持针在左手两指间处进针并调整穿刺的深度	5	压迫时间不够扣 2 分	
		10. 桡动脉穿刺时针头斜面朝上，进针方向为逆血流方向并与皮肤成 45°。股动脉穿刺时，垂直进针，进针幅度不宜过大，以免刺破对侧血管壁	5	采血一次不成功扣 50 分 采血量不够扣 5 分 其余一项不符合要求扣 1 分	
		11. 采血针进入动脉后，血液自然流入动脉采血器，空气迅速通过孔石排出，血液液面达到预设位置，孔石遇湿封闭，拔出动脉采血器	5		
		12. 用无菌纱布或棉签局部压迫止血 3～5 分钟。对有出血倾向、凝血机制不良或高血压的患者，压迫时间应延长	3		
		13. 迅速将动脉采血器针头垂直插入橡皮塞中（动脉采血器中配套的），针头向下将橡皮塞置于桌面上，按压针栓排气后，丢弃针头和橡皮塞，螺旋拧上血气针座帽	5		
		14. 将血气针颠倒混匀 5 次，并在两手间搓动 5 秒以保证抗凝剂完全作用	3		
		15. 再次核对患者、检验标签，记录患者的吸氧情况	5		

续表

项目	总分	技术操作要求	标分	评分标准	扣分
		16. 贴上检验条码，立即送检，如超过 15 分钟需冰浴	2		
		17. 手消毒，PDA 扫描工号	2		
		18. 询问患者的感受，交代注意事项	2		
操作后	5	1. 协助患者取舒适体位，整理床单位	2	一项不符合要求扣 1 分	
		2. 根据院感防控标准，正确处理物品	2		
		3. 洗手，记录，注明当时吸氧状况及体温、采血时间	1		
评价	5	1. 无菌观念强。操作规范、熟练，抽血一次成功	2	污染一处扣 2 分	
		2. 操作前后及操作过程中，应随时监测患者的生命体征	1	操作不规范，不熟练一处扣 2 分	
		3. 操作时间 5 分钟	2	操作时间每延长 30 秒扣 1 分	
理论提问	5	1. 动脉血标本采集的目的有哪些		少一条，扣一分	
		2. 动脉血标本采集的注意事项有哪些	5		
		3. 艾伦试验的目的和方法有哪些			
合计	100				

理论提问：

1. 动脉血标本采集的目的有哪些？

答：①采集动脉血进行血液气体分析；②判断患者氧合及酸碱平衡情况，为诊断、治疗、用药提供依据；③做乳酸和丙酮酸测定等。

2. 动脉血标本采集的注意事项有哪些？

答：①严格执行查对制度和无菌技术操作原则。②自桡动脉穿刺采集动脉血标本前，应进行艾伦试验（Allen 试验）检查。③防止气体逸散：采集血气分析样本，抽血时注射器内不能有空泡，抽出后立即密封针头，隔绝空气（因空气中的氧分压高于动脉血，二氧化碳分压低于动脉血）。做二氧化碳结合力测定时，盛血标本的容器亦应加塞盖紧，避免血液与空气接触过久，影响检验结果，所以采血后应立即送检。④拔针后局部用无菌纱布或无菌棉签或沙袋加压止血，以免出血或形成血肿，压迫止血至不出血为止。⑤患者饮热水、洗澡、运动，需休息 30 分钟后再采血，避免影响检查结果。⑥标本运送采血后应立即送检，并在 30 分钟内完成检测。如果无法在采血后 30 分钟内完成检测（需远程运输或外院检测），应在 0～4℃ 低温保存。标本在运送过程中，应避免使用气动传送装置，避免造成血标本剧烈振荡，影响氧分压检测值的准确性。⑦有出血倾向者慎用动脉穿刺法采集动脉血标本。⑧合理有效使用条形码，杜绝差错事故的发生。

3. 艾伦试验的目的和方法有哪些？

答：艾伦试验的目的：临床中用于检查桡动脉与尺动脉之间的吻合状态，评估手部的血液供应。

艾伦试验方法：①嘱患者握拳；②同时按压患者尺动脉及桡动脉，阻断手部血供；

③数秒后，嘱患者伸开手指，此时手掌因缺血变得苍白；④压迫尺动脉的手指抬起，观察手掌颜色恢复的时间。若手掌颜色在 5～15 秒恢复，提示尺动脉供血良好，即艾伦试验阴性，该侧桡动脉可用于动脉穿刺。若手掌颜色不能在 5～15 秒恢复，提示该侧手掌侧支循环不良，艾伦试验阳性，该侧桡动脉不适宜穿刺。

（柳国芳　王　慧）

三、尿培养标本采集技术操作考核评分标准

科室＿＿＿＿＿＿　姓名＿＿＿＿＿＿　考核人员＿＿＿＿＿＿　考核日期：　　　年　月　日

项目	总分	技术操作要求	标分	评分标准	扣分
仪表	5	仪表、着装符合护士礼仪规范	5	一项不符合要求扣 1 分	
操作前准备	8	1. 洗手 2. 核对医嘱，检验标签 3. 备齐用物，用物放置合理、有序，依次检查所备物品，保证安全有效 治疗车上层：PDA，治疗盘内：无菌手套、无菌棉球、棉签、消毒液、肥皂水或清水、20ml 注射器 1 个、贴好检验标签的无菌尿培养标本容器、纱布、速干手消毒剂 治疗车下层：弯盘、便盆，一次性尿垫、医疗及生活垃圾袋。必要时备屏风	1 5 2	未查对扣 5 分 其余一项不符合要求扣 1 分	
安全评估	12	1. 携用物至床旁，查看床头牌、询问患者姓名，PDA 扫描手腕带及执行条码，核对信息是否一致 2. 了解患者病情、意识状态及合作程度，解释留取标本目的、方法及配合 3. 查看会阴部清洁情况或是否留置导尿管 4. 周围环境整洁，光线明亮，注意保暖，保护患者隐私 5. 与患者沟通时语言规范、态度和蔼	5 3 2 1 1	未核对扣 5 分 未查对床头牌、手腕带、患者各扣 3 分 查对患者姓名不规范扣 3 分 其余一项不符合要求扣 1 分	
操作过程	60	1. 再次核对患者、手腕带、执行贴、标本容器是否相符 2. 留取尿标本（三选其一） （1）未带导尿管患者留取尿标本法 ①将便盆置于床尾板凳上 ②协助患者取仰卧位 ③拆同侧床尾，协助患者脱左侧裤子并盖于右腿，被子斜盖于左腿上 ④患者两腿屈曲分开 ⑤臀下铺一次性尿垫	5 2 2 3 2 2	未核对一次扣 5 分 核对内容不全少一项扣 3 分 查对患者姓名不规范扣 3 分 未解释扣 1 分 暴露患者隐私扣 3 分 沾湿床单一次扣 2 分 漏擦一项扣 3 分 擦洗时手法错误扣 2 分	

续表

项目	总分	技术操作要求	标分	评分标准	扣分
		⑥将便盆置于患者臀下	1	清醒患者，未边擦洗	
		⑦操作者戴手套	1	边询问患者的感受扣	
		⑧协助（或按要求）患者分别用肥皂水或清水清洗外阴后，分开阴唇（女性），缩回包皮（男性）	3	3 分 污染一次扣 5 分	
		⑨嘱患者开始排尿，先排出几毫升后，在不停止尿流时	1	留取尿标本时，尿液触及容器瓶口扣 5 分	
		⑩打开尿培养标本容器	3	未夹闭导尿管远端扣	
		⑪接取中段尿 5 ～ 10ml	8	2 分	
		⑫盖紧容器盖，立即送检	3	消毒不规范扣 5 分	
		⑬用纱布擦干会阴部，撤出便盆	1	消毒后未待干扣 5 分	
		（2）带导尿管患者留取尿标本法		针头扎破导尿管气囊	
		①协助患者取舒适卧位	1	扣 20 分	
		②检查导尿管与引流袋固定是否牢固	5	未评估漏尿和引流情	
		③充分暴露导尿管与引流袋衔接处	1	况扣 2 分	
		④夹闭导尿管远端，衔接处铺无菌治疗巾	2	未使用 PDA 扫描工号	
		⑤以穿刺点为中心，消毒衔接处（导尿管分叉以外）末端管壁 2 遍，自然晾干	3	扣 2 分 其余一项不符合要求	
		⑥打开无菌注射器，戴无菌手套	3	扣 1 分	
		⑦从消毒中心点插入针头，抽取 5 ～ 10ml 尿液注入尿培养标本容器	5		
		⑧盖紧容器盖，立即送检	2		
		⑨打开导尿管关闭夹	5		
		⑩安全评估：穿刺点有无漏尿，尿液引流通畅	3		
		⑪撤治疗巾，脱手套	2		
		（3）导尿术留取尿标本法：按照导尿术插入导尿管将尿液引出，留取尿标本	1		
		3. 协助患者穿裤子，整理盖被	1		
		4. 手消毒	1		
		5. 再次核对，PDA 扫描工号	5		
		6. 询问患者的感受，交代注意事项	2		
操作后	5	1. 协助患者取舒适体位，整理床单位 2. 根据院感防控标准，正确处理物品 3. 洗手，记录	2 2 1	一项不符合要求扣 2 分	
评价	5	1. 动作熟练、步骤正确，患者无不适 2. 尿培养标本无菌、无污染，送检及时 3. 操作时间 10 分钟	1 2 2	操作不熟练扣 4 分 操作时间每延长 30 秒扣 1 分	

项目	总分	技术操作要求	标分	评分标准	扣分
理论提问	5	1. 收集尿培养标本的目的是什么 2. 采集尿标本的注意事项有哪些	5	少一条，扣1分	
合计	100				

注：操作过程中的第2步三种留取尿标本的方法考核一种（每种占45分）

理论提问：

1. 收集尿培养标本的目的是什么？

答：主要采集清洁尿标本（如中段尿、导管尿、膀胱穿刺尿等），适用于病原微生物学培养、鉴定和药物敏感试验，协助临床诊断和治疗。

2. 采集尿标本的注意事项有哪些？

答：①尿液标本必须按要求留取。随机尿标本的收集不受时间的限制，但应有足够的尿量用于检测。容器上应记录收集尿液的准确时间。晨尿标本是清晨起床、未进早餐和做运动之前所收集的第一次排出的尿液。特定时段内收集的尿标本（如餐后2小时尿、前列腺按摩后立即收集尿、24小时尿等）应注意：a. 收集计时尿标本时，应告知患者该时段的起始和截止时间。留取前应将尿液排空，然后收集该时段内（含截止时间点）排出的所有尿液。b. 如防腐剂有生物危害性，应建议患者先将尿液收集在未加防腐剂的干净容器内，然后小心地将尿液倒入实验室提供的含有防腐剂的收集容器中。c. 对尿标本进行多项检测时，加入不同种类的防腐剂可能有干扰。当多种防腐剂对尿液检测结果有干扰时，应针对不同检测项目分别留取尿标本（可分次留取，也可一次留取然后分装至不同容器中）。d. 特定时段内收集到的尿液应保存于2～8℃条件下。对卧床导尿患者，将尿袋置于冰袋上；如患者可走动，应定期排空尿袋，将尿液存放在2～8℃条件下。e. 收集时段尿时，收集的尿量超过单个容器的容量时，须用两个容器，两个容器内的尿液在检测前必须充分混匀。最常用的做法是在两个尿容器之间来回倾倒尿标本。第二个容器收集的尿量一般较少，故加入防腐剂的量须相应减少。②尿液标本应避免混入血、白带、精液、粪便等。此外，还应注意避免烟灰、便纸等异物混入。③标本留取后，应及时送检，以免细菌繁殖、细胞溶解或被污染等。送检标本时要置于有盖容器内，以免尿液蒸发影响检测结果。④如尿标本在2小时内不能完成检测，宜置于2～8℃条件下保存。对计时尿标本和在标本收集后2小时内无法进行尿液分析或要分析的尿液成分不稳定时，可根据检测项目加入相应的防腐剂。⑤留取尿培养标本时，应严格执行无菌操作，防止标本污染影响检验结果。

（王　慧　修　红）

四、粪便培养标本采集技术操作考核评分标准

科室＿＿＿＿＿＿　　姓名＿＿＿＿＿　考核人员＿＿＿＿＿＿　考核日期：　　年　月　日

项目	总分	技术操作要求	标分	评分标准	扣分
仪表	5	仪表、着装符合护士礼仪规范	5	一项不符合要求扣1分	
操作前准备	8	1. 洗手 2. 核对医嘱，检验标签 3. 备齐用物，用物放置合理、有序，依次检查所备物品，保证安全有效 治疗车上层：PDA；治疗盘内：一次性手套、贴好检验标签的标本容器、卫生纸，速干手消毒剂 治疗车下层：弯盘、便盆、一次性尿垫、医疗及生活垃圾袋。必要时备屏风	1 5 2	未查对扣5分 其余一项不符合要求扣1分	
安全评估	12	1. 携用物至床旁，查看床头牌、询问患者姓名，PDA扫描手腕带及执行条码，核对信息是否一致 2. 了解患者病情、意识状态及合作程度，解释留取标本的目的、方法及配合指导正确 3. 嘱患者排空膀胱，查看肛周清洁情况 4. 周围环境整洁，光线明亮，注意保暖，保护患者隐私 5. 与患者沟通时语言规范、态度和蔼	5 3 2 1 1	未核对扣5分 未使用PDA扣3分 未查对床头牌、手腕带、患者各扣3分 查对患者姓名不规范扣3分 其余一项不符合要求扣1分	
操作过程	60	1. 再次核对患者、手腕带、执行贴、标本容器是否相符 2. 将便盆置于床尾板凳上 3. 协助患者取仰卧位 4. 拆同侧床尾，协助患者脱左侧裤子并盖于右腿，被子斜盖于左腿上 5. 患者两腿屈曲分开 6. 臀下铺一次性尿垫 7. 将便盆置于患者臀下 8. 操作者戴手套 9. 协助（或按要求）患者用肥皂水或清水清洗肛周 10. 嘱患者排便于干燥消毒的便盆内 11. 打开粪便培养标本容器 12. 用无菌棉签或无菌检便匙挑取标本中异常部分（有黏液、脓液和血液的部分）2～5ml粪便悬液或2～5g粪便标本，置于无菌螺帽容器中 13. 盖紧容器盖，立即送检 14. 用卫生纸擦净肛周，撤去便盆 15. 协助患者穿裤子，整理盖被 16. 手消毒 17. 再次核对，PDA扫描工号 18. 询问患者的感受，交代注意事项	5 1 3 3 3 3 3 2 5 3 3 10 3 2 2 1 5 3	未核对一次扣5分 核对内容不全少一项扣1分 查对患者姓名不规范扣3分 未解释扣1分 暴露患者隐私扣3分 沾湿床单一次扣2分 清醒患者，未边擦洗边询问患者的感受扣3分 污染一次扣5分 留取粪便标本时，粪液触及容器瓶口扣5分 未使用PDA扫描工号扣2分 其余一项不符合要求扣1分	

项目	总分	技术操作要求	标分	评分标准	扣分
操作后	5	1. 协助患者取舒适体位，整理床单位 2. 根据院感防控标准，正确处理物品 3. 洗手，记录	2 2 1	一项不符合要求扣2分	
评价	5	1. 动作熟练、步骤正确，患者无不适 2. 粪便培养标本无菌，无污染，送检及时 3. 操作时间10分钟	1 2 2	操作不熟练扣4分 操作时间每延长30秒 　扣1分	
理论提问	5	1. 收集粪便培养标本的目的是什么 2. 采集粪便标本的注意事项有哪些	5	少一条，扣1分	
合计	100				

理论提问：

1. 收集粪便培养标本的目的是什么？

答：用于检验粪便中的致病菌，协助临床诊断和治疗。

2. 采集粪便标本的注意事项有哪些？

答：①留取粪便标本时，应使用一次性有盖、可密封、洁净、干燥、不渗漏、不易破损、开口和容量适宜的容器。用于细菌培养检查的标本应使用无菌容器，且有明显标识。②应尽可能选取附着黏液、脓液、血液的新鲜异常粪便（宜多个部位留取，蚕豆大小），并避免被尿液和异物（如卫生纸、花露水、强力清洁剂、除臭剂等）污染。不应留取尿壶或混有尿液的便盆中的粪便标本；粪便标本中也不可混入植物、泥土、污水等异物。不应从卫生纸或衣裤、纸尿裤等物品上留取标本，不能用有棉絮端的棉签挑取标本。采集后的标本宜在 1 小时内（夏季）或 2 小时内（冬季）送检。③采集培养标本时，全部无菌操作并将标本收集于灭菌封口的容器内。若难以获得粪便或排便困难者及幼儿可采取直肠拭子法，即将拭子或无菌棉签前端用无菌甘油或生理盐水湿润，然后插入肛门 4 ～ 5cm（幼儿 2 ～ 3cm），轻轻在直肠内旋转，擦取直肠表面黏液后取出，盛于无菌试管中或保存液中送检。④采集隐血标本时，嘱患者检查前 3 天禁食肉类、动物肝脏、血类食物和含铁丰富的药物，3 天后采集标本，以免造成假阳性。粪便隐血试验宜连续 3 天每天送检标本（适用时），每次采集粪便 2 个部位的标本送检（置于同一标本容器中）。不可使用直肠指检标本。⑤患者腹泻时的水样便应盛于容器中送检。下列腹泻患者宜连续 3 天送检标本：社区获得性腹泻（入院前或入院 72 小时内出现症状）、医院获得性腹泻（入院 72 小时后出现症状），且至少有下列情况之一：> 65 岁并伴有基础疾病、HIV 感染、粒细胞缺乏症（中性粒细胞 $< 0.5 \times 10^9$/L）及疑似院内暴发感染时。

（王明雪　王　慧）

五、痰标本采集技术操作考核评分标准

科室＿＿＿＿＿＿＿　姓名＿＿＿＿＿＿　考核人员＿＿＿＿＿＿　考核日期：　　年　月　日

项目	总分	技术操作要求	标分	评分标准	扣分
仪表	5	仪表、着装符合护士礼仪规范	5	一项不符合要求扣1分	
操作前准备	8	1. 洗手 2. 核对医嘱，检验标签 3. 备齐用物，用物放置合理、有序，依次检查所备物品，保证安全有效 治疗车上层：PDA、贴好检验标签的痰盒/集痰器、吸引器、漱口溶液（多贝尔液、冷开水）、防腐剂、生理盐水、无菌手套、速干手消毒剂 治疗车下层：弯盘、医疗及生活垃圾袋	1 5 2	未核对扣5分 其余一项不符合要求扣1分	
安全评估	12	1. 携用物至床旁，查看床头牌、询问患者姓名，PDA扫描手腕带及执行条码核对信息是否一致 2. 评估患者病情，意识状态及合作程度，解释留取标本的目的、方法及配合指导正确 3. 评估患者口腔黏膜和咽部情况 4. 周围环境整洁，光线明亮 5. 与患者沟通时语言规范、态度和蔼	5 3 2 1 1	未核对扣5分 未使用PDA扣3分 查对患者姓名不规范扣3分 其余一项不符合要求扣1分	
操作过程	60	1. 协助患者取舒适卧位 2. 再次核对患者、手腕带、执行贴、标本容器是否相符 3. 收集痰液标本（三项操作，可选择一项考试） **第一项：常规痰标本采集技术** (1) 患者能自主咳痰者 ①患者清晨醒来未进食前先漱口 ②数次深呼吸后用力咳出气管深处的痰液 ③盛于痰盒内 ④盖好痰盒 (2) 无法咳痰或不合作的患者 ①协助患者取适当卧位 ②由下向上叩击患者的背部 ③戴好无菌手套 ④无菌集痰器连接吸引器 ⑤按吸痰法将痰吸入无菌集痰器中，加盖 **第二项：痰培养标本采集技术** (1) 晨痰最佳；先用复方硼砂溶液（朵贝尔液）再用冷开水漱口，清洁口腔和牙齿 (2) 深吸气后再用力咳出呼吸道深部的痰液于无菌容器内	2 5 8 8 1 1 1 10 3 5 3 10 10	未核对一次扣5分 核对内容不全少一项扣3分 查对患者姓名不规范扣3分 污染一次扣2分 未及时洗手扣2分 未注明标本留取时间扣5分 未使用PDA扫描工号扣2分 一项不符合要求扣1分	

项目	总分	技术操作要求	标分	评分标准	扣分
		(3) 痰量不少于 1ml	10		
		(4) 痰咳出困难时可先用生理盐水雾化，再咳出痰液于无菌容器内	10		
		第三项：24 小时痰标本采集技术			
		(1) 请患者留取痰液在广口集痰器内	2		
		(2) 清晨醒来（7：00），未进食前	5		
		(3) 漱口后第一口痰开始留取	5		
		(4) 次日晨（7：00），未进食前	5		
		(5) 漱口后第一口痰作为结束	5		
		(6) 将 24 小时全部痰液吐入广口集痰器中，加盖	15		
		(7) 安全评估：嘱患者不可将唾液、漱口水、鼻涕混入痰标本中，避免痰液黏附在容器壁上（正常人痰液量每日约 25ml 或无痰液）	3		
		4. 留取标本后，根据患者需要给予漱口或口腔护理，使患者感觉舒适	3		
		5. 手消毒	2		
		6. 再次核对，PDA 扫描工号	5		
		7. 询问患者的感受，交代注意事项	3		
操作后	5	1. 协助患者取舒适体位，整理床单位 2. 根据院感防控标准，正确处理物品 3. 洗手，记录	2 2 1	一项不符合要求扣 1 分	
评价	5	1. 操作准确、无不适反应 2. 标本处理正确及时送检 3. 操作时间 5 分钟	1 2 2	操作不熟练扣 4 分 操作时间每延长 30 秒扣 1 分	
理论提问	5	1. 痰标本采集的目的是什么 2. 痰标本采集的注意事项有哪些	5	少一条，扣 1 分	
合计	100				

理论提问：

1. 痰标本采集的目的是什么？

答：①常规痰标本：检查痰液中的细菌、虫卵或癌细胞等；②痰培养标本：检查痰液中的致病菌，为选择抗生素提供依据；③ 24 小时痰标本：检查 24 小时的痰量，并观察痰液的性状，协助诊断或做浓集结核杆菌检查。

2. 痰标本采集的注意事项有哪些？

答：①收集痰液时间宜选择在清晨，因此时痰量较多，痰内细菌也较多，可提高阳性率；②勿将漱口水、口腔、鼻咽分泌物（如唾液、鼻涕）等混入痰液中；③如查癌细胞，应用 10% 甲醛溶液或 95% 乙醇溶液固定痰液后立即送检；④做 24 小时痰量和分层检查时，应嘱患者将痰吐在无色广口大玻璃瓶内，加少许防腐剂（如苯酚）防腐；⑤留取痰培养标本时，应先用朵贝尔液及冷开水漱口数次，尽量排除口腔内的大量杂菌。⑥痰培养标本：真菌和分枝杆菌诊断宜连续采集多套痰标本；痰标本不能进行厌氧培养；痰涂片革兰染色镜检对痰培养结果具有参考价值。

（王　慧　修　红）

六、咽拭子标本采集技术操作考核评分标准

科室_____　姓名_____　考核人员_____　考核日期：　　年　月　日

项目	总分	技术操作要求	标分	评分标准	扣分
仪表	5	仪表、着装符合护士礼仪规范	5	一项不符合要求扣1分	
操作前准备	8	1. 洗手 2. 核对医嘱，检验条码，无误后将检验条码粘贴于无菌咽拭子培养试管外壁上 3. 备齐用物，用物放置合理、有序，依次检查所备物品，保证安全有效 治疗车上层：PDA、无菌鼻/咽拭子、贴好标签的培养试管、无菌生理盐水、压舌板、手电筒、一次性手套、速干手消毒剂。必要时备乙醇灯、打火机 治疗车下层：弯盘、医疗及生活垃圾袋	1 5 2	未核对扣5分 其余一项不符合要求扣1分	
安全评估	12	1. 携用物至床旁，查看床头牌、询问患者姓名、PDA扫描手腕带及执行条码核对信息是否一致 2. 评估患者病情、临床诊断和目前的病情、治疗情况，解释操作目的和方法，取得患者配合 3. 评估患者口腔黏膜和咽部感染情况，了解患者的进食时间 4. 周围环境整洁，光线明亮 5. 与患者沟通时语言规范、态度和蔼	5 3 2 1 1	未核对扣5分 未使用PDA扣3分 未核对床头牌、手腕带、患者各扣3分 核对患者姓名不规范扣3分 其余一项不符合要求扣1分	
操作过程	60	1 协助患者取舒适卧位 2. 再次核对患者、手腕带、执行贴、标本容器是否相符，戴一次性手套 （3、4选择其中一种考核） 3. 鼻咽拭子 （1）请患者头部保持不动，去除鼻前孔中表面的分泌物 （2）将拭子放入无菌生理盐水中湿润（一次性采样拭子则不需要） （3）通过鼻腔轻轻、缓缓插入拭子至鼻咽部 （4）当遇到阻力即到达后鼻咽后，停留数秒（一般15～30秒）吸取分泌物，轻轻旋转取出拭子，置于培养试管中 （5）用于病毒学检验的拭子，将拭子头浸入病毒运送液，尾部弃去，旋紧管盖	1 5 5 5 10 20 5	未核对一次扣5分 核对内容不全少一项扣3分 核对患者姓名不规范扣3分 污染一次扣2分 消毒试管口不规范扣5分 未注明标本留取时间扣5分 棉签触及其他部位扣5分	

项目	总分	技术操作要求	标分	评分标准	扣分
		4. 口咽拭子 (1) 患者头后倾，口张大 (2) 采样者将拭子放入无菌生理盐水中湿润（一次性采样拭子则不需要），擦拭两侧腭弓、咽、扁桃体上的分泌物，必要时可用压舌板压住舌部，暴露咽喉壁 (3) 轻轻取出拭子，避免触及舌面、悬垂体、口腔黏膜和唾液 (4) 拭子插回培养试管中，盖紧 5. 脱一次性手套，手消毒 6. 注明标本留取时间 7. 再次核对，PDA 扫描工号 8. 询问患者感受 9. 标本及时送检	5 20 10 10 1 1 5 1 1	污染标本扣30分 未使用PDA扣3分 其余一项不符合要求扣2分	
操作后	5	1. 协助患者取舒适体位，整理床单位 2. 根据院感防控标准，正确处理物品 3. 洗手，记录	2 2 1	一项不符合要求扣2分	
评价	5	1. 操作准确、患者痛感较小，无不适反应 2. 标本处理正确及时送检 3. 操作时间5分钟	1 2 2	操作不熟练扣4分 操作时间每延长30秒扣1分	
理论提问	5	1. 咽拭子标本采集的目的是什么 2. 咽拭子标本采集的注意事项有哪些	5	少一条，扣1分	
合计	100				

理论提问：

1. 咽拭子标本采集的目的是什么？

答：从咽部和扁桃体采取分泌物做细菌培养或病毒分离，以协助诊断。

2. 咽拭子标本采集的注意事项有哪些？

答：①最好在应用抗生素之前采集标本。②避免交叉感染。③采集真菌培养标本，须在口腔溃疡面上采集分泌物，避免接触正常组织。应用无菌盐水湿润的拭子清洁溃疡表面，弃去，再用第二根拭子自炎症区域擦拭并停留3～5秒，取样于咽拭子培养试管中送检。④注意无菌长棉签不要触及其他部位，防止污染标本，影响检验结果。⑤避免在进食后2小时内留取标本，以防呕吐。

（王慧 修红）

第九节　各种给药技术操作考核评分标准

一、口服给药技术操作考核评分标准

科室_____　　姓名_____　　考核人员_____　　考核日期：　　年　月　日

项目	总分	技术操作要求	标分	评分标准	扣分
仪表	5	仪表、着装符合护士礼仪规范	5	一项不符合要求扣 1 分	
操作前准备	8	1. 洗手 2. 核对医嘱、执行贴、口服药包（瓶装或盒装药物需打印执行贴） 3. 备齐用物，用物放置合理、有序，依次检查所备物品，保证安全有效 治疗车上层：PDA、药物、温开水。必要时备量杯、研磨器、速干手消毒剂 治疗车下层：弯盘、医疗及生活垃圾袋	1 5 2	未核对扣 5 分 物品少一样扣 1 分 其余一项不符合要求扣 1 分	
安全评估	12	1. 携用物至床旁，查看床头牌、询问患者姓名，PDA 扫描手腕带及执行条码核对信息是否一致 2. 询问、了解患者的身体及自理情况、药物过敏史及药物使用情况，解释操作的目的和方法，取得患者配合 3. 了解患者吞咽能力、有无口腔或食管疾病及是否有恶心、呕吐等 4. 周围环境整洁，光线明亮 5. 与患者沟通时语言规范、态度和蔼	5 3 2 1 1	未核对扣 5 分 未评估过敏史扣 3 分 未评估吞咽情况扣 2 分 其余少评估一项扣 1 分	
操作过程	60	1. 协助取舒适体位 2. 备好温开水 3. 再次核对患者、手腕带、执行单及药物，准确无误后才能发药 4. 协助患者服药，确认药物服下 5. 口述：鼻饲患者给药时，应当将药物研碎溶解后由胃管注入 6. 安全评估：若患者需服用强心苷类药物，服药前须先测脉搏、心率，注意节律变化，若脉率＜60 次 / 分，禁服 7. 安全评估：若为水剂，一手持量杯，拇指置于所需刻度，并使其刻度与视线平；另一手将药瓶标签一面朝上，倒药至所需刻度处 8. 若患者不在病房或因故暂不能服药者，暂不发药，做好交班 9. 手消毒	3 2 10 10 5 5 5 5 1	未核对一次扣 3 分 核对内容不全一项扣 1 分 核对患者姓名不规范扣 2 分 安全评估少一条扣 5 分 其余一项不符合要求扣 2 分	

项目	总分	技术操作要求	标分	评分标准	扣分
		10. 再次核对，PDA扫描工号	5		
		11. 告知药物服用的注意事项	5		
		12. 密切观察并询问患者的反应	4		
操作后	5	1. 协助患者取舒适体位，整理床单位 2. 根据院感防控标准，正确处理物品 3. 洗手，记录	2 2 1	其余一项不符合要求扣1分	
评价	5	1. 操作熟练、"三查八对"观念强 2. 操作时间5分钟	3 2	操作时间每延长30秒扣1分	
理论提问	5	1. 口服给药的目的有哪些 2. 口服给药的注意事项是什么	5	少一条，扣1分	
合计	100				

理论提问：

1. 口服给药的目的有哪些？

答：①协助患者遵照医嘱安全、正确地服用药物；②治疗疾病、减轻症状、维持正常生理功能；③协助诊断、预防疾病。

2. 口服给药的注意事项是什么？

答：①严格按医嘱给药、执行查对制度和无菌操作原则；②对于生活不能自理的患者，应取半卧位喂药，切勿让患者平躺喂药，以防药液进入气管，发生呛咳或误吸；③通常饮用 40～60℃ 温开水行口服用药，禁用茶水、咖啡、饮料等服药；④婴幼儿、上消化道出血患者服用固体药时，需研碎再口服；⑤对于肠溶片、控释片、缓释片、舌下含片，切忌研碎或嚼碎；⑥遵医嘱增加或停用某种药物时，应及时告知患者；⑦服用多种药物时，注意药物间的配伍禁忌。

（柳国芳　姜　艳）

二、超声雾化吸入技术操作考核评分标准

科室_____　姓名_____　考核人员_____　考核日期：　年　月　日

项目	总分	技术操作要求	标分	评分标准	扣分
仪表	5	仪表、着装符合护士礼仪规范	5	一项不符合要求扣1分	
操作前准备	8	1. 洗手 2. 核对医嘱，打印执行贴 3. 备齐用物,用物放置合理、有序,依次检查所备物品,保证安全有效 治疗车上层：超声雾化器、PDA、执行贴、治疗盘内放置雾化管道、蒸馏水、水温计、药液、60ml注射器、纱布、治疗巾、速干手消毒剂	1 3 2	未核对一次扣3分 物品缺一件扣1分 药液不准或浪费扣3分 其余一项不符合要求扣1分	

项目	总分	技术操作要求	标分	评分标准	扣分
		治疗车下层：弯盘、含消毒液桶、医疗垃圾袋、生活垃圾袋 4. 根据医嘱正确配药 （1）水槽内加蒸馏水 250ml，浸没雾化罐底透声膜 （2）根据医嘱，将所需药液稀释至 30～50ml，加入雾化罐内，将盖盖紧	2		
安全评估	12	1. 携用物至床旁，查看床头牌、询问患者姓名，PDA 扫描手腕带及执行条码核对信息是否一致 2. 向患者解释操作的目的、方法及如何配合。评估患者病情及合作程度及对用药认知，询问过敏史 3. 评估患者呼吸道是否感染、通畅，痰液情况。患者口腔黏膜有无感染、溃疡等 4. 环境安静、清洁 5. 与患者沟通时语言规范、态度和蔼	5 3 2 1 1	未核对扣 5 分 核对患者姓名不规范扣 3 分 未使用 PDA 扣 3 分 少评估一项扣 1 分 其余一项不符合要求扣 1 分	
操作过程	60	1. 患者体位舒适、摆放正确 2. 检查雾化器处于备用状态，打开治疗盘，颌下铺治疗巾 3. 正确连接雾化机管道 4. 接通电源 5. 开预热开关 3～5 分钟后，再开工作开关 6. 定好时间为 15～20 分钟 7. 调节雾量，一般用中档 8. 再次核对患者、手腕带、执行贴及药物 9. 将口含嘴放入口中或将面罩放置合适 10. 指导患者做均匀深呼吸，学会用口吸气、鼻呼气（安全评估：使用过程中水槽内温度＞60℃时应更换冷蒸馏水，换水时要关机进行） 11. 注意观察患者病情变化并及时通知医师 12. 雾化完毕后，去除面罩或口含嘴 13. 先关闭工作开关，再关闭预热开关，最后关闭电源 14. 将管道置于含消毒液桶内（一次性管道放入医疗垃圾袋内） 15. 帮助患者擦净面部，撤治疗巾 16. 安全评估：必要时协助患者排痰 17. 手消毒 18. 再次核对，PDA 扫描工号 19. 询问患者感受，交代注意事项	2 2 5 2 5 3 3 5 3 6 3 3 6 2 2 2 1 2 3	未核对扣 5 分 核对内容不全少一项扣 1 分 核对患者姓名不规范扣 3 分 观察病情不仔细扣 2 分 沾湿床单、盖被扣 2 分 雾化过程中未与患者交流扣 5 分 雾化时间不正确扣 2 分 雾化完毕未询问患者感受扣 2 分 未指导患者正确呼吸扣 5 分 未使用 PDA 扫描工号扣 2 分 其余一项不符合要求扣 1 分	

续表

项目	总分	技术操作要求	标分	评分标准	扣分
操作后	5	1. 协助患者取舒适体位，整理床单位 2. 根据院感防控标准，正确处理物品 3. 洗手，记录	2 2 1	一项不符合要求扣1分	
评价	5	1. 动作轻巧、准确，操作规范 2. 患者感觉舒适，雾化效果好 3. 操作时间5分钟	1 2 2	操作时间每延长30秒扣1分	
理论提问	5	1. 如何指导患者进行正确的雾化吸入 2. 超声雾化吸入的目的是什么	5	少一条，扣1分	
合计	100				

理论提问：

1. 如何指导患者进行正确的雾化吸入？

答：①指导患者雾化吸入时采用口吸气、鼻呼气的方法；②告知患者在雾化吸入过程中出现不适时，及时通知医护人员。

2. 超声雾化吸入的目的是什么？

答：①湿化气道：常用于呼吸道湿化不足、长期使用人工呼吸机者等；②控制感染：消除炎症，常用于治疗支气管、肺部感染；③改善通气：解除支气管痉挛；④祛痰镇咳：稀释痰液，帮助祛痰。

（修 红 张 惠）

三、氧驱动雾化吸入技术操作考核评分标准（面罩式／口含式）

科室_____ 姓名_____ 考核人员_____ 考核日期：　　年　月　日

项目	总分	技术操作要求	标分	评分标准	扣分
仪表	5	仪表、着装符合护士礼仪规范	5	一项不符合要求扣1分	
操作前准备	8	1. 洗手 2. 核对医嘱，打印执行贴 3. 备齐用物，用物放置合理、有序，依次检查所备物品，保证安全有效 治疗车上层：PDA、执行贴，治疗盘内放一次性雾化吸入器一套、治疗巾、生理盐水、药液、5ml注射器、纱布、氧气装置一套、速干手消毒剂 治疗车下层：弯盘、含消毒液桶、医疗垃圾袋、生活垃圾袋 4. 根据医嘱配制雾化液并注入雾化器内，检查雾化器有无漏液情况	1 3 2 2	未核对扣3分 药液配制不准确或有浪费现象扣4分 其余一项不符合要求扣1分	

续表

项目	总分	技术操作要求	标分	评分标准	扣分
安全评估	12	1. 携用物至床旁，查看床头牌、询问患者姓名、PDA扫描手腕带及执行条码核对信息是否一致 2. 向患者解释操作的目的、方法及如何配合。评估患者的病情及合作程度及对用药的认知，询问过敏史 3. 评估患者呼吸道是否感染、通畅，痰液情况。患者口腔黏膜有无感染、溃疡等 4. 环境安静、清洁 5. 与患者沟通时语言规范、态度和蔼	5 3 2 1 1	未查对扣5分 未核对床头牌、手腕带、患者各扣3分 核对患者姓名不规范扣3分 未使用PDA扣3分 少评估一项扣1分 其余一项不符合要求扣1分	
操作过程	60	1. 抬高床头，取舒适卧位或坐位 2. 安装氧气装置 3. 患者颌下铺治疗巾 4. 将氧驱动雾化管道与氧气装置连接 5. 调节氧气流量，一般为6～8L/min 6. 再次核对患者、手腕带、执行贴及药物 7. 将面罩戴在患者口鼻部（若为口含式应正确指导患者使用口含嘴，学会用口吸气、鼻呼气） 8. 指导患者做均匀深呼吸 9. 注意观察患者病情变化并及时通知医师 10. 雾化完毕后，去除雾化器 11. 关闭氧气 12. 帮助患者擦净面部 13. 必要时协助患者排痰 14. 手消毒 15. 再次核对，PDA扫描工号 16. 询问患者感受	2 3 1 5 5 5 10 5 5 3 3 1 3 1 5 3	未核对一次扣5分 核对内容不全少一项扣1分 核对患者姓名不规范扣3分 操作方法不规范扣5分 操作过程有漏气扣3分 面罩未完全遮盖口鼻扣3分 未手消毒扣2分 未询问患者感受扣3分 未使用PDA扫描工号扣2分 其余一项不符合要求扣1分	
操作后	5	1. 协助患者取舒适体位，整理床单位 2. 根据院感防控标准，正确处理物品 3. 洗手，记录	2 2 1	一项不符合要求扣1分	
评价	5	1. 患者感觉舒适，雾化效果好 2. 操作时间3分钟	2 3	操作时间每延长30秒扣1分	
理论提问	5	氧驱动雾化吸入的注意事项是什么	5	少一条，扣1分	
合计	100				

理论提问：

氧驱动雾化吸入的注意事项是什么？

答：①当患者呼吸道分泌物多时，可先拍背咳痰，让呼吸道尽可能地保持通畅，减少阻碍，提高雾化治疗的效果；②正确使用供氧装置，注意用氧安全，室内应避免火源；

③氧气湿化瓶内勿盛水，以免液体进入雾化器内使药液稀释影响疗效；④密切关注患者雾化吸入治疗中潜在的药物不良反应；⑤观察及协助排痰，注意观察患者痰液排出情况，如痰液仍未咳出，可予以拍背、吸痰等方法协助排痰。

（修　红）

四、皮内注射技术操作考核评分标准（青霉素过敏试验）

科室＿＿＿＿＿＿　姓名＿＿＿＿＿　考核人员＿＿＿＿＿＿　考核日期：　　年　月　日

项目	总分	技术操作要求	标分	评分标准	扣分
仪表	5	仪表、着装符合护士礼仪规范	5	一项不符合要求扣1分	
操作前准备	8	1. 洗手 2. 核对医嘱，打印执行贴 3. 备齐用物，用物放置合理、有序，依次检查所备物品及药品，保证安全有效 治疗车上层：PDA、执行贴、注射盘内放75%乙醇、棉签、20ml注射器2支、1ml注射器2支、青霉素（400万U）、0.9%氯化钠注射液、砂轮、启瓶器、2ml注射器1支、盐酸肾上腺素1支、速干手消毒剂 治疗车下层：弯盘、锐器盒、医疗及生活垃圾袋	1 5 2	未核对扣5分 物品准备每少一件扣1分 其余一项不符合要求扣1分	
安全评估	12	1. 携用物至床旁，查看床头牌、核对患者、PDA扫描手腕带及执行条码核对信息是否一致 2. 了解患者病情、合作程度，解释操作目的、方法及如何配合 3. 询问有无过敏史 4. 评估患者注射部位的皮肤状况，是否有饥饿、头晕、心悸、气短等身体不适 5. 环境安静、清洁、舒适，与患者沟通时语言规范、态度和蔼	5 1 3 2 1	未核对扣5分 未核对床头牌、手腕带、患者各扣3分 核对患者姓名不规范扣3分 未使用PDA扣3分 其余一项不符合要求扣1分	
操作过程	60	1. 协助患者取舒适体位 2. 将弯盘置于治疗车上层 3. 再次检查药液质量及有效期 4. 开启生理盐水，注明开启时间及"化青霉素专用"字样 5. 开启青霉素，常规消毒青霉素与生理盐水瓶塞，自然晾干 6. 检查20ml注射器，抽吸20ml生理盐水，稀释青霉素，摇匀（每毫升含青霉素20万U） 7. 检查1ml注射器，取上液0.1ml+生理盐水至1ml，摇匀（每毫升含青霉素2万U） 8. 取上液0.1ml+生理盐水至1ml，摇匀（每毫升含青霉素2000万U）	1 1 5 3 2 5 3 3	未核对一次扣5分 核对内容不全少一项扣2分 核对患者姓名不规范扣3分 皮试液配制不准确一次扣5分 未摇匀注射器内的药液每次扣2分 违反无菌原则一次扣2分 排气手法不正确扣2分 药液浪费一次扣2分	

项目	总分	技术操作要求	标分	评分标准	扣分
		9. 取上液 0.25ml+ 生理盐水至 1ml，摇匀（每毫升含青霉素 500U）	3	消毒后未待干扣 5 分	
		10. 再次核对患者、手腕带、执行贴及药物	5	进针角度、深度不正确扣 3 分	
		11. 选择注射部位，用 75% 乙醇（如患者乙醇过敏，可选择 0.9% 氯化钠溶液）以穿刺点为中心消毒皮肤两遍，消毒直径 > 5cm，自然晾干	5	未签名扣 2 分 操作面不洁扣 2 分 针头斜面错误扣 2 分	
		12. 排出注射器内的空气	2	推入药液过多或过少扣 2 分	
		13. 左手绷紧前臂掌侧下段皮肤，右手平执式持针，针尖斜面向上，与皮肤成 5° 进针	5	注射部位不准确扣 3 分	
		14. 针头斜面朝上，完全进入皮内后，放平注射器，以左手拇指固定针栓，右手推注药液 0.1ml（含 50U），使局部形成一小皮丘，皮肤变白并显露毛孔	5	未使用 PDA 扫描工号扣 3 分 其余一项不符合要求扣 1 分	
		15. 注射毕，迅速拔出针头	1		
		16. 手消毒	1		
		17. 再次核对，PDA 扫描工号	5		
		18. 询问患者感受，交代注意事项	2		
		19. 安全评估：如患者需做两种药物过敏试验，中间间隔至少 30 分钟	3		
操作后	5	1. 协助患者取舒适体位，整理床单位 2. 按照院感防控标准，正确处理物品 3. 20 分钟后由两名护士观察结果并签名记录	1 2 2	判断时间不准确扣 5 分	
评价	5	1. 操作熟练、无菌观念强 2. 各项核对准确无误。皮试液配制准确 3. 操作时间 10 分钟	1 2 2	操作不熟练扣 4 分 操作时间每延长 30 秒扣 1 分	
理论提问	5	1. 皮内注射的目的是什么 2. 如何判断青霉素试验结果 3. 皮内注射的操作并发症有哪些	5	少一条，扣 1 分	
合计	100				

理论提问：

1. 皮内注射·的目的是什么？

答：①进行药物过敏试验，以观察有无过敏反应；②预防接种，如卡介苗；③局部麻醉的起始步骤。

2. 如何判断青霉素试验结果？

答：①阴性：皮丘大小无改变，周围不红肿，无红晕，无自觉症状，无不适表现；②阳性：皮丘隆起增大，出现红肿，红晕直径 > 1cm，周围有伪足伴局部痒感。严重时可有头晕、心慌、恶心，甚至发生过敏性休克。

3. 皮内注射的操作并发症有哪些?

答：①如患者对皮试药物有过敏史，禁止皮试；②皮试药液要现用现配，剂量要准确，并备肾上腺素等抢救药品及物品；③皮试结果阳性时，应告知医师、患者及其家属，并在病历、护理记录、一览表、床头卡、手腕带上进行标识。

（王 薇 脱 淼）

五、皮下注射技术操作考核评分标准

科室_____ 姓名_____ 考核人员_____ 考核日期： 年 月 日

项目	总分	技术操作要求	标分	评分标准	扣分
仪表	5	仪表、着装符合护士礼仪规范	5	一项不符合要求扣1分	
操作前准备	8	1. 洗手 2. 核对医嘱，打印执行贴 3. 备齐用物，用物放置合理、有序，依次检查所备物品、药品，保证安全有效 治疗车上层：PDA、执行贴，注射盘内放置安尔碘、棉签、1ml/2ml注射器2支、药液、砂轮、盐酸肾上腺素1支、速干手消毒剂 治疗车下层：弯盘、锐器盒、医疗及生活垃圾袋	1 5 2	未核对扣5分 物品准备每少一件扣1分 其余一项不符合要求扣1分	
安全评估	12	1. 携用物至床旁，查看床头牌、询问患者姓名、PDA扫描手腕带及执行条码核对信息是否一致 2. 了解患者病情、合作程度，解释操作目的、方法及如何配合，询问有无过敏史 3. 评估患者注射部位的皮肤及皮下组织状况，肢体活动能力，患者是否有饥饿、头晕、心悸、气短等身体不适 4. 环境安静、清洁、舒适 5. 与患者沟通时语言，态度和蔼	5 3 2 1 1	未核对扣5分 未核对床头牌、手腕带、患者各扣3分 核对患者姓名不规范扣3分 未使用PDA扣3分 少评估一项扣1分 其余一项不符合要求扣1分	
操作过程	60	1. 将弯盘置于治疗车上层 2. 再次检查药液与执行贴是否一致 3. 将安瓿顶端的药液弹下 4. 用消毒后砂轮切割安瓿 5. 消毒砂轮锯过的安瓿部位，打开安瓿 6. 再次检查注射器外包装并正确取出注射器 7. 抽吸药液，放置于治疗盘内 8. 协助患者取正确体位 9. 适度暴露注射部位，查看局部皮肤，确认注射部位；可选择的注射部位有上臂三角肌下缘、双侧腹部（耻骨联合以上约1cm、最低肋缘以下约1cm、脐周2.5cm以外区域）、大腿前外侧上1/3、臀部外上侧、背部等部位	1 5 1 1 2 4 5 5 5	未核对扣5分 核对内容不全少一项扣1分 核对患者姓名不规范扣3分 污染一次扣2分 药液浪费扣2分 抽吸药液手法不正确扣2分 消毒后未待干扣5分 排气手法不正确扣2分 药液倒流扣2分	

项目	总分	技术操作要求	标分	评分标准	扣分
		10. 以穿刺点为中心消毒皮肤两遍，消毒直径＞5cm，自然晾干	5	注射角度不准确扣2分 进针深度不正确扣3分 未使用PDA扫描工号 扣2分 其余一项不符合要求 扣1分	
		11. 再次核对患者、手腕带、执行贴及药物	5		
		12. 排尽注射器内空气	2		
		13. 左手绷紧皮肤，右手持注射器，示指固定针栓，针头斜面向上与皮肤成30°～40°进针，进针深度以针梗1/2～2/3为宜	4		
		14. 左手示指、拇指回抽注射器	3		
		15. 如无回血，缓慢推注药液	2		
		16. 注射后快速拔针，按压片刻	2		
		17. 手消毒	1		
		18. 再次核对，PDA扫描工号	5		
		19. 询问患者的感受，交代注意事项	2		
操作后	5	1. 协助患者取舒适体位，整理床单位 2. 根据院感防控标准，正确处理物品 3. 洗手，记录	2 2 1	一项不符合要求扣1分	
评价	5	1. 动作轻巧、准确、操作方法规范 2. 患者感觉舒适，痛感较小 3. 操作时间3分钟	2 1 2	操作不熟练扣4分 操作时间每延长30秒 扣1分	
理论提问	5	1. 皮下注射的注意事项有哪些 2. 皮下注射的目的是什么 3. 皮下注射的操作并发症有哪些	5	少一条，扣1分	
合计	100				

理论提问：

1. 皮下注射的注意事项有哪些？

答：①严格执行查对制度和无菌操作原则；②刺激性强的药物不宜用皮下注射；③长期皮下注射者，应有计划地经常更换注射部位，防止局部产生硬结；④过于消瘦者，护士可捏起局部组织，适当减小进针角度，进针角度不宜超过45°，以免刺入肌层。

2. 皮下注射的目的是什么？

答：①注入小剂量药物，用于不宜口服给药而需在一定时间内发生药效时，如胰岛素注射；②预防接种疫苗，如麻疹疫苗；③局部麻醉用药。

3. 皮下注射的操作并发症有哪些？

答：①出血；②硬结形成；③低血糖反应；④其他并发症：针头弯曲或针头折断。

（修 红 柳国芳）

六、肌内注射技术操作考核评分标准

科室_____ 姓名_____ 考核人员_____ 考核日期：　　年　月　日

项目	总分	技术操作要求	标分	评分标准	扣分
仪表	5	仪表、着装符合护士礼仪规范	5	一项不符合要求扣1分	
操作前准备	8	1. 洗手 2. 核对医嘱，打印执行贴 3. 备齐用物，用物放置合理、有序，依次检查所备物品，保证安全有效 治疗车上层：PDA、执行贴、注射盘内放置安尔碘、棉签、2ml/5ml注射器2支、药物、砂轮、盐酸肾上腺素1支、速干手消毒剂 治疗车下层：弯盘、锐器盒、医疗垃圾袋、生活垃圾袋	1 5 2	未查对扣5分 物品准备每少一件扣1分 其余一项不符合要求扣1分	
安全评估	12	1. 携用物至床旁，查看床头牌、询问患者姓名、PDA扫描手腕带及执行条码核对信息是否一致 2. 了解患者病情、合作程度。解释操作的目的、方法及如何配合，询问有无过敏史 3. 评估患者注射部位的皮肤及肌肉组织状况，肢体活动能力，患者是否有饥饿、头晕、心悸、气短等身体不适 4. 环境安静、清洁，注意保护患者隐私 5. 与患者沟通时语言规范、态度和蔼	5 2 3 1 1	未查对患者扣5分 未查对床头牌、手腕带、患者各扣3分 查对患者姓名不规范扣3分 未使用PDA扣3分 其余一项不符合要求扣1分	
操作过程	60	1. 将弯盘置于治疗车上层 2. 再次检查药液名称与执行贴信息是否一致 3. 将安瓿顶端的药液弹下 4. 用消毒后的砂轮切割安瓿 5. 消毒砂轮锯过的安瓿部位，折断安瓿 6. 再次检查注射器外包装并正确取出注射器 7. 抽吸药液，放置治疗盘内 8. 协助患者取正确体位 9. 适度暴露注射部位，查看局部皮肤，确认注射部位 10. 以穿刺点为中心消毒皮肤两遍，消毒直径＞5cm，自然晾干 11. 再次核对患者、手腕带、执行贴及药物 12. 排尽注射器内空气 13. 左手拇指、示指绷紧皮肤，右手以执笔式持注射器，中指固定针栓，将针梗的1/2～2/3迅速垂直刺入皮肤，松开左手 14. 回抽注射器活塞，如无回血，缓慢推注药液 15. 注射后无菌干棉签轻压穿刺处，快速拔针后按压至不出血为止	1 5 2 2 2 3 2 5 5 5 5 2 5 5 2	未查对扣5分 查对不规范扣3分 未查对床头牌、手腕带、患者、药物各扣1分 无菌注射盘的使用不正确、污染扣2分 污染一次扣2分 药液浪费扣2分 药液倒流扣2分 抽吸药液手法不正确扣2分 注射器针头污染未更换扣60分 消毒后未待干扣5分 排气手法不正确扣2分 未使用PDA扫描工号扣2分 其余一项不符合要求扣1分	

项目	总分	技术操作要求	标分	评分标准	扣分
		16. 手消毒 17. 再次核对，PDA 扫描工号 18. 询问患者的感受，交代注意事项	1 5 3		
操作后	5	1. 协助患者取舒适体位，整理床单位 2. 根据院感防控标准，正确处理物品 3. 洗手，记录	2 2 1	一项不符合要求扣 1 分	
评价	5	1. 动作轻巧、准确、操作方法规范 2. 患者感觉舒适，痛感较小 3. 操作时间 3 分钟	2 1 2	分操作时间每延长 30 秒扣 1 分	
理论提问	5	1. 肌内注射的注意事项有哪些 2. 肌内注射时，发生针头弯曲或针体折断的处理方法有哪些 3. 肌内注射的并发症有哪些	5	少一条，扣 1 分	
合计	100				

理论提问：

1. 肌内注射的注意事项有哪些？

答：①严格执行查对制度和无菌操作原则。②两种或两种以上药物同时注射时，注意配伍禁忌。③对 2 岁以下婴幼儿不宜选用臀大肌注射，因其臀大肌尚未发育好，注射时有损伤坐骨神经的危险，最好选择股外侧肌、臀中肌和臀小肌注射。④注射中若针头折断，应先稳定患者情绪，并嘱其保持原位不动，固定局部组织，以防断针移位，同时尽快用无菌血管钳夹住断端取出；如断端全部埋入肌肉，应速请外科医师处理。⑤对需要长期注射者，应交替更换注射部位，并选用细长针头，以避免或减少硬结的发生。

2. 肌肉注射时，发生针头弯曲或针体折断的处理方法有哪些？

答：①如出现针头弯曲，应查明弯曲的原因，更换针头后重新注射；②如发生针体折断，医务人员应保持镇静，同时稳定患者情绪，让患者保持原体位，勿移动肢体或做肢体收缩动作，防止断在体内的针体移位，迅速用止血钳将折断的针体拔出，如针体已完全没入皮肤，则需在 X 线下通过手术将针体取出。

3. 肌内注射的并发症有哪些？

答：①疼痛；②神经性损伤；③局部或全身感染；④针头堵塞；⑤针头弯曲或针头折断。

（修　红　柳国芳）

七、静脉注射技术操作考核评分标准

科室_____ 姓名_____ 考核人员_____ 考核日期：　　　年　月　日

项目	总分	技术操作要求	标分	评分标准	扣分
仪表	5	仪表、着装符合护士礼仪规范	5	一项不符合要求扣1分	
操作前准备	8	1. 洗手 2. 核对医嘱，打印执行贴 3. 备齐用物，用物放置合理、有序，依次检查所备物品、药品，保证安全有效 治疗车上层：PDA、执行贴，治疗盘内置安尔碘、棉签、一次性注射器2支（规格视药量而定）、药物、盐酸肾上腺素1支、胶布、砂轮、速干手消毒剂 治疗车下层：弯盘、止血带、锐器盒、医疗垃圾袋、生活垃圾袋	1 5 2	未核对扣5分 物品缺一件扣1分 其余一项不符合要求扣1分	
安全评估	12	1. 携用物至床旁，查看床头牌、询问患者姓名、PDA扫描手腕带及执行条码核对信息是否一致 2. 了解患者病情、合作程度，解释操作的目的、方法及如何配合，询问有无过敏史 3. 评估患者穿刺部位的皮肤状况，静脉充盈度及管壁弹性、肢体活动能力，患者是否有饥饿、头晕、心悸、气短等身体不适 4. 环境安静、清洁、舒适 5. 与患者沟通时语言规范、态度和蔼	5 3 2 1 1	未核对扣5分 未核对床头牌、手腕带、患者各扣3分 核对患者姓名不规范扣3分 未使用PDA扣3分 少评估一项扣1分 其余一项不符合要求扣1分	
操作过程	60	1. 将弯盘置于治疗车上层 2. 核对执行贴与药物是否一致 3. 检查药液并将安瓿顶端的药液弹下 4. 用消毒后的砂轮切割安瓿 5. 消毒砂轮锯过的安瓿部位，打开安瓿 6. 检查并正确取出注射器 7. 抽吸药液，放置在治疗盘内 8. 协助患者取正确卧位 9. 选择合适的静脉 10. 在穿刺处上方6cm处扎止血带 11. 以穿刺点为中心消毒皮肤两遍，消毒直径＞5cm，自然晾干 12. 再次核对患者、手腕带、执行贴及药物 13. 排尽注射器内空气 14. 以一手拇指绷紧静脉下端的皮肤使其固定，另一手持注射器，示指固定针栓，针头斜面向上，与皮肤成15°～30°进针，见回血后，再进入少许 15. 成功后松开止血带 16. 固定针头，缓慢推注药液	1 5 2 1 1 2 5 3 2 2 5 5 2 8 2 3	未核对每次扣5分 查对不规范扣3分 未查对床头牌、手腕带、患者、药物各扣1分 无菌注射盘的使用不正确、污染扣2分 污染一次扣2分 药液浪费扣2分 未消毒锯过的安瓿扣2分 抽吸药液手法不正确扣2分 消毒后未待干扣5分 排气手法不正确扣2分 药液倒流扣2分 进针角度不准确扣2分 进针深度不正确扣3分 其余一项不符合要求扣1分	

续表

项目	总分	技术操作要求	标分	评分标准	扣分
		17.注射毕,快速拔出针头,将干棉签置于穿刺点上方,按压片刻	2		
		18. 手消毒	1		
		19. 再次核对,PDA 扫描工号	5		
		20. 关心患者并询问患者的感受	3		
操作后	5	1. 协助患者取舒适体位,整理床单位 2. 根据院感防控标准,正确处理物品 3. 洗手,记录	2 2 1	一项不符合要求扣 1 分	
评价	5	1. 动作轻巧、准确、操作方法规范 2. 患者感觉舒适,痛感较小 3. 操作时间 3 分钟	2 1 2	操作时间每延长 30 秒扣 1 分	
理论提问	5	1.静脉注射的目的是什么 2.静脉注射的注意事项有哪些 3.静脉注射的操作并发症有哪些	5	少一条,扣 1 分	
合计	100				

理论提问:

1. 静脉注射的目的是什么?

答：①注入药物,用于药物不宜口服、皮下注射、肌内注射或需要迅速发挥药效时;②药物应浓度高、刺激性大、量多而不宜采取其他注射方法;③注入药物做某些诊断性检查。

2. 静脉注射的注意事项有哪些?

答：①严格执行查对制度和无菌操作制度;②长期静脉注射者要保护血管,应有计划地由远心端向近心端选择静脉;③注射对组织有强烈刺激性的药物,一定要在确认针头在静脉内后方可推注药液,以免药液外溢导致组织坏死;④股静脉注射时如误入股动脉,应立即拔出针头,用无菌纱布紧压穿刺处5～10分钟,直至无出血为止;⑤若需长时间、微量、均匀、精确地注射药物,选用微量注射泵更为安全可靠。

3. 静脉注射的操作并发症有哪些?

答：①药物外渗性损伤;②血肿;③静脉炎;④其他并发症:静脉穿刺失败、过敏反应。

（修　红　柳国芳）

八、密闭式静脉输液技术操作考核评分标准

科室_____ 姓名_____ 考核人员_____ 考核日期： 年 月 日

项目	总分	技术操作要求	标分	评分标准	扣分
仪表	5	仪表、着装符合护士礼仪规范	5	一项不符合要求扣1分	
操作前准备	8	1. 洗手 2. 核对医嘱、执行贴，核对药液瓶签（药名、浓度、剂量）及给药时间和给药方法 3. 备齐用物，用物放置合理、有序，依次检查所备物品、药品，保证安全有效 治疗车上层：PDA；治疗盘内放置：输入液体（按医嘱准备）、安尔碘、棉签、一次性输液器2套、头皮针2个、药液、胶布、速干手消毒剂、必要时备治疗巾和小垫枕 治疗车中层：弯盘、止血带、锐器盒 治疗车下层：医疗垃圾袋、生活垃圾袋	1 5 2	未核对扣5分 物品缺一件扣1分 其余一项不符合要求扣1分	
安全评估	12	1. 携用物至床旁，查看床头牌、询问患者姓名、PDA扫描手腕带及执行条码核对信息是否一致 2. 了解患者病情、合作程度，解释操作的目的、方法及如何配合，询问有无过敏史，是否大小便 3. 评估患者穿刺部位皮肤、血管状况、肢体活动度 4. 环境安静、清洁、舒适 5. 与患者沟通时语言规范、态度和蔼	5 3 2 1 1	未核对扣5分 未使用PDA扣3分 未核对床头牌、手腕带、患者各扣3分 核对患者姓名不规范扣3分 少评估一项扣1分 其余一项不符合要求扣1分	
操作过程	60	1. 协助患者取舒适正确卧位 2. 将弯盘置于治疗车上层 3. 选择穿刺部位 4. 备胶布 5. 再次安全核对药液有效期、有无破损、有无杂质、颜色有无异常、有无浑浊等 6. 打开液体瓶盖并消毒，挂输液架上，自然晾干 7. 检查并打开输液器，将输液器插入液体瓶塞内至根部 8. 排气一次成功（掌握首次排气液体不流出头皮针为原则） 9. 对光检查输液器内有无气泡 10. 将头皮针挂于输液架上（或放置于输液器包装内） 11. 在穿刺处点上方6～8cm处扎止血带 12. 以穿刺点为中心消毒皮肤两遍，消毒直径≥5cm，自然晾干（第二次消毒方向与第一次方向相反）	1 1 2 1 5 2 2 2 3 1 2 5	未核对一次扣3分 核对内容不全少一项扣1分 核对患者姓名不规范扣3分 污染一次扣2分 药液浪费扣2分 操作面不洁扣2分 输液器内有气泡扣2分 输液器内有附壁气泡扣1分 消毒不规范扣2分 消毒后未待干扣5分 手持针头未水平或略朝下扣3分 穿刺角度不正确扣5分	

项目	总分	技术操作要求	标分	评分标准	扣分
		13. 再次核对患者、手腕带、执行贴及药物	5	每退针一次扣 2 分	
		14. 取下护针帽，再次排气，关闭调节夹	2	穿刺失败扣 50 分	
		15. 嘱患者握拳，进行静脉穿刺：一手绷紧穿刺部位皮肤，惯用手持针，针尖斜面向上与皮肤成 15°～30°，自静脉走向刺入皮下，见回血后，将针头与皮肤平行再进入少许	8	跨越无菌区一次扣 2 分 扎止血带时间 > 2 分钟扣 2 分 反扎止血带扣 2 分	
		16. 成功后松止血带，嘱患者松拳	2	胶布固定不牢固扣 1 分	
		17. 打开调节夹，待液体滴入通畅，患者无不适后，用胶布固定头皮针	2	滴速不正确每分钟相差 5 滴扣 0.5 分，最多扣 2 分	
		18. 合理调节输液速度	5		
		19. 撤止血带	1	不看表调节滴速扣 2 分	
		20. 手消毒	1	输液器低于操作面以下扣 1 分	
		21. 再次核对，PDA 扫描工号	5	未使用 PDA 扫描工号扣 2 分	
		22. 询问患者的感受，交代注意事项	2	其余一项不符合要求扣 1 分	
操作后	5	1. 协助患者取舒适体位，整理床单位 2. 按照院感防控标准，正确处理物品	2 3	一项不符合要求扣 1 分	
评价	5	1. 操作熟练、无菌、节力、点滴通畅 2. 观察、处理故障正确 3. 操作时间 3 分钟	2 1 2	操作不熟练扣 4 分 操作时间每延长 30 秒扣 1 分	
理论提问	5	1. 应根据哪些因素来调节输液速度 2. 输液过程中常见的输液反应有哪些 3. 静脉输液法的操作并发症有哪些	5	少一条，扣 1 分	
合计	100				

理论提问：

1. 应根据哪些因素来调节输液速度？

答：根据病情、年龄、药物性质、治疗需要来调节输液滴速，如年老体弱、婴幼儿、心肺疾病的患者输入时滴速宜慢。脱水严重、心肺功能良好者，速度可快。利尿脱水剂应快速输入。高渗盐水、含钾药、升压药等滴入速度宜慢。

2. 输液过程中常见的输液反应有哪些？

答：①发热反应；②循环负荷过重反应（急性肺水肿）；③静脉炎；④空气栓塞。

3. 静脉输液法的操作并发症有哪些？

答：①发热反应；②急性肺水肿；③静脉炎；④空气栓塞；⑤疼痛；⑥导管堵塞；⑦液体渗漏；⑧穿刺失败。

（柳国芳　修　红）

九、使用 PDA 更换输液技术操作考核评分标准

科室＿＿＿＿＿＿＿＿＿ 姓名＿＿＿＿＿＿ 考核人员＿＿＿＿＿＿＿＿ 考核日期：　　年　月　日

项目	总分	技术操作要求	标分	评分标准	扣分
仪表	5	仪表、着装符合护士礼仪规范	5	一项不符合要求扣 1 分	
操作前准备	8	1. 洗手 2. 核对医嘱、执行贴，核对药液瓶签（药名、浓度、剂量）及给药时间和给药方法 3. 备齐用物，用物放置合理、有序，依次检查所备物品、药品，保证安全有效 治疗车上层：PDA，治疗盘内放安尔碘、棉签、输入液体（按医嘱准备）、速干手消毒剂 治疗车下层：医疗垃圾袋、生活垃圾袋	1 5 2	未核对扣 5 分 物品缺一件扣 1 分 其余一项不符合要求扣 1 分	
安全评估	12	1. 携用物至床旁，查看床头牌、询问患者姓名、核对手腕带，PDA 扫描腕带与执行贴，核对信息是否一致 2. 了解患者病情、合作程度、无相关药物过敏史，解释操作目的、方法及如何配合 3. 评估患者输注液体是否需要更换，输注液体与更换液体之间有无配伍禁忌 4. 患者输液部位有无外渗情况 5. 环境安静、清洁、舒适 6. 与患者沟通时语言规范、态度和蔼	5 3 1 1 1 1	未查对患者扣 5 分 未使用 PDA 扣 3 分 未查对床头牌、手腕带、患者各扣 3 分 查对患者姓名不规范扣 3 分 其余一项不符合要求扣 1 分	
操作过程	60	1. 安全核对药液有效期，有无破损、有无杂质，颜色有无异常、有无浑浊等 2. 消毒瓶塞挂输液架上，自然晾干 3. 再次核对患者、手腕带、执行贴，询问过敏史 4. 关闭输液夹，取下空液体袋（瓶），拔出输液器 5. 将空液体袋（瓶）置于治疗车下层 6. 将输液器插入新液体袋（瓶）瓶塞至根部 7. 检查空气是否排净 8. 打开输液夹 9. 合理调节输液速度，安全评估：一般成年人 40 ～ 60 滴 / 分，儿童 20 ～ 40 滴 / 分 10. 手消毒 11. 再次核对，PDA 扫描工号 12. 协助患者取舒适卧位，将呼叫器放置于患者可及的位置 13. 询问患者感受，观察液体滴注情况，有无不良反应	5 2 10 5 1 5 5 3 10 1 5 3 5	未查对一次扣 3 分 未询问过敏史扣 2 分 药液浪费扣 2 分 操作面不洁扣 2 分 输液器内有气泡扣 2 分 输液器内有附壁气泡扣 1 分 消毒不规范扣 2 分 跨越无菌区一次扣 2 分 滴速不正确每分钟相差 5 滴扣 0.5 分，最多扣 2 分 不看表调节滴速扣 2 分 其余一项不符合要求扣 1 分	

续表

项目	总分	技术操作要求	标分	评分标准	扣分
操作后	5	1. 协助患者取舒适体位，整理床单位 2. 按照院感防控标准，正确处理物品，空输液袋（瓶）置于专用收集袋内 3. 洗手，记录	2 2 1	一项不符合要求扣 1 分	
评价	5	1. 动作熟练、无菌、节力，滴注通畅 2. 观察、处理故障正确 3. 穿刺部位正确	2 2 1	操作不熟练扣 4 分	
理论提问	5	PDA 使用注意事项有哪些	5	少一条，扣 1 分	
合计	100				

理论提问：

PDA 使用注意事项有哪些？

答：①使用 PDA 扫描时，垂直扫描条码可以提高扫描成功率，红外光束应避免接触眼睛。②使用 PDA 时，应遵循先扫描后操作的原则。执行医嘱时请使用本人工号牌。③采集标本时，先扫描手腕带，再扫描多个试管，最后扫描护士工号牌，执行后点击清屏可以扫描下一位患者。④ PDA 应及时清洁表面，清洁前一定要先关闭 PDA。⑤每班应提前为 PDA 充电，为下一班次做好准备工作，有 1/4 的电量时，应立即充电。设备充电区域必须远离碎屑、易燃物或化学物质。⑥随时关闭屏幕背光，以达到省电的效果。

（柳国芳　修　红）

十、药液配制技术操作考核评分标准

科室_____　姓名_____　考核人员_____　考核日期：　年　月　日

项目	总分	技术操作要求	标分	评分标准	扣分
仪表	5	仪表、着装符合护士礼仪规范	5	一项不符合要求扣 1 分	
操作前准备	8	1. 洗手 2. 核对医嘱，打印执行贴 3. 备齐用物，用物放置合理、有序，依次检查所备物品、药品，保证安全有效 治疗车上层：执行贴，注射盘内放置：安尔碘、棉签、注射器、液体、药物、砂轮、速干手消毒剂 治疗室下层：弯盘、锐器盒，医疗及生活垃圾袋	1 5 2	未查对扣 5 分 物品准备每少一件扣 1 分 其余一项不符合要求扣 1 分	

项目	总分	技术操作要求	标分	评分标准	扣分
安全评估	22	1. 操作环境整洁、宽敞、明亮，30分钟内停止清扫及无过多人员走动 2. 检查各种无菌物品名称、有效期、包装是否完整 3. 核对无菌溶液及药物的名称、浓度、有效期 4. 检查瓶口有无松动 5. 瓶身有无裂缝，袋装液体有无漏气、漏液 6. 对光检查无菌溶液有无变质、沉淀、变色、浑浊等	2 4 4 4 4 4	检查物品不规范扣2分 漏查一项扣5分 其余一项不符合要求扣3分	
操作过程	50	1. 将弯盘置于治疗车上层 2. 再次检查药物与执行贴信息是否一致 3. 检查并打开液体瓶盖，消毒瓶塞，自然晾干 4. 将所加药物的安瓿顶端的药液弹下（如为瓶装，按规范消毒瓶塞，如为粉剂，抽取溶媒融化药液） 5. 用消毒后的砂轮切割安瓿 6. 消毒砂轮锯过的安瓿部位，打开安瓿 7. 再次检查注射器外包装，正确取出注射器，抽动活塞 8. 正确抽吸药液 9. 再次核对执行贴及药物 10. 将药液加入液体袋（瓶）内 11. 观察有无药物不良反应，如浑浊、沉淀、变色等 12. 再次核对执行贴、液体、安瓿或小瓶 13. 再次安全核对药液有效期、有无破损、有无杂质、颜色有无异常、有无浑浊等 14. 将执行贴粘贴在液体袋（或瓶）空白处 15. 针头及安瓿放置锐器盒内 16. 整理用物，手消毒	1 5 2 2 1 1 5 3 5 1 5 5 10 1 2 1	未查对扣5分 查对不规范扣3分 污染一次扣2分 药液浪费扣2分 药液倒流扣2分 注射器针头污染未更换扣50分 消毒后未待干扣5分 其余一项不符合要求扣1分	
操作后	5	1. 按照院感防控标准，正确处理物品 2. 洗手	3 2	一项不符合要求扣1分	
评价	5	1. 动作轻巧、准确，操作方法规范 2. 遵循无菌原则 3. 操作时间2分钟	1 2 2	操作时间每延长30秒扣1分	
理论提问	5	药液配制注意事项有哪些	5	少一条，扣1分	
合计	100				

理论提问：

药液配制注意事项有哪些？

答：①操作过程中严格执行查对制度和无菌技术原则；②抽吸药液最好根据药量选择

注射器大小，药液最好不超过针筒的 3/4；③配制瓶装药物时注意瓶内压力（强负压或强正压），校正压力后再抽吸药液；④配制完毕不需将针头帽套上，应立即置于防刺容器中，防止针头刺伤；⑤禁止用液体药液代替溶媒，稀释粉剂药物。

（柳国芳　修　红）

十一、密闭式静脉输血技术操作考核评分标准

科室_____　姓名_____　考核人员_____　考核日期：　　年　月　日

项目	总分	技术操作要求	标分	评分标准	扣分
仪表	5	仪表、着装符合护士礼仪规范	5	一项不符合要求扣 1 分	
操作前准备	8	1. 洗手 2. 两名护士核对医嘱、执行贴、配发血记录单、血液，严格查对（查血液有效期、血液质量、血液的包装是否完整；核对床号、姓名、性别、登记号、住院号、血袋号、血型、血量、血品种、交叉配血试验结果） 3. 备齐用物，用物放置合理、有序，依次检查所备物品，保证安全有效 治疗车上层：PDA、执行贴、配发血记录单、常规静脉输液物品、一次性输血器 2 套、0.9% 氯化钠注射液、血液制品、一次性手套、血型标志牌、胶布、速干手消毒剂 治疗车中层：弯盘、止血带、锐器盒 治疗车下层：医疗垃圾袋、生活垃圾袋	1 5 2	未核对扣 5 分 物品缺一件扣 1 分 核对少一项扣 2 分 其余一项不符合要求扣 1 分	
安全评估	12	1. 携用物至床旁，两名护士查看床头牌、询问患者姓名，PDA 扫描手腕带及执行条码，核对信息是否一致 2. 了解患者病情、合作程度，解释操作目的，了解患者血型、既往输血史及有无过敏；告知输血中可能发生的问题；询问是否大、小便 3. 评估患者局部皮肤、血管情况，根据病情、输血量、年龄选择静脉，避开破损、发红、硬结、皮疹等部位的血管 4. 环境安静、清洁、舒适 5. 与患者沟通时语言规范、态度和蔼	5 3 2 1 1	未核对扣 5 分 核对不规范扣 3 分 其余一项不符合要求扣 1 分	
操作过程	60	1. 患者取舒适体位 2. 按密闭式静脉输液法建立静脉通道，输少量生理盐水 3. 两名护士再次核对患者、手腕带、执行贴，配发血记录单及血液制品 4. 轻轻旋转血袋将血液摇匀 5. 戴手套	1 15 10 2 1	未核对一次扣 5 分 核对患者姓名不规范扣 3 分 操作面不洁扣 2 分 消毒不规范扣 2 分 跨越无菌区一次扣 2 分 血液沾湿床单位扣 5 分	

项目	总分	技术操作要求	标分	评分标准	扣分
		6. 打开血袋封口，消毒开口处塑料管，将血袋平放，关闭输液夹，将输血器针头从生理盐水袋上拔下，缓慢、准确地插入血袋内，挂于输液架	5	调节输血滴速错误扣3分 未使用PDA扫描工号扣3分 其余一项不符合要求扣1分	
		7. 观察输血器针头插入血袋处，无血液漏出	2		
		8. 合理调节滴速，缓慢滴入，观察（安全评估：开始15分钟≤20滴/分，无输血反应后，再根据患者情况及输注血液成分调节滴速）	5		
		9. 脱手套，手消毒	1		
		10. 挂血型标志牌	1		
		11. 两名护士再次严格查对，PDA扫描工号	5		
		12. 在配发血记录单上双签名	2		
		13. 输血过程中按要求巡视，严密观察患者有无输血反应，并及时告知医师	2		
		14. 输血结束时，关闭输液夹，将血袋平放，拔出针头，更换生理盐水，使输血器中余血全部输入体内	5		
		15. 拔针，按压方法正确	1		
		16. 询问患者感受，观察有无输血反应	2		
操作后	5	1. 协助患者取卧位舒适，整理床单位	1	一项不符合要求扣1分	
		2. 按照院感防控标准，正确处理用物	1		
		3. 安全评估：将血袋装入黄色垃圾袋中，送回输血科保留24小时	2		
		4. 洗手，记录	1		
评价	5	1. 输血顺利，患者安全	2	操作时间每延长30秒扣1分	
		2. 操作熟练、轻稳、准确，严格核对，关心爱护患者；沟通有效	1		
		3. 操作时间8分钟	2		
理论提问	5	1. 输血的注意事项有哪些 2. 输血可导致哪些并发症 3. 输注血液及血液制品的速度有哪些要求 4. 血液成分制品分几类	5	少一条，扣1分	
合计	100				

理论提问：

1. 输血的注意事项有哪些？

答：①在取血和输血过程中，要严格执行无菌操作及查对制度。在输血前，一定要由两名护士按照需查对的项目再次进行查对，避免差错事故的发生；②输血前后及两袋血之间需要滴注少量生理盐水，以防发生不良反应；③血液内不可随意加入其他药品，如钙剂、酸性及碱性药品、高渗或低渗液体，以防血液凝集或溶解；④输血过程中，一定要加强巡视，观察有无输血反应的征象，并询问患者有无任何不适反应，一旦出现输血反应，应立刻停止输血，并按输血反应进行处理；⑤严格掌握输血速度，对年老体弱、严重贫血、心力衰竭患者应谨慎，滴速宜慢；⑥对急症输血或大量输血患者可行加压输血，输血时可直接挤压血袋、卷压血袋输血或应用加压输血器等。加压输血时，护士须在床旁守护，输血完毕及时拔针，避免发生空气栓塞；⑦输完的血袋送回输血科保留24小时，以备患者在输血后发生输血反应时检查分析原因。

2. 输血可导致哪些并发症？

答：①非溶血性发热反应；②过敏反应；③溶血反应；④循环负荷过重；⑤空气栓塞、微血管栓塞；⑥出血倾向；⑦枸橼酸钠中毒；⑧细菌污染反应；⑨低体温；⑩疾病传播等。

3. 输注血液及血液制品的速度有哪些要求？

答：①输注红细胞时注意：从血库取出后4小时内输注完毕；②输注血小板及血浆成分时，以患者能耐受的最快速度输注；③输注白蛋白时 < 1 ～ 2ml/min，紧急情况下可快速输注；输注浓缩凝血因子时应现取现用，输注速度 2 ～ 4ml/min。

4. 血液成分制品分几类？

答：常用的血液成分制品分为血细胞、血浆和血浆蛋白成分三大类；①血细胞成分有红细胞（有浓缩红细胞、洗涤红细胞、冷冻红细胞和去白细胞的红细胞）、白细胞和血小板；②血浆成分有新鲜冷冻血浆、冷冻血浆和冷沉淀3种；③血浆蛋白成分包括白蛋白制剂、免疫球蛋白及浓缩凝血因子。

（修　红　柳国芳）

十二、安全型静脉留置针穿刺技术操作考核评分标准（BD）

科室_____　　姓名_____　　考核人员_____　　考核日期：　　年　月　日

项目	总分	技术操作要求	标分	评分标准	扣分
仪表	5	仪表、着装符合护士礼仪规范	5	一项不符合要求扣1分	
操作前准备	8	1. 洗手	1	未核对扣5分 其余一项不符合要求扣1分	
		2. 核对医嘱、执行贴，核对药液瓶签（药名、浓度、剂量）及给药时间和给药方法	5		
		3. 备齐用物，用物放置合理、有序，依次检查所备物品、药品，保证安全有效 治疗车上层：PDA，治疗盘内放置输入液体（按医嘱准备）、安尔碘、棉签、一次性输液器2套、头皮针2个、安全型静脉留置针2支、透明敷贴2贴、胶布、速干手消毒剂。必要时备一次性治疗巾和小垫枕 治疗车中层：弯盘、止血带、锐器盒 治疗车下层：医疗垃圾袋、生活垃圾袋	2		

项目	总分	技术操作要求	标分	评分标准	扣分
安全评估	12	1. 物至床旁，查看床头牌、询问患者姓名、PDA扫描手腕带及执行条码核对信息是否一致 2. 了解患者病情、合作程度，解释操作的目的、方法及如何配合，询问有无过敏史，是否大小便 3. 评估患者穿刺部位皮肤、血管状况、肢体活动度 4. 环境安静、清洁、舒适 5. 与患者沟通时语言规范、态度和蔼	5 3 2 1 1	未核对扣5分 未使用PDA扣3分 未核对床头牌、手腕带、患者各扣3分 核对患者姓名不规范扣3分 少评估一项扣1分 其余一项不符合要求扣1分	
操作过程	60	1. 协助患者取舒适卧位 2. 将弯盘置于治疗车上层 3. 选择穿刺部位 4. 选择留置针型号、备胶布 5. 再次安全核对药液有效期、有无破损、有无杂质、颜色有无异常、有无浑浊等 6. 打开液体瓶盖并消毒，挂输液架上，自然晾干 7. 检查并打开输液器，将输液器插入液体瓶塞内至根部 8. 排气一次成功（掌握首次排气液体不流出头皮针为原则），对光检查输液器内有无气泡 9. 将头皮针挂于输液架上（或放置于输液器包装内） 10. 在穿刺处点上方8～10cm处扎止血带 11. 消毒注射部位，用安尔碘消毒两遍（第二次消毒方向与第一次相反），直径≥8cm，自然晾干 12. 打开透明敷贴 13. 留置针与头皮针连接，先将头皮针的针尖插入肝素帽内，打开调节夹，使液体充满肝素帽后，将头皮针完全插入肝素帽，去除留置针针套，针头朝下，排气 14. 检查穿刺针，旋转松动针芯，并将针头斜面朝上 15. 再次核对患者、手腕带、执行贴及药物 16. 嘱患者握拳，一手绷紧皮肤，另一手持针，在血管上方以15°～30°直刺进针，见回血后降低角度，沿静脉走向再进针约2mm 17. 左手持留置针Y接口，向前送管，将套管全部送入血管后右手缓慢后撤针芯 18. 松开止血带，打开调节夹，嘱患者松拳 19. 用透明敷贴无张力固定 20. 记录穿刺日期、时间并粘贴在白色隔离塞处 21. 用胶布高举平台法固定留置针及头皮针 22. 合理调节输液速度 23. 撤止血带	1 1 2 1 5 2 2 2 1 2 3 1 4 2 5 4 4 3 2 1 1 2 1	未核对一次扣5分 核对内容不全少一项扣1分 核对患者姓名不规范扣3分 污染一次扣2分 药液浪费扣2分 操作面不洁扣2分 输液器内有气泡扣2分 消毒不规范扣2分 消毒后未待干扣5分 未旋转松动针芯扣2分 手持留置针时，针头未水平或略朝下扣3分 穿刺角度不正确扣5分 每退针一次扣2分 穿刺失败扣50分 跨越无菌区一次扣2分 扎止血带时间＞2分钟扣2分 反扎止血带扣2分 透明敷贴未包裹留置针后座尾部扣2分 穿刺日期标签粘贴位置不适宜扣1分 胶布粘在肝素帽上扣2分 延长管未进行U形固定扣2分 肝素帽固定时压迫穿刺部位扣2分 滴速不正确每分钟相差5滴扣0.5分，最多扣2分	

项目	总分	技术操作要求	标分	评分标准	扣分
		24. 手消毒 25. 再次核对患者，PDA 扫描工号 26. 询问患者的感受	1 5 2	其余一项不符合要求扣1分	
操作后	5	1. 协助患者取舒适体位，整理床单位 2. 按照院感防控标准，正确处理物品 3. 洗手，记录	2 2 1	一项不符合要求扣1分	
评价	5	1. 无菌观念强，患者无不适感觉 2. 操作规范、熟练。穿刺一次成功 3. 操作时间8分钟	1 2 2	操作时间每延长30秒扣1分	
理论提问	5	1. 使用静脉留置针的目的是什么 2. 静脉留置针操作并发症有哪些	5	少一条，扣1分	
合计	100				

理论提问：

1. 使用静脉留置针的目的是什么？

答：①为患者建立静脉通道，便于抢救；②减轻频繁穿刺给患者造成的痛苦，适用于长期输液患者。

2. 静脉留置针操作并发症有哪些？

答：①静脉炎；②导管堵塞；③液体渗漏；④皮下血肿；⑤静脉血栓形成。

（柳国芳　娄建坤）

十三、Y 形密闭式安全性静脉留置针穿刺技术操作考核评分标准（BD）

科室＿＿＿＿＿　姓名＿＿＿＿　考核人员＿＿＿＿＿　考核日期：　　年　月　日

项目	总分	技术操作要求	标分	评分标准	扣分
仪表	5	仪表、着装符合护士礼仪规范	5	一项不符合要求扣1分	
操作前准备	8	1. 洗手 2. 核对医嘱、执行贴，核对药液瓶签（药名、浓度、剂量）及给药时间和给药方法 3. 备齐用物，用物放置合理、有序，依次检查所备物品、药品，保证安全有效 治疗车上层：PDA，治疗盘内放置输入液体（按医嘱准备）、安尔碘、棉签、一次性输液器2套、头皮针2个、Y形安全性静脉留置针2支、透明敷贴2贴、胶布、速干手消毒剂。必要时备一次性治疗巾和小垫枕 治疗车中层：弯盘、止血带、锐器盒 治疗车下层：医疗垃圾袋、生活垃圾袋	1 5 2	未核对扣5分 物品缺一件扣1分 其余一项不符合要求扣1分	

项目	总分	技术操作要求	标分	评分标准	扣分
安全评估	12	1. 携用物至床旁，查看床头牌、询问患者姓名、PDA扫描手腕带及执行条码核对信息是否一致 2. 了解患者病情、合作程度，解释操作的目的、方法及如何配合，询问有无过敏史，是否大、小便 3. 评估患者穿刺部位皮肤、血管情况、肢体活动度 4. 环境安静、清洁、舒适 5. 与患者沟通时语言规范、态度和蔼	5 3 2 1 1	未核对扣5分 未使用PDA扣3分 未核对床头牌、手腕带、患者各扣3分 核对患者姓名不规范扣3分 其余一项不符合要求扣1分	
操作过程	60	1. 协助患者取舒适卧位 2. 将弯盘置于治疗车上层 3. 选择穿刺部位 4. 选择留置针型号、备胶布 5. 再次安全核对药液有效期，有无破损、有无杂质，颜色有无异常、有无浑浊等 6. 打开液体瓶盖并消毒，挂输液架上，自然晾干 7. 检查并打开输液器，将输液器插入液体瓶塞内至根部 8. 排气一次成功（掌握首次排气液体不流出头皮针为原则），对光检查输液器内有无气泡 9. 将头皮针挂于输液架上（或放置于输液器包装内） 10. 在穿刺处点上方8～10cm处扎止血带 11. 消毒注射部位，用安尔碘消毒两遍（第二次消毒方向与第一次相反），消毒直径≥8cm，自然晾干 12. 打开透明敷贴及肝素帽 13. 打开留置针外包装，将留置针Y形白色端帽换成肝素帽，先将头皮针针尖插入肝素帽内，打开调节夹，使液体充满肝素帽后，将头皮针完全插入肝素帽，去除针套，针头朝下，排气 14. 旋转松动针芯：多点面向下，左手示指、中指固定针翼，拇指和环指固定连接座，右手向右360°旋转针芯，调整针尖斜面朝左，用右手拇指、示指捏住双翼，多点面朝外 15. 再次核对患者、手腕带、执行贴及药物 16. 进针：嘱患者握拳，左手绷紧皮肤，右手持针翼，在血管上方以15°～30°直刺进针，见回血后降低角度，沿静脉走向再进针约2mm 17. 撤针芯：松开双翼，右手的示指、中指固定双翼或右手的拇指、示指捏紧，固定右翼，左手的示指、中指固定留置针尾部连接座，拇指和环指撤针芯2～3mm	1 1 3 2 5 1 1 3 1 2 3 1 2 3 5 3 2	未核对一次扣3分 核对内容不全少一项扣1分 核对患者姓名不规范扣2分 污染一次扣2分 药液浪费扣2分 操作面不洁扣2分 输液器内有气泡扣2分 输液器内有附壁气泡扣1分 消毒不规范扣2分 消毒后未待干扣5分 未旋转松动针芯扣2分 手持留置针时，针头未水平或略朝下扣3分 穿刺角度不正确扣5分 每退针一次扣2分 穿刺失败扣50分 跨越无菌区一次扣2分 扎止血带时间>2分钟扣2分 反扎止血带扣2分 留置针双翼多点面未紧贴皮肤扣5分 透明敷贴未包裹留置针后座尾部扣2分 穿刺日期标签粘贴位置不适宜扣1分 胶布粘在肝素帽上扣2分	

续表

项目	总分	技术操作要求	标分	评分标准	扣分
		18. 送套管：左手绷紧皮肤，右手持单翼将导管与针芯一起全部送入血管	2	延长管未 U 形固定扣 2 分	
		19. 拔出针芯：一手示指、中指固定双翼，另一手捏住护套尾部多点处持续不断地将针芯撤出，护套与肝素帽分离时阻力较大，加用拇指固定连接座	2	肝素帽固定时压迫穿刺部位扣 2 分	
		20. 松开止血带，打开输液器调节夹，嘱患者松拳	1	留置针 Y 形接口未朝外扣 1 分	
		21. 用透明敷贴无张力固定针翼	1	滴速不正确每分钟相差 5 滴扣 0.5 分，最多扣 2 分	
		22. 记录穿刺日期、时间并粘贴在白色隔离塞处	1		
		23. 留置针 Y 形接口朝外，胶布高举平台法固定留置针及头皮针	2		
		24. 合理调节输液速度	2	不看表调节滴速扣 2 分 未使用 PDA 扫描工号扣 2 分	
		25. 撤去止血带	2		
		26. 手消毒	1	其余一项不符合要求扣 1 分	
		27. 再次核对，PDA 扫描工号	5		
		28. 询问患者的感受，交代注意事项	2		
操作后	5	1. 协助患者取舒适体位，整理床单位 2. 按照院感防控标准，正确处理物品 3. 洗手，记录	2 2 1	一项不符合要求扣 1 分	
评价	5	1. 无菌观念强，患者感觉无不适 2. 操作规范、熟练。穿刺一次成功 3. 操作时间 8 分钟	1 2 2	操作不熟练扣 4 分 操作时间每延长 30 秒扣 1 分	
理论提问	5	1. 使用静脉留置针的目的是什么 2. 静脉留置针操作并发症有哪些	5	少一条，扣 1 分	
合计	100				

理论提问：

1. 使用静脉留置针的目的是什么？

答：①为患者建立静脉通道，便于抢救；②减轻频繁穿刺给患者造成的痛苦，适用于长期输液患者。

2. 静脉留置针操作并发症有哪些？

答：①静脉炎；②导管堵塞；③液体渗漏；④皮下血肿；⑤静脉血栓形成。

（柳国芳）

十四、安全型静脉留置针穿刺技术操作考核评分标准（贝朗）

科室_____ 姓名_____ 考核人员_____ 考核日期： 年 月 日

项目	总分	技术操作要求	标分	评分标准	扣分
仪表	5	仪表、着装符合护士礼仪规范	5	一项不符合要求扣1分	
操作前准备	8	1. 洗手 2. 核对医嘱、执行贴，核对药液瓶签（药名、浓度、剂量）及给药时间和给药方法 3. 备齐用物，用物放置合理、有序，依次检查所备物品、药品，保证安全有效 治疗车上层：PDA，治疗盘内放置输入液体（按医嘱准备）、安尔碘、棉签、一次性输液器2套、头皮针2个、安全型静脉留置针2支、透明敷贴2贴、胶布、速干手消毒剂、必要时备一次性治疗巾和小垫枕 治疗车中层：弯盘、止血带、锐器盒 治疗车下层：医疗垃圾袋、生活垃圾袋	1 5 2	未核对扣5分 物品缺一件扣1分 其余一项不符合要求扣1分	
安全评估	12	1. 携用物至床旁，查看床头牌、询问患者姓名，PDA扫描手腕带及执行条码核对信息是否一致 2. 了解患者病情、合作程度，解释操作的目的、方法及如何配合，询问有无过敏史，是否大、小便 3. 评估患者穿刺部位皮肤、血管情况、肢体活动度 4. 环境安静、清洁、舒适 5. 与患者沟通时语言规范、态度和蔼	5 3 2 1 1	未核对扣5分 未使用PDA扣3分 未核对床头牌、手腕带、患者各扣3分 核对患者姓名不规范扣3分 其余一项不符合要求扣1分	
操作过程	60	1. 协助患者取舒适卧位 2. 将弯盘置于治疗车上层 3. 选择穿刺部位 4. 选择留置针型号、备胶布 5. 再次核对药液质量 6. 打开液体瓶盖并消毒，挂输液架上，自然晾干 7. 检查并打开输液器，将输液器插入液体瓶塞内至根部 8. 排气一次成功（掌握首次排气液体不流出头皮针为原则），对光检查输液器内有无气泡 9. 将头皮针挂于输液架上（或放置于输液器包装内） 10. 在穿刺点上方8～10cm处扎止血带 11. 消毒注射部位，用安尔碘消毒2遍（第二次消毒方向与第一次相反），直径≥8cm，自然晾干 12. 打开透明敷贴及肝素帽 13. 打开留置针外包装，用手抵住蝴蝶翼，正确取出留置针，去掉护针帽	1 1 2 1 5 1 1 2 1 2 3 1 1	未核对一次扣5分 核对内容不全少一项扣1分 核对患者姓名不规范扣3分 污染一次扣2分 药液浪费扣2分 操作面不洁扣2分 输液器内有气泡扣2分 输液器内有附壁气泡扣1分 消毒不规范扣2分 消毒后未待干扣5分 未旋转松动针芯扣2分 手持留置针时，针头未水平或略朝下扣3分	

项目	总分	技术操作要求	标分	评分标准	扣分
		14. 拇指和中指捏住回血腔，示指按住推送板	2	穿刺角度不正确扣 5 分	
		15. 再次核对患者、手腕带、执行贴及药物	3	血液外溢扣 3 分	
		16. 进针：嘱患者握拳，一手绷紧皮肤，另一手持针，在血管上方以 15°～30°直刺进针，进针速度宜慢，见到回血后降低角度至 5°～10°，再进针 2～5mm	5	每退针一次扣 2 分 穿刺失败扣 50 分 跨越无菌区一次扣 2 分 扎止血带时间 > 2 分钟扣 2 分	
		17. 送套管：嘱患者松拳，一手持续绷紧皮肤，另一手单手送管（右手拇指、中指持住针座不动，示指抵住推送板送管）	3	反扎止血带扣 2 分 敷贴未覆盖留置针推送板上 1/2 处扣 1 分	
		18. 松止血带，嘱患者松拳，贴无菌敷贴固定（敷贴覆盖留置针推送板上 1/2 处）	2	穿刺日期标签粘贴位置不适宜扣 1 分	
		19. 撤针芯：V 形手法撤出针芯（左手中指按压留置套管顶端前部血管，阻断血流，同时用示指按压导管后座，固定针座，将针芯从导管中拔除）并与肝素帽衔接	3	胶布粘在肝素帽上扣 2 分 滴速不正确每分钟相差 5 滴扣 0.5 分，最多扣 2 分	
		20. 消毒肝素帽，自然晾干，再次排气	2	不看表调节滴速扣 2 分	
		21. 再次核对患者、手腕带、执行贴及药物	5	输液器低于操作面以下扣 1 分	
		22. 头皮针插入肝素帽内，打开调节夹	1	其余一项不符合要求扣 1 分	
		23. 记录穿刺日期、时间并粘贴在针座上	1		
		24. 胶布固定头皮针	1		
		25. 合理调节输液速度	2		
		26. 撤止血带，手消毒	1		
		27. 再次核对，PDA 扫描工号	5		
		28. 询问患者的感受，交代注意事项	2		
操作后	5	1. 协助患者取舒适体位，整理床单位 2. 按照院感防控标准，正确处理物品 3. 洗手，记录	2 2 1	一项不符合要求扣 1 分	
评价	5	1. 无菌观念强，患者感觉无不适 2. 操作规范、熟练，穿刺一次成功 3. 操作时间 8 分钟	1 2 2	操作时间每延长 30 秒扣 1 分	
理论提问	5	1. 使用静脉留置针的目的是什么 2. 静脉留置针操作并发症有哪些	5	少一条，扣 1 分	
合计	100				

理论提问：

1. 使用静脉留置针的目的是什么？

答：①为患者建立静脉通道，便于抢救；②减轻频繁穿刺给患者造成的痛苦，适用于长期输液患者。

2.静脉留置针操作并发症有哪些?

答：①静脉炎；②导管堵塞；③液体渗漏；④皮下血肿；⑤静脉血栓形成。

（柳国芳　代月光）

十五、安全型静脉留置针穿刺技术操作考核评分标准（洁瑞）

科室＿＿＿＿＿＿　姓名＿＿＿＿＿＿　考核人员＿＿＿＿＿＿　考核日期：　　年　月　日

项目	总分	技术操作要求	标分	评分标准	扣分
仪表	5	仪表、着装符合护士礼仪规范	5	一项不符合要求扣1分	
操作前准备	8	1. 洗手 2. 核对医嘱、执行贴，核对药液瓶签（药名、浓度、剂量）及给药时间和给药方法 3. 备齐用物，用物放置合理、有序，依次检查所备物品、药品，保证安全有效 治疗车上层：PDA，治疗盘内放置输入液体（按医嘱准备）、安尔碘、棉签、一次性输液器2套、头皮针2个、安全型静脉留置针2支、透明敷贴2贴、胶布、速干手消毒剂、必要时备一次性治疗巾和小垫枕 治疗车中层：弯盘、止血带、锐器盒 治疗车下层：医疗垃圾袋、生活垃圾袋	1 5 2	未核对扣5分 物品缺一件扣1分 其余一项不符合要求扣1分	
安全评估	12	1. 携用物至床旁，查看床头牌、询问患者姓名、PDA扫描手腕带及执行条码核对信息是否一致 2. 了解患者病情、合作程度，解释操作目的、方法及如何配合，询问有无过敏史，是否大小便 3. 评估患者穿刺部位皮肤、血管情况、肢体活动度 4. 环境安静、清洁、舒适 5. 与患者沟通时语言规范、态度和蔼	5 3 2 1 1	未核对扣5分 未使用PDA扣3分 未核对床头牌、手腕带、患者各扣3分 核对患者姓名不规范扣2分 少评估一项扣1分 其余一项不符合要求扣1分	
操作过程	60	1. 协助患者取舒适卧位 2. 将弯盘置于治疗车上层 3. 选择穿刺部位 4. 选择留置针型号、备胶布 5. 再次核对药液质量 6. 打开液体瓶盖并消毒，挂输液架上，自然晾干 7. 检查并打开输液器，将输液器插入液体袋内至根部 8. 排气一次成功（掌握首次排气液体不流出头皮针为原则）对光检查输液器内有无气泡 9. 将头皮针挂于输液架上（或放置于输液器包装内） 10. 在穿刺处点上方8～10cm处扎止血带	1 1 1 1 5 1 1 2 1 2	未核对一次扣5分 核对患者姓名不规范扣3分 污染一次扣2分 药液浪费扣2分 操作面不洁扣2分 输液器内有气泡扣2分 消毒不规范扣2分 消毒后未待干扣5分 未旋转松动针芯扣2分 手持留置针时，针头未水平或略朝下扣3分	

项目	总分	技术操作要求	标分	评分标准	扣分
		11. 消毒注射部位，用安尔碘消毒 2 遍（第二次消毒方向与第一次相反），直径≥8cm，自然晾干	3	穿刺角度不正确扣 5 分 每退针一次扣 2 分	
		12. 打开透明敷贴	1	穿刺失败扣 50 分	
		13. 打开留置针外包装，与头皮针连接，先将头皮针针尖插入肝素帽内，打开调节夹，使液体充满肝素帽后，将头皮针完全插入肝素帽，去除留置针针套，针头朝下，排气	5	跨越无菌区一次扣 2 分 扎止血带时间＞2 分钟扣 2 分 反扎止血带扣 2 分	
		14. 检查穿刺针，旋转松动针芯，并将针头斜面朝上	2	透明敷贴未包裹留置针后座尾部扣 2 分	
		15. 再次核对患者、手腕带、执行贴及药物	5	穿刺日期标签粘贴位置不适宜扣 1 分	
		16. 嘱患者握拳，一手绷紧皮肤，另一手持针，以 15°～30°直刺进针，见回血后，降低角度 5°～10°再进针约 2mm，进针速度宜慢	5	胶布粘在肝素帽上扣 2 分 延长管未 U 形固定扣 2 分	
		17. 左手持留置针延长管根部，向前送管，全部送入后，右手持针柄后退针芯向右旋转至卡槽处	5	肝素帽固定时压迫穿刺部位扣 2 分	
		18. 拔出针芯	2	滴速不正确每分钟相差 5 滴扣 0.5 分，最多扣 2 分	
		19. 松开止血带，嘱患者松拳	1		
		20. 打开输液器调节夹，调节滴速	2		
		21. 用透明敷贴无张力固定	2	不看表调节滴速扣 2 分	
		22. 记录穿刺日期、时间并粘贴在白色隔离塞处	1	输液器低于操作面以下扣 1 分	
		23. 胶布高举平台法固定留置针及头皮针	2		
		24. 手消毒	1	未使用 PDA 扫描工号扣 2 分	
		25. 再次核对，PDA 扫描工号	5	其余一项不符合要求扣 1 分	
		26. 询问患者的感受，交代注意事项	2		
操作后	5	1. 协助患者取舒适体位，整理床单位 2. 按照院感防控标准，正确处理物品 3. 洗手，记录	2 2 1	一项不符合要求扣 1 分	5
评价	5	1. 无菌观念强，患者感觉无不适 2. 操作规范、熟练。穿刺一次成功 3. 操作时间 8 分钟	1 2 2	操作时间每延长 30 秒扣 1 分	5
理论提问	5	1. 使用静脉留置针的目的是什么 2. 静脉留置针操作并发症有哪些	5	少一条，扣 1 分	
合计	100				

理论提问：

1. 使用静脉留置针的目的是什么?

答：①为患者建立静脉通道，便于抢救；②减轻频繁穿刺给患者造成的痛苦，适用于长期输液的患者。

2. 静脉留置针操作并发症有哪些?

答: ①静脉炎; ②导管堵塞; ③液体渗漏; ④皮下血肿; ⑤静脉血栓形成。

（修　红　柳国芳）

十六、预充式导管冲洗器封管技术操作考核标准

科室＿＿＿＿＿＿＿＿＿　姓名＿＿＿＿＿＿　考核人员＿＿＿＿＿＿　考核日期：　　年　月　日

项目	总分	技术操作要求	标分	评分标准	扣分
仪表	5	仪表、着装符合护士礼仪规范	5	一项不符合要求扣1分	
操作前准备	8	1. 洗手	1	未查对扣5分	
		2. 核对医嘱、执行单,检查冲洗器内药液及安全评估: 液体澄清、无浑浊、无沉淀	5	一项不符合要求扣1分	
		3. 备齐用物,用物放置合理、有序,依次检查所备物品, 保证安全有效	2		
		治疗车上层：PDA、注射盘内放置安尔碘、棉签、预充式导管冲洗器2个、速干手消毒剂			
		治疗车下层：锐器盒,医疗及生活垃圾袋			
安全评估	12	1. 携用物至床旁,PDA扫描患者手腕带,查看床头牌、询问患者姓名,核对信息是否一致,并再次核对执行单内容	5	未核对扣5分 未使用PDA扣3分 未查对床头牌、手腕带、患者各扣3分 查对患者姓名不规范扣3分 其余一项不符合要求扣1分	
		2. 了解患者病情、意识状态及合作程度,解释封管的目的、方法及配合指导正确	3		
		3. 评估患者液体输注情况,检查留置针日期及有无外渗	2		
		4. 周围环境整洁,光线明亮	1		
		5. 与患者沟通时语言规范、态度和蔼	1		
操作过程	60	1. 再次核对患者、手腕带、执行单、冲洗器的有效日期	5	未核对一次扣5分 核对内容不全少一项扣1分 查对患者姓名不规范扣3分 污染一次扣2分 未询问患者感受扣2分 未评估扣2分 根据接头的类型决定夹闭夹子和断开注射器顺序错误扣10分 未U形固定扣3分 胶布固定不牢扣1分	
		2. 打开包装,取出冲洗器	2		
		3. 向上推动芯杆,听到或感觉到"咔嗒"声后即停止,安全卡环启动	5		
		4. 拧开预冲式冲洗器上的锥帽,手持冲洗器垂直排气	5		
		5. 关闭输液器开关,去除固定头皮针胶布,将冲洗器与输液接头或头皮针连接	5		
		6. 右手示指与中指夹住冲洗器	3		
		7. 将冲洗器针栓顶部置于右手大鱼际处,掌心向上,脉冲式冲管	10		
		8. 封管时应根据输液接头的类型决定夹闭夹子和断开注射器顺序	10		
		负压接头：冲洗、夹闭、断开注射器;			
		正压接头：冲洗、断开注射器、夹闭夹子;			
		平衡压和抗反流接头——无须遵循特定顺序			

续表

项目	总分	技术操作要求	标分	评分标准	扣分
		9.检查延长管 U 形固定，肝素帽要高于留置针导管前段	5	肝素帽固定时，未高于留置针导管前段扣 2 分 其余一项不符合要求扣 1 分	
		10.手消毒	2		
		11.再次核对，PDA 扫描工号	5		
		12.询问患者的感受，交代注意事项	3		
操作后	5	1.协助患者取舒适体位，整理床单位	2	一项不符合要求扣 1 分	
		2.按照院感防控标准，正确处理物品	3		
评价	5	1.无菌概念强，患者无不适	2	操作时间每延长 30 秒扣 1 分	
		2.操作规范，熟练	1		
		3.操作时间 2 分钟	2		
理论提问	5	常用的封管液的种类及用法有哪些	5	少一条，扣 1 分	
合计	100				

理论提问：

常用的封管液的种类及用法有哪些？

答：①无菌生理盐水每次用 5～10ml，每 6～8 小时封管 1 次；②稀释肝素溶液 10～100U/ml，（即 250ml 生理盐水加入 1 支肝素 12 500U 即 100mg）用 2～5ml，每 12 小时封管 1 次。

（贾秀玲 修 红）

第2章 急救护理技术

第一节 氧气吸入技术操作考核评分标准

一、氧气桶法氧气吸入技术操作考核评分标准

科室＿＿＿＿＿＿＿＿ 姓名＿＿＿＿＿＿ 考核人员＿＿＿＿＿＿＿＿ 考核日期： 年 月 日

项目	总分	技术操作要求	标分	评分标准	扣分
仪表	5	仪表、着装符合护士礼仪规范	5	一项不符合要求扣1分	
操作前准备	8	1. 洗手，戴口罩 2. 核对医嘱、执行单 3. 备齐用物，用物放置合理、有序，依次检查所备物品，保证安全有效 治疗车上层放置：PDA、氧气表1套、扳手、四防牌、治疗盘内放治疗碗2个（一个碗放纱布2块，另一个碗内盛无菌注射用水）、棉签、一次性吸氧装置、速干手消毒剂 治疗车下层放置：弯盘、医疗及生活垃圾袋	1 5 2	未核对扣5分 用物少一项扣1分 其余一项不符合要求扣1分	
安全评估	12	1. 携用物至床旁，PDA扫描患者手腕带，查看床头牌、询问患者姓名，核对信息是否一致，并再次核对执行单内容 2. 了解患者病情、意识状态、自理能力、合作程度及心理反应情况，解释吸氧的目的、方法、注意事项及配合指导正确 3. 评估患者鼻腔黏膜、鼻腔通气情况 4. 评估环境安静、整洁，光线明亮 5. 评估用氧是否安全 6. 与患者沟通时语言规范、态度和蔼	5 1 1 1 3 1	未核对扣5分 未使用PDA扣3分 核对内容不全少一项扣1分 查对患者姓名不规范扣3分 其余一项不符合要求扣1分	

续表

项目		总分	技术操作要求	标分	评分标准	扣分
操作过程	吸氧	40	1. 协助患者取舒适卧位	1	未核对一次扣 5 分	
			2. 吹尘，装表	2	核对内容不全少一项扣 1 分	
			3. 连接一次性吸氧装置	2		
			4. 用湿棉签清洁双侧鼻腔	2	核对患者姓名不规范扣 3 分	
			5. 先关小流量表	3		
			6. 再打开氧气大开关	3	吹尘过响扣 2 分	
			7. 按需要正确调节氧气流量	3	氧气表安装不垂直扣 2 分	
			8. 试氧气管道是否通畅（将氧气管头端置于治疗碗水内，有气泡冒出）	3	一次性氧气装置安装错误扣 5 分	
			9. 再次核对患者、手腕带、执行单	5		
			10. 将鼻导管插入患者双侧鼻孔 1cm	3	氧气管固定不牢扣 2 分	
			11. 将导管环绕患者耳部向下放置，调整合适松紧度	1	程序错误扣 2 分 其余一项不符合要求扣 1 分	
			12. 挂四防牌，记录用氧时间、氧流量	1		
			13. 口述并操作：用氧中途需调节氧流量要先分离鼻导管	2		
			14. 手消毒	1		
			15. 再次核对，PDA 扫描工号	5		
			16. 观察用氧效果，询问患者的感受	3		
	停止吸氧	20	1. PDA 扫描患者手腕带，核对信息，向患者解释停止吸氧原因	5	关闭氧气表顺序不正确扣 5 分	
			2. 松解氧气导管，慢慢撤出鼻导管	2	未先拔管后关氧气表扣 3 分	
			3. 清洁患者的鼻及面颊部	1		
			4. 将氧气管置于医疗垃圾袋内	2	未放余氧扣 2 分	
			5. 关流量表，关氧气表大开关，开流量表开关，放出余气，关流量表	5	其余一项不符合要求扣 1 分	
			6. 卸表	2		
			7. 手消毒，交代注意事项，记录停氧时间	3		
操作后		5	1. 协助患者取舒适卧位，整理床单位	2	一项不符合要求扣 1 分	
			2. 按照院感防控标准正确处理物品	1		
			3. 氧气筒上悬挂空或满标志	1		
			4. 洗手，记录	1		
评价		5	1. 操作方法正确、熟练	2	操作时间每延长 30 秒扣 1 分	
			2. 正确指导患者吸氧，患者无不适感觉	2		
			3. 操作时间 4 分钟	1		
理论提问		5	1. 鼻导管给氧，氧浓度如何计算 2. 为患者吸氧时应注意哪些事项	5	少一条，扣 1 分	
合计		100				

理论提问：

1. 鼻导管量给氧，氧浓度如何计算？

答：氧浓度（%）=21+4× 氧流量（L/min）。

2. 为患者吸氧时应注意哪些事项？

答：①患者吸氧过程中，需要调节氧流量时，应当先将患者鼻导管取下，调节好氧流量后，再与患者连接，停止吸氧时，先取下鼻导管，再关流量表；②持续吸氧的患者，应当保持管道通畅，必要时进行更换；③观察、评估患者吸氧效果。

（阮 森 张楠楠）

二、中心供氧法氧气吸入技术操作考核评分标准（一次性吸氧装置）

科室_____ 姓名_____ 考核人员_____ 考核日期： 年 月 日

项目		总分	技术操作要求	标分	评分标准	扣分
仪表		5	仪表、着装符合护士礼仪规范	5	一项不符合要求扣 1 分	
操作前准备		8	1. 洗手，戴口罩 2. 核对医嘱、执行单 3. 备齐用物，用物放置合理、有序，依次检查所备物品，保证安全有效 治疗车上层放置：PDA、氧气表 1 套、四防牌、治疗盘内放治疗碗 2 个（一个碗放纱布 2 块，另一个碗内盛无菌注射用水）、棉签、一次性吸氧装置、速干手消毒剂 治疗车下层放置：弯盘、医疗及生活垃圾袋	1 5 2	未核对扣 5 分 其余一项不符合要求扣 1 分	
安全评估		12	1. 携用物至床旁，PDA 扫描患者手腕带，查看床头牌、询问患者姓名，核对信息是否一致，并再次核对执行单内容 2. 了解患者病情、意识状态、自理能力、合作程度及心理反应情况，解释吸氧的目的、方法、注意事项及配合指导正确 3. 评估患者鼻腔黏膜、鼻腔通气情况 4. 评估环境安静、整洁，光线明亮 5. 评估用氧是否安全 6. 与患者沟通时语言规范、态度和蔼	5 1 1 1 3 1	未核对扣 5 分 未使用 PDA 扣 3 分 核对内容不全少一项扣 1 分 查对患者姓名不规范扣 3 分 其余一项不符合要求扣 1 分	
操作过程	吸氧	40	1. 协助患者取舒适卧位 2. 安装氧气表 3. 连接一次性吸氧装置 4. 用湿棉签清洁双侧鼻腔 5. 按需要正确调节氧气流量 6. 试氧气管道是否通畅（将鼻导管头端置于治疗碗水内，有气泡冒出） 7. 再次核对患者、手腕带、执行单	1 3 2 1 3 3 5	未核对一次扣 5 分 核对内容不全少一项扣 1 分 核对患者姓名不规范扣 3 分 氧气管固定不牢扣 2 分 程序错误扣 10 分	

项目	总分	技术操作要求	标分	评分标准	扣分
		8. 将鼻导管插入患者双侧鼻腔	3	其余一项不符合要求扣 1分	
		9. 将导管环绕患者耳部向下放置，调整合适松紧度	2		
		10. 挂用氧四防牌	1		
		11. 记录用氧时间、氧流量	2		
		12. 口述并操作：用氧中途需调节氧流量要先分离鼻导管	5		
		13. 手消毒	1		
		14. 再次核对，PDA 扫描工号	5		
		15. 观察用氧效果，询问患者的感受	3		
停止吸氧	20	1. PDA 扫描患者手腕带，核对信息，向患者解释停止吸氧原因	5	未先拔管后关氧气表扣 10分　其余一项不符合要求扣 1分	
		2. 松解氧气导管，慢慢拔出鼻导管	5		
		3. 清洁患者鼻及面颊部	2		
		4. 将氧气管置于医疗垃圾袋内	2		
		5. 关流量表	1		
		6. 卸表	2		
		7. 手消毒，交代注意事项，记录停氧时间	3		
操作后	5	1. 协助患者取舒适卧位，整理床单位	2	一项不符合要求扣 1分	
		2. 按照院感防控标准正确处理物品	1		
		3. 洗手，记录	2		
评价	5	1. 操作方法正确、熟练	2	操作时间每延长 30 秒扣 1分 操作不熟练扣2分	
		2. 正确指导患者吸氧，患者无不适感觉	1		
		3. 操作时间 4 分钟	2		
理论提问	5	1. 在用氧过程中如何观察氧疗效果 2. 氧疗的副作用有哪些	5	少一条，扣 1分	
合计	100				

理论提问：

1. 在用氧过程中如何观察氧疗效果？

答：主要根据患者的脉搏、血压、精神状态、皮肤颜色与湿度、呼吸方式等，如患者由烦躁不安变为安静、心率变慢、血压上升、呼吸平稳、皮肤红润温暖、发绀消失，说明缺氧症状改善。同时还可测定动脉血气分析来判断。

2. 氧疗的副作用有哪些？

答：当氧浓度＞60%、持续时间＞24 小时，可能出现氧疗副作用，常见的有：①氧中毒；②肺不张；③呼吸道分泌物干燥；④新生儿可见晶状体后纤维组织增生；⑤呼吸抑制。

（张楠楠　修　红）

第二节　电动洗胃技术操作考核评分标准

科室_____　姓名_____　考核人员_____　考核日期：　　年　月　日

项目	总分	技术操作要求	标分	评分标准	扣分
仪表	5	仪表、着装符合护士礼仪规范	5	一项不符合要求扣1分	
操作前准备	10	1. 洗手，戴口罩 2. 核对医嘱 3. 备齐用物，用物放置合理、有序，依次检查所备物品，保证安全有效 治疗车上层：执行单、听诊器、冲洗胃管2根、一次性围裙、治疗盘内牙垫2个、治疗巾1块、一次性手套2副、液状石蜡、灌注器、水温计、纱布或卫生纸、治疗碗内盛温开水、一次性治疗碗1个、压舌板。必要时备开口器、舌钳、一次性尿垫 治疗车下层：弯盘、水桶2只（分别盛洗胃液、污水）、医疗垃圾袋、生活垃圾袋 4. 另备洗胃机1台、配好的洗胃液（量10 000～20 000ml，温度25～38℃）、心电监护1台、负压吸引器 5. 评估并准备洗胃机：连接洗胃机各管道，过滤器加配制好的洗胃液，拧紧过滤器瓶盖，接通洗胃机电源，打开开关。测试3个管腔是否通畅、负压是否正常，测试洗胃机运转是否正常	1 3 1 2 3	未核对一次扣3分 未拧紧过滤器瓶盖扣3分 未测试3个管腔是否通畅扣5分 洗胃机管道连接不正确扣5分 洗胃液温度不正确扣2分 洗胃液量不正确扣2分 物品缺一项扣1分 其余一项不符合要求扣1分	
安全评估	12	1. 携用物至床旁，查看床头牌、询问患者姓名、核对手腕带与执行单信息是否一致 2. 了解患者病情、年龄、意识状态、自理能力、合作程度及心理状态，向患者及其家属解释洗胃的目的、方法及注意事项，指导患者配合 3. 评估患者口唇及口腔黏膜有无炎症、损伤、疾病及有无活动性义齿，有无洗胃的禁忌证，是否建立静脉通路及心电、血压、氧饱和度监测 4. 评估：环境安静、整洁，光线明亮，温度适宜 5. 与患者沟通时语言规范，态度和蔼	3 3 4 1 1	未核对扣3分 核对内容不全少一项扣1分 核对患者姓名不规范扣2分 少评估一项扣1分 其余一项不符合要求扣1分	
操作过程	58	1. 协助患者取平卧位，头偏向术者或左侧卧位 2. 患者枕下垫一次性垫巾，颌下铺治疗巾或戴一次性围裙 3. 将弯盘、纱布（或卫生纸）置于患者口角旁 4. 取出活动性义齿及清除口腔内异物 5. 口腔内放置牙垫并固定（或他人帮助） 6. 核对并打开灌注器包装置于治疗盘内 7. 术者戴一次性手套	2 2 1 1 1 1 1	体位摆放不正确扣2分 洗胃机按错键扣10分 测量长度不正确扣2分 洗胃过程中未观察患者的生命体征，未与患者沟通扣5分 其余一项不符合要求扣1分	

项目	总分	技术操作要求	标分	评分标准	扣分
		8. 核对并打开冲洗胃管，验证是否通畅	2		
		9. 液状石蜡润滑冲洗胃管前段，润滑胃管长度的 1/3	1		
		10. 测量冲洗胃管的长度（前额发际至剑突的距离），由口腔插入 55～60cm	2		
		11. 再次核对患者、手腕带	3		
		12. 左手托住胃管，右手持住胃管前端，缓缓插入，到咽喉部时（约 15cm）（口述：清醒患者嘱其做吞咽动作，然后将胃管插至所需长度。昏迷患者轻抬患者的头部使其下颌尽量靠近胸骨柄，增加咽喉壁的弧度。插管过程中，随时观察患者的病情变化）	5		
		13. 插入所需长度后，与牙垫一起固定	1		
		14. 验证胃管是否在胃中（3 种方法）：将胃管开口端置于温水碗内，无气泡逸出；用灌注器向胃内注入 20ml 空气，能闻及气过水声；抽吸，有胃液吸出	5		
		15. 用灌注器抽吸胃内容物置于治疗碗内，必要时送检	1		
		16. 再次检查洗胃机各管道连接是否正确	5		
		17. 将冲洗胃管与洗胃机连接	5		
		18. 洗胃			
		（1）手控洗胃法：第一步按压洗胃机"手吸"键，吸液指示灯亮。第二步按压"手冲"键，冲液指示灯亮，将洗胃液冲入胃内，每次 300～500ml，每次手冲手吸键之间切换按"关"键，重复几次，直至洗出液澄清无味为止	2		
		（2）全自动洗胃法：按压"自控"键，冲洗自动控制，吸液与冲液指示灯交替闪亮，开始洗胃，直至洗出液澄清无味为止	2		
		19. 洗胃过程中，密切观察患者的病情、生命体征变化，观察洗胃液出入量的平衡，洗出液的颜色、气味、性状、量。如患者出现呕吐，注意防止窒息的发生	2		
		20. 洗胃完毕，将胃管与洗胃机分离，嘱患者侧卧轻压患者腹部，将多余的胃液排出	1		
		21. 根据医嘱自冲洗胃管内注入所需药物，折叠冲洗胃管末端并迅速拔出	1		
		22. 协助清醒患者漱口	1		
		23. 擦净患者面颊部分泌物及呕吐物	1		
		24. 手消毒	1		
		25. 核对并签名	5		
		26. 询问患者感受	3		

续表

项目	总分	技术操作要求	标分	评分标准	扣分
操作后	5	1. 协助患者取舒适卧位，整理床单位 2. 按照院感防控标准正确处理物品 3. 洗手，记录（洗胃液的量，洗出液的量、颜色、性状、气味）	2 1 2	一项不符合要求扣1分	
评价	5	1. 操作顺序正确、熟练，抢救有效 2. 动作轻巧，患者无特殊不适 3. 操作时间15分钟	2 1 2	操作时间每延长30秒扣1分	
理论提问	5	1. 洗胃的适应证有哪些 2. 洗胃的注意事项有哪些 3. 洗胃的并发症有哪些	5	少一条，扣1分	
合计	100				

理论提问：

1. 洗胃的适应证有哪些？

答：①解毒、清除胃内毒物或刺激物，避免毒物吸收，利用不同灌洗液进行中和解毒；②减轻胃黏膜水肿，幽门梗阻患者能将胃内滞留食物洗出，同时给予温生理盐水冲洗，可减轻胃黏膜水肿和炎症；③作为手术或检查前的准备。

2. 洗胃的注意事项有哪些？

答：①操作过程中关爱患者，动作轻柔，与患者有效沟通，保护患者隐私。②中毒物质不明确时，选用温开水或生理盐水洗胃，待物质性质明确后采用对抗剂洗胃。吞服强酸强碱等腐蚀性药物禁忌洗胃，口服牛奶、蛋清，遵医嘱给药。③幽门梗阻患者洗胃需记录胃内滞留量，洗胃宜在饭后4~6小时或空腹进行。④消化性溃疡、食管梗阻、食管静脉曲张、胃癌一般不洗胃。⑤洗胃过程中随时观察患者的病情变化，洗胃完毕记录灌洗液的名称、液量和洗出液的颜色、性状、液量、气味及患者的一般情况。

3. 洗胃的并发症有哪些？

答：①急性胃扩张；②上消化道出血；③窒息；④咽喉、食管黏膜损伤水肿；⑤吸入性肺炎；⑥虚脱及寒冷反应；⑦胃穿孔。

（冯 英）

第三节　电除颤技术操作考核评分标准

科室_____　　姓名_____　考核人员_____　　考核日期：　　年　月　日

项目	总分	技术操作要求	标分	评分标准	扣分
仪表	5	仪表、着装符合护士礼仪规范，戴手套	5	一项不符合要求1分	
操作前准备	5	1. 物品准备：纱布数块、弯盘、导电糊或盐水纱布2块、手电筒、血压计、听诊器、速干手消毒剂 2. 安全评估：检查除颤仪处于完好备用状态，电量充足，电极板完好	2 3	物品少一件扣1分 一项不符合要求扣1分	

项目	总分	技术操作要求	标分	评分标准	扣分
安全评估	10	1. 安全评估：确保现场环境安全 2. 发现患者病情变化或心电监护示心室颤动波 3. 判断患者反应：轻拍患者肩部，大声呼叫患者"您还好吗？" 4. 如患者无反应时，立即启动急救反应系统并获取除颤仪 5. 判断呼吸及颈动脉搏动（同时）：注视或观察胸部运动，检查呼吸是否缺失或异常；使用近侧 2 个或 3 个手指找到气管，将手指滑到气管和颈侧肌肉之间的沟内，感触脉搏；同时判断 5～10 秒 6. 如无呼吸或呼吸异常，并没有明确感触到脉搏，记录抢救时间（具体到分钟），即刻开始抢救 7. 立即去枕平卧硬板床，解衣领、松腰带，双上肢位于患者躯体两侧，进行心脏按压（至少两次后口述：由他人进行徒手心肺复苏）	1 1 1 1 2 1 3	拍打部位不正确扣 1 分 未呼叫患者扣 1 分 判断时间不正确扣 1 分 颈动脉部位不正确扣 2 分 触摸颈动脉手法不正确扣 1 分 未打开被子扣 1 分 未记录时间扣 1 分 未做心脏按压扣 2 分 其余一项不符合要求扣 1 分	
操作过程	60	1. 携用物至床旁 2. 开启除颤仪 3. 安全评估：患者身上有无金属物质，电极片是否避开除颤部位，检查有无心脏起搏器及通信设施干扰 4. 左臂外展，用纱布擦干患者除颤部位皮肤 5. 将除颤电极板均匀涂抹导电糊 6. 打至除颤模式，确定除颤仪设置为"非同步方式" 7. 选择能量，一般成人单向波电击除颤 360J，双向波 200J 8. 安放电极板：电极板分别放置于右锁骨中线的正下方和左腋中线第 5～6 肋 9. 将电极板垂直施加压力贴紧胸壁，压力适当 10. 再次确认心电示波为室颤波 11. 口述："请旁人离开" 12. 充电，安全评估并确认所有人已离开 13. 放电：双手拇指同时按压放电按钮，电击除颤，监测心电示波 14. 放下电极板，将除颤仪按钮旋至监护模式 15. 立即进行 5 个循环的 CPR 16. 查看心电示波，安全评估患者转为窦性心律，除颤成功，记录时间（口述：若仍为心室颤动波或无脉性室性心动过速，立即准备再次除颤）；并再次判断呼吸及颈动脉搏动（同时）5～10 秒，观察并口述：瞳孔缩小，角膜湿润；口唇、面色、皮肤、甲床色泽转红润；测上肢收缩压在 60mmHg 以上，观察病情变化，进行进一步生命支持	1 1 4 2 2 5 5 3 1 3 3 3 3 2 15 3	除颤部位暴露不充分扣 2 分 电极板放置位置错误扣 5 分 双电极板对搓扣 5 分 未确定周围人员直接或间接与患者接触扣 5 分 操作者身体与患者接触扣 5 分 从启动用手控除颤电极板至第一次除颤完毕，全过程超过 20 秒扣 3 分 除颤后未评估患者心电示波扣 3 分 除颤后，未立即进行胸外按压扣 5 分 除颤后胸外按压不足 5 个循环扣 5 分 按压速率、部位不准确每循环一次扣 2 分 未观察局部皮肤有无灼伤扣 2 分 只口述未观察患者皮肤有无灼伤扣 1 分	

项目	总分	技术操作要求	标分	评分标准	扣分
		17.擦净患者身上的导电糊，观察局部皮肤有无灼伤，协助患者穿衣并安慰清醒的患者	2	其余一项不符合要求扣1分	
		18.关闭除颤仪，擦净电极板导电糊，充电备用	2		
操作后	5	1.协助患者取舒适卧位，整理床单位 2.按照院感防控标准正确处理物品 3.脱手套，洗手，记录	2 1 2	一项不符合要求扣1分	
评价	10	1.操作迅速、手法熟练，急救意识强 2.患者皮肤完整，无灼伤。床单位整洁 3.操作时间5分钟	5 3 2	无急救意识扣5分 操作时间每延长30秒扣1分	
理论提问	5	1.电除颤的适应证、目的有哪些 2.电除颤的注意事项有哪些	5	少一条，扣1分	
合计	100				

理论提问：

1.电除颤的适应证、目的有哪些？

答：适应证：心室颤动、心室扑动、无脉性室性心动过速及药物难以转复的心房颤动、室上性心动过速。

目的：纠正室性、房性心律失常。·

2.电除颤的注意事项有哪些？

答：①如心室颤动为细颤，除颤前可遵医嘱给予肾上腺素，使之转为粗颤再进行电除颤；②电击时，任何人不得接触患者及病床，以免触电；③进行心电图示波监视，观察患者的生命体征及肢体活动情况。

（修 红 柳国芳）

第四节 心肺复苏技术操作考核评分标准

一、单人徒手心肺复苏技术操作考核评分标准（便携面罩）

科室_____ 姓名_____ 考核人员_____ 考核日期： 年 月 日

项目	总分	技术操作要求	标分	评分标准	扣分
仪表	5	仪表、着装符合护士礼仪规范，带手表	5	一项不符合要求扣1分	
操作前准备	5	1.物品准备：胸外按压板、便携面罩、纱布2块、弯盘、听诊器、血压计、手电筒 2.检查所有物品保证备用状态	3 2	物品少一件扣1分 一项不符合要求扣1分	

项目		总分	技术操作要求	标分	评分标准	扣分
安全评估		10	1. 评估环境，确保现场安全 2. 判断患者反应：轻拍患者肩部，大声呼叫患者"您还好吗？" 3. 如患者无反应时，立即启动急救反应系统并获取 AED/ 除颤仪 4. 判断呼吸及颈动脉搏动（同时）：注视或观察胸部运动，检查呼吸是否缺失或异常；使用近侧 2 个或 3 个手指找到气管，将手指滑到气管和颈侧肌肉之间的沟内，感触脉搏；同时判断 5～10 秒 5. 如无呼吸或呼吸异常，并没有明确感触到脉搏，立即记录抢救时间（具体到分钟），行胸外心脏按压	2 2 2 3 1	拍打部位不正确扣 1 分 未呼叫患者扣 1 分 判断时间不正确扣 1 分 触摸颈动脉手法不正确扣 1 分 颈动脉部位不正确扣 2 分 未打开被子扣 1 分 未记录时间扣 1 分 其余一项不符合要求扣 1 分	
操作过程	胸外按压	25	1. 抢救者位于患者一侧 2. 去枕，确保患者仰卧在坚固的平坦的表面上（如为软床，背部垫按压板） 3. 解开患者衣服，暴露其胸部，松解腰带 4. 定位：将一只手的掌根放在患者胸骨下半部上，另一只手的掌根置于第一只手上，双手掌根重叠，手指不触及胸壁。手臂与胸骨垂直，使肩、肘、腕关节呈一条直线 5. 深度：两肘伸直，快速、用力按压，按压深度至少 5cm，但应避免超过 6cm，按压的同时观察面色 6. 回弹：每次按压后确保胸壁完全回弹，但手掌不离开胸壁 7. 频率：以 100～120 次/分的平稳方式按压，不因任何原因停止按压 10 秒以上（30 次/15～18 秒） 8. 复苏方法：胸外按压与人工呼吸比例：按压：通气=30：2	1 3 2 5 3 3 3 5	双肘未伸直扣 2 分 按压部位不准确扣 5 分 按压深度不足每循环扣 2 分 速率不合乎要求，每循环扣 1 分 手掌离开按压部位每循环扣 2 分 动作过猛扣 2 分 按压中断时间超过 10 秒扣 2 分 胸外按压与人工呼吸比例错误，每循环扣 2 分 其余一项不符合要求扣 1 分	
	开放气道	15	1. 检查并取下义齿 2. 将患者头偏向一侧，用纱布裹以救护者右手示指或中指，清除口鼻腔分泌物（评估无分泌物时可不做此步骤） 3. 将患者头部置于中立位 4. 开放气道 方法一：仰头提颏法 抢救者一手小鱼际置于患者前额，用力向后压使其头部后仰，另一手示指、中指置于患者的下颌骨下方，提起下颌，将颏部向前上抬起	1 3 1 10	未清除分泌物扣 2 分 清除分泌物不到位扣 1 分 清除分泌物时，头未偏向一侧扣 1 分 开放气道手法不正确每次扣 2 分 头后仰程度（颏与耳连线应垂直于地面）不够每次扣 2 分	

项目	总分	技术操作要求	标分	评分标准	扣分
		方法二：推举下颌法（疑有颈椎损伤者） 抢救者双手置于患者头部两侧，双肘置于患者仰卧的平面上，双手示指、中指、环指放在患者下颌角下方，提起下颌，使下颌前移，如果双唇紧闭，用拇指推开下唇，使嘴张开		其余一项不符合要求扣1分	
口对面罩人工呼吸	15	1.以患者鼻梁作参照，把面罩放于患者面部 2.用靠近患者头顶的手，将拇指和示指放在面罩的边缘，将另一只手的拇指放在面罩下缘，用力按住面罩的边缘，使面罩密封于面部，其余手指放在下颌骨边缘，进行提颏，开放气道 3.用口对着防护面罩吹气，使患者胸部隆起，吹气的同时观察患者胸部有无起伏 4.每次吹气时间1秒 5.吹气完毕，使胸廓自行回缩将气体排出 6.注意观察胸部复原情况 7.连续吹气2次，取下面罩	1 2 4 2 2 2 2	通气无效一次扣2分 吹气量不足一次扣1分 通气量过大一次扣1分 吹气时间不足或过长每次扣1分 吹气后，未观察胸廓起伏每次扣1分 其余一项不符合要求扣1分	
判断	5	1.反复操作5个循环后再次同时判断颈动脉搏动及呼吸5～10秒，如颈动脉搏动及自主呼吸恢复，口述：复苏成功，记录时间（具体到分钟） 2.观察并口述：瞳孔缩小，角膜湿润；口唇、面色、皮肤、甲床色泽转红润；测上肢收缩压在60mmHg以上；观察病情变化，进行进一步的生命支持 3.口述：如心搏、呼吸未恢复，继续以上操作5个循环后再判断。复苏团队到达后，每2分钟交换角色1次。AED/除颤仪到达，根据心律除颤	2 2 1	颈动脉位置不正确扣2分 触摸颈动脉手法不正确扣1分 判断时间不正确扣1分 未记录抢救成功时间扣1分 其余一项不符合要求扣1分	
操作后	5	1.安置患者：垫枕，整理衣裤，取合适卧位 2.按照院感防控标准正确处理物品 3.洗手、记录	2 1 2	一项不符合要求扣1分	
评价	10	1.动作迅速，操作熟练，急救意识强 2.定位准确、手法正确，抢救有效 3.操作时间150秒	5 3 2	无急救意识扣5分 操作时间每延长30秒扣1分	
理论提问	5	1.心肺复苏的目的是什么 2.心肺复苏的注意事项有哪些 3.心肺复苏的有效指征有哪些	5	少一条，扣1分	
合计	100				

理论提问：

1.心肺复苏的目的是什么？

答：①通过实施基础生命支持技术，建立患者的循环呼吸功能；②保证重要脏器的血液供应，尽快促进心跳、呼吸功能的恢复。

2.心肺复苏的注意事项有哪些？

答：①人工呼吸时送气量不宜过大，以免引起患者胃部胀气；②胸外按压时要确保足够的频率及深度，尽可能不中断胸外按压，每次胸外按压后要让胸廓充分回弹，以保证心脏得到充分的血液回流；③胸外按压时肩、肘、腕在一条直线上，并与患者身体长轴垂直。按压时，手掌掌根不能离开胸壁。

3.心肺复苏的有效指征有哪些？

答：①能触及大动脉搏动；②自主呼吸恢复；③散大的瞳孔缩小，角膜湿润；④颜面、口唇、甲床色泽转红润；⑤上肢收缩压在 60mmHg 以上；⑥昏迷变浅，出现反射或挣扎。

（柳国芳　修　红）

二、单人徒手心肺复苏技术操作考核评分标准

科室＿＿＿＿＿＿＿＿　姓名＿＿＿＿＿＿　考核人员＿＿＿＿＿＿＿　考核日期：　　年　月　日

项目	总分	技术操作要求	标分	评分标准	扣分
仪表	5	仪表、着装符合护士礼仪规范	5	一项不符合要求扣1分	
操作前准备	5	1.物品准备：胸外按压板、纱布2块、弯盘、听诊器、血压计、手电筒	3	物品少一件扣1分 一项不符合要求扣1分	
		2.依次检查所有物品保证处于备用状态	2		
安全评估	10	1.评估环境，确保现场安全	2	拍打部位不正确扣1分	
		2.判断患者反应：轻拍患者肩部,大声呼叫患者"您还好吗？"	2	未呼叫患者扣1分 判断时间不正确扣1分	
		3.如判断患者无反应时，立即启动急救反应系统并获取 AED/除颤仪	2	触摸颈动脉手法不正确扣1分	
		4.判断呼吸及颈动脉搏动（同时）：注视或观察胸部运动，检查呼吸是否缺失或异常。使用近侧2个或3个手指找到气管，将手指滑到气管和颈侧肌肉之间的沟内，感触脉搏；同时判断5～10秒	3	颈动脉部位不正确扣2分 未打开被子扣1分 未记录时间扣1分 其余一项不符合要求扣1分	
		5.如无呼吸或呼吸异常，并没有明确感触到脉搏，立即记录抢救时间（具体到分钟），行胸外心脏按压	1		

续表

项目		总分	技术操作要求	标分	评分标准	扣分
操作过程	胸外按压	25	1. 抢救者位于患者一侧 2. 去枕，确保患者仰卧在坚固的平坦的表面上。（如为软床，背部垫按压板） 3. 解开患者衣服，暴露胸部，松解腰带 4. 定位：将一只手的掌根放在患者胸骨下半部上。另一只手的掌根置于第一只手上，双手掌根重叠，手指不触及胸壁。手臂与胸骨垂直，使肩、肘、腕关节呈一条直线 5. 深度：两肘伸直，快速、用力按压，按压深度至少5cm，但应避免超过6cm，按压同时观察面色 6. 回弹：每次按压后确保胸壁完全回弹，但手掌不离开胸壁 7. 频率：以100～120次/分的平稳方式按压，不因任何原因停止按压10秒以上（30次/15～18秒） 8. 复苏方法：胸外按压与人工呼吸比例：按压：通气=30：2	1 3 2 5 3 3 3 5	双肘未伸直扣2分 按压部位不准确扣5分 按压深度不足每循环扣2分 回弹不足每循环扣2分 速率不合乎要求，每循环扣1分 手掌离开按压部位每循环扣2分 未观察面色每循环扣1分 动作过猛扣2分 按压中断时间超过10秒扣2分 胸外按压与人工呼吸比例错误，每循环扣2分 其余一项不符合要求扣1分	
	开放气道	15	1. 检查并取下义齿 2. 将患者头偏向一侧，救护者用纱布裹右手示指，或示指、中指，清除口鼻腔分泌物（评估无分泌物时可不做此步骤） 3. 将患者头部置于中立位 4. 开放气道 方法一：仰头提颏法 抢救者一手小鱼际置于患者前额，用力向后压使其头部后仰，另一手示指、中指置于患者的下颌骨下方，提起下颌，将颏部向前上抬起 方法二：推举下颌法（疑有颈椎损伤者） 抢救者双手置于患者头部两侧，双肘置于患者仰卧的平面上，双手示指、中指、环指放在患者下颌角下方，提起下颌，使下颌前移，如果双唇紧闭，用拇指推开下唇，使嘴张开	1 2 1 1 10	未清除口鼻分泌物扣2分 清除分泌物不到位扣1分 头未偏向一侧扣1分 纱布覆盖过多扣1分 开放气道手法不正确扣2分 头后仰程度（颏与耳连线应垂直于地面）不够扣5分 未开放气道扣10分 其余一项不符合要求扣1分	
	口对口人工呼吸	15	1. 抢救者一手捏紧患者的鼻孔 2. 双唇包住患者口唇吹气，使其胸部隆起，吹气的同时观察胸部有无起伏 3. 吹气毕，松开捏鼻孔的手。抢救者头稍抬起，侧转换气 4. 同时注意观察患者胸部复原情况 5. 每次吹气时间1秒 6. 连续吹气2次	1 6 2 2 2 2	通气无效一次扣2分 吹气量不足一次扣1分 未观察胸廓起伏每次扣1分 吹气时间不足或过长每次扣1分 其余一项不符合要求扣1分	

项目		总分	技术操作要求	标分	评分标准	扣分
判断		5	1. 反复操作 5 个循环后再次同时判断颈动脉搏动及呼吸 5 ~ 10 秒，如颈动脉搏动及自主呼吸恢复，口述：复苏成功，记录时间（具体到分钟） 2. 观察并口述：瞳孔缩小，角膜湿润；口唇、面色、皮肤、甲床色泽转红润；测上肢收缩压在 60mmHg 以上；观察病情变化，进行进一步的生命支持 3. 口述：如心搏、呼吸未恢复，继续以上操作 5 个循环后再判断。复苏团队到达后，每 2 分钟交换角色 1 次。AED/ 除颤仪到达后根据心律除颤	2 2 1	颈动脉位置不正确扣 2 分 触摸颈动脉手法不正确扣 1 分 判断时间不正确扣 1 分 未记录抢救成功时间扣 1 分 观察瞳孔不规范扣 1 分 观察甲床不规范扣 1 分 其余一项不符合要求扣 1 分	
操作后		5	1. 安置患者：垫枕，整理衣裤，取合适的卧位 2. 按照院感防控标准正确处理物品 3. 洗手、记录	2 1 2	一项不符合要求扣 1 分	
评价		10	1. 动作迅速，操作熟练，急救意识强 2. 定位准确、手法正确，抢救有效 3. 操作时间 150 秒	5 3 2	无急救意识扣 5 分 操作时间每延长 30 秒扣 1 分	
理论提问		5	1. 心肺复苏的目的是什么 2. 心肺复苏的注意事项有哪些 3. 心肺复苏的有效指征有哪些	5	少一条，扣 1 分	
合计		100				

理论提问：

1. 心肺复苏的目的是什么？

答：①通过实施基础生命支持技术，建立患者的循环呼吸功能；②保证重要脏器的血液供应，尽快促进心跳、呼吸功能的恢复。

2. 心肺复苏的注意事项有哪些？

答：①人工呼吸时送气量不宜过大，以免引起患者胃部胀气；②胸外按压时要确保足够的频率及深度，尽可能不中断胸外按压，每次胸外按压后要让胸廓充分回弹，以保证心脏得到充分的血液回流；③胸外按压时肩、肘、腕在一条直线上，并与患者身体长轴垂直。按压时，手掌掌根不能离开胸壁。

3. 心肺复苏的有效指征有哪些？

答：①能触及大动脉搏动；②自主呼吸恢复；③散大的瞳孔缩小，角膜湿润；④颜面、口唇、甲床色泽转红润；⑤上肢收缩压在 60mmHg 以上；⑥昏迷变浅，出现反射或挣扎。

（修　红　柳国芳）

三、双人心肺复苏技术操作考核评分标准

科室_____ 姓名_____ 考核人员_____ 考核日期： 年 月 日

项目		总分	技术操作要求	标分	评分标准	扣分
仪表		5	仪表、着装符合护士礼仪规范	5	一项不符合要求扣1分	
操作前准备		5	1. 物品准备：胸外按压板、纱布2块、弯盘、听诊器、血压计、手电筒、性能良好的简易呼吸器（包括加压面罩、氧气管、储氧袋，各部件连接正确、气囊无漏气，4个部件、5个阀门检查性能良好）、吸氧面罩、一次性手套2副、口咽通气道	3	物品少一件扣1分 一项不符合要求扣1分	
			2. 依次检查所有物品保证备用状态	2		
安全评估		10	护士A 1. 评估环境确保现场安全 2. 判断患者反应：轻拍患者肩部，大声呼叫患者"您还好吗？" 3. 如判断患者无反应时，立即启动急救反应系统并获取AED/除颤仪 4. 判断呼吸及颈动脉搏动（同时）：注视或观察胸部运动，检查呼吸是否缺失或异常；使用近侧2个或3个手指找到气管，将手指滑到气管和颈侧肌肉之间的沟内，感触脉搏，同时判断5~10秒 5. 如无呼吸或呼吸异常，并没有明确感触到脉搏，立即记录时间（具体到分钟），行胸外心脏按压	2 2 2 3 1	拍打部位不正确扣1分 未呼叫患者扣1分 判断时间不正确扣1分 触摸颈动脉手法不正确扣1分 颈动脉部位不正确扣1分 未打开被子扣1分 未记录时间扣1分 其余一项不符合要求扣1分	
操作过程	胸外按压	25	护士A 1. 抢救者位于患者一侧 2. 去枕，确保患者仰卧在坚固的平坦的表面上（如为软床，背部垫按压板） 3. 解开患者衣服，暴露胸部，松解腰带 4. 定位：将一只手的掌根放在患者胸骨下半部上。另一只手的掌根置于第一只手上，双手掌根重叠，手指不触及胸壁。手臂与胸骨垂直，使肩、肘、腕关节呈一条直线 5. 深度：两肘伸直，快速、用力按压，按压深度至少5cm，但应避免超过6cm，按压的同时观察面色 6. 回弹：每次按压后确保胸壁完全回弹，但手掌不离开胸壁 7. 频率：以100~120次/分的平稳方式按压，不因任何原因停止按压10秒以上（30次/15~18秒） 8. 复苏方法：胸外按压与人工呼吸比例：按压通气=30：2	1 3 2 5 3 3 3 5	双肘未伸直扣2分 按压部位不准确扣5分 按压深度不足每循环扣2分 回弹不足每循环扣2分 速率不合乎要求每循环扣1分 手掌离开按压部位每循环扣2分 未观察面色每循环扣1分 动作过猛扣2分 按压中断时间超过10秒扣2分 胸外按压与人工呼吸比例错误每循环扣2分 其余一项不符合要求扣1分	

项目		总分	技术操作要求	标分	评分标准	扣分
开放气道、气囊辅助呼吸		30	护士 B 1. 戴手套，检查并取下义齿	2	评估有分泌物未清除扣 2 分	
			2. 清理呼吸道：将患者头偏向一侧，救护者用右手示指、或示指、中指，清除口鼻腔分泌物（评估无分泌物时可不做此步骤），脱手套，洗手	2	清除分泌物不到位扣 1 分	
			3. 将简易呼吸囊连接氧气，调节流量 8～10L/min	1	头未偏向一侧扣 1 分	
			4. 将患者头部置于中立位	1	开放气道手法不正确扣 2 分	
			5. 戴手套	1	面罩压在患者眼部扣 3 分	
			6. 推举下颌法打开气道		通气无效一次扣 2 分	
			（1）操作者站于患者头部正上方	2	通气不足每次扣 1 分	
			（2）双手中指、环指、小指分别置于患者的下颌角下方并用双手提起患者下颌，使患者头后仰，处于过伸位（面向急救者），打开气道，使气管与口腔呈一条直线（必要时置口咽通气道）	2	频率不正确扣 5 分 其余一项不符合要求扣 1 分	
			（3）用左手中指、环指、小指提下颌，固定头部位置，使头保持后仰，右手持简易呼吸器，以患者鼻梁为参照，将面罩紧扣于患者口鼻部，用左手的拇指和示指固定面罩两边呈 C 形，并将面罩边缘压住患者面部，使用其余手指提起下颌（3 个手指呈 E 形），呈 "EC" 钳技术开放气道，使面罩紧贴患者面部	5		
			（4）人工呼吸：用另一只手挤压气囊给予人工呼吸	3		
			7. 每次挤压持续 1 秒	3		
			8. 送气量以见到胸廓起伏为宜，为 500～600ml	2		
			9. 挤压的同时安全评估并观察判断通气情况：观察患者胸廓起伏；观察胃区有无膨胀；观察单向阀运行状态；观察患者口唇、面部颜色；观察呼气时面罩内有无气雾；观察患者血氧饱和度	2		
			10. 观察患者是否处于正常的换气状态，呼吸有无改善，神志有无转清醒，血氧饱和度、面色、口唇、甲床、末梢循环情况有无改善	2		
			11. 胸外按压与人工呼吸比例：按压：通气=30：2，注意鼓励按压者进行有效按压，保证足够的按压速率及深度，让胸廓完全回弹	2		
判断		5	1. 反复操作 5 个循环后再次同时判断颈动脉搏动及呼吸 5～10 秒，如颈动脉搏动及自主呼吸恢复，口述：复苏成功，记录时间（时间具体到分钟）	2	颈动脉位置不正确扣 2 分 判断时间不正确扣 1 分 未记录抢救成功时间扣 1 分	

项目	总分	技术操作要求	标分	评分标准	扣分
		2. 观察并口述：瞳孔缩小，角膜湿润；口唇、面色、皮肤、甲床色泽转红润，测上肢收缩压在 60mmHg 以上，观察病情变化，进行进一步的生命支持	1	观察瞳孔不规范扣 1 分 观察甲床不规范扣 1 分 其余一项不符合要求扣 1 分	
		3. 口述：如心搏、呼吸未恢复，交换角色，继续以上操作 5 个循环后再判断。复苏过程中每 2 分钟交换角色 1 次。AED/ 除颤仪到达后根据心律除颤	1		
		4. 护士 B 脱手套，洗手	1		
操作后	5	1. 安置患者：垫枕，整理衣裤，取合适卧位 2. 按照院感防控标准正确处理物品 3. 洗手、记录	2 1 2	一项不符合要求扣 2 分	
评价	10	1. 配合默契，操作熟练，急救意识强 2. 定位准确，手法正确，抢救有效 3. 操作时间 150 秒	5 3 2	双人配合不默契扣 2 分 急救意识差扣 5 分 操作时间每延长 30 秒扣 1 分	
理论提问	5	1. 心肺复苏的目的是什么 2. 心肺复苏的注意事项有哪些 3. 心肺复苏的有效指征有哪些 4. 使用简易呼吸器的注意事项有哪些	5	少一条，扣 1 分	
合计	100				

理论提问：

1. 心肺复苏的目的是什么？

答：①通过实施基础生命支持技术，建立患者的循环呼吸功能；②保证重要脏器的血液供应，尽快促进心跳、呼吸功能的恢复。

2. 心肺复苏的注意事项有哪些？

答：①人工呼吸时送气量不宜过大，以免引起患者胃部胀气；②胸外按压时要确保足够的频率及深度，尽可能不中断胸外按压，每次胸外按压后要让胸廓充分回弹，以保证心脏得到充分的血液回流；③胸外按压时肩、肘、腕在一条直线上，并与患者身体长轴垂直。按压时，手掌掌根不能离开胸壁。

3. 心肺复苏的有效指征有哪些？

答：①能触及大动脉搏动；②自主呼吸恢复；③散大的瞳孔缩小，角膜湿润；④颜面、口唇、甲床色泽转红润；⑤上肢收缩压在 60mmHg 以上；⑥昏迷变浅，出现反射或挣扎。

4. 使用简易呼吸器的注意事项有哪些？

答：①简易呼吸器要定时检查、测试、维修和保养；②挤压球囊时，压力不可过大，亦不可时快时慢，以免损伤肺组织，造成呼吸中枢紊乱，影响呼吸功能恢复；③"EC"手法固定面罩，保证有效通气；④辅助呼吸过程中注意观察患者的面色及呼吸恢复情况。发现患者有自主呼吸时，应按患者的呼吸动作加以辅助，与自主呼吸同步。

（修　红　柳国芳）

第五节　心电监护技术操作考核评分标准

科室＿＿＿＿＿＿　姓名＿＿＿＿＿＿　考核人员＿＿＿＿＿＿　考核日期：　　年　月　日

项目		总分	技术操作要求	标分	评分标准	扣分
仪表		5	仪表、着装符合护士礼仪规范	5	一项不符合要求扣 1 分	
操作前准备		8	1. 洗手，戴口罩 2. 核对医嘱、执行单 3. 备齐用物，用物放置合理、有序，依次检查所备物品及仪器，保证安全有效 治疗车上层：PDA、心电监护仪（包括电源线、导联线、血压监测导线及袖带、血氧饱和度导线及探头）、治疗碗 2 个（分别放置干纱布 1～2 块、电极膜 3～5 个）、速干手消毒剂 治疗车下层：弯盘、电插板、医疗垃圾袋、生活垃圾袋	1 5 2	未核对扣 5 分 物品少一件扣 1 分 其余一项不符合要求扣 1 分	
安全评估		12	1. 携用物至床旁，PDA 扫描患者手腕带，查看床头牌、询问患者姓名，核对信息是否一致，并再次核对执行单内容 2. 了解患者病情、意识状态、合作情况及心理反应，向患者解释操作目的、方法，询问患者是否大、小便 3. 评估：患者胸前皮肤有无皮疹、伤口、破溃，是否安装心脏起搏器。检查上肢皮肤及肢体活动情况及有无静脉输液。评估患者末梢循环情况，有无灰指甲，有无涂抹指甲油 4. 评估：环境安静、温度适宜，无电磁波干扰，保护患者的隐私 5. 与患者沟通时语言规范、态度和蔼	5 2 3 1 1	未核对扣 5 分 未使用 PDA 扣 3 分 核对内容不全少一项扣 1 分 核对患者姓名不规范扣 3 分 其余一项不符合要求扣 1 分	
操作过程	监护	50	1. 协助患者取舒适体位 2. 接电源线 3. 打开电源开关 4. 选择电极膜粘贴位置，纱布清洁局部皮肤 5. 导联线与电极膜连接 6. 再次核对患者、手腕带、执行单 7. 粘贴电极膜： 三导联位置： RA：右锁骨中线第 1 肋间	2 1 1 2 3 5 5	未核对一次扣 5 分 核对内容不全少一项扣 1 分 核对患者姓名不规范扣 3 分 选择导联不正确一处扣 2 分 电极膜粘贴位置错误一处扣 2 分	

项目	总分	技术操作要求	标分	评分标准	扣分
		LA：左锁骨中线第 1 肋间		电极贴膜未彻底撕掉保护膜扣 1 分	
		LL：左腋前线第 6 肋间			
		五导联位置：		血压袖带过紧或过松扣 2 分	
		RA：右锁骨中线第 1 肋间			
		LA：左锁骨中线第 1 肋间		血氧探头位置不正确扣 2 分	
		RL：右锁骨中线肋弓下缘处			
		LL：左锁骨中线肋弓下缘处		参数调节不正确每项扣 2 分	
		V：胸骨左缘第 4 肋间			
		8. 电极膜与皮肤表面接触良好，导联线固定牢固，为患者系好衣扣	2	过度暴露患者扣 2 分 导联线打折扣 2 分	
		9. 将袖带平整无折地缠于上臂中部，松紧以放入 1 手指为宜	2	其余一项不符合要求扣 1 分	
		10. 下缘距肘窝处 2～3cm（袖带上"▼或 Φ"标识置于肱动脉搏动最明显处）	2		
		11. 将血氧饱和度探头光源处对准患者指甲夹在指端，使感应区对准指甲，接触良好，松紧适宜	2		
		12. 调整心电、血压参数	2		
		(1) 选择 P 波显示良好的导联（一般为Ⅱ导联）			
		(2) 心电图波形振幅＞0.5mV			
		(3) 血压设定手动或自动模式，自动模式选择测量间隔时间			
		13. 根据病情或医嘱设定报警范围			
		(1) 心率报警上下限，根据患者同年龄段实际心率上下限值 ±30% 设定报警范围，下限不得低于 45 次/分，上限不得高于 150 次/分	2		
		(2) 血压报警上下限，一般默认报警设定收缩压为 90～140mmHg，舒张压为 60～90mmHg，如患者为异常血压，应结合病史，根据医嘱要求，设定目标报警范围	2		
		(3) 血氧饱和度的报警值设置，一般设定为 95% 以上，特殊患者如Ⅱ型呼吸衰竭患者，根据医嘱设定报警范围，下限不得低于 85%	2		
		(4) 呼吸报警上下限，一般设置 10～30 次/分，低限不得低于 8 次/分	2		
		(5) 确定心电监护各项报警处于开启状态，调整报警音量	2		
		14. 观察心电监护运行情况	2		
		15. 手消毒	1		
		16. 再次核对，PDA 扫描工号	5		
		17. 询问患者感受并交代注意事项	3		

续表

项目	总分	技术操作要求	标分	评分标准	扣分
停监护	10	1. 核对患者，向患者解释目的 2. 遮挡患者，注意保暖 3. 关机 4. 将电极膜与导联线分离 5. 将患者电极膜取下置于弯盘内，并将弯盘置于治疗车下层 6. 用纱布擦净皮肤，观察皮肤情况，协助患者穿衣 7. 取下袖带及血氧探头，检查肢体有无肿胀，皮肤压伤情况 8. 拔除电源线	3 1 1 1 1 1 1 1	未核对扣 3 分 核对内容不全少一项扣 1 分 核对患者姓名不规范扣 2 分 其余一项不符合要求扣 1 分	
操作后	5	1. 协助患者取舒适卧位，整理床单位 2. 按照院感防控标准正确处理物品 3. 洗手，记录	2 1 2	一项不符合要求扣 1 分	
评价	5	1. 动作轻巧、准确、操作熟练 2. 熟悉机器性能，常见故障及其排除方法正确 3. 操作时间 5 分钟	2 1 2	操作不熟练扣 2 分 操作时间每延长 30 秒扣 1 分	
理论提问	5	1. 心电监护的注意事项有哪些 2. 心电监护的目的是什么	5	少一条，扣 1 分	
合计	100				

理论提问：

1. 心电监护的注意事项有哪些?

答：①观察心率、心律波形，发现异常及时报告医师；②患者更换体位时，妥善保护导联线；③注意保暖。

2. 心电监护的目的是什么?

答：监测患者心律、心率、血压、血氧饱和度及呼吸的变化，提供病情信息。

（柳国芳）

第六节　心电图机使用技术操作考核评分标准

科室＿＿＿＿＿＿＿　姓名＿＿＿＿＿＿　考核人员＿＿＿＿＿＿＿　考核日期：　　年　月　日

项目	总分	技术操作要求	标分	评分标准	扣分
仪表	5	仪表、着装符合护士礼仪规范	5	一项不符合要求扣 1 分	
操作前准备	8	1. 洗手，戴口罩 2. 核对医嘱、执行单 3. 备齐用物，用物放置合理、有序，依次检查所备物品及仪器，保证安全有效 治疗车上层：PDA、心电图装置一套、治疗碗内备生理盐水棉球、速干手消毒剂 治疗车下层：弯盘、医疗垃圾袋、生活垃圾袋	1 5 2	未核对扣 5 分 物品少一项扣 1 分 其余一项不符合要求扣 1 分	

项目	总分	技术操作要求	标分	评分标准	扣分
安全评估	12	1. 携用物至床旁,PDA 扫描患者手腕带,查看床头牌、询问患者姓名,核对信息是否一致,并再次核对执行单内容	5	未核对扣 3 分 未使用 PDA 扣 3 分 核对内容不全少一项扣 1 分 查对患者姓名不规范扣 2 分 其余一项不符合要求扣 1 分	
		2. 了解患者病情、合作程度,解释操作的目的、方法及如何配合	3		
		3. 评估:患者局部皮肤情况,有无电磁干扰情况	2		
		4. 评估:环境安静、清洁、舒适	1		
		5. 患者沟通时语言规范、态度和蔼	1		
操作过程	60	1. 协助患者取舒适体位,适当遮挡	1	未查对扣 3 分 查对不规范扣 2 分 核对内容不全少一项扣 1 分 床旁摆放其他电器及穿行的电源线扣 1 分 电极位置不准确一处扣 2 分 基线不稳扣 2 分 其余一项不符合要求扣 1 分	
		2. 摘掉手表及金属佩戴物品	1		
		3. 接好心电图机电源线	1		
		4. 暴露患者双腕部及双踝部,在连接电极的皮肤上涂生理盐水	4		
		5. 连接肢体导连线 RA:右上肢　　LA:左上肢 　LL:左下肢　　RL:右下肢	8		
		6. 暴露胸前导联,在连接电极的皮肤上涂生理盐水,连接吸球 V_1:胸骨右缘第 4 肋间 V_2:胸骨左缘第 4 肋间 $V_3 \sim V_2$ 与 V_4 连线中点 V_4:左锁骨中线第 5 肋间 V_5:左腋前线与 V_4 平行处 V_6:左腋中线与 V_4 平行处	15		
		7. 打开工作开关,输入患者信息	3		
		8. 查看电压(1mV)、走纸速度(25mm/s)	2		
		9. 观察显示屏心电图波形是否正确,基线是否平稳,及时处理肌电干扰等情况	5		
		10. 再次核对患者、手腕带、执行单	5		
		11. 上传系统,需要时打印心电图并记录床号姓名	1		
		12. 检查心电图是否上传成功	1		
		13. 关闭心电图机	1		
		14. 取下导联线	1		
		15. 擦拭并评估心前区皮肤	2		
		16. 整理导联线	1		
		17. 手消毒	1		
		18. 再次核对,PDA 扫描工号	5		
		19. 询问患者感受	2		

续表

项目	总分	技术操作要求	标分	评分标准	扣分
操作后	5	1. 整理床单位，爱护体贴患者 2. 按照院感防控标准正确处理物品 3. 导联线放置、心电图机充电方法正确 4. 洗手，记录	1 1 1 2	一项不符合要求扣 1 分	
评价	5	1. 操作规范，熟练 2. 熟悉正常心电图各波段、间期的意义、时间、波形（方向）、振幅 3. 操作时间 3 分钟	2 1 2	操作不熟练扣 2 分 操作时间每延长 30 秒扣 1 分	
理论提问	5	1. 做心电图时的注意事项有哪些 2. 做心电图的目的是什么 3. 标准双极导联的电极位置及正负极连接方式是怎样的	5	少一条，扣 1 分	
合计	100				

理论提问：

1. 做心电图时的注意事项有哪些？

答：①检查时保持情绪平稳，不可以讲话，且应保持固定姿势，以免影响检查；②诊床的宽度不应窄于 80cm，以免肢体紧张而引起肌电干扰，如果诊床的一侧靠墙，则必须确定墙内无电线穿过；③金属性物品如手表、皮带扣、拉链、裙钩、纽扣等勿与患者接触；④身上保持干爽，因为潮湿易导致干扰；⑤寒冷季节应注意保暖，避免腹肌颤抖造成干扰；⑥丝袜、裤袜可能引起导电不良，检查前应先脱掉；⑦检查前 1 小时无吸烟、喝咖啡、喝浓茶等刺激性饮料和食物，禁止在检查前做运动。

2. 做心电图的目的是什么？

答：①记录心脏搏动的电位变化，以判断心脏的状态；②用于心律失常、心肌梗死、心绞痛等心脏疾病的诊断依据；③用于电解质紊乱、药物副作用的判断依据。

3. 标准双极导联的电极位置及正负极连接方式是怎样的？

答：Ⅰ导联：左臂（正极）右臂（负极）；Ⅱ导联：左腿（正极）右臂（负极）；Ⅲ导联：左腿（正极）左臂（负极）。

（代月光　张　梦）

第七节　辅助呼吸技术操作考核评分标准

一、简易呼吸器使用技术操作考核评分标准

科室＿＿＿＿＿　姓名＿＿＿＿　考核人员＿＿＿＿＿　考核日期：　　年　月　日

项目		总分	技术操作要求	标分	评分标准	扣分
仪表		5	仪表、着装符合护士礼仪规范	5	一项不符合要求扣1分	
操作前准备		8	1. 洗手，戴口罩 2. 备齐用物，用物放置合理、有序，依次检查所备物品，保证安全有效 治疗车上层：性能良好的简易呼吸器，包括加压面罩、氧气管、储氧袋，各部件连接正确、气囊无漏气（检查4个部件，5个阀门检查性能良好），吸氧四防牌，治疗盘内备：纱布2块、吸氧面罩、一次性手套2副、口咽通气道 治疗车下层：速干手消毒剂、弯盘、医疗垃圾袋、生活垃圾袋	1 7	用物少一件扣1分 一项不符合要求扣1分	
安全评估		12	1. 评估环境，确保现场安全 2. 判断患者反应：轻拍患者肩部，大声呼叫患者"您还好吗？" 3. 如判断患者无反应时，立即启动应急反应系统并获取AED/除颤仪 4. 判断呼吸及颈动脉搏动（同时）：注视或观察胸部运动，检查呼吸是否缺失或异常；使用近侧2个或3个手指找到气管，将手指滑到气管和颈侧肌肉之间的沟内，感触脉搏；同时判断5～10秒 5. 可触及颈动脉搏动 6. 无呼吸或呼吸异常，立即记录抢救时间（具体到分钟），行简易呼吸器辅助呼吸	2 2 2 2 2 2	拍打部位不正确扣1分 未呼叫患者扣1分 判断时间不正确扣1分 颈动脉部位不正确每次扣2分 触摸颈动脉手法不正确扣1分 未打开被子扣1分 未记录时间扣1分 其余一项不符合要求扣1分	
操作过程	应用简易呼吸器	50	1. 移开床头桌30cm，移开床体距墙面40cm，取下床头 2. 将患者去枕，平卧硬板床 3. 解开患者衣服，暴露胸部，松解腰带 4. 戴手套，检查并取出义齿 5. 将患者头偏向一侧，救护者用纱布裹右手示指，或示指、中指，清除口鼻腔分泌物，脱手套，洗手 6. 头复位，取中立位	2 2 2 2 2 1	面罩压在患者眼部扣2分 畅通气道手法不正确扣2分 通气无效一次扣2分 110～120秒有效次数<20次或>24次，扣5分	

续表

项目	总分	技术操作要求	标分	评分标准	扣分
		7. 将简易呼吸器连接氧气，调节流量 8～10L/min，戴手套	2	持续辅助时间不足扣 2 分	
		8. 推举下颌法打开气道		超过 120 秒扣 2 分	
		（1）操作者站于患者头部正上方	2	操作过程有漏气每次扣 1 分	
		（2）双手中指、环指、小指分别置于患者的下颌角下方并用双手提起患者下颌，使患者头后仰，处于过伸位（面向急救者），打开气道，使气管与口腔呈一条直线（必要时置口咽通气道）	5	频率不正确扣 5 分 其余一项不符合要求扣 1 分	
		（3）用左手中指、环指、小指提下颌，固定头部位置，使头保持后仰，右手持简易呼吸器，以患者鼻梁为参照，将面罩紧扣于患者口鼻部，用左手的拇指和示指固定面罩两边成 C 形，并将面罩边缘压住患者面部，使用其余手指提起下颌（3 个手指成 E 形），成"EC"钳技术开放气道，使面罩紧贴患者面部	5		
		（4）人工呼吸：用另一只手挤压气囊给予人工呼吸	2		
		9. 呼吸频率：成人 10～12 次 / 分（每 5～6 秒给气 1 次）。儿童及婴儿 12～20 次 / 分（每 3～5 秒给气 1 次），有规律地反复挤压呼吸囊	5		
		10. 每次挤压持续 1 秒	2		
		11. 送气量以见到胸廓起伏为宜，为 500～600ml	3		
		12. 挤压同时安全评估并观察通气情况：有无胸廓起伏，胃区有无膨隆；口唇、面部颜色；患者血氧饱和度；呼气时面罩内是否有雾气产生；单向阀工作状态	5		
		13. 观察患者是否处于正常的换气状态，呼吸有无改善，神志有无转清醒	3		
		14. 持续辅助通气 110～120 秒，有效次数 20～24 次，判断自主呼吸恢复情况	5		
停用	10	1. 患者呼吸恢复正常后，将简易呼吸器置于治疗车下层，再次判断患者呼吸及颈动脉搏动，记录成功时间，观察并口述：瞳孔缩小，角膜湿润；口唇、面色、皮肤、甲床色泽转红润；测上肢收缩压在 60mmHg 以上，观察病情变化，进行进一步的生命支持	2	一项不符合要求扣 1 分	
		2. 头复位，用纱布清洁患者口鼻及面部，脱手套	2		
		3. 垫枕，遵医嘱给予面罩吸氧	2		
		4. 手消毒，记录吸氧时间	2		
		5. 安慰清醒患者，询问患者感受，交代注意事项	2		

续表

项目	总分	技术操作要求	标分	评分标准	扣分
操作后	5	1. 协助患者取舒适卧位，整理床单位 2. 按照院感防控标准正确处理物品 3. 洗手，记录	2 1 2	一项不符合要求扣1分	
评价	5	1. 动作迅速、准确、急救意识强 2. 操作方法规范，手法正确 3. 操作时间5分钟	2 1 2	急救意识差扣5分 操作时间每延长30秒 扣1分	
理论提问	5	1. 使用简易呼吸器的目的是什么 2. 使用简易呼吸器的适应证有哪些 3. 使用简易呼吸器的注意事项有哪些	5	少一条，扣1分	
合计	100				

理论提问：

1. 使用简易呼吸器的目的是什么？

答：①辅助通气，改善缺氧症状；②用于呼吸复苏。

2. 使用简易呼吸器的适应证有哪些？

答：适用于各种原因所致的呼吸停止或呼吸衰竭的抢救及麻醉期间的呼吸管理。

3. 使用简易呼吸器的注意事项有哪些？

答：①简易呼吸器要定时检查、测试、维修和保养；②挤压球囊时，压力不可过大，亦不可时快时慢，以免损伤肺组织，造成呼吸中枢紊乱，影响呼吸功能恢复；③"EC"手法固定面罩，保证有效通气；④辅助呼吸过程中注意观察患者的面色及呼吸恢复情况。发现患者有自主呼吸时，应按患者的呼吸动作加以辅助，与自主呼吸同步。

（柳国芳）

二、经口腔明视气管内插管技术操作考核评分标准

科室＿＿＿＿＿　姓名＿＿＿＿　考核人员＿＿＿＿　考核日期：　　年　月　日

项目	总分	技术操作要求	标分	评分标准	扣分
仪表	5	仪表、着装符合护士礼仪规范	5	一项不符合要求扣1分	
操作前准备	8	1. 洗手，戴口罩 2. 备齐用物，用物放置合理、有序，依次检查所备物品，保证安全有效 治疗车上层：性能良好的简易呼吸器1套（包括加压面罩、氧气管、储氧袋）、记录单、听诊器、寸带或胶布、导丝，治疗盘内备麻醉喉镜1套、纱布3块、无菌手套、20ml注射器、气管导管2根、牙垫、吸痰管、速干手消毒剂、无菌生理盐水及必备药品、麻醉喷雾器等 治疗车下层：弯盘、医疗垃圾袋、生活垃圾袋，另备吸引器、氧气装置、呼吸机	1 7	用物少一件扣1分 其余一项不符合要求扣 1分	

项目		总分	技术操作要求	标分	评分标准	扣分
安全评估		12	1. 携用物至床旁，查看床头牌、询问患者姓名、核对手腕带	3	未核对扣3分 未核对床头牌、手腕带、患者各扣2分 核对患者姓名不规范扣2分 一项不符合要求扣1分	
			2. 了解患者病情、意识情况、呼吸状态及患者年龄、性别	3		
			3. 评估：患者头颈部活动度及张口度、有无义齿、口腔及口腔黏膜情况，有无气管狭窄、移位	3		
			4. 与家属签署知情同意书	3		
操作过程	插管	50	1. 患者去枕平卧硬板床，松解衣领、腰带，头偏向一侧，取出义齿，清除患者口鼻腔分泌物	5	操作手法不规范扣2分 喉镜进入时以牙齿或下颌为支点撬开扣5分 插管固定不牢扣2分 插管位置过深，进入右支气管扣5分 插管进入食管一次扣5分 插管失败不得分 辅助通气有漏气扣3分 通气无效一次扣2分 其余一项不符合要求扣1分	
			2. 将患者头恢复仰卧位，仰头抬颏法，畅通气道	2		
			3. 将治疗盘置于床旁桌上	1		
			4. 操作者站于患者头侧	1		
			5. 打开盐水瓶、牙垫、注射器、气管导管，并将气管导管置于盐水瓶内，验证气囊是否漏气后将气体全部抽出，可插入导丝备用	5		
			6. 戴手套后安装喉镜，以备用	1		
			7. 打开气道 托下颌法：抢救者双肘置患者头部两侧，持双手示指、中指、环指放在患者下颌角后方，向上或向后抬起下颌，使患者头后仰，或应用软枕使患者肩背部垫高10cm（使口、咽、喉三轴线基本重叠于一条轴线上）	5		
			8. 术者双手将患者下颌向前、向上托起以使口张开	3		
			9. 用右手拇指推开患者下唇及下颌，示指抵住上门齿，交叉法分开双唇	3		
			10. 术者左手持喉镜由右口角入口内，将舌推向左侧后缓慢推进，可见到悬雍垂（第一个标志），继续推进直到看到会厌（第二个标志）	3		
			11. 看到会厌后，弯镜片置于会厌谷（会厌与舌根交界处）并将喉镜向前上方提起，显露声门。必要时可对舌根部、喉头、声门喷洒局部麻醉药，或者由助手轻柔向下或侧方压迫甲状软骨，会使声门暴露更明显。切忌以上切齿为杠杆支点，将喉镜柄向后旋而损伤上切齿	2		
			12. 插管时，右手以握毛笔状持气管导管的中、上段，由右口角进入口腔，将导管前端对准声门后，轻柔地插入声门，直至套囊完全进入声门	2		

项目	总分	技术操作要求	标分	评分标准	扣分
		13. 左手固定喉镜与导管，右手退出导丝，再使导管插入气管内，深度为 4～5cm（成人），导管尖端至中切牙的距离为成年男性 22～25cm。成年女性 21～24cm。儿童年龄 ÷2+12cm	4		
		14. 用注射器向气管导管的气囊内注气 5～10ml，以不漏气为准	1		
		15. 确认导管已准确插入气管：①压胸壁，听导管口有气流声；②将简易呼吸器与导管连接，听诊双肺呼吸音对称；③如用透明导管时，吸气时管壁清亮，呼气时管壁可见"白雾"样变化	3		
		16. 检查导管在气管内后，即可置牙垫与磨牙间，然后退出喉镜	1		
		17. 将喉镜置于治疗车下层	1		
		18. 用长胶布或寸带妥善固定气管导管与牙垫	1		
		19. 用吸痰管向气管导管内试吸分泌物，了解呼吸道通畅情况	1		
		20. 将呼吸器再次与导管连接，再次确认导管插入是否正确	2		
		21. 连接呼吸机	1		
		22. 脱手套，手消毒，记录	1		
		23. 观察患者呼吸改善及病情变化情况	1		
拔管	10	1. 核对患者，向患者及其家属解释目的、方法，取得配合	2	一项不符合要求扣 1 分	
		2. 戴手套	1		
		3. 根据患者病情，正确吸痰后，松开胶布与固定带，抽空导管气囊内的气体	2		
		4. 缓慢拔出导管后，立即吸痰	2		
		5. 用纱布清洁患者口鼻及面部，脱手套	1		
		6. 手消毒	1		
		7. 询问患者感受，交代注意事项	1		
操作后	5	1. 协助患者取舒适卧位，整理床单位	2	一项不符合要求扣 1 分	
		2. 按照院感防控标准正确处理物品	1		
		3. 洗手，记录	2		
评价	5	1. 动作迅速，操作熟练，急救意识强、有爱伤观念	2	操作不熟练扣 2 分 无急救意识扣 5 分 操作时间每延长 30 秒 扣 1 分	
		2. 定位准确、手法正确，抢救有效	1		
		3. 操作时间 4 分钟	2		

项目	总分	技术操作要求	标分	评分标准	扣分
理论提问	5	1. 气管内插管的注意事项有哪些 2. 气管内插管的适应证有哪些 3. 气管内插管的禁忌证有哪些 4. 气管内插管的并发症是什么	5	少一条，扣 1 分	
合计	100				

理论提问：

1. 气管内插管的注意事项有哪些？

答：①气管导管的选择应按患者年龄、性别、身材大小等决定；②插管时声门应暴露良好，视野清楚，操作轻柔，防止损伤；③导管插入气管后，应检查两肺呼吸音是否正常，防止误入支气管，然后固定导管，防止滑脱，并同时吸引气管内分泌物，检查导管是否通畅，有无扭曲；④气管导管套囊内充气要适度，充气后维持气囊压在 25 ～ 30cmH_2O。

2. 气管内插管的适应证有哪些？

答：①呼吸功能不全或呼吸困难综合征，需行人工加压给氧和辅助呼吸者；②呼吸、心搏骤停行心肺脑复苏者；③呼吸道分泌物不能自行咳出，需行气管内吸引者；④各种全身麻醉或静脉麻醉手术者；⑤颌面部、颈部等部位大手术，呼吸道难以保持通畅；⑥婴幼儿气管切开前需行气管内插管定位者；⑦新生儿窒息的复苏。

3. 气管内插管的禁忌证有哪些？

答：①喉头水肿；②急性喉炎；③喉头黏膜下血肿。但当气管内插管作为抢救患者生命所必须采取的抢救措施时，均无绝对禁忌证存在。

4. 气管内插管的并发症是什么？

答：①声门损伤；②气管导管脱出。

（修　红）

三、经口气管内插管固定技术操作考核评分标准

科室＿＿＿＿＿＿　姓名＿＿＿＿＿＿　考核人员＿＿＿＿＿＿　考核日期：　　年　月　日

项目	总分	技术操作要求	标分	评分标准	扣分
仪表	5	仪表、着装符合护士礼仪规范	5	一项不符合要求扣 1 分	
操作前准备	8	1. 洗手，戴口罩 2. 核对医嘱 3. 备齐用物，用物放置合理、有序，依次检查所备物品，保证安全有效 治疗车上层：牙垫 2 个、150cm 寸带 1 根、气囊压力检测表、医用胶带、纱布 1 块、手套 1 副、速干手消毒剂 治疗车下层：弯盘、医疗垃圾袋，生活垃圾袋	1 5 2	用物少一项扣 1 分 其余一项不符合要求扣 1 分	

项目	总分	技术操作要求	标分	评分标准	扣分
安全评估	12	1. 携用物至床旁，解释操作目的、方法，了解有无此操作经历以便取得配合 2. 评估患者病情，了解患者意识状态、自理能力、合作程度及心理反应情况，指导患者配合 3. 安全评估：查看插管深度及气囊充盈度，口周皮肤 4. 安全评估：环境安静、整洁，光线明亮 5. 与患者沟通时语言规范、态度和蔼	3 3 4 1 1	评估内容不全少一项扣1分 其余一项不符合要求扣1分	
操作过程	60	1. 协助患者取仰卧位 2. 撕胶布置盘边，两条约40cm 3. 用压力表监测气囊压力是否正确（安全评估：气囊压力正常范围在25～30cmH$_2$O） 4. 确认患者的插管深度与护理记录一致 5. 将牙垫从患者一侧口角放入，由第三者协助固定气管内插管与牙垫 6. 擦净面颊 7. 将一条胶布的一端粘贴于气管内插管一侧颧骨面颊部，沿口角自下而上先缠绕一周气管内插管，后再缠绕牙垫与气管内插管两周，将另一端粘贴与同侧口角下方面颊部（口述：避开破损皮肤及粘连口唇） 8. 将另一条胶布缠绕牙垫与气管内插管两周后同法固定 9. 固定时注意暴露气囊，有利于观察气囊状态 10. 取寸带从患者颈下穿出，分别在牙垫与气管内插管上端与下端各打一死结，从两侧颧骨经耳郭上绕头后打结，注意所打的结避开耳后与枕后 11. 松紧以伸入1指为宜 12. 检查固定是否牢固 13. 并再次核对气管内插管深度 14. 询问患者感受（安全评估：再次查看患者是否安全、插管固定妥善）	3 1 5 2 2 1 10 10 2 10 3 5 3 3	胶布固定方法不正确扣5分 未口述避开破损皮肤扣2分 未口述气囊压力正常范围扣2分 固定过松或过紧扣2分 固定寸带压迫耳郭扣5分 胶布长度不合适扣2分 寸带长度不合适扣2分 未询问患者感受扣5分 程序错误扣2分 其余一项不符合要求扣1分	
操作后	5	1. 协助患者取舒适卧位，整理床单位 2. 按照院感防控标准正确处理物品 3. 洗手，记录	2 1 2	一项不符合要求扣1分	
评价	5	1. 动作迅速，操作熟练 2. 手法正确，固定牢固安全美观 3. 操作时间5分钟	2 1 2	固定不牢固5分 操作时间每延长30秒扣1分	
理论提问	5	1. 气管内插管气囊压力正常范围是什么 2. 气管内插管固定时的注意事项有哪些	5	少一条，扣1分	
合计	100				

理论提问：

1. 气管内插管气囊压力正常范围是什么？

答：正常范围：2.45 ～ 2.94kPa（25 ～ 30cmH$_2$O）[0.098kPa=1cmH$_2$O]。

2. 气管内插管固定时的注意事项有哪些？

答：①动作轻柔，防止气管内插管的脱出；②固定的前后均需观察气管内插管的深度；③粘贴时胶布不要粘到口唇，每天更换 1 ～ 2 次，浸湿或污染时应随时更换；④局部有破损皮肤时，应剪一小块敷料覆盖在伤口上，然后再粘贴胶布并延伸至完好皮肤；⑤固定的胶布及寸带必须干净，整洁；⑥需两人配合完成，防止脱管。

（张　璐　柳国芳）

四、经口气管内插管固定技术操作考核评分标准（固定器固定法）

科室_____　姓名_____　考核人员_____　考核日期_____　年　月　日

项目	总分	技术操作要求	标分	评分标准	扣分
仪表	5	仪表、着装符合护士礼仪规范	5	一项不符合要求扣 1 分	
操作前准备	8	1. 洗手，戴口罩 2. 核对医嘱 3. 备齐用物，用物放置合理、有序，依次检查所备物品，保证安全有效 治疗车上层：气管内插管固定器 2 个、气囊压力检测表、手套 1 副、纱布 1 块 治疗车下层：速干手消毒剂、弯盘、医疗垃圾袋、生活垃圾袋	1 5 2	未核对扣 5 分 用物少一项扣 1 分 其余一项不符合要求扣 1 分	
安全评估	12	1. 携用物至床旁，解释患者病情，解释操作的目的、方法 2. 了解患者自理能力，合作程度及心理反应情况，指导患者配合 3. 评估插管长度及气囊充盈度、口周皮肤 4. 评估环境安静、整洁，光线明亮 5. 与患者沟通时语言规范、态度和蔼	3 3 4 1 1	评估内容不全少一项扣 1 分 其余一项不符合要求扣 1 分	
操作过程	60	1. 协助患者取仰卧位 2. 选择良好的固定器，打开放于治疗盘内 3. 用压力表监测气囊压力是否正确（安全评估：气囊压力正常范围在 25 ～ 30cmH$_2$O） 4. 确认插管深度是否与护理记录一致 5. 由助手协助固定气管内插管 6. 操作者右手持固定器，固定器中心孔开口向上，固定螺母在患者左侧 7. 将气管内插管放入固定器中心孔内，固定器沿气管内插管滑入口腔内 8. 使固定器靠近口唇	3 5 5 3 2 5 5 5	固定器使用方法不正确扣 5 分 未口述气囊压力正常范围扣 2 分 固定不牢扣 5 分 未询问患者感受扣 5 分 程序错误扣 5 分 其余一项不符合要求扣 1 分	

续表

项目	总分	技术操作要求	标分	评分标准	扣分
		9. 确认气管内插管刻度无误,将固定螺母旋紧	5		
		10. 拉紧固定带	5		
		11. 将固定带从枕后拉紧粘贴	5		
		12. 擦净面颊	2		
		13. 检查固定是否牢固	5		
		14. 询问患者感受(安全评估:再次查看患者是否安全、插管固定妥善)	5		
操作后	5	1. 协助患者取舒适卧位,整理床单位 2. 按照院感防控标准正确处理物品 3. 洗手,记录	2 1 2	一项不符合要求扣1分	
评价	5	1. 动作迅速,操作熟练,有爱伤观念 2. 手法正确,固定牢固安全美观 3. 操作时间5分钟	2 1 2	操作不熟练扣2分 固定不牢固1分 每延长30秒扣1分	
理论提问	5	1. 气管内插管气囊压力正常范围是什么 2. 气管内插管固定时的注意事项有哪些	5	少一条,扣1分	
合计	100				

理论提问:

1. 气管内插管气囊压力正常范围是什么?

答:正常范围:2.45～2.94kPa(25～30cmH$_2$O)[0.098kPa=1cmH$_2$O]。

2. 气管内插管固定时的注意事项有哪些?

答:①动作轻柔,防止气管内插管的脱出;②固定的前后均需观察气管内插管的深度;③粘贴时胶布不要粘到口唇,每天更换1～2次,浸湿或污染时应随时更换;④局部有破损皮肤时,应剪一小块敷料覆盖在伤口上,然后再粘贴胶布并延伸至完好皮肤;⑤固定的胶布及寸带必须干净,整洁;⑥需两人配合完成,防止脱管。

(高祀龙)

五、人工呼吸机应用技术操作考核评分标准

科室_____ 姓名_____ 考核人员_____ 考核日期: 年 月 日

项目	总分	技术操作要求	标分	评分标准	扣分
仪表	5	1. 仪表、着装符合护士礼仪规范 2. 根据工作区域,执行分级护理	2 3	一项不符合要求扣1分	
操作前准备	8	1. 洗手,戴口罩 2. 核对医嘱、执行单 3. 备齐用物,用物放置合理、有序,依次检查所备物品及仪器,保证安全有效	1 5 2	未核对扣5分 其余一项不符合要求扣1分	

项目		总分	技术操作要求	标分	评分标准	扣分
			治疗车上层：PDA、听诊器、无菌注射用水 500ml、用氧四防牌、治疗盘内置呼吸机管路 1 套、湿化罐			
			治疗车下层：电插板、模拟肺、速干手消毒液、医疗垃圾袋、生活垃圾袋			
			安全评估：呼吸机 1 台，处于完好备用状态			
安全评估		12	1. 携用物至床旁，PDA 扫描患者手腕带，查看床头牌、询问患者姓名，核对信息是否一致，并再次核对执行单内容	4	未核对扣 5 分 未使用 PDA 扣 3 分 核对内容不全少一项扣 1 分 核对姓名不规范扣 3 分 其余一项不符合要求扣 1 分	
			2. 了解病情，观察患者意识、呼吸、缺氧程度、配合程度及心理反应，向患者及其家属解释操作目的	2		
			3. 评估：患者有无自主呼吸、呼吸形态、呼吸频率、人工气道是否通畅、固定妥善	2		
			4. 了解患者的年龄、体重、血气分析情况。并与医师沟通，记录所需设置的工作模式和参数	1		
			5. 评估用氧装置是否安全，周围环境安静、整洁、光线明亮	2		
			6. 与家属有效沟通	1		
操作过程	应用呼吸机	55	1. 协助患者取舒适安全卧位，询问患者的感受	1	管道连接错误扣 5 分 开机顺序有误扣 2 分 呼吸机参数设定错误，每项扣 2 分 漏观察一个参数扣 1 分 其余一项不符合要求扣 1 分	
			2. 安装呼吸机湿化罐于湿化加温器上	1		
			3. 连接呼吸机管道	5		
			4. 将呼吸机管道与模拟肺相连	1		
			5. 应用支架将呼吸管路支撑架起	1		
			6. 连接氧气管道	1		
			7. 接电源（包括压缩机、主机、湿化罐电源）	2		
			8. 依顺序打开呼吸机开关：压缩机，主机，湿化罐	2		
			9. 选择成人或儿童应用开关	1		
			10. 根据评估内容调节工作模式及参数（边做边口述）			
			(1) 工作模式的选择。一般无自主呼吸选用：压力控制通气（PC），容量控制通气（VC），容量控制通气 +Sigh（叹息样呼吸）；有自主呼吸选用：SIMV，SIMV+PS（同步间歇指令性通气加压力支持），CPAP（持续气道内正压通气），MAN（自主呼吸）	2		
			(2) 呼吸频率的选择：成人 12～20 次 / 分，小儿 20～25 次 / 分，婴幼儿 25～30 次 / 分，新生儿 30～40 次 / 分	2		

项目	总分	技术操作要求	标分	评分标准	扣分
		（3）潮气量：成人 8～10ml/kg，儿童 5～6ml/kg	2		
		（4）分钟通气量的上下限为所设置分钟通气量数值的 ±2L/min	2		
		（5）吸呼比：1∶（1.5～2）	2		
		（6）气道压力报警上限：一般为 30～40cmH$_2$O	2		
		（7）压力设置（仅在应用压力支持或压力控制时此参数才可设置）：一般成人 12～20cmH$_2$O，阻塞性通气功能障碍者 20～30cmH$_2$O，小儿 8～20cmH$_2$O，PEEP（呼吸末正压）根据病情可用到 20cmH$_2$O，一般为 3～5cmH$_2$O	2		
		（8）触发灵敏度：压力触发常为 -0.5～-2cmH$_2$O，流量触发常为 2～5L/min	2		
		（9）吸氧浓度：一般为 40%～50%，上、下限的设置为所设置参数的 ±10%	2		
		（10）将湿化罐上的温度调节到所需的温度，32～36℃	2		
		（11）检查呼吸机管道连接是否紧密，检查呼吸机运转情况，观察呼吸机设定参数与实际是否相符	1		
		（12）再次核对患者、手腕带	3		
		（13）将呼吸机与患者紧密连接。观察显示屏的各项参数是否正常（边观察边口述）	1		
		（14）及时处理各种报警原因	1		
		（15）安全评估：患者生命体征	2		
		（16）听诊双肺呼吸音是否一致	1		
		（17）观察呼吸机与患者呼吸是否同步	1		
		（18）安全评估：检查呼吸机管道连接是否正确、紧密，注意储水瓶处于管道的最低位置，防止积水倒流	2		
		（19）手消毒，再次核对，PDA 扫描工号	3		
		（20）询问患者的感受	2		
		（21）口述：a.密切观察患者的病情及呼吸机的运转、报警情况，根据病情及血气值及时调整呼吸机参数；b.每 4 小时测量 1 次气囊压力并做好记录；c.随时评估呼吸机的使用条件，定期更换呼吸机管路	3		
停用呼吸机	5	1.查对患者，向患者解释	1	一项不符合要求扣1分	
		2.呼吸机管道与患者分离后接模拟肺，根据患者病情选择适宜的吸氧方式	1		
		3.关湿化罐，主机，压缩机开关	1		
		4.切断压缩机、主机、湿化罐电源，分离呼吸机氧气接头。分离呼吸机管道和湿化罐，撤湿化罐，模拟肺	1 1		

项目	总分	技术操作要求	标分	评分标准	扣分
操作后	5	1. 协助患者取舒适卧位，整理床单位 2. 按照院感防控标准正确处理物品 3. 洗手，记录	2 1 2		
评价	5	1. 熟悉呼吸机的性能，操作熟练 2. 熟练进行呼吸机故障的排除 3. 操作时间6分钟	2 1 2	操作时间每延长30秒扣1分	
理论提问	5	1. 机械通气的目的是什么 2. 呼吸机常见报警的原因和处理有哪些 3. 机械通气可引起哪些并发症	5	少一条，扣1分	
合计	100				

理论提问：

1. 机械通气的目的是什么？

答：①纠正急性呼吸性酸中毒；②纠正低氧血症；③降低呼吸功耗，缓解呼吸肌疲劳；④防止肺不张；⑤为安全使用镇静和肌松剂提供通气保障；⑥稳定胸壁。

2. 呼吸机常见报警的原因和处理有哪些？

常见报警	原因	处理
气道压力过低	①管路漏气；②气管导管套囊破裂或充气不足；③气道压力下限设置不当	接好管路。套囊适当充气或更换导管。重新设置气道压下限
气道压力过高	①痰多；②通气管路扭曲；③胸肺顺应性降低；④人机对抗	吸痰。调整管路的位置对症处理
气源报警	①氧气压力过低；②压缩机不工作	对症处理
TV 或 MV 过低	①管路漏气；②机械通气不足；③自主呼吸减弱	对因处理。增加机械通气量调整设置参数及报警限
TV 或 MV 过高	①自主呼吸增强；②报警限调节不当	
吸入氧浓度过低	①氧电池耗竭；②氧气压力过低	更换氧电池，增加氧压
窒息报警	①自主呼吸停止；②触发灵敏度调节不当	对症处理

3. 机械通气可引起哪些并发症？

答：①呼吸机相关性肺炎（VAP）；②肺不张；③呼吸道堵塞；④通气不足；⑤呼吸机依赖；⑥腹胀。

（王慧高站）

六、置口咽通气道技术操作考核评分标准

科室_____ 姓名_____ 考核人员_____ 考核日期：　　年　月　日

项目	总分	技术操作要求	标分	评分标准	扣分
仪表	5	仪表、着装符合护士礼仪规范	5	一项不符合要求扣1分	
操作前准备	8	1. 洗手，戴口罩 2. 核对医嘱、执行单 3. 按需要备齐物品：用物放置合理、有序，依次检查所备物品，保证安全有效 治疗车上层：PDA、口咽通气道、手套2副、纱布2块、胶布，速干手消毒剂必要时备压舌板、舌钳、开口器 治疗车下层：弯盘、医疗及生活垃圾袋	1 5 2	未查对扣5分 物品少一项扣1分 一项不符合要求扣1分	
安全评估	12	1. 携用物至床旁，PDA扫描患者手腕带，查看床头牌、询问患者姓名，核对信息是否一致，并再次核对执行单内容 2. 了解患者病情、意识状态、合作情况及心理反应。向患者解释操作的目的、方法，指导患者配合 3. 评估患者口腔分泌物情况、张口度、有无义齿、口腔及黏膜情况 4. 评估：周围环境整洁，光线明亮 5. 与患者沟通时语言规范、态度和蔼	5 3 2 1 1	未核对扣5分 未使用PDA扣3分 核对内容不全少一项扣1分 查对患者姓名不规范扣3分 其余一项不符合要求扣1分	
操作过程	60	1. 协助患者取平卧位 2. 备好2条胶布 3. 戴手套，必要时清理口腔内分泌物 4. 患者头后仰 5. 嘱患者张口（安全评估：对意识障碍，牙关紧闭，抽搐躁动者，用开口器将牙关打开压舌板从磨牙处放入，抵住舌头） 6. 右手持通气道，通气道的咽弯曲部面朝向腭部插入口腔 7. 当通气道前端接近咽部后壁时，将通气道旋转180°，旋转成正位后，口咽通气道的末端距门齿约2cm 8. 用双手托下颌，使舌离开咽后壁 9. 用双手拇指向下推送口咽通气道，至口咽通气道的翼缘到达唇部的上方 10. 口咽通气道的咽弯曲段位于舌根后 11. 评估口腔，以防舌或唇夹于牙和口咽通气道之间 12. 脱手套，用胶布交叉将通气道固定于面颊两侧 13. 手消毒，再次核对，PDA扫描工号 14. 询问患者的感受，交代注意事项	3 2 2 2 5 5 8 4 6 5 6 4 5 3	未核对一次扣3分 核对内容不全少一项扣1分 查对患者姓名不规范扣2分 未口述扣5分 放置方法不正确扣20分 未固定扣5分 固定不正确扣3分 未询问患者感受扣2分 其余一项不符合要求扣1分	

项目	总分	技术操作要求	标分	评分标准	扣分
操作后	5	1. 整理床单位，协助患者取舒适卧位 2. 按照院感防控标准正确处理物品 3. 洗手，记录	2 1 2	一项不符合要求扣 1 分	
评价	5	1. 动作迅速、准确，舌后坠改善 2. 操作方法规范，手法正确 3. 操作时间 2 分钟	2 1 2	操作时间每延长 30 秒扣 1 分	
理论提问	5	口咽通气道的适应证是什么	5	少一条，扣 1 分	
合计	100				

理论提问：

口咽通气道的适应证是什么？

答：①舌后坠导致的上呼吸道堵塞者；②有癫痫大发作或阵发抽搐者；③带有经口气管内插管者可于气管内插管旁插入口咽气道，以防咬闭气管内插管而发生部分梗阻。

（贾秀玲）

七、经鼻高流量湿化氧疗技术操作考核评分标准

科室＿＿＿＿＿＿　姓名＿＿＿＿＿　考核人员＿＿＿＿＿　考核日期：　　年　月　日

项目	总分	技术操作要求	标分	评分标准	扣分
仪表	5	仪表、着装符合护士礼仪规范	5	一项不符合要求扣 1 分	
操作前准备	8	1. 洗手、戴口罩 2. 核对医嘱、执行单 3. 备齐用物，用物放置合理、有序，依次检查所备物品及仪器，保证安全有效 高流量湿化氧疗机 1 台，处于完好备用状态 治疗车上层：PDA、灭菌注射用水 500ml、呼吸管路 1 套、湿化罐、鼻塞 治疗车下层：电插板、速干手消毒液、医疗垃圾袋，生活垃圾袋	1 5 2	未核对扣 5 分 其余一项不符合要求扣 1 分	
安全评估	12	1. 携用物至床旁，PDA 扫描患者手腕带，查看床头牌、询问患者姓名，核对信息是否一致，并再次核对执行单内容 2. 了解病情，观察患者意识、呼吸、缺氧程度、配合程度及心理反应，向患者及其家属解释操作目的 3. 评估：患者鼻腔黏膜、鼻腔通气情况	5 2 1	未核对扣 5 分 未使用 PDA 扣 3 分 核对内容不全少一项扣 1 分 核对姓名不规范扣 3 分 其余一项不符合要求扣 1 分	

续表

项目		总分	技术操作要求	标分	评分标准	扣分
			4. 了解患者生命体征、血气分析情况，与医师沟通，记录所需设置的工作参数	2		
			5. 评估用氧装置是否安全，周围环境安静、整洁、光线明亮	1		
			6. 与患者沟通时语言规范、态度和蔼	1		
操作过程	应用氧疗机	50	1. 协助患者取舒适安全卧位，询问患者的感受	1	管路连接错误扣5分 参数设定错误，每项扣2分 漏观察一个参数扣1分 其余一项不符合要求扣1分	
			2. 连接电源	1		
			3. 安装湿化罐于湿化加温器上，连接湿化水	2		
			4. 连接呼吸管路至氧疗机	5		
			5. 将呼吸管路与鼻塞相连接	2		
			6. 连接氧气管道	2		
			7. 按开关机键开机	2		
			8. 根据评估内容调节工作参数（边做边口述）			
			（1）温度：设置范围 31～37℃，依据患者舒适性和耐受度，痰液黏稠度调节	2		
			（2）氧浓度：Ⅰ型呼吸衰竭调整 FiO_2 维持 SpO_2 在 92%～96%，Ⅱ型呼吸衰竭调整 FiO_2 维持 SpO_2 在 88%～92%，结合血气分析动态调整	2		
			（3）流量：Ⅰ型呼吸衰竭初始设置为 30～40L/min，待患者耐受后逐渐上调流量至 50～60L/min；Ⅱ型呼吸衰竭初始设置为 20～30L/min，根据患者耐受性和依从性调节；如果二氧化碳潴留明显，流量可设置在 45～55L/min 甚至更高，达到患者能耐受的最大流量	2		
			9. 再次核对患者姓名、手腕带及 PDA 信息	5		
			10. 氧疗机运转正常后，将鼻塞插入患者双侧鼻腔	1		
			11. 调整鼻塞至合适松紧度	1		
			12. 再次核对患者、手腕带、PDA 信息	5		
			13. 观察显示屏的各项参数是否正常	1		
			14. 及时处理报警	1		
			15. 安全评估：患者生命体征	2		
			16. 安全评估：注意管路积水并及时处理，患者鼻塞位置应高于机器和管路水平	2		
			17. 手消毒，再次核对，PDA 扫描工号	5		
			18. 询问患者感受	3		
			19. 口述：①密切观察患者的病情及氧疗机的运转情况，根据病情及血气分析及时调整氧疗参数；②随时评估氧疗机的使用条件，定期更换呼吸管路及鼻塞	3		

续表

项目	总分	技术操作要求	标分	评分标准	扣分
停用氧疗机	10	1. 查对患者，向患者解释 2. 鼻塞及呼吸管路与患者分离 3. 撤离氧气管道 4. 按开关键关机 5. 取下呼吸管路及湿化罐 6. 切断电源 7. 清洁患者的鼻及面颊部 8. 手消毒，PDA 执行	3 1 1 1 1 1 1 1	未核对扣 3 分，其余一项不符合要求扣 1 分	
操作后	5	1. 协助患者取舒适卧位，整理床单位 2. 按照院感防控标准正确处理物品 3. 洗手，记录	2 1 2		
评价	5	1. 熟悉高流量湿化氧疗机的性能，操作熟练 2. 熟练进行高流量湿化氧疗机故障的排除 3. 操作时间 5 分钟	2 2 1	操作不熟练扣 2 分操作时间每延长 30 秒扣 1 分	
理论提问	5	1. 经鼻高流量湿化氧疗（HFNC）的适应证和禁忌证是什么 2. 经鼻高流量湿化氧疗撤离标准是什么	5	少一条，扣 1 分	
合计	100				

理论提问：

1. 经鼻高流量湿化氧疗（HFNC）的适应证和禁忌证是什么？

答：HFNC 的适应证是轻中度低氧血症（$100mmHg \leqslant PaO_2/FiO_2 < 300mmHg$，$1mmHg= 0.1 33kPa$）、没有紧急气管内插管指征、生命体征相对稳定的患者；对轻度通气功能障碍（$pH \geqslant 7.3$）患者也可以谨慎应用，但要做好更换为 NPPV 或气管内插管有创正压通气的准备。HFNC 的禁忌证是心搏、呼吸骤停，重度Ⅰ型呼吸衰竭，中重度呼吸性酸中毒高碳酸血症（$pH < 7.30$），合并多脏器功能不全等。

2. 经鼻高流量湿化氧疗撤离标准是什么？

答：原发病控制后逐渐降低 HFNC 参数，如果达到以下标准即可考虑撤离 HFNC：吸气流量 $< 20L/min$，且 $FiO_2 < 30\%$。

（李　旸）

八、无创正压通气技术操作考核评分标准

科室_____　姓名_____　考核人员_____　考核日期：　　年　月　日

项目	总分	技术操作要求	标分	评分标准	扣分
仪表	5	1. 仪表、着装符合护士礼仪规范 2. 根据工作区域，执行分级护理	2 3	一项不符合要求扣 1 分	

项目	总分	技术操作要求	标分	评分标准	扣分
操作前准备	8	1. 洗手、戴口罩 2. 核对医嘱、执行单 3. 备齐用物，用物放置合理、有序，依次检查所备物品及仪器，保证安全有效 治疗车上层：PDA、无菌注射用水500ml、用氧四防牌、治疗盘内置呼吸机管路1套、湿化罐、口鼻面罩（含固定带）、纱布1块、听诊器 治疗车下层：电插板、速干手消毒液、医疗垃圾袋、生活垃圾袋 安全评估：呼吸机处于完好备用状态	1 5 2	未核对扣5分 其余一项不符合要求扣1分	
安全评估	12	1. 携用物至床旁，PDA扫描患者手腕带，查看床头牌、询问患者姓名，核对信息是否一致，并再次核对执行单内容 2. 了解病情，观察患者意识、呼吸、缺氧程度、配合程度及心理反应，向患者及家属解释操作目的，消除恐惧，取得配合 3. 评估：患者呼吸形态、呼吸频率、气道是否通畅 4. 了解患者的年龄、体重、血气分析情况，并与医师沟通，记录所需设置的工作模式和参数 5. 评估用氧装置是否安全，周围环境安静、整洁、光线明亮 6. 与家属有效沟通	5 2 2 1 1 1	未核对扣5分 未使用PDA扣3分 核对内容不全少一项扣1分 核对姓名不规范扣3分 其余一项不符合要求扣1分	
操作过程	应用呼吸机	55	1. 协助患者取舒适安全卧位，询问患者感受 2. 安装呼吸机湿化罐于湿化加温器上，安装注射用水 3. 连接呼吸机管道 4. 应用支架将呼吸管路支撑架起 5. 连接氧气管道 6. 接电源（包括压缩机、主机、湿化罐的电源） 7. 依顺序打开呼吸机开关：压缩机，主机，湿化罐 8. 根据患者评估内容调节工作模式及参数（边做边口述） （1）工作模式的选择：BIPAP（NIV）模式，SIMV（NIV）模式，CPAP（NIV）模式等 （2）根据工作模式按需设置呼吸频率：成人16～30次/分 （3）目标潮气量：成人6～12ml/kg （4）分钟通气量的上下限为所设置分钟通气量数值的±2L/min	1 1 5 1 1 1 2 2 2 2 2	开机顺序有误扣2分 呼吸机参数设定错误，每项扣2分 漏观察一个参数扣1分 未核对扣2分 未正确处理报警，每项扣2分 操作过程未观察患者感受扣2分 其余一项不符合要求扣1分	

项目	总分	技术操作要求	标分	评分标准	扣分
		(5) 吸气时间：0.8～1.2 秒	2		
		(6) 压力支持：一般为 6～10cmH$_2$O；吸气压力设置：10～25cmH$_2$O；PEEP 依据患者情况而定，一般 4～5cmH$_2$O（I 型呼吸衰竭时需增加）	2		
		(7) 触发灵敏度：压力触发常为 −2～−0.5cmH$_2$O，流量触发常为 2～5L/min	2		
		(8) 吸氧浓度：根据血气情况调节	2		
		(9) 将湿化罐上的温度调节到所需的温度	1		
		9. 选择合适的口鼻面罩，将呼吸机与口鼻面罩紧密连接，检查管路连接是否正确	1		
		10. 再次核对患者	2		
		11. 启动呼吸机，将面罩贴合固定于患者面部，注意压力性损伤预防	3		
		12. 观察患者生命体征，观察呼吸机的各项参数是否正常（边观察边口述）	1		
		13. 指导患者正确呼吸方法，避免人机对抗	3		
		14. 及时处理各种报警	1		
		15. 观察患者生命体征，听诊呼吸音	1		
		16. 再次检查呼吸机管道连接是否正确、紧密，注意储水瓶处于管道的最低位置，防止积水倒流	5		
		17. 手消毒，再次核对，PDA 扫描工号	5		
		18. 询问患者感受	2		
		19. 口述：①密切观察患者的病情及呼吸机的运转、报警情况，根据病情及血气值及时调整呼吸机参数。②随时评估呼吸机的使用条件，评估疗效及是否继续或终止无创机械通气治疗	2		
停用呼吸机	5	1. 查对患者，向患者解释，取得配合	1	一项不符合要求扣 1 分	
		2. 撤除口鼻面罩，调节呼吸机至待机状态	1		
		3. 擦拭患者的面部，根据患者的病情选择适宜的吸氧方式	1		
		4. 观察患者的生命体征	1		
		5. 关闭湿化罐、主机、压缩机开关，切断电源，分离呼吸机氧气接头，撤除呼吸机管道和湿化罐等	1		
操作后	5	1. 协助患者取舒适卧位，整理床单位	1		
		2. 按照院感防控标准正确处理物品	2		
		3. 洗手，记录	2		
评价	5	1. 熟悉呼吸机的性能，操作熟练	2	分操作时间每延长 30 秒扣 1 分	
		2. 熟练进行呼吸机故障的排除	1		
		3. 操作时间 6 分钟	2		

续表

项目	总分	技术操作要求	标分	评分标准	扣分
理论提问	5	1. 无创机械通气的适应证是什么 2. 无创机械通气的绝对禁忌证是什么 3. 无创机械通气的并发症有哪些	5	少一条，扣1分	
合计	100				

理论提问：

1. 无创机械通气的适应证是什么？

答：①睡眠呼吸暂停低通气综合征（SAHS）；②轻中度呼吸衰竭的早期干预；③ COPD；④其他，包括心源性水肿、支气管哮喘急性发作、重症肺炎、ARDS 早期干预、胸壁畸形或神经肌肉疾病和胸部创伤、辅助撤机和辅助纤维支气管镜检查。

2. 无创机械通气的绝对禁忌证是什么？

答：①心搏、呼吸停止；②自主呼吸微弱，处于昏迷状态；③误吸风险高危者及不能清除口咽及上呼吸道分泌物、呼吸道保护能力差者；④颈部和面部创伤、烧伤及畸形；⑤上呼吸道梗阻；⑥严重低氧血症（$PaO_2 < 45mmHg$）和严重酸中毒（$pH < 7.25$）者。

3. 无创机械通气的并发症有哪些？

答：①口咽干燥；②面罩压迫和皮肤损伤；③胃胀气；④误吸；⑤排痰障碍；⑥漏气；⑦其他。

（刘　翠）

第八节　各种吸痰技术操作考核评分标准

一、经口/鼻吸痰技术操作考核评分标准（中心负压装置）

科室＿＿＿＿＿＿　姓名＿＿＿＿＿＿　考核人员＿＿＿＿＿＿　考核日期：　　年　月　日

项目	总分	技术操作要求	标分	评分标准	扣分
仪表	5	仪表、着装符合护士礼仪规范	5	一项不符合要求扣1分	
操作前准备	8	1. 洗手、戴口罩 2. 核对医嘱、执行单 3. 备齐用物，用物放置合理、有序，依次检查所备物品，保证安全有效 治疗车上层：PDA、吸痰连接管、治疗盘内备型号适宜的一次性无菌吸痰包数根（吸痰包内有吸痰管、治疗巾、一次性手套、如无吸痰包，用物需另备）、治疗碗内放纱布1块、手电筒、听诊器、中心负压表、速干手消毒剂 治疗车下层：消毒瓶（内盛500mg/L含氯消毒液，用于浸泡吸痰连接管头端）、引流瓶、一次性使用负压引流袋、医疗垃圾袋、生活垃圾袋	1 5 2	未核对扣5分 物品少一项扣1分 一项不符合要求扣1分	

项目	总分	技术操作要求	标分	评分标准	扣分
安全评估	12	1. 携用物至床旁，PDA 扫描患者手腕带，查看床头牌、询问患者姓名，核对信息是否一致，并再次核对执行单内容	5	未核对扣 5 分 未使用 PDA 扣 3 分 核对内容不全少一项扣 3 分 查对患者姓名不规范扣 3 分 其余一项不符合要求扣 1 分	
		2. 了解患者病情及有无咳痰能力、痰量、性状、颜色情况，向患者解释吸痰的目的	1		
		3. 听诊双肺呼吸音	1		
		4. 评估：询问患者是否做过（口）鼻腔手术，有无（口）鼻腔疾病，（有无义齿），应用手电筒观察局部黏膜情况，了解患者配合程度及心理反应	1		
		5. 观察并口述生命体征和氧饱和度	1		
		6. 观察吸氧情况，将氧气调至 5L/min	2		
		7. 评估：环境整洁、安静、光线明亮，与患者沟通语言规范、态度和蔼	1		
操作过程	60	1. 协助患者取安全舒适卧位，将患者头偏向操作者一侧	3	未核对一次扣 3 分 核对内容不全少一项扣 1 分 查对患者姓名不规范扣 2 分 污染一次扣 2 分 吸痰时，无菌与有菌概念不清每次扣 2 分 吸痰操作方法不规范扣 5 分 吸痰时未观察扣 2 分 未与患者交流扣 2 分 一次吸痰时间＞15 秒扣 5 分 沾湿床单、盖被或工作面不洁一次扣 2 分 未观察口鼻腔黏膜扣 2 分 其余一项不符合要求扣 1 分	
		2. 悬挂消毒瓶和痰液引流瓶，妥善固定	2		
		3. 连接中心负压装置（吸痰连接管）	2		
		4. 调节负压 40.0～53.3kPa（300～400mmHg）；儿童＜40.0kPa	2		
		5. 检查吸痰连接管道是否通畅，确认连接紧密后，将吸痰连接管头端放入消毒瓶内（勿浸入液面以下）	2		
		6. 打开吸痰管包，取出治疗巾，铺治疗巾于患者胸前，戴无菌手套	3		
		7. 左手持吸痰管外包装，右手取吸痰管并盘绕在手中，左手把吸痰管包装袋扔入黑色垃圾袋中并取出吸痰连接管	5		
		8. 将吸痰连接管与吸痰管连接	2		
		9. 左手折闭吸痰管根部，右手持吸痰管	3		
		10. 再次核对患者、手腕带	3		
		11. 再次观察生命体征和氧饱和度情况	3		
		12. 吸痰管轻轻插入口／鼻腔，插管深度适宜，放开负压，吸痰时轻轻左右旋转吸痰管上提吸痰，避免反复提插，先吸咽部分泌物，再吸气管内分泌物	5		
		13. 吸痰过程中观察患者的痰液情况（量、颜色、性状）、血氧饱和度、生命体征变化，与患者有交流	5		
		14. 吸痰结束，脱下右手手套并将吸痰管包裹扔进医疗垃圾袋内	2		

项目	总分	技术操作要求	标分	评分标准	扣分
		15. 用消毒液冲洗吸痰连接管（如需再次吸痰，应重新更换吸痰包）	2		
		16. 关闭负压，将吸痰连接管头端浸泡至消毒瓶内	2		
		17. 用纱布擦净口周（鼻部）分泌物。观察口（鼻）腔黏膜有无损伤，撤一次性治疗巾	2		
		18. 手消毒，核对患者，选择 PDA 医嘱条目，扫描工号	5		
		19. 询问患者感受，观察生命体征及氧饱和度情况，呼吸是否通畅	2		
		20. 听诊双肺呼吸音，告知患者痰液情况及注意事项	3		
		21. 根据病情调节氧流量	2		
操作后	5	1. 协助患者取舒适卧位，整理床单位 2. 按照院感防控标准正确处理物品 3. 洗手，记录吸痰效果及痰液性状、颜色、量	2 1 2	一项不符合要求扣 1 分	
评价	5	1. 患者体征及痰液清理情况良好，无特殊不适 2. 操作熟练，方法正确，节力、有效 3. 操作时间 6 分钟	2 1 2	操作时间每延长 30 秒扣 1 分	
理论提问	5	1. 吸痰时应观察什么 2. 经口、鼻吸痰时，应对患者评估哪些事项	5	少一条，扣 1 分	
合计	100				

理论提问：

1. 吸痰时应观察什么？

答：吸痰过程中注意观察患者吸痰前后呼吸情况变化，患者有无缺氧表现，吸出痰液的颜色、性状、量及黏稠度，并观察气道和口腔黏膜有无损伤等。

2. 经口、鼻吸痰时，应对患者评估哪些事项？

答：①向患者及其家属解释吸痰的目的、方法、注意事项及配合要点；②评估患者年龄、病情、意识、治疗情况，有无将呼吸道分泌物排出的能力；③评估患者目前的血氧饱和度、心理状况及合作程度。

（王慧高站）

二、经口 / 鼻吸痰技术操作考核评分标准（电动吸引器）

科室＿＿＿＿＿＿　姓名＿＿＿＿＿＿　考核人员＿＿＿＿＿＿　考核日期：　年　月　日

项目	总分	技术操作要求	标分	评分标准	扣分
仪表	5	仪表、着装符合护士礼仪规范	5	一项不符合要求扣 1 分	
操作前准备	8	1. 洗手，戴口罩 2. 核对医嘱、执行单 3. 备齐用物，用物放置合理、有序，依次检查所备物品，保证安全有效 治疗车上层：PDA、吸痰连接管、治疗盘内型号适宜的一次性无菌吸痰包数根（吸痰包内有吸痰管、治疗巾、一次性手套，如无吸痰包，用物需另备）、治疗碗内放纱布 1 块、手电筒、听诊器、速干手消毒剂 治疗车下层：医疗垃圾袋、生活垃圾袋 另备电动吸引器 1 台（痰液引流瓶内盛少量水放置一片 500mg 的含氯消毒片）	1 5 2	未核对扣 5 分 物品少一项扣 1 分 其余一项不符合要求扣 1 分	
安全评估	12	1. 备齐用物（电动吸引器）置于床旁，PDA 扫描患者手腕带，查看床头牌、询问患者姓名，核对信息是否一致，并再次核对执行单内容 2. 了解患者病情及有无咳痰，痰量、性状、颜色情况，向患者解释吸痰的目的 3. 听诊双肺呼吸音 4. 评估患者是否做过（口）鼻腔手术，有无（口）鼻腔疾病，有无义齿。用手电筒观察局部黏膜情况，了解患者配合程度及心理反应 5. 观察并口述生命体征和氧饱和度 6. 观察吸氧情况，将氧气调至 5L/min 7. 评估环境整洁，安静，光线明亮，与患者沟通语言规范、态度和蔼	5 1 1 1 1 2 1	未核对扣 5 分 未使用 PDA 扣 3 分 核对内容不全少一项扣 3 分 查对患者姓名不规范扣 3 分 其余一项不符合要求扣 1 分	
操作过程	60	1. 协助患者取安全舒适卧位，将患者头偏向操作者一侧 2. 连接负压吸引器电源，悬挂消毒瓶，妥善固定 3. 连接吸痰连接管 4. 打开负压吸引器开关，调节负压 40.0 ~ 53.3kPa（300 ~ 400mmHg）；儿童＜ 40.0kPa 5. 检查吸痰连接管道是否通畅，确认连接紧密后，将吸痰连接管头端放入消毒瓶内（勿浸入液面以下）	2 2 1 2 2	未核对一次扣 5 分 核对内容不全少一项扣 2 分 查对患者姓名不规范扣 3 分 污染一次扣 2 分 吸痰时，无菌与有菌概念不清每次扣 2 分	

项目	总分	技术操作要求	标分	评分标准	扣分
		6.打开吸痰管包,取出治疗巾,铺治疗巾于患者胸前,戴无菌手套	3	吸痰操作方法不规范扣5分	
		7.左手持吸痰管外包装,右手取吸痰管并盘绕在手中,左手把吸痰管包装袋扔进黑色垃圾袋中并取出吸痰连接管	5	吸痰时未观察扣2分 未与患者交流扣2分 一次吸痰时间＞15秒扣5分	
		8.将吸痰连接管与吸痰管连接	2		
		9.左手折闭吸痰管根部,右手持吸痰管	3	沾湿床单、盖被或工作面不洁一次扣2分	
		10.再次核对患者、手腕带	5		
		11.再次观察生命体征和氧饱和度情况	3	未观察口鼻腔黏膜扣2分	
		12.吸痰管轻轻插入鼻/口腔,插管深度适宜,放开负压,吸痰时轻轻左右旋转吸痰管上提吸痰,避免反复提插,先吸咽部分泌物再吸气道分泌物	5	其余一项不符合要求扣1分	
		13.吸痰过程中观察患者痰液情况(量、颜色、性状)、血氧饱和度、生命体征变化,与患者有交流	5		
		14.吸痰结束,脱下右手手套并将吸痰管包裹扔进医疗垃圾袋内	2		
		15.用消毒液冲洗吸痰连接管(如需再次吸痰,应重新更换吸痰包)	2		
		16.关闭电动吸痰器开关,将吸痰连接管头端浸泡至消毒瓶内	2		
		17.用纱布擦净口周(鼻部)分泌物。观察口(鼻)腔黏膜有无损伤,撤一次性治疗巾	2		
		18.手消毒,核对患者,PDA扫描工号	5		
		19.询问患者感受,观察生命体征及氧饱和度情况,呼吸是否通畅	2		
		20.听诊双肺呼吸音,告知患者痰液情况及注意事项	3		
		21.根据病情调节氧流量	2		
操作后	5	1.协助患者取舒适卧位,整理床单位 2.按照院感防控标准正确处理物品 3.洗手,记录吸痰效果及痰液性状、颜色、量	2 1 2	一项不符合要求扣1分	
评价	5	1.患者体征及痰液清理情况良好,无特殊不适 2.操作熟练,方法正确,节力、有效 3.操作时间6分钟	2 1 2	操作时间每延长30秒扣1分	
理论提问	5	1.吸痰的定义是什么 2.吸痰过程中有哪些注意事项	5	少一条,扣1分	
合计	100				

理论提问:

1.吸痰的定义是什么?

答:吸痰是指经口、鼻腔、人工气道将呼吸道分泌物吸出,以保持呼吸道通畅,预防吸入性肺炎、肺不张、窒息等并发症的一种方法。

2. 吸痰过程中有哪些注意事项？

答：①吸痰前，检查电动吸引器性能是否良好，连接是否正确；②严格执行无菌操作，每次吸痰应更换吸痰管，吸痰用物根据吸痰操作的性质每班更换或每日更换 1～2 次；③吸痰动作轻柔，防止呼吸道黏膜损伤；④痰液黏稠时，可配合叩击、蒸气吸入、雾化吸入，提高吸痰效果；⑤储液瓶内吸出液应及时倾倒，不得超过 2/3；⑥每次吸痰时间 < 15 秒，连续吸引总时间 < 3 分钟，以免造成缺氧；⑦吸痰过程中当患者出现剧烈咳嗽时，应停止吸痰。

（王　慧）

三、使用呼吸机患者（经气管插管 / 气管切开）吸痰技术操作考核评分标准（中心负压装置）

科室＿＿＿＿＿＿　姓名＿＿＿＿＿＿　考核人员＿＿＿＿＿＿　　考核日期：　　年　月　日

项目	总分	技术操作要求	标分	评分标准	扣分
仪表	5	仪表、着装符合护士礼仪规范	5	一项不符合要求扣 1 分	
操作前准备	8	1. 洗手，戴口罩 2. 核对医嘱、执行单 3. 备齐用物，用物放置合理、有序，依次检查所备物品，保证安全有效 治疗车上层：PDA、吸痰连接管、治疗盘内备 NS 250ml 一袋（注明湿化用和开启时间）、20ml 空针内已抽取湿化液（标签注明湿化液和抽取时间），型号适宜的一次性无菌吸痰包数根（吸痰包内有吸痰管、治疗巾、一次性手套，如无吸痰包，用物需另备）、治疗碗内放纱布 1 块、手电筒、听诊器、中心负压表、速干手消毒剂 治疗车下层：消毒瓶（内盛 500mg/L 含氯消毒液，用于浸泡吸痰连接管头端）、引流瓶、一次性使用负压引流袋，医疗垃圾袋、生活垃圾袋	1 5 2	未核对扣 5 分 物品少一项扣 1 分 其余一项不符合要求扣 1 分	
安全评估	12	1. 携用物至床旁，PDA 扫描患者手腕带，查看床头牌、询问患者姓名，核对信息是否一致，并再次核对执行单内容 2. 了解患者病情及痰量、性状、颜色情况，向患者解释吸痰的目的，听诊双肺呼吸音 3. 评估气管插管（气管切开）是否固定妥善，是否通畅，呼吸机管道连接是否紧密 4. 观察并口述生命体征和氧饱和度 5. 观察呼吸机运转情况，确认吸氧浓度，并调节纯氧 2 分钟 6. 评估环境整洁，安静，光线明亮，与患者沟通时语言规范、态度和蔼	5 1 2 1 2 1	未核对扣 5 分 未使用 PDA 扣 3 分 核对内容不全少一项扣 2 分 查对患者姓名不规范扣 3 分 其余一项不符合要求扣 1 分	

项目	总分	技术操作要求	标分	评分标准	扣分
操作过程	60	1. 协助患者取安全舒适卧位	1	未核对一次扣 5 分	
		2. 悬挂消毒瓶和痰液引流瓶，妥善固定	1	核对内容不全少一项扣 2 分	
		3. 连接中心负压装置（吸痰连接管）	2	查对患者姓名不规范扣 3 分	
		4. 调节负压 40.0～53.3kPa（300～400mmHg）；儿童＜40.0kPa	2	污染一次扣 5 分	
		5. 检查吸痰连接管道是否通畅，确认连接紧密后，将吸痰连接管头端放入消毒瓶内（勿浸入液面以下）	2	分离呼吸机管道手法不正确扣 2 分	
		6. 打开吸痰管包，取出治疗巾,铺治疗巾于患者胸前,右手戴无菌手套	2	吸痰时，无菌与有菌概念不清每次扣 2 分	
		7. 左手持吸痰管外包装，右手取吸痰管并盘绕在手中，左手把吸痰管包装袋扔入黑色垃圾袋中并取出吸痰连接管	5	吸痰操作方法不规范扣 5 分	
		8. 将吸痰连接管与吸痰管连接，观察负压是否通畅	2	吸痰时未观察扣 5 分	
		9. 再次核对患者、手腕带	5	未与患者交流扣 5 分	
		10. 再次观察生命体征和氧饱和度情况	5	一次吸痰时间＞15 秒扣 5 分	
		11. 右手持吸痰管，左手分离呼吸机管道（接口处放在治疗巾上）	2	沾湿床单、盖被或工作面不洁一次扣 2 分	
		12. 左手控制负压，右手将吸痰管轻轻插入气管插管／气管切开，插管深度适宜，放开负压，吸痰时轻轻左右旋转吸痰管上提吸痰，避免反复提插	5	其余一项不符合要求扣 1 分	
		13. 吸痰过程中观察患者的痰液情况（量、颜色、性状）、血氧饱和度、生命体征变化，与患者有交流	5		
		14. 吸痰结束，立即连接呼吸机管道，脱下右手手套并将吸痰管包裹扔进医疗垃圾袋内	2		
		15. 如患者痰液黏稠不易吸引时，可在吸痰前滴入适量的湿化液进行湿化后再吸痰	1		
		16. 再调节纯氧 2 分钟	3		
		17. 用消毒液冲洗吸痰连接管（如需再次吸痰，应重新更换吸痰包）	1		
		18. 关闭负压，将吸痰连接管头端浸泡至消毒瓶内	2		
		19. 用纱布擦净人工气道周围的分泌物，撤一次性治疗巾	1		
		20. 手消毒，核对患者，PDA 扫描工号	5		
		21. 听诊双肺呼吸音，告知患者痰液情况	2		
		22. 观察患者感受，观察生命体征及氧饱和度情况，观察呼吸是否通畅，观察气管插管（气管切开）是否固定妥善，呼吸机运转情况及呼吸机管道是否紧密连接	2		
		23. 确认呼吸机氧浓度恢复至原来浓度	2		

续表

项目	总分	技术操作要求	标分	评分标准	扣分
操作后	5	1. 协助患者取舒适卧位，整理床单位 2. 按照院感防控标准正确处理物品 3. 洗手，记录吸痰效果及痰液性状、颜色、量	2 1 2	一项不符合要求扣 1 分	
评价	5	1. 患者体征及痰液清理情况良好，无特殊不适 2. 操作熟练，方法正确，节力、有效 3. 操作时间 6 分钟	2 1 2	操作时间每延长 30 秒扣 1 分	
理论提问	5	1. 吸痰的注意事项有哪些 2. 吸痰的指征有哪些	5	少一条，扣 1 分	
合计	100				

注：呼吸机 100% 纯氧可自动恢复到初始设定值，一次为 2 分钟

理论提问：

1. 吸痰的注意事项有哪些？

答：①操作动作应轻柔、准确、快速，每次吸痰时间不超过 15 秒，连续吸痰不得超过 3 次，吸痰间隔予以纯氧吸入；②注意吸痰管插入是否顺利，遇到阻力时应分析原因，不可粗暴盲插；③吸痰管最大外径不能超过气管套管内径的 1/2，负压不可过大，进吸痰管时不可给予负压，以免损伤患者气道；④注意保持呼吸机接头不被污染，戴无菌手套持吸痰管的手不被污染；⑤吸痰过程中应当密切观察患者的病情变化，如有心率、血压、呼吸、血氧饱和度的明显改变时，应当立即停止吸痰，立即接呼吸机通气并给予纯氧吸入。

2. 吸痰的指征有哪些？

答：①气道内有可听见、看到的分泌物；②听诊可闻及肺部粗湿啰音；③考虑与气道分泌物相关的血氧饱和度下降或血气分析指标恶化；④排除呼吸机管路抖动和积水后，呼吸机监测面板上流量或波形仍呈锯齿样改变；⑤考虑与气道分泌物增多相关的机械通气时潮气量减小，或容积控制机械通气吸气时吸气峰压增大；⑥考虑吸入上呼吸道分泌物或胃内容物等状况时；⑦需留取痰标本时。

（王　慧）

四、使用呼吸机患者（经气管插管 / 气管切开）吸痰技术操作考核评分标准（电动吸引器）

科室_____　　姓名_____　　考核人员_____　　考核日期：　　年　月　日

项目	总分	技术操作要求	标分	评分标准	扣分
仪表	5	1. 仪表、着装符合护士礼仪规范 2. 根据工作区域，做好分级护理	2 3	一项不符合要求扣 1 分	
操作前准备	8	1. 洗手，戴口罩 2. 核对医嘱、执行单 3. 备齐用物，用物放置合理、有序，依次检查所备物品，保证安全有效	1 5 2	未核对扣 5 分 物品少一项扣 1 分 其余一项不符合要求扣 1 分	

续表

项目	总分	技术操作要求	标分	评分标准	扣分
		治疗车上层：PDA、吸痰连接管、治疗盘内备 NS 250ml 一袋（注明湿化用和开启时间）、20ml 空针内已抽取湿化液(标签注明湿化液和抽取时间)、型号适宜的一次性无菌吸痰包数根（吸痰包内有吸痰管、治疗巾、一次性手套，如无吸痰包，用物需另备）、治疗碗内放纱布1块、手电筒、听诊器、速干手消毒剂 治疗车下层：医疗垃圾袋、生活垃圾袋 另备电动吸引器1台，痰液引流瓶（内盛少量水放置一片 500mg 的含氯消毒片）			
安全评估	12	1. 携用物至床旁，PDA 扫描患者手腕带，查看床头牌、询问患者姓名，核对信息是否一致，并再次核对执行单内容 2. 了解患者病情及痰量、性状、颜色情况，向患者解释吸痰的目的 3. 听诊双肺呼吸音 4. 评估气管插管（气管切开）是否固定妥善，是否通畅，呼吸机管道连接是否紧密 5. 观察并口述生命体征和氧饱和度 6. 观察呼吸机运转情况，确认吸氧浓度，并调节纯氧2分钟 7. 评估：环境整洁，安静，光线明亮 8. 与患者沟通时语言规范、态度和蔼	5 1 1 1 1 1 1 1	未核对扣5分 未使用 PDA 扣3分 核对内容不全少一项扣2分 查对患者姓名不规范扣3分 其余一项不符合要求扣1分	
操作过程	60	1. 协助患者取安全舒适卧位 2. 连接负压吸引器电源，悬挂消毒瓶，妥善固定 3. 连接吸痰连接管 4. 打开负压吸引器开关，调节负压 40.0～53.3kPa（300～400mmHg）；儿童＜40.0kPa 5. 检查吸痰连接管道是否通畅，确认连接紧密后，将吸痰连接管的头端放入消毒瓶内（勿浸入液面以下） 6. 打开吸痰管包，取出治疗巾，铺治疗巾于患者胸前，右手戴无菌手套 7. 左手持吸痰管外包装，右手取吸痰管并盘绕在手中，左手把吸痰管包装袋扔入黑色垃圾袋中并取出吸痰连接管 8. 将吸痰连接管与吸痰管连接，观察负压是否通畅 9. 再次核对患者、手腕带、执行单	1 1 1 2 2 3 5 2 5		

项目	总分	技术操作要求	标分	评分标准	扣分
		10. 再次观察生命体征和氧饱和度情况	3	未核对一次扣 3 分	
		11. 右手持吸痰管，左手分离呼吸机管道（接口处放在治疗巾上）	3	核对内容不全少一项扣 1 分	
		12. 左手控制负压，右手将吸痰管轻轻插入气管插管 / 气管切开，插管深度适宜，放开负压，吸痰时轻轻左右旋转吸痰管上提吸痰，避免反复提插	5	查对患者姓名不规范扣 2 分	
		13. 吸痰过程中观察患者的痰液情况（量、颜色、性状）、血氧饱和度、生命体征变化，与患者有交流	5	污染一次扣 5 分　　分离呼吸机管道手法不正确扣 3 分	
		14. 吸痰结束，立即连接呼吸机管道，脱下右手手套并将吸痰管包裹扔进医疗垃圾袋内	2	吸痰时，无菌与有菌概念不清每次扣 2 分	
		15. 如患者痰液黏稠不易吸引，可在吸痰前滴入适量的湿化液进行湿化后再吸痰	1	吸痰操作方法不规范扣 5 分	
		16. 再调节纯氧 2 分钟	3	吸痰时未观察扣 5 分	
		17. 用消毒液冲洗吸痰连接管（如需再次吸痰，应重新更换吸痰包）	1	未与患者交流扣 5 分	
		18. 关闭电动吸引器开关，将吸痰连接管头端浸泡至消毒瓶内	2	一次吸痰时间＞ 15 秒扣 5 分	
		19. 用纱布擦净人工气道周围的分泌物，撤一次性治疗巾	2	沾湿床单、盖被或工作面不洁一次扣 2 分	
		20. 消毒手，核对患者，选择 PDA 医嘱条目，扫描工号	5	其余一项不符合要求扣 1 分	
		21. 听诊双肺呼吸音，告知患者痰液情况	2		
		22. 观察患者感受、生命体征及氧饱和度情况，观察呼吸是否通畅，观察气管插管（气管切开）是否固定妥善，呼吸机运转情况及呼吸机管道是否紧密连接	2		
		23. 确认呼吸机氧浓度恢复至原来浓度	2		
操作后	5	1. 协助患者取舒适卧位，整理床单位 2. 按照院感防控标准正确处理物品 3. 洗手，记录吸痰效果及痰液性状、颜色、量	2 1 2	一项不符合要求扣 1 分	
评价	5	1. 患者体征及痰液清理情况良好，无特殊不适 2. 操作熟练，方法正确，节力、有效 3. 操作时间 6 分钟	2 1 2	操作时间每延长 30 秒扣 1 分	
理论提问	5	1. 吸痰的目的是什么 2. 吸痰管如何选择	5	少一条，扣 1 分	
合计	100				

注：呼吸机 100% 纯氧可自动恢复到初始设定值，一次为 2 分钟

理论提问：

1. 吸痰的目的是什么？

答：①清除呼吸道分泌物，保持呼吸道通畅；②促进呼吸功能，改善肺通气；预防并发症的发生。

2. 吸痰管如何选择？

答：①应根据人工气道的型号选择适宜型号的吸痰管，吸痰管外径不超过人工气道内径的 50%，婴儿要 < 70%；②宜使用有侧孔的吸痰管；③密闭式气道内吸引时，应使用密闭式吸痰管。通常成人选择 10 ～ 12 号吸痰管，儿童选择 8 ～ 10 号吸痰管，新生儿常选用 4 ～ 6 号吸痰管。

（王　慧　郑　岩）

第九节　有创动脉血压监测和采血技术操作考核评分标准

科室_____　　姓名_____　　考核人员_____　　考核日期：　　年　月　日

项目	总分	技术操作要求	标分	评分标准	扣分
仪表	5	仪表、着装符合护士礼仪规范	5	一项不符合要求扣 1 分	
操作前准备	8	1. 洗手，戴口罩 2. 核对医嘱 3. 备齐用物，用物放置合理、有序，依次检查所备物品，保证安全有效 治疗车上层：PDA、治疗盘内放乙醇、棉签、5ml 空针 5 个、心电监护仪（包括电源线、地线、监测导线）、压力换能器、生理盐水 250ml、加压输液袋、无菌治疗巾、无菌治疗碗、分隔膜接头 1 个、贴有检验条码的试管、速干手消毒剂 治疗车下层：弯盘、电插板、医疗及生活垃圾袋	1 5 2	未核对扣 5 分 物品准备不全缺一项扣 1 分 其余一项不符合要求扣 1 分	
安全评估	12	1. 携用物至床旁，PDA 扫描患者手腕带，查看床头牌、询问患者姓名，核对信息是否一致 2. 解释操作的目的、方法，评估患者的病情、意识、合作程度，询问有无此操作的经历。判断患者是否处于安静状态。询问患者大小便 3. 判断患者动脉穿刺置管位置及通畅度；查看有创动脉穿刺处皮肤情况，有无外渗、红肿及硬结 4. 周围环境安静、整洁，光线明亮 5. 与患者或其家属沟通时语言规范、态度和蔼	5 3 2 1 1	未核对扣 5 分 未使用 PDA 扣 3 分 核对内容不全少一项扣 1 分 核对患者姓名不规范扣 3 分 其余一项不符合要求扣 1 分	

项目	总分	技术操作要求	标分	评分标准	扣分
监测过程	30	1. 调节室温, 股动脉置管者需遮挡患者隐私 2. 协助患者取平卧位, 并询问患者感受 3. 打开监护仪电源开关, 导线与监护仪相连, 选择压力监测标名 "ABP" 4. 手消毒, 铺无菌巾于患者动脉穿刺处 5. 生理盐水用加压输液袋包裹, 挂于输液架上, 调整加压袋压力在 300mmHg 6. 取出无菌换能器, 连接配好的生理盐水, 进行排气, 使整个压力组套充满生理盐水, 近动脉端三通侧端肝素帽拧下, 更换分隔膜接头 7. 将换能器、导线、与心电监护仪紧密连接 8. 再次核对患者、手腕带 9. 将换能器连接动脉置管, 试冲管路, 安全评估管路是否通畅、有无气泡 10. 调整换能器高度与心脏同一水平 (腋中线, 第 4 肋间) 11. 调整三通方向, 使动脉端关闭, 换能器与大气相通, 按监护仪上压力归零键 12. 观察屏幕上显示压力限值为 "0" 并不再闪动, 监护仪显示归零完成及归零时间, 表示 0 点调整完毕 13. 调整三通方向, 使换能器端与动脉相通, 开始测量压力 14. 治疗巾包裹换能器 15. 根据监测仪显示动脉血压的数值和波形, 选择最佳标尺 16. 根据测量结果设置动脉压报警上下限	1 1 2 2 2 2 2 3 2 2 2 2 2 2 1 2	一项不符合要求扣 1 分 未更改标名扣 1 分 未手消毒扣 1 分 工作面不洁扣 1 分 加压袋压力不正确扣 2 分 未更换分隔膜接头扣 2 分 未核对一次扣 3 分 查对患者姓名不规范扣 2 分 未安全评估管路是否通畅、有无气泡扣 1 分 换能器排气后有气泡扣 10 分 换能器高度不正确扣 1 分 测量动脉血压值不准确扣 5 分 未设置上下限扣 2 分 其余一项不符合要求扣 1 分	
采血过程	30	1. 携用物至床旁, 查看床头牌、询问患者姓名、PDA 扫描手腕带及执行条码核对信息是否一致 2. 暴露分隔膜接头处, 取两根棉签蘸取乙醇, 饱和至 1/2, 用力擦拭分隔膜接头处大于 15 秒, 待干, 重复上述操作一次 3. 打开注射器外包装, 将近动脉端三通调至注射器与患者相通, 将近患者端的管路内的冲洗盐水抽取干净, 3～5ml 4. 取另一支注射器抽取检查所需的血量, 注入试管内 5. 取第三支注射器, 将近动脉端三通调至注射器与换能器相通, 抽取适量生理盐水冲洗	3 4 3 2 2	未使用 PDA 扣 3 分 消毒不规范扣 3 分 操作过程中未与患者交流扣 2 分 操作过程每污染一次扣 2 分 管路中有血迹扣 1 分 有血迹残留扣 1 分 未查对扣 3 分 查对不规范扣 1 分 未及时送检扣 2 分 其余一项不符合要求扣 1 分	

项目	总分	技术操作要求	标分	评分标准	扣分
		6. 将近动脉端三通调至注射器与患者相通，用盐水将管路中的血液冲洗干净（安全评估：用尽量少的盐水反复冲洗，保证压力传感器密闭管路中无血渍残留，避免导管堵塞）	3		
		7. 将近动脉端三通调至动脉端与换能器相通	2		
		8. 用乙醇棉签擦净分隔膜接头处残留的血渍	2		
		9. 调整近换能器端三通方向，使换能器端与动脉相通，开始测量压力	3		
		10. 再次核对，PDA扫描工号	3		
		11. 血标本及时送检	3		
操作后	5	1. 协助患者取舒适卧位，整理床单位 2. 按照院感防控标准正确处理物品 3. 洗手，记录	2 1 2	一项不符合要求扣1分	
评价	5	1. 动作沉着、迅速，手法熟练 2. 严格无菌操作，无气栓 3. 熟悉机器性能，常见故障及其排除方法正确	2 2 1	操作不熟练扣2分 一项不符合要求扣1分	
理论提问	5	1. 动脉冲洗系统维护注意事项是什么 2. 有创动脉血压监测护理要点有哪些	5	少一条，扣1分	
合计	100				

理论提问：

1. 动脉冲洗系统维护注意事项是什么？

答：①密切观察并保持加压输液袋压力符合要求（300mmHg以上），可保持每小时2～4ml的速度持续冲洗测压管路，防止动脉血栓形成；②保持管道通畅，管道内有回血时及时检查管路衔接处有无松动，并进行手动快速冲洗；③配制的冲洗生理盐水每24小时更换1次。

2. 有创动脉血压监测护理要点有哪些？

答：①妥善固定套管针及管路，防止穿刺导管脱出，管道打折、扭曲。②当数值或波形发生异常变化时，除观察病情变化外，注意压力传感器是否与心脏保持在同一水平，必要时重新调试"0"点，并检查导管内有无回血、阻塞。③当患者体位变动时，应重新调试"0"点，以保证所测结果准确。④进行抽血和冲管时，要严防空气进入导管内。一旦发现气泡，要立即用注射器将其抽出，以防空气进入动脉引起空气栓塞。⑤密切观察穿刺肢体远端血供情况并记录。⑥严禁从动脉测压管道输液。⑦穿刺部位每日消毒1次，更换敷料并观察局部情况。置管3日后应拔除测压管道，更换部位重新穿刺。⑧指导患者穿刺部位肢体不要弯曲，以免穿刺针打折而影响测量准确性。

（高祀龙　程华伟）

第十节　中心静脉压（CVP）监测技术操作考核评分标准

科室＿＿＿＿＿＿＿　姓名＿＿＿＿＿　考核人员＿＿＿＿＿＿　考核日期：　　年　月　日

项目	总分	技术操作要求	标分	评分标准	扣分
仪表	5	1. 仪表、着装符合护士礼仪规范	5	一项不符合要求扣 1 分	
操作前准备	8	1. 洗手，戴口罩 2. 核对医嘱、执行单 3. 备齐用物，用物放置合理、有序，依次检查所备物品，保证安全有效 治疗车上层：PDA、心电监护仪（包括电源线、地线、监测导线）、换能器、三通 2 个（换能器上自带 1 个）、无菌生理盐水一袋、无菌治疗巾、无菌治疗碗、医嘱执行单、速干手消毒剂 治疗车下层：弯盘、电插板、医疗垃圾袋、生活垃圾袋、必要时备剪刀	1 5 2	未核对扣 5 分 一项不符合要求扣 2 分	
安全评估	12	1. 携用物至床旁，PDA 扫描患者手腕带，查看床头牌、询问患者姓名，核对信息是否一致，并再次核对执行单内容 2. 了解患者病情、意识、心理状态及合作情况，询问有无此操作的经历，解释操作的目的、方法及注意事项 3. 评估：患者是否处于安静状态。判断患者深静脉置管位置及通畅度 4. 协助患者大小便 5. 评估：周围环境安静、整洁、光线明亮 6. 与患者或家属沟通时语言规范、态度和蔼	5 2 2 1 1 1	未核对扣 5 分 未使用 PDA 扣 3 分 核对内容不全少一项扣 2 分 核对患者姓名不规范扣 3 分 少评估一项扣 2 分 其余一项不符合要求扣 1 分	
操作过程	60	1. 调节室温，遮挡患者 2. 协助患者取平卧位，并询问患者感受 3. 打开监护仪电源开关，导线与监护相连 4. 调出中心静脉压显示通道，选择压力监测标名"CVP" 5. 铺好无菌巾 6. 再次核对患者、手腕带 7. 打开换能器包装，检查并打开无菌生理盐水，消毒挂好，连接换能器输液导管进行预充 8. 将换能器与监护导线相连 9. 将多腔中心静脉导管主管近心端留置三通，将换能器连接管连于预留三通	1 2 1 2 1 5 3 3 5	未核对一次扣 5 分 核对内容不全少一项扣 2 分 查对患者姓名不规范扣 3 分 没调"0"扣 5 分 测量 CVP 值不准确扣 5 分 操作过程每污染一次扣 2 分 工作面不洁扣 2 分 消毒不规范扣 2 分	

项目	总分	技术操作要求	标分	评分标准	扣分
		10. 打开换能器调节夹，冲洗中心静脉导管，观察导管是否通畅（观察监护仪是否出现方波波形）	3	操作过程中未与患者交流扣 3 分 其余一项不符合要求扣 1 分	
		11. 测量 CVP 时应暂停测量管腔的输液，多管腔静脉导管其余管腔输注液体速度宜＜ 300ml/h	6		
		12. 将换能器置于心脏同一水平（腋中线第 4 肋间或胸廓前后径垂直距离上 1/3 水平或胸骨角下 5cm 水平）	6		
		13. 调节换能器三通方向，将换能器与大气相通，进入监护仪压力显示通道，选择归零按钮，进行调"0"	5		
		14. 患者保持同一体位，换能器位置不变的前提下，调节三通方向，暂停静脉输液，与换能器相通，观察监护仪上显示数据。在患者呼吸末读取一个相对稳定的数值作为中心静脉压并记录	5		
		15. 调节三通，使之处于持续输液状态	3		
		16. 协助患者取舒适卧位	1		
		17. 手消毒，再次核对，PDA 扫描工号	5		
		18. 询问患者感受，交代注意事项，压力传感器套装应每 96 小时更换 1 次	3		
操作后	5	1. 整理床单位 2. 按照院感防控标准正确处理物品 3. 洗手，记录	2 1 2	一项不符合要求扣 1 分	
评价	5	1. 动作沉着、迅速、手法熟练 2. 操作过程中保持无菌，无气栓，操作方法正确、安全 3. 熟悉机器性能，常见故障及其排除方法正确 4. 操作时间 10 分钟	1 2 1 1	其余一项不符合要求扣 1 分	
理论提问	5	1. 中心静脉压的定义及正常值是什么 2. 测定中心静脉压的临床意义有哪些	5	少一条，扣一分	
合计	100				

理论提问:

1. 中心静脉压的定义及正常值是什么？

答：中心静脉压是指血液流经右心房及上、下腔静脉的压力，正常值为 5 ～ 12cmH$_2$O。

2. 测定中心静脉压的临床意义有哪些？

答：中心静脉压与血压同时监测，比较其动态变化，更有意义。①中心静脉压下降，血压低下，提示有效血容量不足；②中心静脉压升高，血压低下，提示心功能不全；③中心静脉压升高，血压正常，提示容量负荷过重；④中心静脉压进行性升高，血压进行性降低，提示严重心功能不全或心脏压塞。

（盖玉彪　高祀龙）

第十一节　控制补液技术操作考核评分标准

一、微量注射泵使用技术操作考核评分标准

科室＿＿＿＿＿＿　姓名＿＿＿＿＿　考核人员＿＿＿＿＿＿＿　考核日期：　　年　月　日

项目	总分	技术操作要求	标分	评分标准	扣分
仪表	5	仪表、着装符合护士礼仪规范	5	一项不符合要求扣1分	
操作前准备	8	1. 洗手，戴口罩 2. 核对医嘱、打印执行贴 3. 备齐用物，用物放置合理、有序，依次检查所备物品、药品，保证安全有效 治疗车上层：PDA、执行贴，治疗盘内放置：安尔碘、棉签、生理盐水、药液、60ml 注射器 2 个、静脉延长管 2 根、头皮针 2 个、2ml 注射器 1 个、胶布、速干手消毒剂 治疗车下层：弯盘、止血带、微量注射泵、锐器盒、医疗垃圾袋、生活垃圾袋	1 5 2	未核对扣5分 用物准备缺一项扣1分 其余一项不符合要求扣1分	
安全评估	12	1 携用物至床旁，查看床头牌、询问患者姓名、PDA 扫描手腕带及执行条码核对信息是否一致 2. 了解患者病情、合作程度，解释操作的目的、方法及如何配合、询问是否大小便 3. 评估患者输液处局部皮肤及血管情况 4. 评估环境安静、清洁、舒适 5. 与患者沟通时语言规范、态度和蔼	5 3 2 1 1	未核对扣5分 核对患者姓名不规范扣3分 未询问大小便扣1分 其余一项不符合要求扣1分	
操作过程	60	1. 协助患者取舒适体位 2. 将微量注射泵安装在输液架上，接通电源 3. 将弯盘置于治疗车上层 4. 备胶布 5. 检查药物，抽吸药液，将注明药物名称、剂量和泵入速度的执行条码贴在注射器上 6. 连接静脉延长管、头皮针，排气（掌握首次排气液体不流出头皮针为原则），对光检查管内有无气泡 7. 将抽取药物的注射器放入注射泵凹槽内，固定，将延长管挂于输液架上（或将头皮针放置于包装内） 8. 打开微量注射泵电源开关	2 2 1 1 5 5 3 2	未核对一次扣5分 核对内容不全少一项扣2分 PDA 扫码流程不正确扣3分 机器固定不牢固扣1分 未消毒肝素帽扣2分 消毒不规范扣1分 操作面不洁扣2分 污染一次扣2分 药液浪费扣2分 管内有气泡扣2分 未胶布固定扣2分	

项目	总分	技术操作要求	标分	评分标准	扣分
		9. 遵医嘱调整每小时注射量及其他需要设置的参数	8	胶布固定不牢固扣 1 分	
		10. 再次核对患者、手腕带、执行贴及药物	5	执行条码未粘贴扣 2 分	
		11. 去掉针套，按"快进"键再次排气	2	泵入速度设定不正确扣	
		12. 按规范静脉穿刺或正确连接患者已建好的静脉通道	3	5 分	
		13. 按"开始"键，观察注射是否通畅及患者的反应	3	操作程序错误扣 2 分	
		14. 胶布固定	2	未告知患者注意事项扣	
		15. 手消毒	1	2 分	
		16. 再次核对，PDA 扫描工号	5	其余一项不符合要求扣	
		17. 询问患者感受，告知患者注意事项	2	1 分	
		18. 注射完毕			
		（1）说明目的	2		
		（2）按"停止"键	1		
		（3）除去胶布，用无菌干棉签按压穿刺点，拔除针头，分离头皮针（如为留置针，按规范封管）	3		
		（4）切断电源	2		
操作后	5	1. 协助患者取安全舒适卧位，整理床单位	1	爱伤观念缺乏扣 2 分	
		2. 按照院感防控标准正确处理物品，清洁整理机器备用	2	其余一项不符合要求扣 1 分	
		3. 洗手，记录	2		
评价	5	1. 操作规范、熟练、无菌观念强	2	操作时间每延长 30 秒扣 1 分	
		2. 熟悉机器性能、熟悉常见故障及排除方法	1		
		3. 操作时间 5 分钟	2		
理论提问	5	1. 使用微量泵的目的是什么	5	回答不全少一条扣 1 分	
		2. 使用微量泵的注意事项是什么			
合计	100				

理论提问：

1. 使用微量泵的目的是什么？

答：准确控制输液速度，使药物速度均匀、用量准确并安全地进入患者体内发生作用。

2. 使用微量泵的注意事项是什么？

答：①正确设定输液速度及其他必需参数，防止设定错误延误治疗；②护士随时查看微量泵的工作状态，及时排除报警、故障，防止液体输入失控；③注意观察穿刺部位皮肤情况，防止发生液体外渗，出现外渗及时给予相应处理。

（刘娅楠）

二、微量输液泵使用技术操作考核评分标准

科室＿＿＿＿＿＿　姓名＿＿＿＿＿　考核人员＿＿＿＿＿＿　考核日期：　　年　月　日

项目	总分	技术操作要求	标分	评分标准	扣分
仪表	5	仪表、着装符合护士礼仪规范	5	一项不符合要求扣 1 分	
操作前准备	8	1. 洗手，戴口罩 2. 核对医嘱，打印执行贴 3. 备齐用物，用物放置合理、有序，依次检查所备物品，保证安全有效 治疗车上层：PDA、执行贴，治疗盘内放置安尔碘、棉签、一次性输液器 2 套、头皮针 2 个、药液、2ml 注射器 1 个、胶布、速干手消毒剂 治疗车下层：弯盘、止血带、网套、输液泵、锐器盒、医疗垃圾袋、生活垃圾袋	1 5 2	未核对扣 5 分 物品缺一件扣 1 分 其余一项不符合要求扣 1 分	
安全评估	12	1. 携用物至床旁，查看床头牌、询问患者姓名、PDA 扫描手腕带及执行条码核对信息是否一致 2. 了解患者病情、合作程度，解释操作的目的、方法及如何配合、询问是否大小便 3. 评估患者输液处局部皮肤及血管情况 4. 评估环境安静、清洁、舒适 5. 与患者沟通时语言规范、态度和蔼	5 2 3 1 1	未核对扣 5 分 未使用 PDA 扣 3 分 核对患者姓名不规范扣 3 分 其余一项不符合要求扣 1 分	
操作过程	60	1. 协助患者取安全舒适卧位 2. 将输液泵安装在输液架上，接通电源 3. 将弯盘置于治疗车上层 4. 备胶布 5. 再次核对药液质量 6. 消毒瓶塞，挂输液架上 7. 检查并打开输液器，插入液体瓶内，排气（掌握首次排气液体不流出头皮针为原则），对光检查输液器内有无气泡 8. 将输液器管路准确地安装在输液泵上，关闭泵门 9. 将输液管挂于输液架上（或将头皮针放置于包装内） 10. 打开输液泵开关，根据医嘱设置输液速度，设置输入液体总量 11. 再次核对患者、手腕带、执行贴及药物 12. 去掉针套，按"快进"键再次排气 13. 按规范静脉穿刺或正确连接患者已建好的静脉通道，打开调节夹 14. 按输液泵"开始"键开始输液 15. 观察输液情况是否正常 16. 口述：如更改输液速度先按"停止"键停止输液，调节速度后按"开始"键开始输液	1 2 1 1 5 2 5 3 2 6 5 2 5 2 2 2	未核对一次扣 5 分 核对内容不全少一项扣 3 分 核对患者姓名不规范扣 3 分 PDA 扫码流程不正确扣 2 分 排气液体过头皮针扣 2 分 输液泵固定不牢扣 1 分 违反无菌原则每处扣 2 分 连接错误扣 3 分 输液器内有气泡扣 2 分 输液器内有附壁气泡扣 1 分 程序错误扣 2 分 设置错误扣 5 分 胶布固定不牢固扣 1 分 输液器低于操作面以下扣 1 分	

续表

项目	总分	技术操作要求	标分	评分标准	扣分
		17. 手消毒 18. 再次核对，PDA 扫描工号 19. 询问患者感受，交代注意事项 20. 停止输液时 （1）说明目的 （2）按"停止"键，关闭调节夹，正确拔针处理用物 （3）关闭电源，打开阀门，取下输液器	1 5 2 2 3 1	其余一项不符合要求扣 1 分	
操作后	5	1. 协助患者取安全舒适卧位，整理床单位 2. 按照院感防控标准正确处理物品，清洁整理机器备用 3. 洗手，记录	2 1 2	爱伤观念缺乏扣 2 分 其余一项不符合要求扣 1 分	
评价	5	1. 操作规范、熟练、无菌观念强 2. 熟悉机器性能、熟悉常见故障及排除方法 3. 操作时间 5 分钟	2 1 2	操作时间每延长 30 秒扣 1 分	
理论提问	5	1. 使用输液泵的目的是什么 2. 输液泵使用的注意事项有哪些	5	回答不全少一条扣 1 分	
合计	100				

理论提问：

1. 使用输液泵的目的是什么？

答：准确控制输液速度，使药物速度均匀、用量准确并安全地进入患者体内发生作用。

2. 输液泵使用的注意事项有哪些？

答：①正确设定输液速度及其他必需参数，防止设定错误延误治疗；②护士随时查看输液泵的工作状态，及时排除报警、故障，防止液体输入失控；③注意观察穿刺部位皮肤情况，防止发生液体外渗，出现外渗及时给予相应处理。

（柳国芳）

第十二节　骨髓腔输液技术操作考核评分标准

科室＿＿＿＿＿　姓名＿＿＿＿＿　考核人员＿＿＿＿＿　考核日期：　　年　月　日

项目	总分	技术操作要求	标分	评分标准	扣分
仪表	5	仪表、着装符合护士礼仪规范	5	一项不符合要求扣 1 分	
操作前准备	10	1. 洗手，戴口罩 2. 核对医嘱、打印执行贴 3. 备齐用物，用物放置合理、有序 治疗车上层：PDA、EZIO 电钻、一次性使用穿刺针套件、10ml 预充式导管冲洗器 2 个，固定用敷贴 1 个，输液加压袋，输液器 2 个，患者需输注的液体，安尔碘，棉签	1 5 2	未核对扣 5 分 用物少 1 件扣 1 分 未检查 EZIO 电钻电量扣 2 分 未口述扣 2 分	

项目	总分	技术操作要求	标分	评分标准	扣分
		治疗车下层：速干手消毒剂、生活垃圾袋、医疗垃圾袋，锐器盒			
		4. 依次检查所备物品，保证安全有效（口述：所有物品均处于备用状态，EZIO 电钻电量充足）	2		
安全评估	10	1. 携用物至床旁，查看床头牌、询问患者姓名、PDA 扫描手腕带及执行条码核对信息是否一致	5	未核对扣 5 分 未使用 PDA 扣 3 分 其余一项不符合要求扣 1 分	
		2. 口述：医师已向患者及其家属解释操作目的、方法及并发症等风险，已签署知情同意书	2		
		3. 评估患者病情、意识状态和合作程度，穿刺部位局部皮肤情况，选择合适型号的穿刺针	3		
操作过程	60	1. 协助患者取合适体位	1	未协助患者取合适体位扣 2 分 穿刺点定位不准确扣 5 分 消毒不规范扣 3 分 污染一次扣 2 分 穿刺针型号选择错误扣 5 分 进针角度不正确扣 5 分 未见黑线 Mark 扣 3 分 进针力度不合适，操作不熟练扣 5 分 操作失败扣 10 分 针芯未放置锐器盒扣 2 分 未回抽扣 2 分 未冲洗扣 3 分 未核对输注的液体扣 2 分 未使用加压袋扣 3 分 拔出套针手法不正确扣 3 分 拔除套针后未予以敷料覆盖扣 2 分 其余一项不符合要求扣 1 分	
		2. 选择穿刺点（首选胫骨近端）	5		
		（1）肱骨近端：穿刺点位于肱骨大结节最突出的部位，即外科颈上方 1～2cm。外科颈定位方法：将患者手放在腹部，肘部内收，将一只手的尺侧垂直于腋窝放置，另一只手的尺侧在上臂侧面沿中线放置，将双手拇指放于患者肩部，沿距双手尺侧中线由下至上深触诊定位外科颈			
		（2）胫骨近端：伸直下肢外展，穿刺点位于胫骨粗隆（髌骨下缘约 3cm 处）内侧 2cm 处的胫骨平坦处			
		（3）胫骨远端：内踝最突出部位近端 3cm 处胫骨平坦部位			
		3. 手消毒，铺一次性治疗巾，戴手套	2		
		4. 打开一次性使用穿刺针套件	1		
		5. 使用 10ml 预充式导管冲洗器预充连接管	3		
		6. 紧急情况下可按照外周静脉穿刺的消毒要求进行消毒（安尔碘消毒穿刺部位局部皮肤两遍，消毒直径＞8cm），常规穿刺时遵循与中心静脉穿刺相同的消毒原则	5		
		7. 根据不同部位选择合适长度穿刺针。口述：3～39kg 的患者建议采用 15mm（粉色）穿刺针，40kg 及以上且皮下组织正常的患者采用 25mm（蓝色）穿刺针，40kg 及以上且皮下组织过多的患者采用 45mm（黄色）穿刺针，连接穿刺针和电钻	5		
		8. 按照肱骨与人体解剖学平面成 45°，胫骨与骨平面成 90° 进针	5		
		9. 针尖穿过皮肤接触骨骼后，确认距针座 5mm 的黑线 Mark 清晰可见	5		
		10. 轻扣扳机，施加轻度向内的力量，套针穿入骨髓腔后（有落空感）松开扳机，固定针柄将电钻拔下	3		
		11. 固定针柄，旋转针芯取下放入锐器盒	2		

续表

项目	总分	技术操作要求	标分	评分标准	扣分
		12. 敷贴固定，将预充好的连接管与套针连接，旋转固定，回抽，抽出血液/骨髓液	2		
		13. 使用生理盐水（成人 5～10ml，婴儿及儿童 2～5ml）冲管	1		
		14. 再次核对患者、手腕带及所需输注的液体	5		
		15. 将药液安装输液加压袋，连接输液器，加压至300mmHg，与连接管连接	3		
		16. 根据治疗需要调节滴速，观察输液是否通畅，穿刺点有无红肿渗出	2		
		17. 洗手，记录穿刺日期和时间	1		
		18. 再次核对，PDA 扫描工号	5		
		19. 询问患者感受，交代注意事项	1		
		20. 拔除套针：移除延长管和固定器，单手固定套针，把鲁尔锁注射器与针柄连接固定后，保持轴向对齐顺时针轴向旋转拔除，轻压穿刺点后，用敷料覆盖	3		
操作后	5	1. 协助患者取舒适卧位，整理床单位 2. 按照院感防控标准，正确处理物品 3. 洗手，记录	1 2 2	一处不符合要求扣2分	
评价	5	1. 动作熟练、步骤正确 2. 动作快速、准确，操作规范 3. 操作时间5分钟	1 2 2	操作时间每延长30秒扣1分	
理论提问	5	骨髓腔输液的禁忌证有哪些	5	少一条，扣1分	
合计	100				

理论提问：

骨髓腔输液的禁忌证有哪些?

答：①目标骨骨折；②穿刺部位为人工关节或假肢；③过去48小时内目标骨接受过骨内通路；④穿刺部位感染；⑤严重肥胖或缺少足够解剖标志。

（葛　萍　代月光）

第3章 专科护理技术及各种导管护理技术

第一节 更换引流袋技术操作考核评分标准

科室_____ 姓名_____ 考核人员_____ 考核日期：　　　年　月　日

项目	总分	技术操作要求	标分	评分标准	扣分
仪表	5	仪表、着装符合护士礼仪规范	5	一项不符合要求扣1分	
操作前准备	8	1. 洗手 2. 核对医嘱，执行单 3. 备齐用物，用物放置合理、有序，依次检查所备物品，保证安全有效 治疗车上层：PDA、治疗盘内备安尔碘、棉签、一次性引流袋2个、血管钳1把、一次性手套2副、治疗巾、日期标签、速干手消毒剂 治疗车下层：弯盘、医疗垃圾袋、生活垃圾袋	1 5 2	未核对扣5分 其余一项不符合要求扣1分	
安全评估	12	1. 携用物至床旁，PDA扫描患者手腕带，查看床头牌、询问患者，核对信息是否一致，并再次核对执行单内容 2. 解释操作的目的、方法。了解患者的病情、自理能力、合作程度及心理反应情况 3. 查看患者引流管及引流袋时间，了解引流管引流情况 4. 环境安静、整洁，光线明亮，调节室温适宜，保护患者隐私 5. 与患者沟通时语言规范、态度和蔼	5 3 2 1 1	未核对扣5分 未使用PDA扣3分 未核对床头牌、手腕带、患者各扣3分 核对患者姓名不规范扣3分 其余一项不符合要求扣1分	
操作过程	60	1. 协助患者取舒适卧位 2. 暴露引流管接口处 3. 引流管下铺一次性治疗巾 4. 打开无菌引流袋外包装，拧紧出口处（评估：保证出口处于关闭状态），保持接头处无菌	2 1 2 5		

续表

项目	总分	技术操作要求	标分	评分标准	扣分
		5. 戴一次性手套	1	未核对一次扣5分	
		6. 用血管钳夹住导管管腔末端	3	核对内容不全少一项扣	
		7. 分离导管与引流袋	3	1分	
		8. 用手套包裹将污引流袋放到医疗垃圾袋内	5	查对患者姓名不规范扣	
		9. 手消毒,更换一次性手套	2	3分	
		10. 旋转式消毒导管末端切面及管周	5	未评估引流袋出口是否	
		11. 将无菌引流袋接头与导管连接	5	关闭扣2分	
		12. 松开止血钳	2	污染一次扣2分	
		13. 观察引流是否通畅及引流液性状	5	沾湿床单扣2分	
		14. 妥善固定引流袋	3	其余一处不符合要求扣	
		15. 撤一次性治疗巾,脱手套	3	1分	
		16. 手消毒	2		
		17. 标签注明更换日期及时间并贴在引流袋上	3		
		18. 再次核对,PDA扫描工号	5		
		19. 询问患者的感受,向患者及其家属讲解引流袋的使用及携带方法	3		
操作后	5	1. 协助患者取舒适卧位,整理床单位	1	一项不符合要求扣2分	
		2. 按照院感防控标准,正确处理物品	2		
		3. 洗手,记录引流液的量及性状	2		
评价	5	1. 动作熟练、步骤正确,患者无不适	1	操作时间每延长30秒扣1分	
		2. 动作轻巧,准确,操作规范	2		
		3. 操作时间5分钟	2		
理论提问	5	更换引流袋的注意事项有哪些	5	少一条,扣1分	
合计	100				

理论提问:

更换引流袋的注意事项有哪些?

答:①执行无菌操作,防止感染;②更换过程中,随时观察患者病情变化;③引流袋不可高于引流管的出口水平面;④保持引流通畅,引流管不能扭曲和受压;⑤注意观察引流液的性状、量及颜色变化并做好记录。

(阮 淼)

第二节 造口护理技术操作考核评分标准

科室_____ 姓名_____ 考核人员_____ 考核日期: 年 月 日

项目	总分	技术操作要求	标分	评分标准	扣分
仪表	5	仪表、着装符合护士礼仪规范	5	一项不符合要求扣1分	

续表

项目	总分	技术操作要求	标分	评分标准	扣分
操作前准备	8	1. 洗手 2. 核对医嘱,执行单,造口袋及附件用品 3. 备齐用物,用物放置合理、有序,依次检查所备物品,保证安全有效 治疗车上层:PDA、造口袋及附件用品、治疗盘内放治疗碗 2 个(1 个盛 0.9% 生理盐水,另 1 个放棉球及血管钳 2 把)、治疗巾、量度表或尺子、剪刀、纱布、速干手消毒剂 治疗车下层:弯盘、医疗及生活垃圾袋	1 5 2	未查对扣 5 分 物品准备每少一件扣 1 分 其余一项不符合要求扣 1 分	
安全评估	12	1. 携用物至床旁,PDA 扫描患者手腕带,查看床头牌、询问患者,核对信息是否一致,并再次核对执行单内容 2. 解释操作的目的、方法及如何配合,评估患者的自理程度及对造口护理方法和相关知识的掌握程度 3. 了解患者造口类型,评估造口及造口周围皮肤情况 4. 环境安静、清洁、舒适,保护患者隐私 5. 与患者沟通时语言规范、态度和蔼	5 3 2 1 1	未查对患者扣 5 分 未使用 PDA 核对扣 3 分 未查对床头牌、手腕带、患者各扣 3 分 未评估造口及周围皮肤情况扣 3 分 其余一项不符合要求扣 1 分	
操作过程	60	1. 协助患者取舒适卧位,必要时用屏风遮挡 2. 再次核对患者、手腕带、PDA 医嘱信息,在患者造口一侧铺治疗巾,放弯盘 3. 由上向下撕离造口袋,注意保护皮肤,观察造口袋内容物 4. 生理盐水棉球清洗造口和周围皮肤,观察造口色泽、肠蠕动情况和造口周边皮肤情况,纱布擦干造口周边皮肤 5. 根据患者造口类型、部位、造口时间及患者的需求选择合适的造口袋 6. 用造口量度表量度造口的大小、形状 7. 根据量度结果修剪造口底盘 8. 根据患者造口情况酌情使用造口粉、涂抹皮肤保护膜、防漏膏或防漏条等附件产品 9. 沿造口位置由下而上将造口袋贴上,由内圈向外圈按压粘贴部位 10. 夹好造口袋的夹子 11. 撤去治疗巾 12. 观察造口袋粘贴是否牢固 13. 操作过程中注意观察患者的病情变化 14. 手消毒 15. 再次核对,PDA 扫描工号 16. 关心患者并询问患者的感受	2 5 5 5 5 3 5 3 5 3 1 6 3 2 5 2	未查对患者扣 5 分 核对内容不全少一项扣 1 分 方向不正确扣 3 分 未观察内容物扣 3 分 未评估皮肤及造口情况各扣 3 分 擦拭不干净扣 3 分 造口底盘修剪不合适扣 3 分 方向不正确扣 3 分 粘贴不牢扣 3 分 操作过程中未观察病情扣 3 分	

续表

项目	总分	技术操作要求	标分	评分标准	扣分
操作后	5	1. 整理床单位，关心体贴患者 2. 教会患者及其家属倾倒排泄物的方法 3. 按照院感防控标准，正确处理物品 4. 洗手，记录	2 1 1 1	一项不符合要求扣 1 分	
评价	5	1. 操作熟练、流畅、迅速有效 2. 患者感觉舒适，无不良反应 3. 造口袋粘贴符合耐用、舒适、安全的原则，注意保护患者隐私 4. 护理过程中注意向患者和家属详细讲解操作步骤，沟通时亲切、自然、有效 5. 操作时间 10 分钟	1 1 1 1 1	操作时间每延长 30 秒扣 1 分	
理论提问	5	1. 更换造口袋目的是什么 2. 造口护理注意事项有哪些	5	少一条，扣 1 分	
合计	100				

理论提问：

1. 更换造口袋目的是什么？

答：①保持造口周围皮肤的清洁；②帮助患者掌握正确的造口护理方法。

2. 造口护理注意事项有哪些？

答：①注意造口与伤口的距离，保护伤口，防止污染伤口；②粘贴造口袋前应当保证造口周围皮肤的干燥，特别是回肠造口，最好是空腹或患者餐后 2 小时后再贴造口袋；③造口底盘裁剪时要与造口黏膜之间保持适当空隙（1 ~ 2mm），缝隙过大粪便刺激皮肤易引起粪水样皮炎，过小底盘边缘与造口黏膜摩擦将会导致不适甚至出血，且造口袋不易粘牢；④教会患者及其家属观察造口黏膜血供情况及造口周边皮肤情况。

（陆连芳　苏林娜）

第三节　气管切开切口换药技术操作考核评分标准

科室＿＿＿＿＿＿＿　姓名＿＿＿＿＿＿　考核人员＿＿＿＿＿＿　考核日期：　　年　月　日

项目	总分	技术操作要求	标分	评分标准	扣分
仪表	5	仪表、着装符合护士礼仪规范	5	一项不符合要求扣 1 分	
操作前准备	8	1. 洗手 2. 核对医嘱、执行单 3. 备齐用物，用物放置合理、有序并检查物品是否安全有效 治疗车上层：PDA、治疗盘内放置治疗碗 3 个：一	1 5 2	未核对扣 5 分 其余一项不符合要求扣 1 分	

项目	总分	技术操作要求	标分	评分标准	扣分
		个盛开口无菌纱布，另一个盛消毒棉球，第三个治疗碗盛盐水纱布 1 块。无菌血管钳 1 把、镊子各 1 把、治疗巾 1 块、一次性手套 1 副。必要时备寸带、气囊压力表、速干手消毒剂 治疗车下层：弯盘、医疗及生活垃圾袋			
安全评估	12	1. 携用物至床旁，PDA 扫描患者手腕带，查看床头牌、询问患者姓名，核对信息是否一致，并再次核对执行单内容 2. 评估患者的病情、意识、合作程度，解释操作的目的、方法 3. 评估患者病情及气管切开处纱布有无渗血、渗液，有无异味，切口外周皮肤情况，切口分泌物的颜色 4. 监测套囊压力（25 ～ 30cmH$_2$O） 5. 环境安静、整洁、光线明亮 6. 与患者沟通时语言规范、态度和蔼	5 2 2 1 1 1	未核对扣 5 分 未使用 PDA 扣 3 分 未查对床头牌、手腕带、患者各扣 3 分 查对患者姓名不规范扣 3 分 套囊压力不准确扣 3 分 与患者沟通时语言不规范扣 1 分	
操作过程	60	1. 协助患者取仰卧位 2. 充分暴露切口的位置 3. 在患者颈、肩下铺治疗巾 4. 弯盘置于便于取用处 5. 戴手套，安全评估：患者气管套管系带松紧度是否合适，有无套管脱落现象 6. 取下套管口覆盖湿纱布及套管下所垫纱布 7. 手套包裹污染纱布置弯盘内 8. 左手持镊子，提起固定带，右手用血管钳持消毒棉球擦拭切口及周围皮肤（先消毒切口处，后消毒气管导管，再以切口为中心，由内而外擦拭） 9. 消毒直径≥ 15cm 10. 将开口无菌纱布垫于气管套管下，动作轻柔，避免引起呛咳反应 11. 安全评估：监测套囊压力，必要时随时吸痰，清理呼吸道 12. 套管口覆盖无菌盐水湿纱布 1 ～ 2 层 13. 撤掉弯盘，取出垫于颈肩下的治疗巾 14. 手消毒 15. 再次核对，PDA 扫描工号 16. 询问患者的感受，交代注意事项	2 2 2 1 3 5 3 15 8 5 3 1 2 1 5 2	操作方法不规范扣 5 分 污染患者衣服、床单扣 2 分 棉球过干或过湿扣 2 分 每个棉球未只用一次扣 2 分 操作时清洁、污染不分扣 5 分 擦拭过程中未随时询问患者的感受扣 5 分 擦拭时不轻柔扣 2 分 切口清洁不彻底扣 5 分 套囊压力不准确扣 3 分 其余一项不符合要求扣 1 分	
操作后	5	1. 协助患者取舒适体位，整理床单位 2. 根据院感防控标准，正确处理物品 3. 洗手，记录	2 2 1	一项不符合要求扣 1 分	

续表

项目	总分	技术操作要求	标分	评分标准	扣分
评价	5	1. 严格遵守无菌操作原则，操作规范，动作轻巧。患者无不适感觉 2. 切口清洁、敷料平整 3. 操作时间 5 分钟	2 1 2	操作时间每延长 30 秒扣 1 分	
理论提问	5	气管切开换药的目的是什么	5	少一条，扣 1 分	
合计	100				

理论提问：

气管切开换药的目的是什么？

答：更换切口敷料，保持切口清洁，预防控制感染，促进切口愈合。

（脱　淼）

第四节　膀胱冲洗技术操作考核评分标准

一、持续膀胱冲洗技术操作考核评分标准

科室＿＿＿＿＿＿　姓名＿＿＿＿＿　考核人员＿＿＿＿＿＿　考核日期：　　年　月　日

项目	总分	技术操作要求	标分	评分标准	扣分
仪表	5	仪表、着装符合护士礼仪规范	5	一项不符合要求扣 1 分	
操作前准备	10	1. 洗手 2. 核对医嘱、执行单 3. 备齐用物，用物放置合理、有序，依次检查所备物品，保证安全有效 治疗车上层：PDA、膀胱冲洗标识牌，治疗盘内备安尔碘、棉签、冲洗液、冲洗管、一次性治疗巾 2 块、引流袋 治疗车下层：弯盘、速干手消毒液、医疗垃圾袋、生活垃圾袋 另备输液架、屏风、便盆（必要时） 4. 遵医嘱准备冲洗溶液，灌入溶液的温度为 38～40℃	1 5 2 2	未核对扣 5 分 其余一项不符合要求扣 1 分	
安全评估	10	1. 携用物至床旁，PDA 扫描患者手腕带，查看床头牌、询问患者，核对信息是否一致，并再次核对执行单内容 2. 解释操作的目的、方法。了解患者的病情，自理、合作程度及心理反应情况 3. 评估患者尿液的性状及导尿管通畅情况，协助医师或遵医嘱更换三腔导尿管	5 2 2	未核对扣 5 分 未使用 PDA 扣 3 分 一项不符合要求扣 1 分 未评估患者尿液及尿管各扣 1 分	

项目	总分	技术操作要求	标分	评分标准	扣分
		4. 环境整洁，温度适宜，保护患者隐私，与患者沟通时语言规范、态度和蔼	1		
操作过程	60	1. 协助患者取舒适卧位，将一次性治疗巾垫于患者臀下	2	未核对一次扣 5 分	
		2. 确认导尿管引流通畅，引流袋调节夹处于开放状态，引流袋出口处于关闭状态，将另一治疗巾垫于引流袋与尿管衔接处	5	核对内容不全少一项扣 1 分	
		3. 输液架固定于床尾，弯盘置于治疗车上层	1	查对患者姓名不规范扣 2 分	
		4. 再次核对药液质量	5	评估引流管调节夹处于开放状态扣 3 分	
		5. 打开液体瓶盖并消毒，挂输液架上	1	沾湿床单位扣 2 分	
		6. 瓶内液面距床面约 60cm	5	药液浪费扣 5 分	
		7. 检查并打开冲洗管，将管插入液体瓶内，排气后关闭调节夹	2	未观察冲洗液滴入速度与引流袋流出速度是否均衡扣 5 分	
		8. 再次核对患者、手腕带、执行单	5	冲洗过程中未与患者交流扣 5 分	
		9. 旋转式消毒导尿管冲洗端管口的切面及管周，与冲洗管连接	3	过度暴露患者扣 3 分	
		10. 打开冲洗管调节夹	3	未交代注意事项扣 5 分	
		11. 根据医嘱调节冲洗速度，一般为 80～100 滴／分	5	其余一项不符合要求扣 1 分	
		12. 挂膀胱冲洗标识牌	1		
		13. 口述：冲洗过程中，观察患者的反应、冲洗液量及颜色、冲洗液滴入速度与引流袋流出速度是否均衡，及时倾倒引流袋内液体，如有异常应降低冲洗速度，或立即停止冲洗并通知医师	5		
		14. 冲洗完毕			
		（1）冲洗液引流干净后，关闭冲洗管调节夹和引流袋调节夹，拔除三腔导尿管	3		
		（2）必要时，取下冲洗管，消毒导尿管冲洗端管口，连接新引流袋备用（口述）	3		
		15. 撤治疗巾，妥善固定导尿管与引流袋，粘贴标识贴，取下挂膀胱冲洗标识牌	3		
		16. 手消毒	1		
		17. 再次核对，选择 PDA 医嘱条目，扫描工号	5		
		18. 询问患者感受，交代注意事项，观察冲洗液颜色变化	2		
操作后	5	1. 协助患者取舒适卧位，整理床单位	2	记录少一项扣 1 分	
		2. 按照院感防控标准，正确处理物品	1	其余一项不符合要求扣 1 分	
		3. 洗手，记录（冲洗液名称、冲洗量、引流液性状、冲洗过程中患者反应等）	2		
评价	5	1. 操作顺序正确、熟练	1	操作不熟练扣 2 分	
		2. 患者无不适感觉	2	操作时间每延长 30 秒扣 1 分	
		3. 操作时间 5 分钟	2		

续表

项目	总分	技术操作要求	标分	评分标准	扣分
理论提问	5	1. 膀胱冲洗的目的是什么 2. 膀胱冲洗法操作的并发症有哪些	5	少一条，扣1分	
合计	100				

理论提问：

1. 膀胱冲洗的目的是什么？

答：①对留置导尿管的患者，保持其尿液引流通畅；②治疗某些膀胱疾病；③清除膀胱内的血凝块、黏液、细菌等异物，预防膀胱感染；④前列腺及膀胱手术后预防血块形成。

2. 膀胱冲洗法操作的并发症有哪些？

答：①感染；②血尿；③膀胱感染；④膀胱痉挛。

（鲁娅琪）

二、间断膀胱冲洗技术操作考核评分标准

科室_____ 姓名_____ 考核人员_____ 考核日期：　　年　月　日

项目	总分	技术操作要求	标分	评分标准	扣分
仪表	5	仪表、着装符合护士礼仪规范	5	一项不符合要求扣1分	
操作前准备	10	1. 洗手 2. 核对医嘱、执行单 3. 备齐用物，用物放置合理、有序，依次检查所备物品，保证安全有效 治疗车上层：PDA、膀胱冲洗标识牌、胶布，治疗盘内备：安尔碘、棉签、冲洗液、冲洗管（一次性输液器）、一次性治疗巾2块、引流袋 治疗车下层：弯盘、速干手消毒液、医疗及生活垃圾袋。另备输液架、屏风、便盆（必要时） 4. 遵医嘱准备冲洗溶液，灌入溶液温度为38～40℃	1 5 2 2	未核对扣5分 其余一项不符合要求扣1分	
安全评估	10	1. 携用物至床旁，PDA扫描患者手腕带，查看床头牌、询问患者，核对信息是否一致，并再次核对执行单内容 2. 解释操作的目的、方法。了解患者病情、自理程度、合作程度及心理反应情况 3. 评估患者尿液的性状及导尿管通畅情况，酌情排空膀胱 4. 环境整洁，温度适宜，保护患者隐私 5. 与患者沟通时语言规范、态度和蔼	5 2 1 1 1	未核对扣5分 未使用PDA核对扣3分 一项不符合要求扣1分	

项目	总分	技术操作要求	标分	评分标准	扣分
操作过程	60	1. 协助患者取舒适卧位，将一次性治疗巾垫于患者臀下	2	未核对一次扣 5 分	
		2. 确认导尿管引流通畅，将另一治疗巾垫于引流袋与尿管衔接处，关闭引流袋调节夹	5	核对内容不全少一项扣 3 分	
		3. 备胶布，输液架固定于床尾，弯盘置于治疗车上层	1	查对患者姓名不规范扣 3 分	
		4. 再次核对药液质量	5	评估引流管调节夹处于开放状态扣 3 分	
		5. 打开液体瓶盖并消毒，挂输液架上	1	沾湿床单元扣 2 分	
		6. 瓶内液面距床面约 60cm	5	药液浪费扣 5 分	
		7. 检查并打开冲洗管（输液器），将冲洗管插入液体瓶内，排气后关闭调节夹	2	未观察冲洗液滴入速度与引流袋流出速度是否均衡扣 5 分	
		8. 再次核对患者、手腕带、执行单	5	冲洗过程中未与患者交流扣 5 分	
		9. 环形消毒导尿管末端，将头皮针成 30°角刺入导尿管内 1～2cm，胶布固定针头（注意穿刺部位一定要在气囊管分叉下段，以免穿刺气囊漏气而致导尿管脱出，同时避免在导尿管同一位置反复穿刺）	3	过度暴露患者扣 3 分 未交代注意事项扣 5 分 其余一项不符合要求扣 1 分	
		10. 打开冲洗管调节夹	3		
		11. 根据医嘱调节冲洗速度，一般为 80～100 滴/分	5		
		12. 挂膀胱冲洗标识牌	1		
		13. 待患者有尿意或滴入 200～300ml 液体后，关闭冲洗管，保留冲洗液 15～30 分钟后，松开引流袋调节夹，将冲洗液全部引流出后，再关闭引流袋调节夹，打开冲洗管（按需要如此反复进行）	5		
		14. 口述：冲洗过程中，观察患者的反应、冲洗液量及颜色，评估冲洗液的入量和出量，膀胱有无憋胀感，如有异常应降低冲洗速度，或立即停止冲洗并通知医师	3		
		15. 冲洗完毕，取下冲洗管，撤治疗巾，取下挂膀胱冲洗标识牌	3		
		16. 妥善固定导尿管及引流袋	3		
		17. 手消毒	1		
		18. 再次核对，PDA 扫描工号	5		
		19. 询问患者感受，交代注意事项	2		
操作后	5	1. 协助患者取舒适卧位，整理床单位	2	记录少一项扣 1 分	
		2. 按照院感防控标准，正确处理物品	1	其余一项不符合要求扣 1 分	
		3. 洗手，记录（冲洗液名称、冲洗量、引流液性状、冲洗过程中患者反应等）	2		
评价	5	1. 操作顺序正确、熟练	1	操作时间每延长 30 秒扣 1 分	
		2. 患者无不适感觉	2		
		3. 操作时间 5 分钟	2		
理论提问	5	患者膀胱冲洗时应注意哪些事项	5	少一条，扣 1 分	
合计	100				

理论提问：

患者膀胱冲洗时应注意哪些事项？

答：①严格执行无菌操作，防止医源性感染。②冲洗时若患者感觉不适，应当减缓冲洗速度及量，必要时停止冲洗，密切观察，若患者感到腹部剧痛或者引流液中有鲜血时，应当停止冲洗，通知医师处理。③冲洗时，冲洗液瓶内液面距床面约60cm，以便产生一定的压力，利于液体流入，冲洗速度根据流出液的颜色进行调节，一般为80～100滴/分。如果滴入药液，须在膀胱内保留15～30分钟后再引流出体外，或者根据需要延长保留时间。④寒冷气候，冲洗液应加温至38～40℃，以防冷水刺激膀胱，引起膀胱痉挛。⑤冲洗过程中注意观察引流管是否通畅。

（鲁娅琪）

第五节　胸腔闭式引流技术操作考核评分标准

科室＿＿＿＿＿＿　姓名＿＿＿＿＿　考核人员＿＿＿＿＿＿　考核日期：　　年　月　日

项目	总分	技术操作要求	标分	评分标准	扣分
仪表	5	仪表、着装符合护士礼仪规范	5	一项不符合要求扣1分	
操作前准备	8	1. 洗手 2. 核对医嘱、执行单 3. 备齐用物，用物放置合理、有序，依次检查所备物品，保证安全有效 治疗车上层：PDA、无菌手套2副、无菌胸腔引流瓶1个、止血钳2把、500ml灭菌纯化水/无菌生理盐水2瓶、水位线标识贴及更换日期标识贴、2.5%碘伏、棉签1包、无菌治疗巾1块、速干手消毒剂 治疗车下层：弯盘、医疗垃圾袋、生活垃圾袋	1 5 2	未核对扣5分 物品缺一件扣1分 其余一项不符合要求扣1分	
安全评估	12	1. 携用物至床旁，PDA扫患者手腕带，查看床头牌、询问患者，核对信息是否一致，并再次核对执行单内容 2. 解释操作的目的、方法；了解患者病情、自理程度、合作程度及心理反应情况 3. 评估胸腔引流管是否妥善固定及置管日期，观察胸腔引流情况 4. 环境安静、整洁，温度适宜，与患者沟通时语言规范、态度和蔼	5 3 3 1	未核对扣5分 未使用PDA扣3分 其余一项不符合要求扣1分	
操作过程	60	1. 携用物至床旁，PDA扫描患者手腕带，查看床头牌、询问患者姓名，核对信息是否一致，并再次核对执行单内容 2. 患者体位舒适、摆放正确 3. 准备水封瓶：打开一次性无菌胸腔引流瓶外包装，取出引流瓶，安装漏斗和管路	5 2 3	未核对一次扣5分 核对内容不全少一项扣1分 操作方法不规范扣5分 无菌概念不清扣2分	

项目	总分	技术操作要求	标分	评分标准	扣分
		4. 开启灭菌纯化水/无菌生理盐水并向引流瓶内注入，使引流瓶长管在液面下 3～4cm	3	止血钳夹闭引流管持续时间大于 60 秒扣 2 分	
		5. 在引流瓶的水位线平行位置贴一水位线标识贴，注明日期及水量	2	污染一次扣 2 分	
		6. 将引流瓶妥善放置床边	1	沾湿床单位扣 2 分	
		7. 再次核对患者、手腕带、执行单	5	操作过程中未询问患者感受扣 5 分	
		8. 暴露引流管连接处	1		
		9. 用两把止血钳双向夹闭引流管，持续时间宜少于 60 秒	2	引流管不通畅而不查找原因扣 50 分	
		10. 铺一次性治疗巾；戴无菌手套；以引流管连接处为中心旋转式消毒外周，将引流管分离，用手套包裹将污引流瓶放到医疗垃圾袋内	3	其余一项不符合要求扣 1 分	
		11. 手消毒戴无菌手套，旋转式消毒连接口末端切面及外周，将胸腔引流瓶长管与引流管连接口相连	5		
		12. 保持引流瓶直立，位置低于胸壁引流口平面 60～100cm	10		
		13. 松开止血钳	2		
		14. 密切观察患者的反应及引流管是否通畅（安全评估：管内可见水柱波动）	5		
		15. 将引流瓶妥善固定	1		
		16. 撤去一次性治疗巾，脱手套	1		
		17. 手消毒	1		
		18. 标签注明更换日期及时间并贴在引流瓶上端	1		
		19. 再次核对，选择 PDA 扫描工号	5		
		20. 询问患者感受，观察引流液的性状、量、颜色，向患者及其家属讲解引流瓶的使用及携带方法	2		
操作后	5	1. 协助患者取舒适卧位，整理床单位 2. 按照院感防控标准，正确处理物品 3. 洗手，记录引流液的性状、量及患者的反应	2 1 2	一项不符合要求扣 1 分	
评价	5	1. 操作顺序正确、熟练 2. 患者无不适感觉 3. 操作时间 10 分钟	2 1 2	操作时间每延长 30 秒扣 1 分	
理论提问	5	1. 胸腔闭式引流术的目的是什么 2. 胸腔闭式引流护理的注意事项有哪些	5	少一条，扣 1 分	
合计	100				

理论提问：

1. 胸腔闭式引流的目的是什么？

答：①引流胸膜腔内的空气、血液和分泌物，避免引起肺不张及逆行性感染；②维持胸膜腔正常负压，预防手术后并发症；③观察引流液的量、颜色及性状。

2. 胸腔闭式引流护理的注意事项有哪些？

答：①术后患者若血压平稳，应取半卧位以利引流。②水封瓶应位于胸部以下，不可倒转，维持引流系统密闭，接头牢固固定。③保持引流管长度适宜，翻身活动时防止受压、打折、扭曲、脱出。④保持引流管通畅，注意观察引流液的量、颜色、性状，并做好记录。如引流液量增多，及时通知医师。⑤更换引流瓶时，应用止血钳夹闭引流管防止空气进入。注意保证引流管与引流瓶连接的牢固紧密，切勿漏气。操作时严格无菌操作。⑥搬动患者时，应注意保持引流瓶低于胸膜腔。⑦拔除引流管后24小时内要密切观察患者有无胸闷、憋气、呼吸困难、气胸、皮下气肿等。观察局部有无渗血、渗液，如有变化，要及时报告医师处理。

（褚秀美）

第六节　儿科护理技术操作考核评分标准

一、新生儿脐部护理技术操作考核评分标准

科室＿＿＿＿＿　姓名＿＿＿＿＿　考核人员＿＿＿＿＿　考核日期：　年　月　日

项目	总分	技术操作要求	标分	评分标准	扣分
仪表	5	仪表、着装符合护士礼仪规范	5	一项不符合要求扣1分	
操作前准备	8	1. 洗手，无长指甲 2. 核对医嘱、执行单 3. 备齐用物，用物放置合理、有序，依次检查所备物品，保证安全有效 治疗车上层放置：PDA、执行单、清洁治疗盘、75%乙醇、棉签、速干手消毒剂 治疗车下层放置：弯盘、医疗垃圾袋、生活垃圾袋	2 3 3	未核对扣3分 物品缺一项扣1分 其余一项不符合要求扣1分	
安全评估	12	1. 携用物至床旁，查看床头牌、核对患儿姓名、住院号、手腕带与PDA医嘱信息是否一致 2. 了解患儿病情及身体状况，向家属解释操作目的、方法取得家长配合 3. 评估患儿脐部情况，如果脐带断端有红肿、渗血及分泌物情况，给予脐部护理，无异常给予保持清洁干燥 4. 环境安静、整洁，调节室温，温度适宜 5. 与家属沟通时语言规范、态度和蔼	5 2 3 1 1	未核对扣5分 未使用PDA扣3分 未核对床头牌、手腕带、患儿各扣3分 查对患儿姓名不规范扣3分 少评估一项扣1分 其余一项不符合要求扣1分	
操作过程	60	1. 将弯盘置于治疗车上层 2. 打开包被，暴露脐部，其他部位注意遮挡，保暖 3. 再次核对患儿、手腕带、执行单 4. 观察脐部情况后，先用75%乙醇沿脐带根部由内	2 5 5 10	未核对一次扣5分 核对内容不全少一项扣1分	

项目	总分	技术操作要求	标分	评分标准	扣分
		向外做环形消毒，消毒范围包括脐带残段、脐带根部及脐部周围		核对患儿姓名不规范扣3分	
		5. 再以相同方法相反方向消毒一遍	10	污染一次扣5分	
		6. 消毒过程中注意观察脐带情况，脐带未脱落之前不可强行剥落；如有特殊气味及脓性分泌物等异常情况，及时通知医师给予处理	10	未评估：脐部有无红肿、渗血渗液，扣2分	
		7. 检查有无大小便，必要时更换尿裤，注意尿裤不能遮盖脐带	5	其余一项不符合要求扣1分	
		8. 消毒待干后将患儿衣服穿好，包好包被	3		
		9. 安全评估：操作过程中随时观察患儿病情变化	4		
		10. 手消毒	1		
		11. 再次核对，PDA扫描工号	5		
操作后	5	1. 整理床单位，帮助患儿取舒适卧位 2. 按院感防控标准，正确处理物品 3. 洗手，记录	2 1 2	一项不符合要求扣1分	
评价	5	1. 操作方法正确、熟练，无菌观念强 2. 细心体贴患儿，爱伤观念强 3. 操作时间8分钟	2 1 2	操作时间每延长30秒扣1分	
理论提问	5	1. 脐部护理的指导要点有哪些 2. 脐部护理的注意事项有哪些	5	少一条，扣1分	
合计	100				

理论提问：

1. 脐部护理的指导要点有哪些？

答：告知家属保持脐部干燥，勿强行剥落脐带，发现异常及时报告。

2. 脐部护理的注意事项有哪些？

答：①保持脐部的清洁、干燥；脐带断端被粪便或尿液污染，可用清水清洗后擦干保持干燥；②观察脐部及周围皮肤状况，如有特殊气味及脓性分泌物，发现异常及时报告医师，结扎线如有脱落应重新结扎；③沐浴时注意保护好脐部，沐浴后要及时擦干脐部；④操作中动作轻柔，注意保暖。

（吴　倩　陈　蕾）

二、更换尿裤技术操作考核评分标准

科室＿＿＿＿　姓名＿＿＿＿　考核人员＿＿＿＿　考核日期：　年　月　日

项目	总分	技术操作要求	标分	评分标准	扣分
仪表	5	仪表、着装符合护士礼仪规范	5	一项不符合要求扣1分	

续表

项目	总分	技术操作要求	标分	评分标准	扣分
操作前准备	8	1. 洗手，剪指甲 2. 核对医嘱、执行单 3. 准备用物齐全、摆放合理、有序，依次检查所备物品，安全有效 护理车上层：PDA、尿裤、治疗碗及温水、大棉球、湿巾，按臀部皮肤情况准备治疗药物，如护臀霜、速干手消毒液等 护理车下层：尿裤秤、医疗垃圾袋、生活垃圾袋	1 5 2	未核对扣5分 物品缺一项扣1分 其余一项不符合要求扣1分	
安全评估	12	1. 携用物至床旁，查看床头牌、核对患儿姓名、住院号、手腕带与PDA医嘱信息是否一致 2. 评估患儿胎龄及体重，选择合适大小的尿裤 3. 观察患儿臀部皮肤有无疱疹、潮湿、压痕及破损 4. 环境安静整洁，温、湿度适宜	5 3 3 1	未核对扣5分 未使用PDA扣3分 未核对床头牌、手腕带、患儿各扣3分 核对不规范扣3分 其余一项不符合要求扣1分	
操作过程	60	1. 携用物至患儿床前，核对患儿床号、姓名、住院号、床头卡、手腕带，查看患儿的生命体征 2. 打开尿裤，观察大、小便颜色性状，露出臀部，盖上污染部，观察臀部情况，是否有臀红、破溃等 3. 一手轻提患儿双足踝使臀部略抬高，另一手取下污尿裤放于尿裤秤上，给予称重，用棉球蘸温水或湿巾将臀部擦拭干净，待干（注意会阴及皮肤皱褶处的清洁） 4. 将清洁尿裤垫于腰下，放下双足，必要时涂抹护臀霜等，穿好尿裤 5. 尿裤松紧适宜，以放入1指为宜，安全评估（口述）：如有臀红、皮肤破损，及时通知医师，遵医嘱用药，并加强臀部护理 6. 洗手、记录大小便的性状及量 7. 再次核对，PDA扫描工号 8. 协助患儿取舒适体位	10 10 10 10 10 2 5 3	未核对一次扣5分 核对内容不全少一项2分 查对患儿姓名不规范扣2分 污染一次扣5分 其余一项不符合要求扣2分	
操作后	5	1. 爱护体贴患儿，整理床单位 2. 正确处理物品 3. 观察患儿生命体征	1 2 2	一项不符合要求扣1分	
评价	5	1. 操作熟练、轻柔 2. 有爱伤观念，爱护体贴患儿 3. 操作时间5分钟	2 1 2	操作时间每延长30秒扣1分 操作不熟练扣3分	
理论提问	5	臀部护理的注意事项是什么	5	少一条，扣1分	
合计	100				

理论提问：

臀部护理的注意事项是什么?

答：①动作轻柔，尿裤松紧适宜；②保持臀部清爽干燥，预防臀红；③每次更换尿裤时，注意观察患儿臀部皮肤，有无压痕、潮湿、皮疹及红肿，如有异常及时处理。

（吴　倩　班荣欣）

三、婴儿沐浴技术操作考核评分标准

科室＿＿＿＿＿＿＿＿　姓名＿＿＿＿＿＿　考核人员＿＿＿＿＿＿　考核日期：　　年　月　日

项目	总分	技术操作要求	标分	评分标准	扣分
仪表	5	仪表、着装符合护士礼仪规范	5	一项不符合要求扣1分	
操作前准备	10	1. 修剪指甲、洗手、摘胸卡、手表，衣服口袋内避免有坚硬尖锐物，以免刮伤婴儿，必要时穿隔离衣、戴手套 2. 核对医嘱、执行单 3. 备齐用物，用物放置合理有序，依次检查所备物品，保证安全有效 治疗车上层：PDA、换洗衣物、尿裤、湿巾、清洁包被、大浴巾1块、小毛巾1块、婴儿巾1块、75%乙醇、棉签、沐浴露、护臀药品（根据患儿情况准备）、速干手消毒剂 治疗车下层：弯盘、体重秤、尿裤秤、医疗垃圾袋、生活垃圾袋 4. 环境准备：关闭门窗，调节室温26～28℃，水温38～40℃（安全评估：水温是否适宜）	2 3 2 3	未核对扣3分 物品缺一项扣1分 其余一项不符合扣1分	
安全评估	10	1. 携用物至床旁,查看床头牌、核对婴儿姓名、住院号、手腕带、腹卡与PDA医嘱信息是否一致 2. 了解婴儿精神状况、全身四肢活动及皮肤完整情况，有无破损及感染，脐带是否脱落，有无分泌物，是否有臀红，置管情况等情况 3. 沐浴于婴儿喂奶前或喂奶后1～2小时进行，防止呕吐、溢奶 4. 向家长解释操作的目的、方法，取得家长合作，与家长沟通时语言规范、态度和蔼	3 2 3 2	未核对扣3分 未使用PDA扣3分 未查对床头牌、手腕带各扣2分 未评估婴儿情况扣2分 未进行安全评估扣2分 其余一项不符合要求扣1分	
操作过程	60	1. 操作台上铺大浴巾备用 2. 脱去婴儿衣物及尿裤、擦净臀部，用大浴巾包裹 3. 核对婴儿腹卡与床头卡、手腕带、性别信息 4. 体重秤移至操作台，称重并记录 5. 调节水温至所需温度，用手腕内侧测水温，在沐浴床垫上铺一次性治疗巾，用温水温热沐浴床垫 6. 抱婴儿至沐浴池旁	1 2 3 1 10 1	未核对1次扣3分 核对内容不全少一项扣1分 操作过程未观察婴儿反应扣5分 温度设置错误扣10分 漏洗一处扣1分	

项目	总分	技术操作要求	标分	评分标准	扣分
		7. 用小毛巾蘸水，拧干至不滴水，分别用小毛巾的四个角擦拭眼、鼻、嘴，眼睛应由内眦向外眦擦拭，再擦拭鼻翼、口周，然后依次用小毛巾的四个面擦拭婴儿前额、面颊、下颌	5	洗躯干时，未重点洗颈下、腋下、腹股沟、臀部，一处扣2分 操作过程中未体现爱伤观念扣2分 其余一项不符合要求扣1分	
		8. 抱起患儿，用左手托住头颈部，一手用拇指、中指将婴儿耳朵向内遮住，注意保护眼、耳、鼻；另一手持淋浴头，冲洗头及耳后，然后涂沐浴露，冲净	10		
		9. 把婴儿放在沐浴床垫上，冲湿躯干、四肢后涂沐浴露再冲净：顺序是颈部、腋下、上肢、前胸、腹部、腹股沟、会阴、下肢	5		
		10. 右手从婴儿前方握住婴儿左肩及腋窝处，使其头颈部俯于操作者右前臂，左手使用沐浴露清洗婴儿后颈、背部及臀部 口述：沐浴时尤其注意皮肤褶皱处的清洁，同时观察婴儿全身有无异常情况	5		
		11. 洗完后，将婴儿放在大浴巾上擦干全身，并立即遮盖	3		
		12. 脐部处理：充分暴露脐部，保持干燥；如果脐部有红肿、渗血及分泌物等情况，及时通知医师，并用75%乙醇消毒脐部，由内向外消毒两遍	5		
		13. 更换尿裤，观察臀部情况，按需涂抹护臀药品，穿上衣服，再次核对手腕带、腹卡、执行单，包被包裹婴儿	2		
		14. 耳鼻处理：用棉签蘸干鼻孔及耳内的水	1		
		15. 称量尿裤重量并记录大小便情况及脐部、臀部情况	1		
		16. 手消毒	1		
		17. 再次核对，PDA扫描工号	2		
		18. 协助婴儿取舒适体位	2		
操作后	5	1. 婴儿体位正确 2. 正确处理物品 3. 洗手，记录	2 1 2	一项不符合要求扣1分	
评价	5	1. 动作轻柔、到位，顺序正确 2. 注意保暖 3. 操作时间15分钟	1 2 2	操作不熟练扣2分 其余一项不符合要求扣1分	
理论提问	5	1. 婴儿沐浴的目的是什么 2. 婴儿沐浴的注意事项有哪些	5	少一项，扣1分	
合计	100				

理论提问：

1. 婴儿沐浴的目的是什么？

答：①清洁皮肤，促进血液循环，增进身体舒适；②预防尿布疹和脐部感染；③沐浴期间可以促使婴儿四肢活动；④可以为婴儿做全身体格评估。

2. 婴儿沐浴的注意事项有哪些？

答：①温度适宜（室温 26～28℃、水温 38～40℃）。②顺序准确，动作迅速、轻柔，注意保暖。③注意安全，防止烫伤和跌伤，操作者中途不得离开婴儿。④脐孔、五官不得进水，若水进入耳内，应用棉签擦干。避免扑粉进入眼内和呼吸道。⑤沐浴时注意观察皮肤和全身情况，如有异常应及时处理。⑥应选用中性肥皂或婴儿沐浴露，清洗面部时不能使用肥皂。

（吴　倩　于　蓉）

四、奶瓶喂养技术操作考核评分标准

科室＿＿＿＿＿＿　姓名＿＿＿＿＿　考核人员＿＿＿＿＿　考核日期：　　年　月　日

项目	总分	技术操作要求	标分	评分标准	扣分
仪表	5	仪表、着装符合护士礼仪规范	5	一项不符合要求扣 1 分	
操作前准备	8	1. 洗手 2. 核对医嘱、执行单 3. 备齐用物，用物放置合理、有序，依次检查所备物品，保证安全有效 治疗车上层：PDA、奶液、奶瓶、奶嘴、小毛巾、速干手消毒剂 治疗车下层：医疗垃圾袋、生活垃圾袋	2 3 3	未核对扣 3 分 其余一项不符合要求扣 1 分	
安全评估	12	1. 携用物至床旁，查看床头牌、核对患儿姓名、住院号、手腕带与 PDA 医嘱信息是否一致 2. 了解患儿病情，评估患儿腹部症状和体征（有无腹胀等情况） 3. 检查患儿口腔情况，是否有畸形、有无黏膜破损、口腔黏膜炎等 4. 环境安静、整洁，光线明亮，与患儿家属沟通时语言规范、态度和蔼	5 3 3 1	未核对扣 5 分 未使用 PDA 扣 3 分 未核对床头牌、手腕带、患儿各扣 3 分 查对患儿姓名不规范扣 2 分 少评估一项扣 1 分 其余一项不符合要求扣 1 分	
操作过程	60	1. 协助患儿取舒适卧位 2. 核对患儿信息、奶液种类、量及喂养时间 3. 选择合适的奶嘴套于奶瓶口 4. 斜抱患儿，患儿头枕于喂奶者肘窝处，呈头高足低位斜抱患儿，或将患儿托起，头颈躯干呈一条直线 5. 小毛巾围于患儿颈部 6. 再次检查奶嘴孔的大小是否合适（奶瓶倒立时，奶以滴状连续流出为宜）	2 5 2 5 1 1	未核对一次扣 5 分 核对内容不全少一项扣 1 分 核对患儿姓名不规范扣 3 分 卧位不合适扣 2 分 奶嘴的选择不合适扣 2 分	

项目	总分	技术操作要求	标分	评分标准	扣分
		7. 滴 1～2 滴奶液于手腕内测试温度	8	喂奶过程中未观察患儿扣 2 分	
		8. 再次核对患儿；奶液的种类、量及喂养时间	5	程序错误扣 5 分	
		9. 喂奶前再次评估患儿生命体征	3	其余一项不符合要求扣 1 分	
		10. 利用患儿的吸吮能力，使患儿张嘴，将奶嘴放在患儿舌面上，开始喂食；喂奶过程中随时观察患儿的呼吸、面色、有无呛咳等情况出现，如有异常（出现呛奶、口周发青、血氧饱和度下降等情况）立即停止喂食	8		
		11. 喂奶后毛巾一角轻擦患儿口角旁的乳汁	2		
		12. 喂食完毕后竖抱患儿，将患儿头部靠至喂奶者肩部，或将患儿取侧卧位，轻拍患儿背部，驱除胃内空气	5		
		13. 协助患儿取舒适卧位并抬高床头 15°～30°，喂奶后 30 分钟内勤巡视	5		
		14. 手消毒	1		
		15. 再次核对，PDA 扫描工号	5		
		16. 记录奶的种类、量、时间及吃奶的情况	2		
操作后	5	1. 爱护体贴患儿，整理床单位 2. 按照院感防控标准，正确处理物品 3. 洗手，记录	2 1 2	一项不符合要求扣 1 分	
评价	5	1. 操作方法正确、熟练 2. 正确指导，患儿无不适感觉 3. 操作时间 3 分钟	1 2 2	操作时间每延长 30 秒扣 1 分	
理论提问	5	奶瓶喂养注意事项是什么	5	少一条，扣 1 分	
合计	100				

理论提问：

奶瓶喂养注意事项是什么？

答：①检查奶嘴孔的大小是否合适，避免过大或过小。奶嘴孔过大，容易引起呛咳、窒息；奶嘴孔过小，患儿吸吮费力、能量消耗大。3～4 个月的婴儿用的奶嘴孔，以奶瓶倒置时两奶滴之间稍有间隔为宜。4～6 个月的婴儿宜用奶液能连续滴出的奶嘴孔。6 个月以上的婴儿可用奶液能较快滴出形成"一条直线"的奶嘴孔。②防止喂奶时奶液污染患儿衣服和颈部，避免引起皮肤炎症。③喂奶时操作者需注意力集中，耐心喂养，警惕患儿误咽的发生。故在喂奶时应注意观察患儿吸吮力、面色、呼吸状态，以及有无呛咳、恶心、呕吐等。患儿有咳嗽、面色改变时应将乳头及时拔出，轻拍其背部，待其休息片刻后再喂。④观察喂奶后患儿有无溢乳、呕吐、腹胀等情况，防止呕吐后引起的误吸。

（吴　倩　于　蓉）

五、小儿鼻饲喂养技术操作考核评分标准

科室＿＿＿＿＿＿＿　姓名＿＿＿＿＿＿　考核人员＿＿＿＿＿＿　考核日期：　　年　月　日

项目		总分	技术操作要求	标分	评分标准	扣分
仪表		5	仪表、着装符合护士礼仪规范	5	一项不符合要求扣1分	
操作前准备		8	1. 洗手 2. 核对医嘱、流质食物 3. 备齐用物，用物放置合理、有序，依次检查所备物品，保证安全有效 治疗车上层：PDA；插管用物：治疗盘内放一次性治疗碗、纱布3块、温水、管饲流质（温度38～40℃）、胃管、20ml注射器、一次性手套、治疗巾、0.9%氯化钠溶液、夹子、别针、胃管固定贴、胃管标识贴、听诊器、手电筒、速干手消毒剂，水温计，按需备压舌板、棉签 治疗车下层：弯盘、医疗及生活垃圾袋	1 5 2	未核对扣5分 其余一项不符合要求扣1分	
安全评估		12	1. 携用物至床旁，查看床头牌、核对患儿姓名、住院号、手腕带与PDA医嘱信息是否一致 2. 与患儿家属沟通，了解其是否知晓此项医嘱，查看家属是否签署风险告知书。解释操作的目的、方法，与患儿家属沟通时语言规范、态度和蔼 3. 正确评估患儿：了解患儿病情、意识状态、吞咽功能、插管经历、插管困难度、心理反应及配合能力；评估患儿腹部的症状和体征；询问家属患儿既往有无鼻部或口腔疾病，检查患儿鼻腔或口腔黏膜情况，是否有畸形、破损、息肉等，选择通畅的一侧，更换尿布或询问大小便 4. 环境安静、整洁，光线明亮	5 2 4 1	未核对扣5分 查对患儿姓名不规范扣3分 其余一项不符合要求扣1分	
操作过程	插胃管	30	1. 协助患儿取合适卧位，年长儿坐位或半卧位，昏迷患儿或婴儿取去枕平卧位，头向后仰 2. 治疗盘置于床旁桌上并打开，用湿棉签清洁鼻腔或口腔，准备胶布 3. 颌下铺治疗巾，弯盘置于便于取用处 4. 打开灌注器外包装，置于治疗盘内，打开胃管包装，置于治疗盘内 5. 戴手套，测量胃管长度（无刻度胃管用胶布粘贴做标记），经口插入深度为鼻尖-耳垂-剑突，经鼻插管长度为发际-鼻尖-剑突+1cm 6. 验证胃管通畅，将0.9%氯化钠溶液倒于纱布上，润滑胃管前端	1 2 1 1 3 1	未核对一次扣5分 核对内容不全少一项扣2分 核对患儿姓名不规范扣3分 卧位不合适扣2分 未口述插入深度扣2分 鼻饲管固定不规范扣2分 程序错误扣5分 验证胃管的方法少一种扣5分	

项目	总分	技术操作要求	标分	评分标准	扣分
		7. 再次核对患儿，右手持胃管前端，沿鼻腔或口腔缓缓插入，当胃管插至咽喉部时，年长、清醒患儿嘱其深呼吸做吞咽动作，昏迷患儿及婴儿，将其头部托起，使下颌靠近胸骨柄，将胃管送至预定长度，必要时用压舌板检查口腔	5	插管过程中未与患儿交流扣 5 分 其余一项不符合要求扣 1 分	
		8. 安全评估：①插管过程中出现恶心、呕吐，可暂停插管，嘱患儿深呼吸，深呼吸可分散其注意力，缓解紧张；②如发生呛咳等情况，表示误入气管，应立即拔出，休息片刻后重新插管；③插管不畅应用压舌板检查口腔，了解胃管是否盘在口咽部，或将胃管抽出少许，再小心插入	3		
		9. 插入所需长度后，将胃管置于治疗巾上，脱手套，初步固定胃管	2		
		10. 验证方法：根据具体情况选择下述方法。 第一种：气泡试验、双人听诊气过水声、抽取胃液 3 种方法（依次）验证胃管是否在胃中： (1) 将胃管末端置于盛水的治疗碗中，无气泡逸出 (2) 置听诊器于患儿胃部，快速经胃管向胃内注入少许空气，听到气过水声（双人交替验证） (3) 在胃管末端连接注射器抽吸，能抽出胃液 第二种：超声直视下观察胃管在食管及胃体部呈双轨征，胃管内快速注水少许，胃体部可见"云雾征"，确认在胃内（具备床旁超声条件的科室） 第三种：X 线是判断胃管在胃内的金标准。对于用以上方法都不能明确胃管在胃内患儿应由医师开具 X 线检查单来确定胃管位	5		
		11. 用固定贴采用 T 形＋双"I"加强固定法固定胃管于鼻翼或口周及面颊部	3		
		12. 将注明插管时间、深度的胃管标识贴于胃管末端	2		
		13. 核对患儿，说明留置胃管的注意事项	1		
鼻饲	20	1. 核对医嘱及饮食单，向患儿及其家属解释	3		
		2. 抬高床头	1		
		3. 纱布垫在胃管末端开口处；打开胃管末端；验证胃管是否在胃内及有无胃潴留（若置管后即刻鼻饲则不需要再次验证）	2		
		4. 试温，鼻饲温度 38～40℃，根据医嘱用空针抽取鼻饲流质，并排尽空气，空针连接胃管接口，缓慢注入（口述：管饲速度及管饲量视管饲流质的浓度及患儿情况而定，新生儿及小婴儿管饲时，不宜推注，应采取重力喂养）	5		

项目	总分	技术操作要求	标分	评分标准	扣分
拔胃管		5. 管饲完成后，再注入少量温开水	1		
		6. 提高胃管末端，水流尽后关闭胃管末端或将胃管开口反折，用纱布包好夹紧，固定	2		
		7. 撤治疗巾，安置患儿	1		
		8. 整理用物，手消毒，记录药物或鼻饲流质的名称、量及鼻饲时间	1		
		9. 再次核对，PDA 扫描工号	3		
		10. 询问患儿的感受，交代注意事项	1		
拔胃管	10	1. 核对医嘱，向患儿及其家属解释、说明目的及配合方法	2		
		2. 抬高床头取半坐卧位，颌下铺治疗巾	1		
		3. 弯盘置于方便取用处，将别针去掉，去除固定胶布	1		
		4. 戴一次性手套，用纱布包裹近鼻孔处的胃管，边拔边用纱布擦胃管，拔到咽喉处时，年长清醒的患儿嘱其屏住呼吸，快速拔出，以免液体滴入气管，检查胃管是否完整	2		
		5. 将拔出的胃管放在弯盘内并置于治疗车下层	1		
		6. 擦净患儿口鼻、面颊部	1		
		7. 撤治疗巾，脱手套，协助患儿取舒适卧位	1		
		8. 询问患儿的感受，交代注意事项	1		
操作后	5	1. 爱护体贴患儿，整理床单位	2	一项不符合要求扣1分	
		2. 按照院感防控标准，正确处理物品	1		
		3. 洗手，记录	2		
评价	5	1. 操作方法正确、熟练	1	操作时间每延长30秒扣1分	
		2. 正确指导，患儿无不适感觉	2		
		3. 操作时间 10 分钟	2		
理论提问	5	1. 小儿鼻饲喂养的注意事项有哪些 2. 验证胃管是否在胃内的方法有哪些	5	少一条，扣1分	
合计	100				

理论提问：

1. 小儿鼻饲喂养的注意事项有哪些？

答：①根据患儿体重，选择型号合适的胃管。通常情况下，体重为 2kg 者，选择 6F 型号；3～9kg 者，选择 8F 型号；10～20kg 者，选择 10F 型号；21～30kg 者，选择 12F 型号；31～50kg 者，选择 14F 型号；＞50kg 者，选择 16F 型号。②勿使用液状石蜡润滑胃管，以免误入气管造成坠入性肺炎的危险。③新生儿呼吸以鼻通气为主，鼻腔留置胃管会不同程度地影响呼吸功能，宜选择经口留置胃管。④鼻饲速度及鼻饲量视鼻饲流质浓度及患儿情况而定，新生儿及小婴儿鼻饲时，不易推注，应撤去针栓，将鼻饲液注入针筒以自然引力灌入胃内。⑤每次确定管饲前，均需证实胃管在胃内，方可注入。管饲前进行胃潴留的回抽，确定胃内是否有潴留，并记录潴留量。管饲时应根据患儿情况选择补足余量或继续喂养，潴留量大时，应通知医师，是否暂停管饲。⑥管饲温度 38～40℃，避免空气入胃引起腹胀。⑦饮食与药物必须分开注入。⑧长期鼻饲者，应每日做口腔护理 2 次，一次性胃管按时更换。

2. 验证胃管是否在胃内的方法有哪些？

答：根据患儿具体情况选择下述方法验证。

第一种：气泡试验、双人听诊气过水声、抽取胃液 3 种方法（依次）验证胃管是否在胃中。

（1）将胃管末端置于盛水的治疗碗中，无气泡逸出。

（2）置听诊器于患儿胃部，快速经胃管向胃内注入 10ml 空气，听到气过水声（双人交替验证）。

（3）在胃管末端连接注射器抽吸，能抽出胃液。

第二种：超声直视下观察胃管在食管及胃体部呈"双轨征"，胃管内快速注水 10ml 胃体部可见云雾征，确认在胃内（具备床旁超声条件的科室）

第三种：X 线是判断胃管在胃内的金标准。对于用以上方法都不能明确胃管在胃内的患者应由医师开具 X 线检查单来确定胃管的位置。

（吴　倩　于　蓉）

六、换血疗法技术操作考核评分标准

科室＿＿＿＿＿　　姓名＿＿＿＿　考核人员＿＿＿＿＿　考核日期：　　年　月　日

项目	总分	技术操作要求	标分	评分标准	扣分
仪表	5	仪表、着装符合护士礼仪规范	5	一项不符合要求扣 1 分	
操作前准备	8	1. 洗手 2. 核对医嘱、执行单 3. 备齐用物,用物放置合理、有序,依次检查所备物品,保证安全有效 治疗车上层：PDA、生理盐水 250ml×3、肝素每支 12 500U×2、500ml 生理盐水袋、输液延长管、止血带、输血器、留置针、敷贴、三通 4 个（蓝色和红色各 2 个）、试纸、真空采血管若干、无菌手套、无菌手术衣、2ml 注射器若干、20ml 注射器若干、50ml 注射器若干、体温表 1 支、电极片 3 个、无菌纱布若干、速干手消毒剂 治疗车下层：弯盘、医疗及生活垃圾袋 仪器车放置辐射台、电子秤、微量注射泵 2 台、血糖仪、输液泵、血液加温器、监护仪、无创血压袖带	1 5 2	未核对扣 5 分 其余一项不符合要求扣 1 分	

项目	总分	技术操作要求	标分	评分标准	扣分
安全评估	12	1. 携用物至床旁,查看床头牌、核对患儿姓名、住院号、手腕带、腹卡与 PDA 医嘱信息是否一致	5	未核对扣 5 分 未使用 PDA 扣 3 分	
		2. 了解患儿病情,意识状态,向家属解释换血目的、方法及配合指导正确	3	查对患儿姓名不规范扣 2 分	
		3. 评估患儿血管情况、生命体征,是否空腹	3	少评估一项扣 1 分	
		4. 环境安静、整洁,进行空气消毒,与患儿家属沟通时语言规范、态度和蔼	1	其余一项不符合要求扣 1 分	
操作过程	60	1. 协助患儿取舒适卧位	1	未核对一次扣 5 分	
		2. 打开远红外辐射台开关	1	核对内容不全少一项扣 2 分	
		3. 核对患儿,将患儿置于远红外辐射台上,肤温控制在 36.5℃,并连接心电监护,根据患儿情况遵医嘱使用镇静药或给予安慰奶嘴进行安抚	5	核对患儿姓名不规范扣 3 分	
		4. 配制肝素盐水 (1) 1ml=10U (12500U/2ml 肝素 0.4ml+250ml 生理盐水); (2) 1ml=1U (12500U/2ml 肝素 0.04ml+250m1 生理盐水); (3) 用 1ml=10U 的肝素溶液将连接输液延长管的空的生理盐水袋排气,备用	5	无爱伤观念扣 1 分 肝素盐水配制不正确扣 5 分 动、静脉通道未一次建立成功扣 5 分 未规范核对血袋少一项扣 1 分	
		5. 建立动、静脉通道	3	未给血液加温扣 2 分	
		6. 核对血袋	3	换血前少监测一项内容扣 1 分	
		7. 打开输血加温器并设置温度在 37℃	2	换血前未再次核对扣 4 分	
		8. 连接输血加温器	1	换血过程中少监测 1 次扣 1 分	
		9. 连接抽血通路,将两个红色三通一端接输液延长管,接空生理盐水袋;一端接患儿动脉出血处,另一端连接 10U 的肝素溶液持续泵入,预防动脉留置针堵塞	3	换血结束后少监测一项内容扣 1 分 其余一项不符合要求扣 1 分	
		10. 将输液延长管装上输液泵,调整好泵速,生理盐水袋置于秤上称重	3		
		11. 输血器末端接蓝色三通,50ml 注射器抽取血袋内血液.静脉留置针接上另一蓝色三通,输血用	3		
		12. 换血开始前监测生命体征,抽取动脉血标本,记录抽血量	3		
		13. 双人再次核对患儿、手腕带、执行单及血袋带,确认无误开始换血	5		
		14. 准确调节出血与输血的速度,并在输液泵上设置好换血总量	2		
		15. 每隔 5 分钟监测 1 次无创血压	1		
		16. 换血 5 分钟,测体温、SpO_2 及心率	1		

续表

项目	总分	技术操作要求	标分	评分标准	扣分
		17. 保持抽血通道通畅，每抽出 50ml 血用 1ml=1U 肝素 0.5ml 间断正压冲洗动脉留置针，观察血袋、输血器及红色三通内有无血凝血来调节肝素的浓度	3		
		18. 监测血糖，每换 100ml 血测 1 次血糖，维持血糖正常，观察生理盐水袋内重量有无持续增加	3		
		19. 换血至总量的 1/2 时复查检验项目，记录抽血量，两袋血液间以生理盐水冲洗输血器及输血通路	2		
		20. 换血结束后，抽血复查检验项目，监测血压、心率、血氧饱和度及体温，继续光疗，严格交接班，观察病情变化及动脉置管侧肢体血液循环情况	2		
		21. 生理盐水袋称重以计算换出血量，并记录	2		
		22. 手消毒	1		
		23. 再次核对，PDA 扫描工号	5		
操作后	5	1. 换血结束后拔除动脉置管 2. 按照院感防控标准，正确处理物品 3. 洗手，记录	2 1 2	一项不符合要求扣 1 分	
评价	5	1. 操作方法正确、熟练 2. 严格无菌操作，无菌意识强 3. 操作时间 20 分钟	1 2 2	违反无菌操作一次扣 1 分	
理论提问	5	患儿换血的注意事项有哪些	5	少一条，扣 1 分	
合计	100				

理论提问：

患儿换血的注意事项有哪些？

答：①换血过程中严格执行无菌操作，防止发生败血症等感染；②换血时要保证持续输入和抽出；③换血时要保证患儿安静状态，以免影响输血速度，给予禁食；④注血速度勿过快，尤其是对早产儿负荷过重可致心力衰竭，也可影响脑血流；⑤勿使用血库陈旧血（3 天以上，低温保存血除外），可发生高钾血症，而致心脏停搏；⑥换血后应继续进行监护和光疗，密切观察黄疸程度，有无嗜睡和或易惹、拒奶、抽搐等早期胆红素脑病表现；严格交接班，观察病情变化及动脉置管侧肢体血液循环情况；⑦要准确记录每次出和入的血量、时间、血压、静脉压、用药、换血故障等。

（吴 倩 于 蓉）

七、小儿密闭式暖箱应用技术操作考核评分标准

科室_____ 姓名_____ 考核人员_____ 考核日期：___ 年 ___ 月 ___ 日

项目	总分	技术操作要求	标分	评分标准	扣分
仪表	5	仪表、着装符合护士礼仪规范	5	一项不符合要求扣 1 分	

续表

项目		总分	技术操作要求	标分	评分标准	扣分
操作前准备		10	1. 洗手，无长指甲 2. 核对医嘱、执行单 3. 向患儿家长告知暖箱使用的必要性，取得其理解和配合 4. 备齐用物，用物放置合理、有序，依次检查所备物品，保证安全有效 用物准备：暖箱、温湿度表、注射用水、包布、尿裤、速干手消毒剂、医疗垃圾袋、生活垃圾袋	1 5 2 2	未核对扣 5 分 物品缺一项扣 1 分 其余一项不符合要求扣 1 分	
安全评估		10	1. 携用物至床旁，查看床头牌、核对患儿姓名、住院号、手腕带与 PDA 医嘱信息是否一致 2. 评估患儿的胎龄、体重、日龄，测量生命体征及一般情况，有无并发症等 3. 检查暖箱有无损坏、漏电、松脱，保证暖箱已消毒处于备用状态 4. 环境安全、安静，保持适宜的环境温度，与家长沟通时语言规范、态度和蔼	5 2 2 1	未核对扣 5 分 未核对床头牌、手腕带、患儿各扣 3 分 查对患儿姓名不规范扣 3 分 未检查暖箱性能扣 3 分 其余一项不符合要求扣 1 分	
操作过程	入暖箱	45	1. 暖箱的放置位置应合理，妥善固定 2. 将注射用水加入暖箱水槽中至水位指示线 3. 接通电源，打开电源开关，检查仪表显示是否正常 4. 暖箱预热至 33～35℃，湿度 55%～65%，调节室温到 22～26℃，湿度 55%～65% 5. 根据患儿胎龄、日龄、体重调节暖箱 6. 铺好包被，待暖箱温度升高到所需温度 7. 再次核对患儿、手腕带、执行单 8. 将患儿脱掉衣服包被，必要时更换尿裤，观察患儿全身皮肤状况及生命体征，放入暖箱，并根据病情选择合适的体位，可置侧卧、仰卧和俯卧位，观察生命体征变化 9. 确保箱门关闭 10. 定时观察暖箱的温度和湿度，有任何报警信号，应及时查找原因，妥善处理 11. 口述：定时测量患儿的体温，保持体温在 36.3～37.2℃，根据患儿体温调节暖箱温度。每日清洁暖箱，更换水槽中注射用水，每周进行暖箱的彻底消毒 12. 再次核对患儿、手腕带、床头卡、腹卡、PDA 医嘱信息，PDA 扫描工号 13. 操作中随时观察患儿的病情变化	1 2 3 10 3 2 5 5 1 3 5 3 2	未核对一次扣 5 分 核对内容不全少一项扣 2 分 核对患儿姓名不规范扣 3 分 温度设置错误扣 10 分 操作程序错误扣 5 分 其余一项不符合要求扣 1 分	

续表

项目	总分	技术操作要求	标分	评分标准	扣分
出暖箱	15	1. 核对患儿、手腕带及 PDA 医嘱信息是否一致 2. 为患儿穿好单衣，包好包被，必要时更换尿裤 3. 放入小床，并加被保暖 4. 切断电源，整理用物 5. 暖箱终末消毒 6. 安全评估：检查暖箱功能，如有异常及时报修，使暖箱处于备用状态	5 3 1 1 2 3	未核对一次扣 5 分 核对内容不全少一项扣 1 分 核对患儿姓名不规范扣 2 分 操作程序错误扣 5 分 其余一项不符合要求扣 1 分	
操作后	5	1. 整理床单位，帮助患儿取舒适卧位 2. 按照院感防控标准，正确处理物品 3. 再次核对执行单，洗手，签名，记录	2 1 2	一项不符合要求扣 1 分	
评价	5	1. 操作规范、熟练 2. 暖箱温、湿度设置正常；熟悉常见故障及排除方法 3. 操作时间 10 分钟	1 2 2	操作时间每延长 30 秒扣 1 分	
理论提问	5	1. 暖箱使用的注意事项有哪些 2. 暖箱使用的目的是什么	5	少一条，扣 1 分	
合计	100				

理论提问

1. 暖箱使用的注意事项有哪些？

答：①暖箱应避免阳光直射，冬季避开热源及冷空气对流；②使用暖箱时室温不宜过低或过高；③每日清洁暖箱，更换注射用水；④治疗、护理应集中进行，如需抱出患儿时，注意保暖；⑤每周更换暖箱并彻底消毒，定期进行细菌学监测；⑥经常检查，暖箱出现异常及时处理。

2. 暖箱使用的目的是什么？

答：①创造一个温度和湿度相适宜的中性环境；②使患儿体温保持稳定，提高未成熟儿成活率。

（吴 倩 于 蓉）

八、开放式远红外辐射台护理技术操作考核评分标准

科室＿＿＿＿＿＿　姓名＿＿＿＿＿　考核人员＿＿＿＿＿＿　考核日期：　年　月　日

项目	总分	技术操作要求	标分	评分标准	扣分
仪表	5	仪表、着装符合护士礼仪规范	5	一项不符合要求扣 1 分	
操作前准备	8	1. 洗手，无长指甲 2. 核对医嘱、执行单 3. 向患儿家长告知开放式远红外辐射台使用的目的，取得其理解和配合	1 5 1	未核对扣 5 分 其余一项不符合要求扣 1 分	

续表

项目		总分	技术操作要求	标分	评分标准	扣分
			4. 备齐用物，用物放置合理、有序，依次检查所备物品，保证安全有效 用物准备：PDA、开放式远红外辐射台、胶布、薄膜、包布、尿裤、速干手消毒剂、医疗垃圾袋、生活垃圾袋 环境准备：安全、安静、清洁	1		
安全评估		12	1. 携用物至床旁，核对床头牌、患儿姓名、住院号、手腕带与 PDA 医嘱信息是否一致 2. 评估患儿的胎龄、体重、日龄及一般情况，有无并发症等，测量生命体征 3. 评估辐射台性能及是否处于备用状态 4. 环境安全，安静、清洁，保持适宜的环境温度（22～26℃） 5. 与家长沟通时语言规范、态度和蔼	5 2 2 2 1	未核对扣 5 分 查对患儿姓名不规范扣 3 分 未检查辐射台性能扣 2 分 其余一项不符合要求扣 1 分	
操作过程	使用辐射台	40	1. 接通电源，选择自动控制，远红外床预热至 36～37℃ 2. 查看患儿姓名、床头牌、手腕带与 PDA 医嘱信息是否一致 3. 将患儿去除包被，必要时更换尿裤，根据病情仅着单衣或裸露，观察患儿全身皮肤情况及生命体征，置于远红外辐射台 4. 将探头用胶布固定于患儿胸腹部 5. 根据患儿情况设定肤温 36～37℃ 6. 根据病情，将塑料薄膜覆于远红外挡板上 7. 牢固放置挡板 8. 定时监测体温，观察患儿病情 9. 手消毒 10. 再次核对，PDA 扫描工号	3 5 3 5 5 5 5 3 1 5	未核对一次扣 5 分 核对内容不全少一项扣 2 分 核对患儿姓名不规范扣 2 分 温度设置错误扣 5 分 操作程序错误扣 5 分 其余一项不符合要求扣 1 分	
	停用辐射台	20	1. 查看患儿姓名、床头牌、手腕带与 PDA 医嘱信息是否一致 2. 为患儿穿好单衣，包好包被放入小床，并加被保暖或入暖箱 3. 切断电源，整理用物 4. 手消毒、签名 5. 辐射台终末消毒 6. 检查辐射台功能，安全评估：如有异常及时报修，使辐射台处于备用状态	5 5 3 1 3 3	未核对一次扣 5 分 核对内容不全少一项扣 2 分 核对患儿姓名不规范扣 3 分 操作程序错误扣 5 分 其余一项不符合要求扣 1 分	
操作后		5	1. 整理床单位，帮助患儿取舒适卧位 2. 按照院感防控标准，正确处理物品 3. 洗手，核对签名，记录	2 1 2	一项不符合要求扣 1 分	

续表

项目	总分	技术操作要求	标分	评分标准	扣分
评价	5	1. 操作规范、熟练 2. 辐射台设置正常；熟悉常见故障及排除方法 3. 操作时间 10 分钟	1 2 2	操作时间每延长 30 秒扣 1 分	
理论提问	5	使用开放式远红外辐射台的注意事项有哪些	5	少一条，扣 1 分	
合计	100				

理论提问：

使用开放式远红外辐射台的注意事项有哪些?

答：①应避免阳光直射，冬季避开热源及冷空气对流；②使用辐射台时室温不宜过低；③每日清洁辐射台，每周进行彻底消毒 1 次；④治疗、护理应集中进行，注意保暖；⑤经常检查，辐射台出现异常及时处理。

（吴 倩 于 蓉）

九、光照疗法技术操作考核评分标准

科室_____ 姓名_____ 考核人员_____ 考核日期： 年 月 日

项目	总分	技术操作要求	标分	评分标准	扣分
仪表	5	仪表、着装符合护士礼仪规范	5	一项不符合要求扣 1 分	
操作前准备	10	1. 洗手，无长指甲 2. 核对医嘱、执行单 3. 向患儿家长告知光疗箱使用的目的，取得其理解和配合 4. 备齐用物，用物放置合理、有序，依次检查所备物品，保证安全有效 用物准备：PDA、光疗箱、温湿度表、遮光眼罩、遮光尿裤、注射用水、速干手消毒剂 5. 检查光疗箱各个部位性能，清洁消毒光疗箱，关闭所有有机玻璃门。水槽内加无菌注射用水至上下水位线	1 5 1 1 2	未核对扣 3 分 物品缺一项扣 1 分 其余一项不符合要求扣 1 分	
安全评估	10	1. 携用物至床旁，查看床头牌、核对患儿姓名、手腕带与 PDA 医嘱信息是否一致 2. 检查光疗箱有无损坏、漏电、松脱、蓝光灯有无破损，灯管有无不亮，灯管使用时间或光照强度；环境安全，安静、清洁，保持适宜的环境温度 3. 患儿的胎龄、日龄、体重、黄疸、胆红素检查结果、生命体征、反应等 4. 与家长沟通时语言规范、态度和蔼	5 3 1 1	未核对扣 5 分 未使用 PDA 扣 3 分 未核对床头牌、手腕带、患儿各扣 3 分 查对患儿姓名不规范扣 3 分 少评估一项扣 1 分 其余一项不符合要求扣 1 分	

项目		总分	技术操作要求	标分	评分标准	扣分
操作过程	入光疗箱	40	1. 接通电源，箱温预热至 30～32℃（早产儿根据胎龄体重调节），相对湿度 55%～65%，避免阳光直射或对流风	3	未核对一次扣 5 分 核对内容不全少一项扣 2 分 核对患儿姓名不规范扣 3 分 未遮盖眼罩及遮挡会阴扣 10 分 程序错误扣 5 分 其余一项不符合要求扣 1 分	
			2. 核对患儿，手腕带，给患儿剪短指甲，清洁皮肤，不使用粉剂或油剂	5		
			3. 双足外踝处注意进行保护	2		
			4. 患儿双眼戴黑色眼罩，固定良好	2		
			5. 脱去患儿衣裤，使其裸体	2		
			6. 更换遮光尿裤，以最小面积遮盖会阴部	2		
			7. 将患儿置于光疗箱的床中央，关闭光疗箱床挡	2		
			8. 按上灯键、下灯键，蓝光灯管亮，遮光罩遮盖光疗箱	3		
			9. 记录光疗开始时间	1		
			10. 每 2 小时翻身 1 次，4 小时测体温、脉搏、呼吸 1 次，根据患儿体温调节箱温，维持患儿体温稳定	3		
			11. 安全评估：光疗时需经常更换体位，常巡视，防窒息	2		
			12. 按时巡视，保持光疗箱的清洁	2		
			13. 口述：观察患儿的病情变化、皮肤状况，有无呼吸暂停、腹泻等情况，以及四肢肌力有无变化及黄疸进展程度并记录，烦躁哭闹的患儿及时给予安抚	3		
			14. 遵医嘱给予喂奶，保证液体量供给，有补液者需每小时记录入液量	2		
			15. 手消毒	1		
			16. 再次核对，PDA 扫描工号	5		
	出光疗箱	20	1. 携用物至床旁，查看床头牌、核对患儿姓名、手腕带与 PDA 医嘱信息是否一致	5	未核对一次扣 5 分 核对内容不全少一项扣 3 分 核对患儿姓名不规范扣 3 分 操作程序错误扣 5 分 其余一项不符合要求扣 1 分	
			2. 光疗结束后测量体温	2		
			3. 为患儿去除眼罩，更换尿布，清洁全身皮肤穿好单衣，包好包被	2		
			4. 放入小床，并加被保暖或放入暖箱保暖	2		
			5. 再次核对患儿	5		
			6. 切断电源，整理用物	2		
			7. 光疗箱终末消毒	2		
操作后		5	1. 按照院感防控标准，正确处理物品	1	一项不符合要求扣 1 分	
			2. 检查光疗箱功能，安全评估：如有异常及时报修，处于备用状态	2		
			3. 洗手，记录，记录出箱时间及灯管使用时间	2		

续表

项目	总分	技术操作要求	标分	评分标准	扣分
评价	5	1. 操作规范、熟练 2. 光疗箱温、湿度设置正常；熟悉常见故障及排除方法 3. 操作时间10分钟	1 2 2	操作时间每延长30秒扣1分 操作不熟练扣3分	
理论提问	5	1. 光疗的常见不良反应有哪些 2. 光疗时应注意哪些事项	5	少一条，扣1分	
合计	100				

理论提问：

1. 光疗的常见不良反应有哪些？

答：①发热与低体温；②腹泻；③皮疹；④维生素 B_2 缺乏与溶血；⑤青铜症；⑥低血钙；⑦贫血。

2. 光疗时应注意哪些事项？

答：①患儿入箱前须进行皮肤清洁，禁忌在皮肤上涂粉剂和油类；②光疗期间随时观察患儿眼罩、会阴遮盖物有无脱落，注意皮肤有无破损；③光疗时，体温高于38℃应暂停光疗；④光疗过程中患儿出现烦躁、嗜睡、高热、皮疹、呕吐、拒奶、腹泻及脱水等症状时，及时与医师联系，妥善处理；⑤保持灯管及反射板的清洁，每日擦拭，防止灰尘影响光照强度。

（吴　倩　于　蓉）

十、婴幼儿灌肠技术操作考核评分标准

科室＿＿＿＿＿＿　姓名＿＿＿＿＿＿　考核人员＿＿＿＿＿＿　考核日期：　　年　月　日

项目	总分	技术操作要求	标分	评分标准	扣分
仪表	5	仪表、着装符合护士礼仪规范	5	一项不符合要求扣1分	
操作前准备	8	1. 洗手 2. 核对医嘱、执行单 3. 备齐用物，用物放置合理、有序，依次检查所备物品，保证安全有效 治疗车上层：PDA、注射器、肛管2根或一次性灌肠袋、灌肠液（39～41℃温盐水）、水温计、治疗巾、尿垫2块、卫生纸、治疗碗内盛液状石蜡棉球、速干手消毒剂 治疗车下层：弯盘、便盆、医疗垃圾袋、生活垃圾袋。另备屏风、输液架	1 5 2	未核对扣5分 其余一项不符合要求扣1分	
安全评估	12	1. 携用物至床旁，查看床头牌，核对患儿姓名、手腕带与PDA医嘱信息是否一致 2. 了解患儿病情、精神和肛周皮肤情况，询问患儿排便情况，向家属解释灌肠的目的、方法，交代灌肠后注意事项	5 3	未核对扣5分 未使用PDA扣3分 未核对床头牌、手腕带、患儿各扣3分	

续表

项目	总分	技术操作要求	标分	评分标准	扣分
		3. 为患儿遮挡，保护患儿隐私 4. 环境安静、整洁、关门窗、围屏风、保护患儿隐私，调节室温至适宜 5. 与患儿家属沟通时语言规范、态度和蔼	2 1 1	查对患儿姓名不规范扣3分 少评估一项扣1分 其余一项不符合要求扣1分	
操作过程	60	1. 协助患儿取左侧卧位或仰卧位，双腿屈曲，打开尿垫垫于臀下，充分暴露肛门。弯盘置于臀旁，适当遮盖患儿保暖。 2. 用注射器抽取温生理盐水5～10ml或药物，连接好一次性肛管，排气（若为大量不保留灌肠时将灌肠袋挂于输液架上，液面距离肛门40～60cm） 3. 再次核对患儿信息，戴手套，用液状石蜡棉球润滑肛管前端 4. 左手分开患儿臀部，显露肛门；右手将肛管缓慢插入肛门，插入深度根据灌肠目的及儿童年龄而定，用手固定。不保留灌肠时，<1岁者插入2.5cm，1～4岁者插入5cm，4～10岁者插入7.5cm，≥11岁者插入10cm。保留灌肠时插入10～15cm 5. 缓慢注入生理盐水或灌肠液。若为大量不保留灌肠，注意观察灌肠液流入速度，避免快速灌入。流速受阻时，应移动肛管，若有便意应将灌肠袋放低 6. 安全评估：观察患儿的反应，询问患儿的感受，指导患儿做深呼吸。如有心慌、气促等不适症状，立即停止灌肠 7. 灌肠结束后，取适量卫生纸放在患儿肛门处，反折并拔出肛管，用卫生纸擦净肛门 8. 脱手套并用手套包裹肛管放入医疗垃圾袋内，洗手 9. 指导家属用手轻轻夹紧患儿两侧臀部，并适当抬高，保留数分钟 10. 撤垫巾，更换新尿裤，协助患儿取舒适卧位，爱护体贴患儿 11. 手消毒 12. 再次核对，PDA扫描工号 13. 询问患儿感受，向家长交代注意事项	5 5 5 10 5 8 5 3 3 3 1 5 2	未核对一次扣5分 核对不规范扣3分 沾湿床单或地面一次扣2分 污染肛管扣2分 灌肠液温度未适宜扣5分 肛管固定不牢脱出一次扣2分 灌肠时未与家属交流扣5分 其余一项不合乎要求扣1分	
操作后	5	1. 爱护体贴患儿，整理床单位 2. 按照院感防控标准，正确处理物品 3. 洗手，记录 4. 操作时间8分钟	2 1 1 1	一项不符合要求扣1分 操作时间延长30秒扣1分	
评价	5	1. 动作熟练、步骤正确，患儿无不适 2. 动作轻柔、准确，操作规范、熟练	3 2	操作不熟练扣3分	
理论提问	5	大量不保留灌肠的适应证是什么	5	少一条，扣1分	
合计	100				

理论提问：

大量不保留灌肠的适应证是什么？

答：①软化和清除粪便，排除肠内积气；②清洁肠道，为手术检查做准备；③稀释和清除肠道内有害物质，减轻中毒；④为高热患儿降温。

（陈娜娜）

十一、虹吸灌肠技术操作考核评分标准

科室_____　姓名_____　考核人员_____　考核日期：　　年　月　日

项目	总分	技术操作要求	标分	评分标准	扣分
仪表	5	仪表、着装符合护士礼仪规范	5	一项不符合要求扣1分	
操作前准备	8	1. 洗手 2. 核对医嘱，查看是否签署同意书 3. 备齐用物，用物放置合理、有序，依次检查所备物品，保证安全有效 治疗车上层：PDA、棉签、治疗盘、肛管、灌洗器（39～41℃温盐水，灌入总量100ml/kg）、液状石蜡棉球、水温计、卫生纸、尿垫、灌肠溶液、生理盐水、卷尺、速干手消毒剂 治疗车下层：弯盘、便盆、医疗垃圾袋、生活垃圾袋	1 5 2	未核对扣5分 其余一项不符合要求扣1分	
安全评估	12	1. 携用物至床旁，查看床头牌、核对患儿姓名、手腕带与PDA医嘱信息是否一致 2. 了解患儿病情、精神和肛周皮肤情况，询问患儿排便情况，向家属解释虹吸灌肠的目的、方法，交代灌肠后患儿可能发生的并发症，取得家属的理解及患儿的配合 3. 为患儿遮挡，测量腹围并记录 4. 环境安静、整洁、关门窗、围屏风、保护患儿隐私，调节室温至适宜 5. 与患儿家属沟通时语言规范、态度和蔼	5 3 2 1 1	未核对扣5分 未使用PDA扣3分 未核对床头牌、手腕带、患儿各扣3分 查对患儿姓名不规范扣3分 少评估一项扣1分 其余一项不符合要求扣1分	
操作过程	60	1. 协助患儿取仰卧位，双腿屈曲，充分暴露肛门 2. 患儿臀部靠近床边，臀下垫尿垫，置便盆于合适处 3. 戴手套，用液状石蜡棉球润滑肛管前端及右手小指，左手轻轻分开肛门，右手小指探入肛门肛诊 4. 右手持肛管，缓慢插入肛门，经过狭窄环后，连接灌肠器进行灌肠 5. 根据患儿年龄、病情每次注入生理盐水50～200ml，然后断开肛管与灌肠器连接部，让粪便从肛门自然流出，冲洗时按摩腹部，直至洗出液内无粪便 6. 灌肠结束，为患儿擦净臀部，脱手套，洗手 7. 协助患儿穿好衣裤，取舒适卧位，爱护体贴患儿 8. 手消毒，再次核对，PDA扫描工号	2 2 5 10 25 5 2 5	未核对一次扣5分 核对不规范扣3分 沾湿床单或地面一次扣2分 臀部未靠近床边扣1分 污染肛管扣2分 灌肠液温度未适宜扣5分 肛管固定不牢脱出一次扣2分 灌肠时未与患儿、家属交流扣5分	

项目	总分	技术操作要求	标分	评分标准	扣分
		9. 再次测量腹围并记录	2	其余一项不符合要求扣	
		10. 向家属交代注意事项，灌肠后，观察并记录灌出液的颜色、量、性状，灌出量≥灌入量	2	1 分	
操作后	5	1. 爱护体贴患儿，整理床单位 2. 按照院感防控标准，正确处理物品 3. 洗手，记录 4. 操作时间 8 分钟	2 1 1 1	一项不符合要求扣 1 分 操作时间每延长 30 秒扣 1 分	
评价	5	1. 动作熟练、步骤正确，患儿无不适 2. 动作轻柔、准确，操作规范、熟练	3 2	操作不熟练扣 3 分	
理论提问	5	1. 虹吸灌肠的目的是什么 2. 虹吸灌肠注意事项有哪些	5	少一条，扣 1 分	
合计	100				

理论提问：

1. 虹吸灌肠的目的是什么？

答：①帮助患儿排便，解除肠梗阻，减轻患儿腹胀；②缓解患儿肠管张力，改善血液循环，促进肠管炎症反应的恢复，使肠管锁瘪，为手术创造条件；③清除患儿结肠内积存大便。

2. 虹吸灌肠注意事项有哪些？

答：①巨结肠灌肠为侵入性操作，需签署同意书后方可执行。②注意灌洗液出入量应基本一致，总量需遵医嘱执行。③反复灌肠插管易刺激黏膜充血，甚至出血和穿孔，灌肠时应注意动作轻柔，尤其是新生儿合并肠炎者，每次插管前应充分润滑肛管。④灌肠中若患儿哭闹剧烈，应及时安抚患儿，分散其注意力，以降低其腹压，观察患儿面色、脉搏、呼吸等。如发现灌出液中有血性液体，应立即停止操作，并查找原因，警惕患儿发生肠穿孔，并报告医师。⑤结肠内有粪石，灌肠后不能排出或排出量不足者，应注入适量液状石蜡保留灌肠。⑥合并肠炎者，灌肠后应给予甲硝唑、庆大霉素等保留灌肠。⑦钡剂灌肠检查后，应立即灌肠将钡剂排出，以免形成钡石导致以后灌肠困难。⑧注意加强患儿保暖，避免患儿呼吸道感染的发生。⑨灌肠期间应指导患儿进食少渣饮食。

（陈娜娜）

十二、头皮静脉输液技术操作考核评分标准

科室_____ 姓名_____ 考核人员_____ 考核日期：　年　月　日

项目	总分	技术操作要求	标分	评分标准	扣分
仪表	5	仪表、着装符合护士礼仪规范	5	一项不符合要求扣 1 分	
操作前准备	8	1. 洗手 2. 核对医嘱、执行贴 3. 备齐用物，用物放置合理、有序，依次检查所备物品，保证安全有效	1 5 2	未核对扣 5 分 物品缺一件扣 1 分 其余一项不符合要求扣 1 分	

项目	总分	技术操作要求	标分	评分标准	扣分
		治疗车上层：PDA，治疗盘内放置：安尔碘、棉签、一次性输液器2套、头皮针2个、药液、5ml预充注射器2支、2ml注射器1支、盐酸肾上腺素1支、胶布、备皮刀、速干手消毒剂 治疗车下层：弯盘、止血带、锐器盒、医疗垃圾袋、生活垃圾袋			
安全评估	12	1. 携用物至床旁，查看床头牌、核对患儿姓名、PDA扫描手腕带及执行条码核对信息是否一致 2. 了解患儿病情、意识状态、自理能力、合作程度及心理反应情况，向家长解释头皮静脉输液目的、方法及配合，指导正确 3. 检查患儿头皮血管及皮肤情况 4. 环境安静、整洁，家属配合程度 5. 与患儿家属沟通时语言规范，态度和蔼	5 3 2 1 1	未核对扣5分 未使用PDA扣3分 未核对床头牌、手腕带、患儿各扣3分 查对患儿姓名不规范扣3分 其余一项不符合要求扣1分	
操作过程	60	1. 协助患儿取舒适卧位，垫适宜枕头，枕上铺治疗巾 2. 将弯盘置于治疗车上层，备胶布 3. 选择血管，备皮，范围＞8cm×8cm 4. 再次检查药液 5. 消毒液体瓶塞，挂在输液架上 6. 检查并打开输液器，将输液器插入液体袋内至根部 7. 排气一次成功（掌握首次排气液体不流出头皮针为原则） 8. 对光检查输液器内无气泡 9. 将头皮针放在输液器包装袋中或挂在输液架上 10. 家属协助固定患儿头部 11. 消毒注射部位皮肤2遍，直径＞5cm 12. 分离头皮针连接预充注射器，去掉针套，再次排气 13. 再次核对患儿、手腕带、执行贴及药物 14. 绷紧患儿注射部位皮肤、15°～30°穿刺见回血后再进针少许，固定针头 15. 推注生理盐水预充液，确定通畅无渗出后用胶布固定头皮针，取下注射器连接输液器，打开调节夹，将输液器妥善固定于合适位置 16. 根据患儿年龄、病情和药物性质合理调节输液速度 17. 手消毒 18. 再次核对，PDA扫描工号 19. 询问患儿的感受，向家长交代注意事项	2 3 3 5 3 3 3 2 2 1 5 5 5 5 5 3 1 5 2	未核对一次扣5分 核对内容不全少一项扣3分 备皮范围不足扣2分 程序错误扣5分 污染1次扣2分 药液浪费扣2分 消毒不规范扣2分 穿刺角度不正确扣5分 每退针1次扣2分 穿刺失败扣50分 跨越无菌区1次扣2分 输液器有气泡扣2分 滴速不正确每分钟相差5滴扣0.5分，最多扣2分 不看表调节滴速扣2分 胶布固定不牢扣1分 输液器低于操作面扣1分 其余一项不符合要求扣1分	
操作后	5	1. 爱护体贴患儿，整理床单位 2. 按照院感防控标准，正确处理物品 3. 洗手，记录	2 1 2	一项不符合要求扣1分	

续表

项目	总分	技术操作要求	标分	评分标准	扣分
评价	5	1. 操作方法正确、无菌概念强、操作熟练、滴速准确 2. 观察、处理故障正确 3. 操作时间 5 分钟	2 2 1	操作时间每延长 30 秒扣 1 分 操作不熟练扣 3 分	
理论 提问	5	1. 根据哪些因素调节输液速度 2. 输液过程中常见的输液反应有哪些 3. 小儿头皮输液常见并发症有哪些	5	少一条，扣 1 分	
合计	100				

理论提问：

1. 根据哪些因素来调节输液速度？

答：根据病情、年龄、药物性质、治疗需要来调节输液速度，婴幼儿滴速宜慢；脱水严重、心肺功能良好者，速度可稍快；一般掌握滴速 1 ～ 2 滴 /（kg·min）。

2. 输液过程中常见的输液反应有哪些？

答：发热反应、循环负荷过重、静脉炎、空气栓塞。

3. 小儿头皮输液常见并发症有哪些？

答：发热反应、急性肺水肿、静脉炎、空气栓塞、疼痛、针头堵塞、液体渗漏、穿刺失败。

（陈娜娜）

十三、小儿股静脉采血技术操作考核评分标准

科室_____ 姓名_____ 考核人员_____ 考核日期： 年 月 日

项目	总分	技术操作要求	标分	评分标准	扣分
仪表	5	仪表、着装符合护士礼仪规范	5	一项不符合要求扣 1 分	
操作 前 准备	8	1. 洗手 2. 核对医嘱、执行贴 3. 备齐用物，用物放置合理、有序，依次检查所备物品，保证安全有效 治疗车上层：PDA，注射盘内放安尔碘，棉签，已贴好条码的采血试管，5ml 注射器，6 号头皮针，胶布、速干手消毒剂 治疗车下层：弯盘、锐器盒、医疗垃圾袋、生活垃圾袋	1 5 2	未核对扣 5 分 其余一项不符合要求扣 1 分	
安全 评估	12	1. 携用物至床旁，查看床头牌、核对患儿姓名、PDA 扫描手腕带及执行条码核对信息是否一致 2. 了解患儿病情、意识状态、合作程度，向家属解释股静脉采血目的、方法及配合指导正确，询问家属是否按照要求进行采血前准备，如禁食等 3. 观察患儿肢体活动情况、穿刺部位局部皮肤情况 4. 环境安静、整洁，光线明亮 5. 与患儿及其家属沟通时语言规范、态度和蔼	5 3 2 1 1	未核对扣 5 分 未使用 PDA 扣 3 分 未核对床头牌、手腕带、患儿各扣 3 分 查对患儿姓名不规范扣 3 分 其余一项不符合要求扣 1 分	

项目	总分	技术操作要求	标分	评分标准	扣分
操作过程	60	1. 协助患儿取仰卧位，患儿大腿外展膝关节屈曲，暴露穿刺部位，注意保暖	2	未核对一次扣 5 分 核对内容不全少一项扣 2 分 核对患儿姓名不规范扣 3 分 污染一次扣 2 分 误入动脉扣 10 分 程序错误扣 5 分 其余一项不符合要求扣 1 分	
		2. 操作者左手示指触摸股动脉搏动，定位后做标记	5		
		3. 以穿刺点为中心，用安尔碘消毒穿刺部位 2 遍，直径＞5cm	5		
		4. 打开 5ml 注射器及头皮针外包装并连接紧密，推动活塞	2		
		5. 消毒操作者的左手示指和中指	5		
		6. 再次核对患儿、手腕带、执行贴、采血试管是否相符	5		
		7. 在患儿腹股沟中、内 1/3 交界处，以左手示指和中指触及股动脉搏动处，右手持头皮针，在股动脉搏动点内侧 0.3～0.5cm 穿刺即可进入股静脉。股静脉穿刺有两种方法	13		
		（1）直刺法：在股动脉内侧 0.3～0.5cm 垂直刺入慢慢提针同时抽吸，见抽出暗红色血，则提示进入股静脉，立即停止提针加以固定，尽快抽血到所需要量。如未见回血，则应继续刺入或缓慢边退边回抽试探直到见血为止			
		（2）斜刺法：触到股动脉搏动点示指不要移开，在股动脉距离腹股沟下 1～2cm 处与皮肤成 20°～30° 斜刺进针（肥胖患儿可加大角度为 30°～45°），边进边抽吸，见抽出暗红色血则提示进入股静脉，立即停止进针加以固定，尽快抽血到所需要量。如未见回血则应继续刺入或缓慢边退边回抽试探直到见血为止			
		8. 固定头皮针抽出所需血量后立即拔出针头，用无菌棉签压迫穿刺点 5 分钟或更长时间至不出血为止	5		
		9. 取下针头，将血液沿试管壁缓慢注入（需要抗凝的血标本，将血液与抗凝药即刻混匀）	5		
		10. 安全评估：采血顺序，血培养（厌氧 - 需氧 - 真菌）- 无添加剂试管 - 凝血管（蓝）- 血沉管（黑）- 促凝管（红）- 血清分离管（黄）- 肝素钠管（绿）-EDTA-K2 管（淡紫色）- 葡萄糖酵解抑制剂（灰）	5		
		11. 手消毒	1		
		12. 再次核对，PDA 扫描工号	5		
		13. 交代注意事项	2		
操作后	5	1. 爱护体贴患儿，穿好衣物，取舒适体位，整理床单位，嘱患儿饮食	2	一项不符合要求扣 1 分	
		2. 按照院感防控标准，正确处理物品，按要求送检血标本	1		
		3. 洗手，记录	2		

续表

项目	总分	技术操作要求	标分	评分标准	扣分
评价	5	1. 操作方法正确、熟练、无菌观念强，患儿痛感小，无不良反应，一次成功 2. 血标本处理正确，及时送检 3. 操作时间 5 分钟	2 2 1	操作时间每延长 30 秒扣 1 分 操作不熟练扣 3 分	
理论提问	5	1. 股静脉采集血标本时的注意事项有哪些 2. 股静脉采血的操作并发症有哪些	5	少一条，扣 1 分	
合计	100				

理论提问：

1. 股静脉采集血标本时的注意事项有哪些？

答：①操作过程中严格无菌操作；②避免反复多次穿刺形成血肿；③如抽出鲜红色血液，提示穿入股动脉，拔出针头后，用无菌棉球持续按压穿刺处数分钟，直至不出血为止。

2. 股静脉采血的操作并发症有哪些？

答：出血和血肿、感染、动静脉瘘、下肢血栓形成。

（陈娜娜）

十四、脐静脉置管术维护技术操作考核评分标准

科室＿＿＿＿＿　姓名＿＿＿＿＿　考核人员＿＿＿＿＿　　考核日期：　　年　月　日

项目	总分	技术操作要求	标分	评分标准	扣分
仪表	5	仪表、着装符合护士礼仪规范	5	一项不符合要求扣 1 分	
操作前准备	8	1. 无长指甲，洗手 2. 核对医嘱、执行单 3. 备齐用物，用物放置合理、有序，依次检查所备物品，保证安全有效 治疗车上层：PDA、乙醇或乙醇棉片、碘伏、正压接头 1 个、预充式导管冲洗器 1 个、水胶体敷料 1 贴、纱布、棉签、胶布、标签、速干手消毒液 治疗车下层：弯盘、医疗垃圾桶、生活垃圾桶	1 5 2	未核对扣 5 分 物品缺 1 项扣 1 分 其余 1 项不符合要求扣 1 分	
安全评估	12	1. 携用物至床旁，查看床头牌、核对患儿姓名、腹卡、手腕带与 PDA 医嘱信息是否一致 2. 评估患儿的病情与生命体征 3. 患儿脐根部及周围有无红肿、渗液、异味等感染征象；脐静脉导管外露长度，导管有无移动；敷料是否有渗血或者感染 4. 调节室温，环境安静、整洁，房间温、湿度适宜 5. 向家长解释操作的目的、方法，取得家长合作，与家长沟通时语言规范、态度和蔼	5 3 2 1 1	未核对扣 5 分 未使用 PDA 扣 3 分 核对内容不全少一项扣 3 分 少评估一项扣 1 分	

项目	总分	技术操作要求	标分	评分标准	扣分
操作过程	60	1. 协助患儿取舒适卧位 2. 将弯盘置于治疗车上层 3. 用乙醇棉片消毒正压接头的横截面、螺纹面及侧面 4. 再次核对患儿、手腕带、PDA医嘱信息 5. 抽回血检查是否通畅，以确定导管位置，避免将血抽到正压接头部分 6. 采用脉冲式方法冲管，带液离针，正压方法封管 7. 去除纱布敷料、固定胶带 8. 左手持纱布覆盖正压接头，右手持碘伏棉签一根，放平皮肤及导管，以导管残端为中心，顺时针消毒皮肤及导管，取第二、三根碘伏棉签用同样的方法逆、顺时针消毒皮肤及导管 9. 用胶布将导管"桥式"固定于腹部皮肤上 10. 在标签上标注操作者姓名及日期贴于导管末端 11. 手消毒，再次核对，PDA扫描工号 12. 口述：操作过程中随时观察患儿生命体征的变化，脐部每6小时消毒1次，避免尿裤遮盖，保持干燥	1 1 5 5 6 6 5 15 5 3 5 3	未核对一次扣5分 核对内容不全一项扣3分 查对患儿姓名不规范扣3分 污染一次扣5分 未用脉冲式方法冲管扣2分 未带液离针扣2分 消毒皮肤及导管时少消毒一遍扣5分 未口述扣3分 其余一项不符合要求扣2分	
操作后	5	1. 整理床单位，协助患儿取舒适体位 2. 按照院感防控标准，正确处理物品 3. 洗手，书写护理记录	2 2 1	一项不符合要求扣1分	
评价	5	1. 操作顺序正确，操作熟练、无菌、省力 2. 冲洗导管手法正确，胶布固定牢固、美观 3. 操作时间15分钟	2 2 1	操作不熟练扣2分 操作时间每延长30秒扣1分	
理论提问	5	脐静脉导管维护的注意事项有哪些	5	少一条，扣1分	
合计	100				

理论提问：

脐静脉导管维护的注意事项有哪些？

答：①导管维护时要严格无菌操作，动作要轻柔。导管试用期间保持脐部干燥，暴露，避免尿裤遮盖，每6小时脐部消毒1次；②定期检查导管体外端的长度及固定情况；③冲洗导管用10ml以上注射器抽吸生理盐水以脉冲方式进行冲管，并正压封管，严禁使用<10ml注射器冲洗导管；④体位变换和移动患儿时，需要妥善固定脐静脉导管，将与输液管和脐插管相连的正压接头妥善放置于患儿身体侧面，防止受压；⑤患儿双上肢要适当约束，避免牵拉和手拽输液管路；⑥更换正压接头、输液管道时注意评估各连接接头是否紧密，每班认真检查脐带创面有无渗血、渗液，评估固定胶布有无松动，发现松动时及时更换或者加强固定措施；⑦观察腹部体征如有无腹胀、腹壁静脉充盈、脐周红肿、有无腹部皮肤颜色改变等，早期识别NEC临床症状，若发现上述异常情况需要及时拔管。

（吴　倩　于　蓉）

十五、小儿静脉留置针穿刺技术操作考核评分标准

科室＿＿＿＿＿＿＿　姓名＿＿＿＿＿　考核人员＿＿＿＿＿　考核日期：　　年　月　日

项目	总分	技术操作要求	标分	评分标准	扣分
仪表	5	仪表、着装符合护士礼仪规范	5	一项不符合要求扣 1 分	
操作前准备	8	1. 洗手 2. 核对医嘱、执行贴 3. 备齐用物，用物放置合理、有序，依次检查所备物品、药品，保证安全有效 治疗车上层：PDA、治疗盘内放置：安尔碘、棉签、一次性输液器 2 套、头皮针 2 个、安全型留置针 2 支、透明敷贴 2 贴、药液、5ml 预充注射器 2 支、2ml 注射器 1 支、盐酸肾上腺素 1 支、胶布、刮头刀、速干手消毒剂 治疗车下层：弯盘、止血带、锐器盒、医疗垃圾袋、生活垃圾袋	1 5 2	未核对扣 5 分 其余一项不符合要求扣 1 分 物品缺一件扣 1 分	
安全评估	12	1. 携用物至床旁，查看床头牌、核对患儿姓名、PDA 扫描手腕带及执行条码核对信息是否一致 2. 了解患儿的病情，意识状态，自理能力，合作程度及心理反应情况，向家长解释静脉输液的目的、方法及配合，指导正确配合 3. 检查患儿的血管情况 4. 环境安静、整洁，家属配合程度 5. 与患儿家属沟通时语言规范、态度和蔼	5 3 2 1 1	未核对扣 5 分 未使用 PDA 扣 3 分 未核对床头牌、手腕带、患儿各扣 5 分 查对患儿姓名不规范扣 5 分 其余一项不符合要求扣 1 分	
操作过程	60	1. 协助患儿取舒适卧位 2. 垫适宜垫枕 3. 选择血管 4. 将弯盘置于治疗车上层 5. 若选择头部血管需备皮，范围＞ 8cm×8cm 6. 选择 24G 留置针、备胶布 7. 再次检查药液 8. 消毒液体瓶塞，挂输液架上 9. 检查并打开输液器，将输液器插入液体袋内至根部 10. 排气一次成功（掌握首次排气液体不流出头皮针为原则） 11. 对光检查输液器内无气泡 12. 将头皮针放置于输液器包装袋中（或挂于输液架上） 13. 消毒注射部位皮肤，顺时针方向，直径≥ 8cm 14. 打开透明敷贴 15. 再次消毒，逆时针方向，直径小于第一遍范围，待自然干燥后方可穿刺。家属协助固定患儿，在穿刺点上方 8 ～ 10cm 处扎止血带	1 1 3 2 2 1 3 2 2 2 2 2 3 1 2	未核对一次扣 5 分 核对患儿姓名不规范扣 5 分 备皮范围不足扣 2 分 程序错误扣 5 分 污染 1 次 药液浪费扣 2 分 消毒不规范扣 2 分 消毒液不干扣 2 分 穿刺角度不正确扣 5 分 每退针 1 次扣 2 分 穿刺失败扣 50 分 跨越无菌区 1 次扣 2 分 输液器内有气泡扣 2 分 滴速不正确每分钟相差 5 滴扣 0.5 分，最多扣 2 分 不看表调节滴速扣 2 分	

续表

项目	总分	技术操作要求	标分	评分标准	扣分
		16. 留置针与头皮针连接，先将头皮针针尖插入输液接头内，打开调节夹，使液体充满输液接头后，将头皮针完全插入输液接头，去除针套，针头向下，排气	2	胶布固定不牢扣2分 输液器低于操作面扣1分	
		17. 检查穿刺针，旋转松动针芯，并将针头斜面朝上	2	透明敷贴未包裹留置针后座尾部扣2分	
		18. 再次核对患儿、手腕带、执行贴及药物	5		
		19. 左手绷紧患儿注射部位皮肤，右手持针，在血管上方以10°～30°直刺进针，见回血后降低角度，沿静脉走向再进针约2mm	3	未旋转松动针芯扣2分 见回血后未降低穿刺角度扣1分	
		20. 左手持留置针Y形接口，向前送管，将套管全部送入血管后右手缓慢后撤针芯	2	穿刺日期标签粘贴位置不适宜扣1分	
		21. 松开止血带，打开调节夹	2	延长管未U形固定扣2分	
		22. 用透明敷贴固定	2		
		23. 记录穿刺日期并粘贴在留置针底座上	1	肝素帽固定时压迫穿刺部位扣2分	
		24. 用胶布U形固定留置针及头皮针	2		
		25. 合理调节输液速度	2	其余一项不符合要求扣1分	
		26. 手消毒	1		
		27. 再次核对，PDA扫描工号	5		
		28. 询问患儿感受，向家长交代注意事项	2		
操作后	5	1. 爱护体贴患儿，整理床单位 2. 按照院感防控标准，正确处理物品 3. 洗手，记录	2 1 2	一项不符合要求扣1分	
评价	5	1. 操作方法正确、无菌概念强、操作熟练、滴速准确、患儿无不适 2. 操作熟练、一次成功 3. 操作时间10分钟	1 2 2	操作时间每延长30秒扣1分 操作不熟练扣4分	
理论提问	5	1. 使用静脉留置针的目的是什么 2. 小儿留置针操作常见并发症有哪些	5	少一条，扣1分	
合计	100				

理论提问：

1. 使用静脉留置针的目的是什么？

答：①为患儿建立静脉通道，便于抢救；②减轻频繁穿刺给患儿造成的痛苦，适用于长期输液患儿。

2. 小儿留置针操作常见并发症有哪些？

答：静脉炎、留置针堵塞、液体渗漏、穿刺失败、皮下血肿、静脉血栓形成。

（吴　倩　于　蓉）

十六、小儿 PICC 置管技术操作考核评分标准（三向瓣膜式导管）

科室＿＿＿＿＿＿＿＿　姓名＿＿＿＿＿＿＿　考核人员＿＿＿＿＿＿　考核日期：　　年　月　日

项目	总分	技术操作要求	标分	评分标准	扣分
仪表	5	仪表、着装符合护士礼仪规范	5	一项不符合要求扣 1 分	
操作前准备	8	1. 洗手 2. 核对医嘱，确认知情同意书已签字 3. 备齐用物，用物放置合理、有序，依次检查所备物品，保证安全有效 治疗车上层：PDA；一次性中心静脉置管穿刺护理包 1 个（内有无菌手套 2 副、一次性无菌隔离衣 1 件、10cm×12cm 无菌透明敷贴，纱布 6 片、医用胶布 2 张、托盘 3 个、止血带 1 根、医用脱脂棉球 10 个、剪刀 1 把、纸尺 1 条、吸水垫 1 张、治疗巾 1 张、孔巾 1 张、包巾 1 张、大单 1 张、镊子 2 把）、75% 乙醇、2.5% 聚维酮碘、长无菌棉签、一次性治疗巾若干、无菌生理盐水、20ml 注射器 2 支、1ml 注射器 2 支、2% 利多卡因 1 支、肝素帽或正压接头、胶布、微插管鞘套件 1 套，PICC 导管（3F）一套、PICC 导管（4F）一套、弹性绷带、速干手消毒剂 治疗车下层：弯盘、锐器盒、医疗垃圾袋、生活垃圾袋	1 5 2	未核对扣 5 分 物品放置不合理扣 1 分 其余一项不符合要求扣 1 分	
安全评估	12	1. 携用物至床旁，查看床头牌、核对患儿姓名、手腕带与 PDA 医嘱信息是否一致 2. 了解患儿病情、意识状态、自理能力、合作程度及心理反应情况，解释 PICC 置管的目的及操作流程，签署知情同意书 3. 检查患儿局部皮肤及血管情况，测量导管预置入长度及臂围或腿围 4. 环境安静、整洁，房间已消毒、光线明亮 5. 与患儿及其家长沟通时语言规范、态度和蔼	5 2 2 2 1	未核对扣 5 分 未使用 PDA 扣 3 分 未核对床头牌、手腕带、患儿各扣 3 分 查对患儿姓名不规范扣 3 分 少评估一项扣 1 分 其余一项不符合要求扣 1 分	
操作过程	60	1. 协助患儿取合适卧位，上肢术侧肢体与身体成 90° 2. 在患儿术侧肢体下垫治疗巾，放止血带 3. 在预穿刺点上方处扎止血带，评估患儿血管情况，选择穿刺部位，上肢首选贵要静脉，其次肘正中静脉，最后选择头静脉，下肢可选择大隐静脉或小隐静脉，松开止血带 4. 测量导管长度 （1）上肢：患儿平卧，穿刺侧手臂外展 90°，从穿刺点沿静脉走向到右胸锁关节处折再向下至第 3 肋间 （2）下肢：患儿平卧，穿刺侧肢体外展 45°，从穿刺点沿静脉走向到腹股沟至脐至剑突 5. 测量上臂臂围：肩峰到尺骨鹰嘴的距离的 1/2 处测量，两侧肢体同时测量并做好记录	1 1 2 2 2	未核对一次扣 3 分 核对内容不全少一项扣 1 分 核对患儿姓名不规范扣 2 分 工作面不洁扣 2 分 污染一次扣 2 分 消毒不规范扣 2 分 无菌概念不清扣 5 分 消毒范围不正确扣 3 分 只测量一侧上臂臂围扣 2 分 测量后未记录扣 1 分	

项目	总分	技术操作要求	标分	评分标准	扣分
		测量腿围：腹股沟中点与髌骨上缘中点连线1/2处测量，两侧肢体同时测量并做好记录		操作过程中未观察、安抚患儿扣5分	
		6. 打开无菌包第一层，戴无菌手套，取无菌垫在患儿穿刺肢体下	1	未检查导管完整性扣2分	
		7. 消毒穿刺部位：按无菌操作原则以穿刺点为中心消毒皮肤，范围：患儿置管侧肢体≥20cm×20cm，75%乙醇3遍，后2.5%聚维酮碘3遍，顺、逆时针交替，自然待干	3	穿刺角度不正确扣2分 撤出导入鞘手法不正确扣3分	
		8. 更换手套，穿手术衣	1	撤导丝将导管脱出致操作失败扣50分，若导管脱出尚能送入静脉扣5分	
		9. 建立无菌区：打开无菌包第二层，取第二块、第三块无菌巾铺于患儿置管侧肢体，扩大无菌区，在穿刺点上方铺无菌洞巾	1	绷带加压包扎穿刺部位过紧扣2分	
		10. 助手将打开的PICC穿刺包、无菌敷贴、输液接头置于无菌区内	1	未及时观察穿刺部位及末梢血液循环情况扣5分	
		11. 预充导管：用无菌生理盐水冲洗输液接头、导管，检查导管是否通畅、有无破损后，浸泡于生理盐水中，再抽吸10ml生理盐水备用	2	其余一项不符合要求扣1分	
		12. 再次核对患儿、手腕带、执行单	5		
		13. 助手给患儿扎止血带，嘱患儿握拳	1		
		14. 穿刺：取出置管针，在预穿刺点以15°～30°穿刺进针，见回血后降低角度再进针2mm，左手送入套管针，助手松开止血带，退出针芯，送导丝，退出套管针，沿导丝送导入鞘，在穿刺点进行局部麻醉，扩皮后送入导入鞘	4		
		15. 置入PICC导管：操作者左手固定不动，右手撤出导入鞘内芯及导丝后，拿住PICC导管，将导管送入导入鞘末端，然后轻柔地将导管送入静脉	4		
		16. 撤导入鞘：将导管送入静脉10～15cm之后，操作者左手中指与示指移至并按压导入鞘上端静脉固定导管，右手从静脉内撤出导入鞘，使其远离穿刺部位，移开左手	4		
		17. 穿刺上肢时由助手协助患儿头转向穿刺侧手臂，下颌贴于肩，操作者将导管送至所测量的位置	1		
		18. 验证：用备好的无菌生理盐水注射器抽吸回血，证实导管通畅后以脉冲式注入导管	2		
		19. 撤导丝：操作者左手中指与示指按压穿刺点上方导管，右手缓慢撤除导丝	2		
		20. 按预计长度修剪导管，保留导管在体外的长度为5cm，套上减压套筒，安装连接器于PICC导管处，锁上	3		

项目	总分	技术操作要求	标分	评分标准	扣分
		21. 封管：连接输液接头，生理盐水正压封管	2		
		22. 固定：用蘸有无菌生理盐水的纱布擦干穿刺部位血迹，将体外导管放置呈 S 状弯曲，穿刺点覆盖纱布，无菌敷贴覆盖固定，敷料外注明日期	3		
		23. 绷带加压包扎穿刺部位，范围超过透明敷贴，时间 < 24 小时	2		
		24. 脱手套	3		
		25. 手消毒	2		
		26. 再次核对，PDA 扫描工号	1		
		27. 询问患儿感受，交代注意事项	1		
		28. 去放射科摄 X 线片确定导管尖端的位置	3		
操作后	5	1. 妥善安置患儿，整理床单位 2. 按照院感防控标准，正确处理物品 3. 洗手，记录（穿刺静脉、穿刺日期、导管刻度、导管尖端位置等，测量双侧上臂臂围并与置管前对照）	2 1 2	一项不符合要求扣 1 分	
评价	5	1. 操作方法正确、无菌原则强、熟练 2. 冲洗导管手法正确，敷贴固定牢固、美观 3. 测量导管方法正确 4. 正确指导患儿 PICC 维护注意事项	1 1 1 2	操作不熟练扣 3 分 一项不符合要求扣 1 分	
理论提问	5	1. PICC 适用证有哪些 2. 如何测量 PICC 置入长度	5	少一条，扣 1 分	
合计	100				

理论提问：

1. PICC 适用证有哪些？

答：①外周静脉不好，难以维持静脉输液的患儿；②输液时需要使用一些对外周静脉刺激性较大的药物（如化疗、大剂量补钾、TPN 等）；③输液治疗超过 1 周以上者；④长期需要间歇治疗者；⑤需反复输入血液制品者（如全血、血小板等）；⑥≤ 32 周的早产儿（极低体重儿 < 1.5kg）；⑦需进行家庭静脉治疗者。

2. 如何测量 PICC 置入长度？

答：上肢：患者臂与身体成 90°，导管长度自穿刺点至右胸锁关节，然后向下至第 3 肋间为预置入导管长度。

下肢：穿刺侧肢体外展 45°，从穿刺点沿静脉走向到腹股沟至脐至剑突为预置入导管长度。

（吴　倩　于　蓉）

十七、小儿 PICC 导管维护技术操作考核评分标准（换药包）

科室_____ 姓名_____ 考核人员_____ 考核日期：____年__月__日

项目	总分	技术操作要求	标分	评分标准	扣分
仪表	5	仪表、着装符合护士礼仪规范	5	一项不符合要求扣 1 分	
操作前准备	8	1. 洗手 2. 核对医嘱，PICC 导管维护手册 3. 备齐用物，用物放置合理、有序，依次检查所备物品，保证安全有效 治疗车上层：PDA 或 PICC 维护手册，治疗盘内放 PICC 维护包 1 个（内有无菌手套 1 副、75% 乙醇棉签 1 包、2.5% 聚维酮碘、棉签 1 包、乙醇棉片 2 个、无菌纱布 1 片、无菌胶条 3 条、10cm×12cm 透明敷贴 1 个、无菌治疗巾 1 块）、输液接头 1 个、10ml 预充注射器 1 个、速干手消毒剂 治疗车下层：弯盘、锐器盒、医疗垃圾袋、生活垃圾袋	1 5 2	未核对扣 5 分 其余一项不符合要求扣 1 分	
安全评估	12	1. 携用物至床旁，查看床头牌、核对患儿姓名、手腕带与 PDA 医嘱信息是否一致 2. 解释 PICC 维护的目的、方法，评估患儿病情，意识状态，自理能力，合作程度及心理反应情况 3. 检查患儿置管局部皮肤状况，穿刺点无红肿、渗血、渗液、贴膜无潮湿、脱落、污染，是否到期，导管有无移动、是否进入体内或脱出体外，询问是否大小便 4. 环境安静、整洁，光线明亮，30 分钟内无人走动及打扫、室温适宜 5. 与患儿沟通时语言规范、态度和蔼	5 2 3 1 1	未核对 1 次扣 5 分 未使用 PDA 扣 3 分 未核对床头牌、手腕带、患儿各扣 3 分 查对患儿姓名不规范扣 3 分 少评估一项扣 1 分 其余一项不符合要求扣 1 分	
操作过程	60	1. 打开换药包 2. 取出换药包内软尺，测量臂围：肩峰到尺骨鹰嘴的距离的 1/2 处测量 3. 协助患儿取舒适卧位，手臂外展 45°，穿刺侧肢体下铺一次性治疗巾 4. 揭去固定输液接头胶布，用 75% 乙醇棉片去除胶痕 5. 手消毒 6. 取出 10ml 预充注射器，释放阻力，安装输液接头，排气备用 7. 戴手套，摆放物品，揭开乙醇棉片备用，用无菌纱布卸下旧接头 8. 乙醇棉片包裹消毒导管接头，给予用力多方位擦拭 15 秒 9. 连接新的输液接头，抽回血，脉冲式冲洗导管，正压封管 10. 脱手套后去除原有透明敷料 11. 观察穿刺点有无异常	1 3 3 2 1 5 5 5 5 2 2	未核对一次扣 5 分 核对内容不全少一项扣 2 分 核对患儿姓名不规范扣 3 分 过程污染扣 2 分 未测量臂围或测量不正确扣 2 分 未铺治疗巾扣 2 分 未用乙醇去除胶痕扣 2 分 未手消毒扣 2 分 未释放阻力扣 2 分 卸接头污染扣 2 分 未消毒接头外壁扣 2 分 擦拭时间 < 15 秒扣 2 分 脉冲方法不正确扣 2 分	

续表

项目	总分	技术操作要求	标分	评分标准	扣分
		12. 手消毒，戴手套，撕开消毒包	3	未正压封管扣 2 分	
		13. 用乙醇棉签以顺、逆时针方向螺旋状消毒 3 遍，范围以穿刺点为中心，上下 10cm，左右到臂缘（或超过敷贴覆盖的面积），注意避开穿刺点 0.5cm，尽量避免乙醇接触导管	5	手拇指未轻压穿刺点扣 2 分 污染穿刺点扣 2 分 去除敷料不正确扣 2 分	
		14. 再用聚维酮碘棉签以穿刺点为中心顺、逆时针方向螺旋状消毒 3 遍，彻底消毒穿刺点，不超过乙醇消毒的范围，待干	5	消毒 1 项不符合要求扣 2 分 导管位置不当扣 2 分	
		15. 调整导管的位置	2	固定不当扣 2 分	
		16. 透明敷料无张力固定	2	未标注换药日期扣 2 分	
		17. 标注换药日期，导管外露长度，贴于透明敷料下缘	2	标注位置不当扣 2 分	
		18. 消毒手、再次核对，PD 扫描工号	5		
		19. 询问患儿感受，交代注意事项	2		
操作后	5	1. 爱护体贴患儿，整理床单位 2. 按照院感防控标准，正确处理物品 3. 洗手，填写导管维护记录	2 1 2	一项不符合要求扣 1 分	
评价	5	1. 操作方法正确、熟练、顺序正确 2. 正确脉冲式冲封管，敷贴固定牢固、美观 3. 操作时间 15 分钟	1 2 2	操作时间每延长 30 秒扣 1 分 操作不熟练扣 3 分	
理论提问	5	1. PICC 定义是什么 2. PICC 维护注意事项有哪些	5	少一条，扣 1 分	
合计	100				

理论提问：

1. PICC 定义是什么？

答：PICC（peripherally inserted central catheters）导管是经由外周静脉（贵要静脉、肘正中静脉、头静脉）穿刺，其导管尖端位于上腔静脉的末端，靠近上腔静脉与右心房入口处的深静脉置管术。用于为患者提供中期至长期的静脉治疗（5 天至 1 年）。

2. PICC 维护注意事项有哪些？

答：①禁止使用小于 10ml 的注射器冲管封管；②脉冲式冲管，防止非血凝性堵管；③正压封管，防止血液反流进入导管；④可以加压输液或输液泵给药，但不能用于高压注射泵推注造影剂；⑤逆导管方向去除敷料，切忌将导管带出体外；⑥勿用乙醇棉签消毒穿刺点，以免引起化学性静脉炎；⑦将体外导管放置呈弯曲状，以降低导管张力，避免导管在体内外移动；⑧体外导管须完全覆盖在透明敷料下，防止感染；⑨严格无菌操作，不要用手触动贴膜覆盖区域内皮肤；⑩每天输液后用导管容积加延长管容积 1.2 倍以上的生理盐水或 10U/L 的肝素盐水正压封管，输血、输蛋白、输脂肪乳等高黏滞性药物后立即用 5～10ml 生理盐水脉冲式冲管后再接其他输液。

（吴　倩　于　蓉）

十八、小儿经口鼻吸痰技术操作考核评分标准

科室_____ 姓名_____ 考核人员_____ 考核日期： 年 月 日

项目	总分	技术操作要求	标分	评分标准	扣分
仪表	5	仪表、着装符合护士礼仪规范	5	一项不符合要求扣1分	
操作前准备	8	1. 洗手 2. 核对医嘱、执行单 3. 备齐用物，用物放置合理、有序，依次检查所备物品，保证安全有效 治疗车上层：PDA、治疗盘1个、吸痰连接管、手电筒1个、听诊器1个、负压吸引表1个、型号适宜的一次性吸痰包数个（吸痰包内有吸痰管、治疗巾、一次性手套，如无吸痰包，用物需另备）、治疗碗内放纱布2块、开口器（按需）、舌钳（按需）、压舌板（按需）、复苏囊、速干手消毒剂 治疗车下层：消毒瓶（内盛500mg/L含氯消毒剂）用于浸泡吸痰连接管头端、一次性吸痰装置、医疗垃圾袋、生活垃圾袋	1 5 2	核对不符合要求扣3分 一项不符合要求扣1分	
安全评估	12	1. 携用物至床旁，查看床头牌、核对患儿姓名、住院号、手腕带与PDA医嘱信息是否一致 2. 了解患儿病情，评估患儿呼吸状态、痰液性状、量等，向患儿及其家属解释吸痰的目的及配合事项 3. 听诊双肺呼吸音 4. 询问患儿是否做过（口）鼻腔手术，有无（口）鼻腔疾病，有无义齿，应用手电筒观察局部黏膜情况，了解患儿配合程度及心理反应，2小时内避免进食 5. 观察并口述生命体征和氧饱和度 6. 观察吸氧情况，必要时给予氧气吸入 7. 环境安全、整洁、安静，光线明亮；与患儿沟通时语言规范、态度和蔼	5 2 1 1 1 1 1	未核对扣5分 未使用PDA扣3分 未查对床头牌、手腕带、执行单各扣3分 评估内容不全缺一项扣1分 其余一项不符合要求扣1分	
操作过程	60	1. 协助患儿取合适卧位，头偏向操作者一侧 2. 悬挂消毒瓶，连接一次性吸痰装置，妥善固定 3. 连接中心负压装置（吸痰连接管） 4. 调节适宜负压（新生儿8～13.3kPa，婴儿13.3～20kPa，儿童16.6～26.6kPa） 5. 检查吸痰连接管是否通畅，确认连接管紧密后，将吸痰连接管头端放入消毒瓶内（勿浸入液面） 6. 打开吸痰包，取出治疗巾，铺无菌治疗巾于患儿胸部，戴无菌手套 7. 左手持吸痰管外包装，右手取吸痰管并盘绕在手中（新生儿6～8号；婴幼儿8～10号；儿童10～14号），左手把吸痰管包装扔入黑色垃圾袋内，并取出吸痰连接管	2 1 1 5 2 2 5	未取合适体位扣2分 未核对一次扣5分 核对内容不全少一项扣1分 吸引器连接不符合要求扣2分 污染一次扣5分 吸痰操作方法不规范扣5分 一次吸痰时间>15秒扣5分 吸痰过程中未与患儿交流扣5分	

续表

项目	总分	技术操作要求	标分	评分标准	扣分
		8. 将吸痰连接管与吸痰管连接，观察负压大小及是否通畅	3	未冲洗吸痰管扣 2 分	
		9. 核对患儿、手腕带、执行单	5	沾湿床单、盖被或工作面不洁一次扣 2 分	
		10. 观察生命体征及血氧饱和度情况	3	未关闭负压扣 2 分	
		11. 吸痰管轻轻插入口、鼻腔，插管深度适宜，放开负压，吸痰时轻轻左右旋转吸痰管上提吸痰，避免反复提插	5	吸痰时病情观察不符合要求扣 3 分	
		12. 吸痰过程中观察患儿痰液情况（颜色、量、性状）、血氧饱和度、生命体征变化，与患儿有交流，每次吸痰时间不超过 15 秒	5	未观察痰液的性状及量扣 2 分 其余一项不符合要求扣 1 分	
		13. 吸痰结束，脱下右手手套并将吸痰管包裹扔进医疗垃圾桶	2		
		14. 用消毒液冲洗吸痰连接管（如需再次吸痰，应更换吸痰管以及无菌手套）	2		
		15. 关闭负压，将吸痰连接管头端浸泡至消毒瓶液面以下	2		
		16. 用纱布擦净口周（鼻部）分泌物，观察口鼻腔黏膜有无损伤，撤一次性治疗巾	2		
		17. 听诊肺部呼吸音，告知患儿及其家属痰液情况及注意事项	2		
		18. 手消毒	1		
		19. 再次核对，PDA 扫描工号	5		
		20. 询问患儿感受，观察生命体征及氧饱和度情况，呼吸是否通畅	3		
		21. 根据病情调节氧流量	2		
操作后	5	1. 协助患儿取舒适体位，安抚患儿，整理床单位 2. 按照院感防控标准，正确处理物品 3. 洗手，记录吸痰效果及痰液性状、颜色、量	2 1 2	一项不符合要求扣 1 分	
评价	5	1. 患儿体征及痰液清理情况良好，无特殊不适 2. 操作熟练，方法正确、省力、有效 3. 操作时间 6 分钟	1 2 2	操作不熟练扣 2 分 操作时间每延长 30 秒扣 1 分	
理论提问	5	1. 如何进行鼻咽、鼻气管吸痰 2. 吸痰时的操作要点有哪些	5	少一条，扣 1 分	
合计	100				

理论提问

1. 如何进行鼻咽、鼻气管吸痰？

答：①鼻咽：沿鼻腔的自然形态轻轻将吸痰管下至咽后壁，年长儿童 8～12cm；婴幼儿 4～8cm，间断吸引 10～15 秒；②鼻气管：沿鼻腔的自然形态轻轻将吸痰管下至气管的入口处，允许患儿做一次深呼吸，迅速将吸痰管插入气管，年长儿童 14～20cm，婴幼儿 8 ~ 14cm，间断吸引 10 ~ 15 秒。

2. 吸痰时的操作要点有哪些?

答：①在吸痰过程中或吸痰后如果出现氧饱和度下降或呼吸窘迫，立即重新戴上氧气面罩。②插吸痰管时宜在吸气时进行，插管时严禁使用负压，插入气管时患儿会出现咳嗽。如果患儿恶心或作呕，管道很可能误入食管，需立即取出重置。③摄入充足的水分有利于稀释呼吸道分泌物，机体更容易通过咳嗽清除分泌物。④经鼻实施吸痰时，尽可能先吸气管，然后吸咽部，如果在吸痰前口腔已经有大量分泌物，使用口腔吸引装置进行吸痰。⑤吸痰过程中监测患儿的生命体征和氧饱和度情况。如心率波动在 20 次 / 分以上或经皮氧饱和度降至 90% 以下或较吸痰前波动 5% 应立即停止吸痰操作。⑥如果在吸痰过程中患儿出现呼吸窘迫，立即拔出吸痰管给予吸氧。

（吴　倩　于　蓉）

十九、使用呼吸机患儿（经气管插管 / 气管切开）吸痰技术操作考核评分标准

科室_____　　姓名_____　　考核人员_____　　考核日期：　　年　月　日

项目	总分	技术操作要求	标分	评分标准	扣分
仪表	5	仪表、着装符合护士礼仪规范	5	一项不符合要求扣 1 分	
操作前准备	8	1. 洗手 2. 核对医嘱、执行单 3. 备齐用物，用物放置合理、有序，依次检查所备物品，保证安全有效 治疗车上层：PDA、治疗盘 1 个、吸痰连接管、手电筒 1 个、听诊器 1 个、负压吸引表 1 个、20ml 注射器内已抽取湿化液（标签注明湿化液和抽取时间）型号适宜的一次性吸痰包数个（吸痰包内有吸痰管、治疗巾、一次性手套，如无吸痰包，用物需另备）、治疗碗内放纱布 1 块、开口器（按需）、舌钳（按需）、压舌板（按需）、速干手消毒剂 治疗车下层：消毒瓶（内盛 500mg/L 含氯消毒剂）用于浸泡吸痰连接管头端、一次性吸痰装置、医疗垃圾袋、生活垃圾袋	1 5 2	核对不符合要求扣 3 分 一项不符合要求扣 1 分	
安全评估	12	1. 携用物至床旁，查看床头牌、核对患儿姓名、住院号、手腕带与 PDA 医嘱信息是否一致 2. 了解患儿病情，评估患儿呼吸状态、痰液性状、量等，向患儿及其家属解释吸痰的目的及配合事项，2 小时内避免进食 3. 听诊双肺呼吸音 4. 观察气管插管（气管切开）是否固定妥善，是否通畅，呼吸机管道连接是否紧密 5. 观察并口述生命体征和氧饱和度	3 2 1 2 1	未核对扣 3 分 未使用 PDA 扣 3 分 未查对床头牌、手腕带、执行单各扣 3 分 评估内容不全缺一项扣 1 分 其余一项不符合要求扣 1 分	

项目	总分	技术操作要求	标分	评分标准	扣分
		6. 观察呼吸机运转情况，确认吸氧浓度，并调节纯氧 2 分钟（新生儿上调 10%）	2		
		7. 环境安全、整洁、安静，光线明亮；与患儿沟通时语言规范、态度和蔼	1		
操作过程	60	1. 协助患儿取安全合适卧位	3	未取合适体位扣 2 分	
		2. 悬挂消毒瓶，连接一次性吸痰装置，妥善固定	2	未核对一次扣 3 分	
		3. 连接中心负压装置（吸痰连接管）	2	核对内容不全少一项扣 1 分	
		4. 调节适宜负压（新生儿 8～13.3kPa，婴儿 13.3～20kPa，儿童 16.6～26.6kPa）	2	吸引器连接不符合要求扣 2 分	
		5. 检查吸痰连接管是否通畅，确认连接管紧密后，将吸痰连接管头端放入消毒瓶内（勿浸入液面）	1	调节负压不正确扣 2 分	
		6. 打开吸痰包，取出治疗巾，铺无菌治疗巾于患儿胸部，戴无菌手套	3	污染一次扣 5 分	
		7. 左手持吸痰管外包装，右手取吸痰管并盘绕在手中，左手把吸痰管包装扔入黑色垃圾袋内，并取出吸痰连接管	5	分离呼吸机管道手法不正确扣 3 分	
		8. 将吸痰连接管与吸痰管连接，观察负压大小及是否通畅	2	吸痰时无菌与有菌概念不清每次扣 2 分	
		9. 再次核对患儿、手腕带	3	吸痰操作方法不规范扣 5 分	
		10. 观察生命体征及血氧饱和度	2	一次吸痰时间 > 15 秒扣 5 分	
		11. 右手持吸痰管，左手分离呼吸机管道，接口处放在治疗巾上（或请助手协助分离呼吸机管路）	3	吸痰过程中未与患儿交流扣 5 分	
		12. 左手控制负压，右手将吸痰管轻轻插入气管插管（气管切开），插管深度适宜，放开负压，吸痰时轻轻左右旋转吸痰管上提吸痰，避免反复提插	5	未冲洗吸痰管扣 2 分 沾湿床单、盖被或工作面不洁一次扣 2 分	
		13. 吸痰过程中观察患儿痰液情况（颜色、量、性状）、血氧饱和度、生命体征变化，与患儿有交流，每次吸痰时间不超过 15 秒	5	未关闭负压扣 2 分 吸痰时病情观察不符合要求扣 3 分	
		14. 吸痰结束，立即连接呼吸机管道，脱下右手手套并将吸痰管包裹扔进医疗垃圾桶	2	未观察痰液的性状及量扣 2 分	
		15. 如患儿痰液黏稠不易吸引时，可在吸痰前滴入适量的湿化液后再吸痰	1	其余一项不符合要求扣 1 分	
		16. 再调节纯氧 2 分钟（新生儿上调 10%）	2		
		17. 用消毒液冲洗吸痰连接管（如需再次吸痰，应更换吸痰管及无菌手套）	2		
		18. 关闭负压，将吸痰连接管头端浸泡至消毒瓶液面以下	2		
		19. 用纱布擦净人工气道周围分泌物，撤一次性治疗巾	2		
		20. 听诊肺部呼吸音，告知患儿及其家属痰液情况及注意事项	2		
		21. 手消毒	1		

续表

项目	总分	技术操作要求	标分	评分标准	扣分
		22 再次核对，PDA扫描工号	4		
		23.观察患儿感受，观察生命体征及氧饱和度情况，观察呼吸是否通畅，观察气管插管/气管切开固定是否妥善，呼吸机运转情况，呼吸机管道连接紧密	2		
		24.确认呼吸机氧浓度恢复至原来浓度根据病情调节氧流量	2		
操作后	5	1.协助患儿取舒适体位，整理床单位 2.按照院感防控标准，正确处理物品 3.洗手，记录吸痰效果及痰液的性状、颜色、量	2 1 2		
评价	5	1.患儿体征及痰液清理情况良好，无特殊不适 2.操作熟练，方法正确、省力、有效 3.操作时间6分钟	1 2 2	操作不熟练扣2分 操作时间每延长30秒扣1分	
理论提问	5	1.吸痰的并发症有哪些 2.吸痰的目的是什么 3.吸痰管型号应如何选择	5	少一条扣1分	
合计	100				

理论提问：

1.吸痰的并发症有哪些？

答：低氧血症、呼吸道黏膜损伤、心律失常、气道痉挛。

2.吸痰的目的是什么？

答：①清除呼吸道分泌物，保持呼吸道通畅；②促进呼吸功能，改善通气；③预防并发症；④留取痰标本。

3.吸痰管型号应如何选择？

答：新生儿6～8号；婴幼儿8～10号；儿童10～14号，原则上，建立人工气道的患儿，吸痰管最大外径不能超过气管套管内径的1/2～2/3。

（吴 倩 于 蓉）

二十、小儿洗胃技术操作考核评分标准

科室_____ 姓名_____ 考核人员_____ 考核日期： 年 月 日

项目	总分	技术操作要求	标分	评分标准	扣分
仪表	5	仪表、着装符合护士礼仪规范	5	一项不符合要求扣1分	
操作前准备	10	1.洗手 2.核对医嘱、执行单 3.备齐用物，用物放置合理、有序，依次检查所备物品，保证安全有效	1 3 2	未核对扣5分 未拧紧过滤器瓶盖扣3分	

项目	总分	技术操作要求	标分	评分标准	扣分
		治疗车上层：PDA，听诊器、适合患儿的胃管 2 根、治疗盘内有牙垫 2 个、治疗巾 2 块、胶布 1 个、无菌棉签 1 包、一次性手套 2 副、液状石蜡、灌注器或规格适宜的无菌注射器、水温计、纱布或卫生纸、治疗碗内盛温开水、一次性治疗碗 1 个、压舌板 2 个。必要时备开口器、舌钳、一次性尿垫、速干手消毒剂 治疗车下层：医疗垃圾袋、生活垃圾袋、弯盘、水桶 2 只（分别盛洗胃液、污水） 4. 另备：洗胃机 1 台，配好的洗胃液（一般新生儿 50～100ml，婴幼儿 500～1000ml，5 岁以下小儿为 1000～2000ml，5～10 岁儿童为 2000～3000ml，温度 25～38℃）	2	未测试三个管腔是否通畅扣 5 分 洗胃机管道连接不正确扣 5 分 洗胃液温度不正确扣 2 分 洗胃液量不正确扣 2 分 物品缺一项扣 1 分 其余一项不符合要求扣 1 分	
		5. 检查并准备洗胃机：连接洗胃机各管道，拧紧过滤器瓶盖，连接洗胃机电源，打开开关。安全评估：测试 3 个管腔是否通畅、负压是否正常，测试洗胃机运转是否正常	2		
安全评估	10	1. 携用物至床旁，查看床头牌、核对患儿姓名、手腕带与 PDA 医嘱信息是否一致	5	未核对扣 5 分 未使用 PDA 扣 3 分 未核对床头牌、手腕带、患儿各扣 3 分 核对姓名不规范扣 3 分 少评估一项扣 1 分 其余一项不符合要求扣 1 分	
		2. 了解患儿病情、年龄、意识状态、自理能力、合作程度及心理反应情况，向家属解释操作的目的、方法，协助患儿大小便，指导患儿配合	2		
		3. 评估患儿口唇及口腔黏膜有无炎症、损伤、疾病及牙齿有无松动，是否建立静脉通道及心电血压监测	2		
		4. 环境安静、整洁、光线明亮，温度适宜，与患儿沟通时语言规范、态度和蔼	1		
操作过程	60	1. 协助患儿取平卧位，头偏向术者或左侧头低足高卧位	1	未核对扣 5 分 洗胃机按错键扣 10 分 其余一项不符合要求扣 1 分 测量长度不准确扣 2 分	
		2. 患儿枕下垫一次性尿垫；颌下铺治疗巾	1		
		3. 将弯盘、纱布（或卫生纸）置于患儿口角旁	1		
		4. 清除口腔内异物，检查牙齿有无松动	1		
		5. 口腔内放置牙垫并固定（或他人帮助）	1		
		6. 核对并打开灌注器包装置于治疗盘内	1		
		7. 术者戴一次性手套	1		
		8. 核对并打开冲洗胃管，验证是否通畅	2		
		9. 液状石蜡润滑冲洗胃管前端（为插入长度的 1/3）	1		
		10. 测量冲洗胃管的长度（从前发际至剑突下的长度或鼻尖 - 耳垂 - 剑突），必要时以胶布粘贴做标记	2		
		11. 再次核对患儿、手腕带、执行单	5		
		12. 左手托住胃管，右手持住胃管前端，缓缓插入，到咽喉部时（口述：清醒能配合患儿嘱做吞咽动作，然后将胃管插至所需长度；不能配合者插管前将患儿头后仰，胃管插入会厌部时，以左手将患儿头部托起，	3		

项目	总分	技术操作要求	标分	评分标准	扣分
		使下颌靠近胸骨柄以增加咽喉通道的弧度，缓慢插入胃管到预定长度；插管过程中，随时观察患儿的病情变化)			
		13. 插入所需长度后，脱手套，与牙垫一起固定	1		
		14. 验证胃管是否在胃中（三种方法）：将胃管开口端置于温水腕内，无气泡逸出；用灌注器或无菌注射器向胃内注入 2～10ml 空气，能闻及气过水声；抽吸，有胃液吸出	5		
		15. 用灌注器抽吸胃内容物置于治疗碗内，送检	1		
		16. 再次检查洗胃机各管道连接是否正确	5		
		17. 将冲洗胃管与洗胃机连接	5		
		18. 洗胃	6		
		(1) 手控洗胃法：第一步按压洗胃机"手吸"键，吸液指示灯亮。第二步按压"手冲"键，冲液指示灯亮，将洗胃液冲入胃内，根据患儿年龄调节每次灌入量（小儿胃容量新生儿为 30～60ml，1～3 个月时为 90～150ml，1 岁时为 250～300ml，3 岁为 600ml，5 岁时为 700～850ml）。每次灌入量为同年龄胃容量的 1/2 为宜，重复几次，直至洗出液澄清无味为止			
		(2) 全自动洗胃法：按压"自控"键，冲洗自动控制，吸液与冲液指示灯交替闪亮，开始洗胃，直至洗出液澄清无味为止			
		19. 洗胃过程中，密切观察患儿病情、生命体征变化，观察洗胃液出入量的平衡，洗出液的颜色、气味、性状、量；如患儿有呕吐，防止窒息	5		
		20. 冲洗完毕，分离冲洗胃管，根据医嘱自冲洗胃管内注入所需药物	2		
		21. 洗胃完毕，折叠冲洗胃管末端并迅速拔出	1		
		22. 协助清醒患儿漱口	1		
		23. 擦净患儿面颊部分泌物及呕吐物，撤去治疗巾	1		
		24. 手消毒，再次核对，PDA 扫描工号	5		
		25. 询问患儿的感受	2		
操作后	5	1. 整理床单位，帮助患儿取舒适卧位 2. 按照院感防控标准，正确处理物品 3. 洗手，记录（洗胃液的量，洗出液的量、颜色、性状、气味）	2 2 1	一项不符合要求扣 1 分	
评价	5	1. 操作顺序正确、熟练，抢救有效 2. 动作轻巧，患儿无特殊不适 3. 操作时间 15 分钟	2 1 2	操作不熟练扣 2 分 操作时间每延长 30 秒扣 1 分	

项目	总分	技术操作要求	标分	评分标准	扣分
理论提问	5	1. 小儿洗胃的适应证有哪些 2. 小儿洗胃常用的洗胃液有哪些 3. 小儿洗胃液的量及胃管的选择方法有哪些 4. 小儿洗胃方式有哪些	5	少一条，扣 1 分	
合计	100				

理论提问：

1. 小儿洗胃的适应证有哪些？

答：①中毒患儿当催吐方法不成功时；②患儿有惊厥或昏迷而去除胃内容物有必要时。

2. 小儿洗胃常用的洗胃液有哪些？

答：①毒物不明时一般选择温开水或生理盐水；②巴比妥类选择 0.01% ～ 0.02% 高锰酸钾溶液；③有机磷类选择 2% ～ 4% 碳酸氢钠溶液；④应激性溃疡选择生理盐水或 2% ～ 4% 碳酸氢钠溶液。

3. 小儿洗胃液的量及胃管的选择方法有哪些？

答：（1）小儿洗胃液的量：①新生儿，50 ～ 100ml；②婴幼儿，500 ～ 1000ml；③学龄期儿童，1000 ～ 2000ml。

（2）胃管的选择：①新生儿，6 ～ 8 号；②婴儿（1 岁之前），10 ～ 12 号；③幼儿（1 ～ 3 岁），12 ～ 14 号；④儿童（3 岁至青春期），14 ～ 16 号。

4. 小儿洗胃方式有哪些？

答：①注射器法：适用于 3 岁以下患儿，用 50ml 注射器向胃内注入和抽出液体。注射器法简单、刺激性小、进出胃内液量准确。②低压吸引器洗胃法：适用于 3 岁以上患儿，目前临床使用的有灌肠袋低压吸引器洗胃法、吊瓶低压吸引器洗胃法及一次性输液管和负压吸引器法。操作方法：洗胃液距床面 30 ～ 50cm 为宜，吸引器压力 100 ～ 200mmHg，每次灌入液体 100 ～ 150ml 为限。③电动洗胃法：7 ～ 14 岁患儿多采用机械洗胃，其特点是操作简便，能够迅速、大量、彻底洗胃，并能准确计算出入胃液量，避免洗胃液被重吸收。

（陈娜娜）

二十一、小儿腹膜透析换液技术操作考核评分标准

科室＿＿＿＿＿＿　姓名＿＿＿＿＿　考核人员＿＿＿＿＿　考核日期：　　年　月　日

项目	总分	技术操作要求	标分	评分标准	扣分
仪表	5	仪表、着装符合护士礼仪规范	5	一项不符合要求扣 1 分	
操作前准备	10	1. 洗手 2. 核对医嘱、执行单 3. 备齐用物，用物放置合理、有序，依次检查所备物品，保证安全有效	1 3 2	未核对扣 3 分 其余一项不符合要求扣 1 分	

项目	总分	技术操作要求	标分	评分标准	扣分
		治疗车上层：PDA、温度适宜的腹透液（35～37℃）、碘液微型盖1个、蓝夹子2个、记录单、速干手消毒剂			
		治疗车下层：电子（弹簧）秤、医疗垃圾袋、生活垃圾袋			
		4. 检查腹透液浓度、容量、有效期，接口拉环有无脱落，可折断出口塞有无折断，管路及废液袋中有无液体、渗漏、温度；换液所需物品安全、齐全	2		
		5. 无菌腹透液温度适宜，遵医嘱加入药物、称重并做好记录	2		
安全评估	10	1. 携用物至床旁，查看床头牌、核对患儿姓名、手腕带与PDA医嘱信息是否一致	3	未核对扣3分 未使用PDA扣3分 核对内容不全少一项扣1分 查对患儿姓名不规范扣2分 少评估一项扣1分 其余一项不符合要求扣1分	
		2. 解释操作的目的、方法及如何配合；了解患儿病情，生命体征及合作程度，询问患儿是否大小便	3		
		3. 患儿腹透外管是否良好及外口有无感染情况，检查患儿腹透外接短管是否处于关闭状态	2		
		4. 室内清洁、消毒合格，环境安静，温度适宜	1		
		5. 与患儿沟通时语言规范、态度和蔼	1		
操作过程	60	1. 协助患儿取舒适卧位	1	未核对一次扣5分 核对内容不全少一项扣2分 核对患儿姓名不规范扣3分 工作面不洁扣1分 准备物品不齐全少一项扣1分 检查漏一项扣2分 出口处未关闭扣1分 连接时污染扣2分 旋拧不紧密扣2分 操作不熟练扣2分 不关闭短管扣2分 排气不合格扣1分 未检查碘液微型盖扣2分 操作中未与患儿交流扣5分 其余一项不符合要求扣1分	
		2. 准备			
		（1）清洁工作台，检查准备所需物品完好	1		
		（2）打开外包装袋，取出腹透液，检查接口拉环、管路、出口塞和腹透液袋是否完好	3		
		（3）取出患儿身上的外接短管确保短管处于关闭状态	2		
		（4）如需添加药物，按医嘱将其从加药口加入透析液中	2		
		（5）称量腹膜透析液并做好记录	2		
		3. 再次核对患儿、手腕带、执行单	5		
		4. 连接			
		（1）拉开腹透液接口拉环	1		
		（2）取下患儿腹部短管上的碘液微型盖	2		
		（3）迅速将腹透液与短管相连，连接时将短管朝下，旋拧腹透液管路至与短管完全密合	3		
		5. 引流			
		（1）调整挂钩或输液架高度，悬挂透析液袋于电子（弹簧）秤上	3		
		（2）用蓝夹子夹住腹透液入液管路	2		
		（3）将引流袋低位放置于干净容器内	2		
		（4）将短管白色开关旋至一半，当感到阻力时停止，开始引流，调节引流速度，同时观察引流液是否浑浊	3		

项目	总分	技术操作要求	标分	评分标准	扣分
		（5）引流完毕后关闭短管	2		
		6. 冲洗			
		（1）用另一个蓝夹子夹住引流管，移开入液管路的蓝夹子	1		
		（2）将腹透液袋口的绿色出口折断	1		
		（3）打开引流管处蓝夹子，5 秒后，再用蓝夹子夹住引流管	2		
		7. 灌注			
		（1）打开短管旋钮开关开始灌注，调节灌注速度	3		
		（2）灌注至所需入量后关闭短管	3		
		（3）再用蓝夹子夹住入液管路	2		
		8. 分离			
		（1）打开无菌碘液微型盖的外包装，检查帽盖内是否浸润碘液	1		
		（2）将短管与腹透液管分离	2		
		（3）将短管朝下、旋紧碘液微型盖至完全密合	2		
		（4）将短管放入患儿腰带内	1		
		9. 手消毒	1		
		10. 再次核对，PDA 扫描工号	5		
		11. 询问患儿感受，交代注意事项	2		
操作后	5	1. 协助患儿取舒适卧位 2. 按照院感防控标准，正确处理物品 3. 称量透出液、观察透出液性状并做好记录	1 2 2	一项不符合要求扣 1 分	
评价	5	1. 严格无菌操作 2. 操作前后严格检查、评估 3. 步骤正确，动作流畅 4. 腹透室符合清洁、安全原则 5. 操作时间 30 分钟	1 1 1 1 1	操作时间每延长 30 秒扣 1 分 操作不熟练扣 3 分	
理论提问	5	1. 什么是腹膜透析 2. 腹膜透析相关感染并发症有哪些 3. 腹膜透析相关的非感染并发症分哪几类	5	少一条，扣 1 分	
合计	100				

理论提问：

1. 什么是腹膜透析？

答：腹膜透析是利用患者自身腹膜的半透膜特性，通过弥散和对流的原理，规律、定时地向腹腔内灌入透析液并将废液排出体外，以清除体内潴留的代谢产物、纠正电解质和酸碱失衡、超滤过多水分的肾脏替代治疗方法。

2. 腹膜透析相关感染并发症有哪些？

答：腹膜透析相关感染并发症包括腹膜透析相关腹膜炎、出口处感染和隧道感染，其中后两者统称为导管相关感染。

3. 腹膜透析相关的非感染并发症分哪几类？

答：第一类：腹膜透析导管功能障碍，如导管移位、导管堵塞等；第二类：腹腔内压力增高所导致的疝、渗漏等；第三类：糖、脂代谢异常等；第四类：腹膜功能衰竭；第五类：营养不良、心血管并发症、钙磷代谢紊乱等并发症。

（司　辉）

二十二、小儿胰岛素泵使用技术操作考核评分标准

科室_____　　姓名_____　　考核人员_____　　考核日期：　　年　月　日

项目		总分	技术操作要求	标分	评分标准	扣分
仪表		5	仪表、着装符合护士礼仪规范	5	一项不符合要求扣1分	
操作前准备		8	1. 洗手 2. 核对医嘱、执行贴 3. 备齐用物，用物放置合理、有序，依次检查所备物品，保证安全有效 治疗车上层：PDA、执行贴、治疗盘内备75%乙醇、棉签、胰岛素泵（电量充足、功能正常）、胰岛素泵管路、胰岛素笔芯、速干手消毒剂、储药器、助针器 治疗车下层：弯盘、锐器盒、医疗垃圾袋、生活垃圾袋	1 5 2	未核对扣5分 其余一项不符合要求扣1分	
安全评估		12	1. 携用物至床旁，查看床头牌、核对患儿姓名、PDA扫描手腕带及执行条码核对信息是否一致 2. 了解患儿年龄、病情、意识状态、自理能力、合作程度及心理反应情况，解释胰岛素泵治疗的目的、方法及配合指导正确 3. 评估患儿皮肤情况及有无使用胰岛素泵的经历；询问患儿家属是否按照要求进行皮肤清洁等准备 4. 环境安静、整洁，光线明亮，温度适宜 5. 与患儿家属沟通时语言规范、态度和蔼	5 3 2 1 1	未核对扣5分 未使用PDA扣3分 未核对床头牌、手腕带、患儿各扣3分 查对患儿姓名不规范扣3分 少评估一项扣1分 其余一项不符合要求扣1分	
操作过程	胰岛素泵应用	45	1. 协助患儿取舒适卧位，注意保暖，保护患儿隐私，适当屏风遮挡 2. 将弯盘置于治疗车上层 3. 润滑储药器，用储药器抽吸药液，排出气泡后拔掉针头 4. 打开胰岛素泵管的包装，把泵管与储药器连接到一起，检查确定连接紧密 5. 胰岛素泵开机，马达复位	2 1 3 3 1	未核对一次扣5分 核对内容不全少一项扣3分 核对患儿姓名不规范扣3分 卧位不合适扣2分 储药器抽吸药物不成功扣2分	

项目	总分	技术操作要求	标分	评分标准	扣分
		6. 将储药器安装在胰岛素泵的储药槽中，按 ACT 键进行充盈，直到针头处有药液溢出	3	管路固定不规范扣 2 分	
		7. 检查泵管中有无气泡，有气泡要排出，放到治疗盘	2	消毒不规范扣 3 分 植入手法不规范扣 5 分	
		8. 按医嘱调整好胰岛素基础率，经双人核对，准确无误	7	程序错误扣 5 分 其余一项不符合要求扣 1 分	
		9. 用乙醇消毒注射部位 2 次（多取腹部，避开腰带位置；也可选择上臂），消毒范围直径＞5cm	5		
		10. 核对患儿、手腕带、执行贴及药物	5		
		11. 捏起皮肤，垂直（90°）进针，植入皮下	3		
		12. 固定管路，并做二次固定，记录安装时间	2		
		13. 手消毒，再次核对，PDA 扫描工号	5		
		14. 询问患儿感受并向患儿交代注意事项	2		
		15. 口述：胰岛素泵已顺利安装	1		
餐前量注射	15	1. 协助患儿取舒适体位	1	体位不合适扣 1 分	
		2. 核对患儿，解释并说明目的，取得患儿的配合	1	未询问有无低血糖不适扣 2 分	
		3. 询问患儿有无低血糖等不适	1	未确定患儿已备好进餐食物扣 2 分	
		4. 确定患儿已备好进餐食物	1	未检查注射部位皮肤扣 2 分	
		5. 安全评估：检查注射部位无红肿、无瘙痒、针头无脱出、固定牢固	1	未核对扣 2 分	
		6. 按"B"键一下，出现"设置大剂量"字样	1	其余一项不符合要求扣 1 分	
		7. 核对患儿、手腕带、执行贴及药物	2		
		8. 按 ACT 键确认，注射过程观察患儿有无不适	1		
		9. 手消毒，再次核对，选择 PDA 医嘱条目，扫描工号	5		
		10. 询问患儿感受并嘱患儿按规定时间进餐	1		
操作后	5	1. 爱护体贴患儿，整理床单位	1	一项不符合要求扣 1 分	
		2. 确保患儿注射胰岛素后及时进餐，必要时协助患儿进餐	1		
		3. 按照院感防控标准，正确处理物品	1		
		4. 洗手，记录	2		
评价	5	1. 操作方法正确、熟练，无菌观念强	1	操作时间每延长 30 秒扣 1 分	
		2. 熟知胰岛素泵性能，熟练排除胰岛素泵故障	2	操作不熟练扣 3 分	
		3. 操作时间 5 分钟	2		
理论提问	5	1. 胰岛素泵常见的故障报警有哪些 2. 使用胰岛素泵应注意哪些问题	5	少一条，扣 1 分	
合计	100				

理论提问：

1. 胰岛素泵常见的故障报警有哪些？

答：①电池相关报警；②无输注报警；③马达报警；④静电报警。

2. 使用胰岛素泵应注意哪些问题？

答：①患儿监护人应当了解胰岛素泵的结构，工作原理和使用须知。②保证充足的物品和胰岛素储备，防止胰岛素泵治疗突然中断，如胰岛素泵需要的储药器、管路、胰岛素等要有备份，并要与胰岛素泵相匹配。③患儿及其家属要积极接受胰岛素泵使用方面的培训，熟练掌握胰岛素泵的操作方法、报警的原因与处理、电池的更换方法等。④每天检查管路是否通畅，注射部位有无红肿、瘙痒，发现异常应及时到医院检查。⑤按照医师的要求，定时监测血糖，将注射胰岛素的剂量和血糖结果做好记录，定期到医院复查，及时调整胰岛素的剂量和治疗方案。

（陈娜娜）

二十三、新生儿窒息复苏技术操作考核评分标准

科室＿＿＿＿＿＿＿＿　姓名＿＿＿＿＿＿　考核人员＿＿＿＿＿＿　考核日期：　　年　月　日

项目	总分	技术操作要求	标分	评分标准	扣分
仪表	5	仪表、着装符合护士礼仪规范	5	一项不符合要求扣1分	
操作前准备	5	物品准备：听诊器、吸痰管、弯盘、简易呼吸器、手消毒液、小枕、纱布、大毛巾、表、吸氧装置、吸痰装置、心电监护	5	用物少一件扣1分，1件不符合要求扣1分，扣完为止	
安全评估	10	1.周围环境安全，检查用氧是否安全 2.经评估需要进行复苏，4项指标：①足月妊娠；②羊水；③呼吸或哭声；④肌张力 立即呼叫其他人员参与抢救 3.评估时间3～4秒	1 8 1	未评估一项扣2分	
操作过程	65	1.初步复苏 （1）保暖：远红外辐射台保暖，接心电监护 摆正体位：肩下垫小枕，呈鼻吸气位，肩部抬高1～2cm （2）清理气道：头偏向一侧，清理口、鼻分泌物 （3）擦干与刺激：大毛巾擦干全身，轻弹足底或按摩患儿背部两次 2.正压通气：经刺激呼吸后仍呼吸暂停或喘息样呼吸，或心率＜100次/分，则进行正压通气 （1）连接氧源，打开氧气开关，调节氧流量（8～10L/min） （2）安置简易呼吸器，面罩适宜，调节氧浓度（≥35周21%，＜35周21%～30%） （3）挤压球体，频率40～60次/分	2 2 6 2 2 6	少做一项扣2分 呼吸器放置位置不准确扣2分 未充分开放气道扣2分 呼吸频率不准确扣2分 其余一项不符合要求扣1分 未再次评估扣6分 矫正通气少一步扣2分 未再次评估扣6分 未继续正压通气扣2分 按压部位不正确扣4分 手法不正确扣4分	

项目	总分	技术操作要求	标分	评分标准	扣分
		3. 矫正通气：正压通气 5～10 次以后评估，是否为有效通气（心率上升），若为无效通气则给予矫正通气（MRSOPA：检查面罩和面部密闭性；调整体位；必要时吸引清理呼吸道；新生儿口张开；增加通气压力；改变通气方式如气管内插管或使用喉罩气道）	6	深度不正确扣 4 分 频率不合适扣 4 分 比例不合适扣 4 分 未再次判断不得分 判断指征不恰当每项扣 2 分；未给予鼻导管吸氧扣 4 分	
		4. 胸外按压：有效正压通气 30 秒后再次评估（心率＜60 次/分），继续给予持续正压通气的同时行胸外心脏按压并连接三导联心电监测	6		
		按压部位：胸骨体下 1/3 即两乳头连线中点下方，避开剑突	6		
		按压方法：双手拇指指端垂直按压，深度为胸廓前后径的 1/3，放松时手指不离开胸壁	6		
		按压频率：频率 120 次/分，按压与通气比为 3：1，2 秒内完成 4 个动作（3 次按压 1 次呼吸），以按压者为主需大声喊出频率："1、2、3、吸"，1 分钟共120 个动作	6		
		5. 60 秒后再次评估（心率≥60 次/分），停止心脏按压，继续给予正压呼吸	6		
		6. 30 秒后评估（心率＞100 次/分），宣布复苏成功，正压通气，酌情给予鼻导管吸氧，进一步支持治疗	6		
操作后	5	1. 安置患儿：垫枕，整理衣裤，取合适卧位 2. 按照院感防控标准，正确处理物品 3. 洗手、记录	2 1 2	一项不符合要求扣 2 分	
评价	5	1. 每次实施步骤按时准确评估，评估时间不超过 5 秒，判断准确 2. 动作迅速，急救意识强 3. 定位准确，手法正确，操作熟练 4. 操作时间 4 分钟	1 1 1 2	评估时间＞5 秒钟扣 1 分； 时间每超 30 秒钟扣 1 分	
理论提问	5	1. 胸外按压的位置、深度、频率是什么 2. 正压人工通气指征有哪些 3. 新生儿有活力的评价标准是什么	5	一项回答错误或不准确扣 1 分	
合计	100				

理论问答：

1. 胸外按压的位置、深度、频率是什么？

答：①位置：新生儿胸骨下 1/3，位置在乳头连线和剑突之间；②深度：胸骨下陷约前后径的 1/3 深度；③频率：胸外按压与正压通气配合，每 3 次胸外按压后，正压通气 1 次，每分钟共计 30 次呼吸和 90 次胸外按压。

2. 正压人工通气指征有哪些？

答：经刺激呼吸后仍呼吸暂停或喘息样呼吸，或心率＜ 100 次 / 分。

3. 新生儿有活力的评价标准是什么？

答：强有力的呼吸，肌张力好，心率＞ 100 次 / 分。

（吴　倩　于　蓉）

二十四、小儿心肺复苏技术操作考核评分标准

科室＿＿＿＿＿＿　　姓名＿＿＿＿＿　　考核人员＿＿＿＿＿　　考核日期：　　　年　月　日

项目		总分	技术操作要求	标分	评分标准	扣分
仪表		5	仪表、着装符合护士礼仪规范	5	一项不符合要求扣1分	
操作前准备		5	物品准备：胸外按压板、便携面罩、纱布2块、弯盘、听诊器、血压计、手电筒 依次检查所有物品保证备用状态	5	物品少一件扣1分 一项不符合要求扣1分	
安全评估		10	1. 评估环境：确认现场安全	2	拍打部位不正确扣1分	
			2. 判断患儿反应：轻拍儿童肩膀或婴儿的足跟，大声呼喊："你还好吗？"	2	未呼叫患儿扣1分 判断时间不正确扣1分 动脉部位不正确每次扣2分 未打开被子扣1分 未记录时间扣1分 其余一项不符合要求扣1分	
			3. 如判断患儿无反应时，立即启动急救反应系统并获取 AED/ 除颤仪	2		
			4. 同时判断呼吸及动脉搏动（婴儿触摸肱动脉，儿童触摸颈动脉或股动脉）：注视或观测胸部运动，检查呼吸是否无呼吸或仅是濒死叹息样呼吸。使用近侧2个或3个手指找到气管，将手指滑到气管和颈侧肌肉之间的沟内，触摸颈动脉的搏动；或者将2根手指放置大腿内侧，髋骨和耻骨之间，正好在躯干和大腿交汇处的折痕一下，触摸股动脉的搏动；或者将2根或3根手指置于患儿的上臂内侧，在肘和肩之间触摸肱动脉的搏动，同时判断5～10秒	3		
			5. 如无呼吸或呼吸异常，并没有明确感触到脉搏，立即记录时间，行胸外心脏按压	1		
操作过程	胸外按压	25	1. 抢救者位于患儿一侧	1	双肘未伸直扣1分	
			2. 去枕，确保患儿仰卧在坚固平坦的表面上（如为软床，背部垫按压板）	3	按压部位不准确扣5分 按压深度不足每循环扣1分 回弹不足每循环扣1分 速率不合乎要求，每一循环扣1分 手掌离开按压部位每循环扣1分 未观察面色每一循环扣1分 动作过猛扣2分	
			3. 解开患儿衣服，暴露胸部，松解腰带	2		
			4. 定位：儿童：双手或单手掌根（对于很小的儿童可用）放在患儿胸骨下半部上（中指位于双乳头连线中点），手指不触及胸壁。婴儿：如是单人采取将2根手指放于婴儿胸部中央（略低于乳头连线，在胸骨的下半部分），不要压到胸骨末端。如是双人采取将两个拇指并排放在婴儿胸部中央，对于小婴儿时两个拇指可以叠放，手臂与胸骨垂直，使肩、肘、腕关节呈一条直线	5		

项目	总分	技术操作要求	标分	评分标准	扣分
		5. 深度：两肘伸直，快速、用力按压，按压深度为患儿胸部厚度的 1/3，儿童约 5cm，不超过 6cm，婴儿约 4cm，按压同时观察患儿面色	3	按压中断时间超过 10 秒扣 2 分	
		6. 回弹：每次按压后确保胸壁完全回弹，但手掌不离开胸壁	3	胸外按压与人工呼吸比例错误，每循环扣 2 分	
		7. 频率：以 100～120 次／分的速率按压，不因任何原因停止按压 10 秒以上	3	其余一项不符合要求扣 1 分	
		8. 复苏方法：胸外按压与人工呼吸比例：按压：通气 =30：2，双人 15：2	5		
开放气道	15	1. 将患儿头偏向一侧，用纱布裹以救护者右手示指或示指、中指，清除口鼻腔分泌物（评估无分泌物时可不做此步骤）	3	未清除分泌物扣 2 分 清除分泌物不到位扣 1 分	
		2. 评估口中有无牙套、颈椎有无损伤	1	清除分泌物时，头未偏向一侧扣 1 分	
		3. 将患儿头部置于中立位	1		
		4. 开放气道 方法一：仰头提颏法 抢救者一手置于患儿前额，然后用手掌推动使其头部后仰，另一手的手指置于下颌的靠近颏部的骨性部分，提起下颌，使颏上抬 方法二：推举下颌法（疑有颈椎损伤者） 抢救者双手置患儿头部两侧，双肘置于患儿仰卧的平面上，双手示、中、环指放在患儿下颌角下方，提起下颌，使下颌前移，如果双唇紧闭，用拇指推下下唇，使嘴张开	10	开放气道手法不正确每次扣 2 分 头后仰程度（颊与耳连线应垂直于地面）不够每次扣 2 分 其余一项不符合要求扣 1 分	
口对面罩人工呼吸	15	1. 以患儿鼻梁作参照，把面罩放于患儿面部	1	按压面罩手法不正确扣 2 分	
		2. 使面罩封住面部：用靠近患儿头顶的手，将拇指和示指放在面罩的边缘，将另一手的拇指放在面罩下缘，用力按住面罩的边缘，使面罩密封于面部，其余手指放在下颌骨缘，进行提颏，开放气道	2	通气无效一次扣 2 分 吹气量不足一次扣 1 分 通气量过大一次扣 1 分 吹气时间不足或过长每次扣 1 分	
		3. 口对防护面罩吹气，使胸部隆起，吹气同时观察胸部有无起伏（相对成人进行通气时要减少容量和力度）	4	吹气后，未观察胸廓起伏每次扣 1 分 其余一项不符合要求扣 1 分	
		4. 每次吹气时间 1 秒，每 3～5 秒给予 1 次呼吸（每分钟 12～20 次）	2		
		5. 吹气完毕，使胸廓自行回缩将气体排出	2		
		6. 注意观察胸部复原情况	2		
		7. 连续吹气 2 次，取下面罩	2		
判断	5	1. 反复操作 5 个循环后再次同时判断动脉搏动及呼吸 5～10 秒，如动脉搏动及自主呼吸恢复，口述：复苏成功，记录时间（时间具体到分钟）	2	颈动脉位置不正确扣 2 分 判断时间不正确扣 1 分	

项目	总分	技术操作要求	标分	评分标准	扣分
		2. 观察并口述：瞳孔缩小，角膜湿润，口唇、面色、皮肤、甲床色泽转红润，测量上肢收缩压，观察病情变化，进行进一步生命支持 3. 口述：如未恢复，继续以上操作5个循环后再判断。复苏团队到达后，每2分钟交换角色1次。AED/除颤仪到达后根据心律除颤	2 1	未记录抢救成功时间扣1分 其余一项不符合要求扣1分	
操作后	5	1. 安置患儿：垫枕，整理衣裤，取合适卧位 2. 按照院感防控标准，正确处理物品 3. 洗手、记录	2 1 2	一项不符合要求扣2分	
评价	10	1. 动作迅速，操作熟练，急救意识强 2. 定位准确、手法正确，抢救有效 3. 爱伤观念 4. 操作时间150秒	3 3 2 2	操作不熟练扣3分 无急救意识扣5分 操作时间每延长30秒扣1分	
理论提问	5	1. 心肺复苏的目的是什么 2. 怎样进行动脉搏动的定位 3. 心肺复苏的注意事项有哪些 4. 心肺复苏的有效指征有哪些	5	少一条，扣1分	
合计	100				

理论提问：

1. 心肺复苏的目的是什么？

答：当患者呼吸、心搏停止时，立即进行人工呼吸和胸外按压，以维持呼吸和循环功能。

2. 怎样进行动脉搏动的定位？

答：①使用2根或3根手指查找靠近操作者一侧的气管，将这2根或3根手指滑到气管和颈侧肌肉之间的沟内，此处可以触摸到颈动脉的搏动；②将2根或3根手指置于婴儿的上臂内侧，在肘和肩膀之间，然后按下手指感受肱动脉的搏动；③将2根手指放置大腿内侧、髋骨和耻骨之间，正好在躯干和大腿交汇处的折痕以下，按下手指感受股动脉的搏动。

3. 心肺复苏的注意事项有哪些？

答：①人工呼吸时送气量不宜过大，以免引起患者胃部胀气；②胸外按压时要确保足够的频率及深度，尽可能不中断胸外按压，每次胸外按压后要让胸廓充分回弹，以保证心脏得到充分的血液回流；③胸外按压时肩、肘、腕在一条直线上，并与患者身体长轴垂直。按压时，手掌掌根不能离开胸壁。

4. 心肺复苏的有效指征有哪些？

答：①能触及大动脉搏动；②自主呼吸恢复；③散大的瞳孔缩小，角膜湿润；④颜面、口唇、甲床色泽转红润；⑤上肢收缩压在该年龄正常血压的2/3以上。

（张宏岩　陈娜娜）

二十五、小儿简易呼吸器使用技术操作考核评分标准

科室＿＿＿＿＿＿＿　姓名＿＿＿＿＿＿　考核人员＿＿＿＿＿＿　考核日期：　　年　月　日

项目		总分	技术操作要求	标分	评分标准	扣分
仪表		5	仪表、着装符合护士礼仪规范	5	一项不符合要求扣 1 分	
操作前准备		8	1. 洗手 2. 备齐用物，用物放置合理、有序，依次检查所备物品，保证安全有效 治疗车上层：性能良好的简易呼吸器，包括加压面罩、氧气管、储氧袋，各部件连接正确、气囊无漏气（检查4个部件，5个阀门性能良好）。治疗盘内备：纱布2块、吸氧面罩、一次性手套2副、速干手消毒剂 治疗车下层：弯盘、医疗垃圾袋、生活垃圾袋	2 6	一项不符合要求扣 1 分	
安全评估		12	1. 评估环境，确认现场安全 2. 判断患儿反应：轻拍患儿肩部，大声呼叫患儿："你还好吗？" 3. 如判断患儿无反应时，立即启动急救反应系统并获取 AED/ 除颤仪 4. 同时判断呼吸及动脉搏动（婴儿触摸肱动脉，儿童触摸颈动脉或股动脉）：注视或观测胸部运动，检查呼吸是否无呼吸或仅是濒死叹息样呼吸。使用近侧2个或3个手指找到气管，将手指滑到气管和颈侧肌肉之间的沟内，触摸颈动脉的搏动；或者将2根手指放置大腿内侧、髋骨和耻骨之间，正好在躯干和大腿交汇处的折痕以下，触摸股动脉的搏动；或者将2根或3根手指置于婴儿的上臂内侧，在肘和肩膀之间，触摸肱动脉的搏动，同时判断5～10秒 5. 判断患儿无呼吸或仅是濒死叹息样呼吸，但有动脉搏动，立即记录抢救时间（具体到分钟），行简易呼吸器辅助呼吸	2 2 2 3 3	拍打部位不正确扣 1 分 未呼叫患儿扣 1 分 判断时间不正确扣 1 分 颈动脉部位不正确每次扣 2 分 未打开被子扣 1 分 未记录时间扣 1 分 其余一项不符合要求扣 1 分	
操作过程	应用简易呼吸器	50	1. 移开床头桌 30cm，移开床体距墙面 40cm，取下床头 2. 将患儿去枕，平卧硬板床 3. 解开患儿衣服，暴露胸部，松解腰带 4. 戴手套，检查并取出活动牙套。将患儿头偏向一侧，用纱布裹以救护者右手示指或示指和中指，清除口鼻腔分泌物 5. 脱手套，头取中立位 6. 将简易呼吸器连接氧气，调节流量8～10L/min 7. 戴手套	2 2 1 5 2 5 1	面罩压在患儿眼部扣 3 分 通气无效一次扣 2 分 操作过程有漏气每次扣 1 分 频率不正确扣 5 分 其余一项不符合要求扣 1 分	

续表

项目	总分	技术操作要求	标分	评分标准	扣分
		8. 推举下颌法打开气道			
		（1）操作者站于患儿头侧	2		
		（2）双手提起患儿下颌，使患儿头后仰，处于过伸位（面向急救者），使气管与口腔呈一条直线（必要时置口咽通气道）	3		
		（3）用左手中指、环指、小指提下颌，固定头部位置，使头保持后仰	5		
		（4）右手持简易呼吸器，将面罩紧扣于患儿口鼻部，并用左手拇指和示指固定面罩，成"EC"手法，另一只手挤压气囊	5		
		9. 呼吸频率：儿童及婴儿12～20次/分，每3～5秒给予1次呼吸。新生儿40～60次/分，每1～1.5秒给予1次呼吸	5		
		有规律地反复挤压呼吸器			
		10. 吸呼比：1:（1.5～2），儿童及婴儿每次挤压持续1秒，新生儿每次挤压持续0.3～0.5秒	3		
		11. 送气量以见到胸廓起伏为宜，为6～10ml/kg	2		
		12. 挤压的同时，观察患儿胸廓起伏，观察胃区有无膨胀，面罩有无白色气雾呼出	2		
		13. 观察患儿是否处于正常的换气状态，呼吸有无改善，神志有无转清，血氧饱和度、面色、口唇、甲床、末梢循环情况有无改善	3		
		14. 辅助通气110～120秒，有效次数为20～24次/分	2		
停用	10	1. 患儿呼吸恢复正常后，将简易呼吸器置于治疗车下层	2	一项不符合要求扣1分	
		2. 头复位，用纱布清洁患儿口鼻及面部，脱手套	2		
		3. 垫枕，遵医嘱给予面罩吸氧	2		
		4. 手消毒，记录吸氧时间	2		
		5. 安慰清醒患儿，询问患儿感受，交代注意事项	2		
操作后	5	1. 协助患儿取舒适卧位，整理床单位	2	一项不符合要求扣1分	
		2. 按照院感防控标准，正确处理物品	1		
		3. 洗手，记录	2		
评价	5	1. 动作迅速、准确、急救意识强	2	急救意识差扣5分 操作时间每延长30秒扣1分	
		2. 操作方法规范，手法正确	1		
		3. 操作时间5分钟	2		
理论提问	5	1. 使用简易呼吸器的目的是什么 2. 使用简易呼吸器的适应证有哪些 3. 使用简易呼吸器的注意事项有哪些	5	少一条，扣1分	
合计	100				

理论提问：

1. 使用简易呼吸器的目的是什么？

答：①辅助通气，改善缺氧症状；②用于呼吸复苏。

2. 使用简易呼吸器的适应证有哪些？

答：适用于各种原因所致的呼吸停止或呼吸衰竭的抢救及麻醉期间的呼吸管理。

3. 使用简易呼吸器的注意事项有哪些？

答：①呼吸器要定时检查、测试、维修和保养；②挤压呼吸器时，压力不可过大，亦不可时快时慢，以免损伤肺组织，造成呼吸中枢紊乱，影响呼吸功能恢复；③"EC"手法固定面罩，保证有效通气；④辅助呼吸过程中注意观察患者的面色及呼吸恢复情况。发现患者有自主呼吸时，应按患者的呼吸动作加以辅助，与自主呼吸同步。

（张宏岩　陈娜娜）

二十六、小儿电除颤技术操作考核评分标准

科室＿＿＿＿＿＿＿　　姓名＿＿＿＿＿＿　　考核人员＿＿＿＿＿＿　　考核日期：　　年　月　日

项目	总分	技术操作要求	标分	评分标准	扣分
仪表	5	仪表、着装符合护士礼仪规范	5	一项不符合要求扣1分	
操作前准备	5	1. 物品准备：纱布5块、弯盘、导电糊或盐水纱布2块 2. 检查除颤仪（除颤仪完好备用状态的检查方法：打开机器，调至5J，充电，放电后旋钮回位），检查除颤仪电量充足，电极板完好，导联线连接紧密	2 3	物品少1件扣1分 一项不符合要求扣1分	
安全评估	10	1. 安全评估：评估环境，确保现场安全 2. 发现患儿病情变化，心电监护示心室颤动波 3. 判断患儿反应：轻拍患儿肩部，大声呼叫患儿"你还好吗？" 4. 如判断患儿无反应时，立即启动急救反应系统并获取AED/除颤仪 5. 同时判断呼吸及颈动脉搏动（婴儿触摸肱动脉，儿童触摸颈动脉或股动脉）：注视或观测胸部运动，检查呼吸是否缺失或异常。使用近侧2个或3个手指找到气管，将手指滑到气管和颈侧肌肉之间的沟内，触摸颈动脉的搏动；或者将2根手指放置大腿内侧，髂骨和耻骨之间，正好在躯干和大腿交汇处的折痕以下，触摸股动脉的搏动；或者将2根或3根手指置于婴儿的上臂内侧，在肘和肩膀之间，触摸肱动脉的搏动。同时判断5～10秒 6. 如无呼吸或呼吸异常，并没有明确感触到脉搏，立即记录抢救时间（具体到分钟） 7. 立即去枕平卧硬板床，松解衣领、腰带，双上肢位于患儿躯体两侧，左臂外展，口述：由他人进行徒手心肺复苏	1 1 1 2 2 1 2	拍打部位不正确扣1分 未呼叫患儿扣1分 判断时间不正确扣1分 颈动脉部位不正确每次扣2分 未打开被子扣1分 未记录时间扣1分 其余一项不符合要求扣1分	

续表

项目	总分	技术操作要求	标分	评分标准	扣分
操作过程	60	1. 将用物携至床旁	1	除颤部位暴露不充分扣2分	
		2. 开启除颤仪	2		
		3. 去除患儿身上金属物质，电极片避开除颤部位，检查有无心脏起器及通讯设施干扰	2	电极板放置位置错误扣5分	
		4. 用纱布擦干患儿除颤部位的皮肤	2	双电极板对搓扣5分	
		5. 将除颤电极板均匀涂抹导电糊	5	未确定周围人员直接或间接与患儿接触扣5分	
		6. 确定除颤仪设置为"非同步方式"	5		
		7. 选择能量，首次使用能量为2J/kg，如首次电击不成功，可进行第二次除颤，能量为4J/kg，不超过成人最大剂量360J	5	操作者身体与患儿接触扣5分	
		8. 安放电极板：电极板放在胸骨右缘第2肋间，电极板放在左腋中线第5肋（左侧心尖区）	5	从启动用手控除颤电极板至第一次除颤完毕，全过程超过20秒扣3分	
		9. 将电极板贴紧胸壁，压力适当	3		
		10. 充电	3	未观察局部皮肤有无灼伤扣2分	
		11. 再次观察心电示波是心室颤动波	3		
		12. 口述："请旁人离开"，自身离开并确认所有人已离开	3	其余1项不符合要求扣2分	
		13. 放电：双手拇指同时按压放电按钮，电击除颤	5		
		14. 放电后立即进行5个循环的心肺复苏	5		
		15. 再次观察心电示波，如恢复窦性心律，口述：除颤成功，记录时间。若仍为心室颤动波，准备再次除颤	3		
		16. 擦净患儿身上的导电糊，观察局部皮肤有无灼伤，协助患儿穿衣	3		
		17. 安慰清醒患儿	2		
		18. 电量旋钮回位，关闭除颤仪，擦净电极板导电糊，充电备用	3		
操作后	5	1. 协助患儿取舒适体位，整理床单位	2	一项不符合要求扣1分	
		2. 按照院感防控标准，正确处理物品，清洁、消毒除颤仪备用	1		
		3. 洗手，记录并做好交接班	2		
评价	10	1. 操作动作迅速、手法熟练，有效抢救成功	5	无急救意识扣5分	
		2. 患儿皮肤完整，无烧伤，床单位整洁	3	操作时间每延长30秒扣1分	
		3. 操作时间3分钟	2		
理论提问	5	1. 电除颤的适应证，目的是什么 2. 电除颤的注意事项有哪些	5	少一条，扣1分	
合计	100				

理论提问：

1. 电除颤的适应证有哪些？目的是什么？

答：适应证为心室颤动、心室扑动、无脉性室性心动过速及药物难以转复的心房颤动、室上性心动过速。

目的：纠正室性、房性心律失常。

2. 电除颤的注意事项有哪些？

答：①如心室颤动为细颤，除颤前可遵医嘱给予肾上腺素，使之转为粗颤再进行电除颤。②电击时，任何人不得接触患儿及病床，以免触电。③进行心电图示波监测，观察生命体征及肢体活动情况。④除颤前将患儿安放在抢救板上，并去除身上的金属物品。⑤除颤前，确定患儿除颤部位无皮肤破损及潮湿，无敷料。如患儿带有置入性起搏器，应注意避开起搏器部位至少 10cm。⑥ 1 岁以下和体重小于 10kg 婴幼儿，使用婴儿型电极板（直径 4.5cm）。＞1 岁和体重＞10kg 的儿童，使用成人电极板。⑦紧急除颤时，应保持患儿呼吸道通畅，心搏、呼吸骤停时，应持续心肺复苏，必须中断时，时间应小于 5 秒。⑧电极板使用后擦拭干净备用。⑨检查除颤仪外观是否清洁，有无破损，应防压防水，有异常及时送检；检查有无备用电极片、心电图纸及导电糊，保持除颤仪完好备用状态。⑩除颤仪使用后及时充电，每天专人对除颤仪进行功能检测，打印测试单并粘贴保存。

（陈娜娜）

二十七、患儿保护性约束技术操作考核评分标准

科室＿＿＿＿＿＿＿　姓名＿＿＿＿＿＿　考核人员＿＿＿＿＿＿　考核日期：　年　月　日

项目	总分	技术操作要求	标分	评分标准	扣分
仪表	5	仪表、着装符合护士礼仪规范	5	一项不符合要求扣 1 分	
操作前准备	8	1. 洗手	1	未核对扣 5 分	
		2. 核对医嘱、执行单	5	其余一项不符合要求扣 1 分	
		3. 备齐用物，用物放置合理、有序，依次检查所备物品，保证安全有效	2		
		治疗车上层：PDA、宽绷带、肩部、膝部约束带、尼龙搭扣、约束带、床档、支被架、速干手消毒剂			
安全评估	12	1. 携用物至床旁，查看床头牌、核对患儿姓名、手腕带与 PDA 医嘱信息是否一致	5	未核对扣 5 分 未使用 PDA 扣 3 分	
		2. 解释操作的目的、方法，了解患儿的病情、神志、意识状态、肢体活动度、管道、伤口等情况，向患儿和家属解释约束必要性，保护器具作用及使用方法，取得配合	2	未核对床头牌、手腕带、患儿各扣 3 分 查对患儿姓名不规范扣 3 分	
		3. 约束部位有无各类置管、局部皮肤颜色、温度及完整性、肢端血供情况	2	其余一项不符合要求扣 1 分	
		4. 病床制动并降至最低位	1		
		5. 环境安静、整洁，光线适中	1		
		6. 与患儿沟通时语言规范、态度和蔼	1		
操作过程	60	1. 协助患儿取舒适体位	2	未解释扣 3 分	
		2. 床挡固定法		操作方法不规范扣 5 分	
		（1）安装床挡	2	约束带固定时，系带过松一侧扣 2 分	
		（2）意识不清、躁动的患儿根据需要放置防护垫	4		

项目	总分	技术操作要求	标分	评分标准	扣分
		3. 宽绷带固定法：先用棉垫包裹手腕、踝部，再用宽绷带打成双套结，套在棉垫外，稍拉紧，将带子系在床缘上	6	约束带固定时，系带过紧影响血液循环一侧扣3分	
		4. 肩部约束带固定法		松解约束器具后，未观察局部皮肤情况扣10分	
		（1）肩部约束带用宽布制成，宽8cm，长120cm，一端制成袖筒状	2		
		（2）使用时，患儿两侧肩部套上袖筒，腋窝衬棉垫，两袖筒上的系带在胸前打活结固定，把两条较宽的长带尾端系于床头，必要时将枕横立于床头。也可将大单斜折成长条，做肩部约束	5	使用约束带后未交接班扣10分 其余一项不符合要求扣1分	
		5. 膝部约束带固定法			
		（1）膝部约束带用宽布制成，宽10cm，长250cm，宽带中部相距15cm分别钉两条双头带	2		
		（2）使用时，两膝衬棉垫，将约束带横放于两膝上，两头带各缚住一侧膝关节，将宽带两端系于床缘，也可用大单进行固定	5		
		6. 尼龙搭扣约束固定法			
		（1）约束带用宽布和制尼龙搭扣扣成	2		
		（2）使用时，在被约束部位衬棉垫，约束带放于关节处，对合约束带上的尼龙搭扣，松紧适宜，将带子系于床缘	5		
		7. 支被架使用法：使用时，将支被架罩于防止受压的部位，盖好盖被	2		
		8. 安全评估：实行约束的患儿，需每小时巡视1次，观察约束松紧度，重点观察约束部位的皮肤，做好皮肤的护理	8		
		9. 使用约束带后，清醒患儿需询问感受，交代注意事项	3		
		10. 洗手，再次核对、PDA扫描工号，交班	5		
		11. 停止约束时，必须向患儿或家属提前做好解释，给予心理支持	2		
		12. 松解约束器具后，观察局部皮肤情况，洗手，签字	5		
操作后	5	1. 妥善安置患儿，整理床单位 2. 按照院感防控标准，正确处理物品 3. 洗手，记录	2 1 2	一项不符合要求扣2分	
评价	5	1. 患儿无不适感觉 2. 操作规范熟练，方法正确，安全指导 3. 操作时间10分钟	1 2 2	操作时间每延长30秒扣1分 操作不熟练扣2分	
理论提问	5	1. 患儿约束法注意事项有哪些 2. 使用约束器具前需评估患儿哪些情况	5	少一条，扣1分	
合计	100				

理论提问：

1. 患儿约束法注意事项有哪些？

答：①告知患儿 / 家属 / 陪人约束的目的、部位、时间、并发症及配合事项，签署约束带使用知情同意书；②实施约束时，将患儿肢体处于功能位，约束带松紧适宜，以能容纳 1～2 个手指为原则，必须系活结；③密切观察约束部位的皮肤状况；④保护性约束属制动措施，使用时间不宜过长，病情稳定或治疗结束后，应及时解除约束。需较长时间约束者，每 2 小时松解约束带 1 次，时间为 15～30 分钟，并协助患儿活动肢体、翻身；⑤准确记录并交接班，包括约束的原因、时间、约束带的数目、约束部位、约束部位皮肤状况、解除约束时间等；⑥使用约束背心 / 约束衣时，观察患儿的呼吸和面色，防止发生窒息。

2. 使用约束器具前需评估患儿哪些情况？

答：①患儿的病情、年龄、意识状态、生命体征及肢体活动度，有无皮肤摩擦破损及血液循环障碍等情况；②患儿及其家属对约束器具使用目的及方法的了解、接受和合作程度。有无使用约束器具而出现异常的心理反应，如内心不安、躁动、反抗等，避免因此造成患儿自伤、撞伤等意外的发生。

（陈娜娜）

第七节　妇科护理技术操作考核评分标准

一、阴道灌洗 / 冲洗技术操作考核评分标准

科室＿＿＿＿＿＿　　姓名＿＿＿＿＿　考核人员＿＿＿＿＿＿　考核日期：　　年　月　日

项目	总分	技术操作要求	标分	评分标准	扣分
仪表	5	仪表、着装符合护士礼仪规范	5	一项不符合要求扣 1 分	
操作前准备	8	1. 洗手 2. 核对医嘱、执行单 3. 备齐用物，用物放置合理、有序，依次检查所备物品，保证安全有效 常用灌洗溶液：0.02%～0.05% 聚维酮碘溶液、0.1% 苯扎溴铵溶液、生理盐水；2%～4% 碳酸氢钠溶液；1% 乳酸溶液；4% 硼酸溶液；0.5% 醋酸溶液；1：5000 高锰酸钾溶液等 治疗车上层：PDA、卵圆钳、水温计 1 个、治疗盘内放置一次性冲洗袋 1 个、治疗碗 1 个（碗内放无菌干纱布 2 块或无菌干棉球 2 个）、手套 1 副、一次性阴道窥器 1 个、速干手消毒剂 治疗车下层：弯盘、一次性垫巾、便盆 1 个、医疗垃圾袋、生活垃圾袋 另备输液架 1 个、屏风 1 个	1 5 2	未核对扣 5 分 灌洗溶液选择不正确扣 3 分 其余一项不符合要求扣 1 分	

项目	总分	技术操作要求	标分	评分标准	扣分
安全评估	12	1. 携用物至床旁，PDA 扫描患者手腕带，查看床头牌、询问患者姓名，核对信息是否一致，并再次核对执行单内容	5	未核对扣 5 分 未使用 PDA 扣 3 分 未核对手腕带、患者各扣 3 分 查对患者姓名不规范扣 3 分 少评估一项扣 1 分 其余一项不符合要求扣 1 分	
		2. 了解患者病情，是否有月经来潮,性生活史,意识状态,自理能力，合作程度及心理反应情况，解释阴道灌洗/冲洗的目的、方法及配合指导，引领患者到检查室	5		
		3. 环境安静、整洁，光线明亮，温度适宜，注意保护隐私	1		
		4. 与患者沟通时语言规范、态度和蔼	1		
操作过程	60	1. 嘱患者排空膀胱，协助患者上妇科检查床，取膀胱截石位，臀下铺一次性垫巾，放好便盆	3	未核对一次扣 5 分 核对内容不全少一项扣 1 分	
		2. 根据病情配制冲洗液 500～1000ml，将装有灌洗液的冲洗袋挂于输液架，灌洗液温度适宜（41～43℃）、其高度距离床沿 60～70cm	8	溶液性状不适宜扣 2 分	
		3. 再次核对患者、手腕带、执行单	5	核对患者姓名不规范扣 3 分	
		4. 戴一次性手套，右手持冲洗头，用灌洗液冲洗外阴部，原则自上而下、自外向内	5		
		5. 用左手将小阴唇分开，将灌洗头沿阴道纵侧壁的方向缓缓插入至阴道达阴道后穹窿部。边冲洗边将灌洗头围绕子宫颈轻轻地上下左右移动（或用阴道窥器暴露子宫颈后再冲，冲洗时转动窥器，使整个阴道穹窿及阴道侧壁冲洗干净	20	未冲洗外阴扣 2 分 动作欠轻柔扣 2 分 冲洗顺序不正确扣 2 分 冲洗阴道方法不正确扣 5 分 操作中未与患者交流扣 2 分	
		6. 当灌洗液约剩 100ml 时，关闭调节器，将窥阴器轻轻按下，使阴道内的残留液体完全流出，拔出灌洗头和窥器，再冲洗一次外阴部，然后扶患者坐于便盆上，使阴道内残留的液体流出	5	未冲洗外阴扣 2 分 未排出残留液体扣 2 分 其余一项不符合要求扣 1 分	
		7. 冲洗结束后，用干纱布或干棉球擦干外阴，撤去便盆，换掉一次性垫巾，协助整理衣裤，下妇科检查床	5		
		8. 手消毒	1		
		9. 再次核对，PDA 扫描工号	5		
		10. 询问患者的感受	3		
操作后	5	1. 爱护体贴患者，注意保护隐私	2	一项不符合要求扣 1 分	
		2. 按照院感防控标准，正确处理物品	2		
		3. 洗手，记录	2		
评价	5	1. 操作方法正确、熟练	2	操作时间每延长 30 秒扣 1 分	
		2. 患者配合，无不适感	1		
		3. 操作时间 5 分钟	2	操作不熟练扣 3 分	
理论提问	5	1. 阴道灌洗的目的是什么 2. 阴道灌洗/冲洗的禁忌证有哪些	5	少一条，扣 1 分	
合计	100				

理论提问：

1. 阴道灌洗的目的是什么？

答：阴道灌洗可促进阴道血液循环，减少阴道分泌物，缓解局部充血，控制和治疗炎症，保持子宫颈和阴道清洁，为妇科手术做准备。

2. 阴道灌洗 / 冲洗的禁忌证有哪些？

答：无性生活史者一般禁止阴道灌洗，若治疗需要先与医师确认后可用导尿管进行阴道灌洗，不能使用阴道窥器；月经期、产后或人工流产后子宫颈口未闭或有阴道出血的患者，不宜行阴道灌洗，以免引起上行性感染；宫颈癌患者有活动性出血者，为防止大出血，禁止灌洗，可行外阴擦洗。

（杨洁婷）

二、膀胱容量与压力测定技术操作考核评分标准

科室＿＿＿＿＿＿　姓名＿＿＿＿　考核人员＿＿＿＿　考核日期：　年　月　日

项目	总分	技术操作要求	标分	评分标准	扣分
仪表	5	仪表、着装符合护士礼仪规范	5	一项不符合要求扣 1 分	
操作前准备	8	1. 洗手 2. 核对医嘱、执行单 3. 备齐用物，用物放置合理、有序，依次检查所备物品，保证安全有效 治疗车上层：PDA、一次性导尿包、一次性输液器 2 个、三通 2 个、2ml 空针 2 个、无菌剪刀，100cm 长的测压标尺 1 个，标记好刻度的 500ml 无菌生理盐水 1 瓶（加温至 35～37℃）、速干手消毒剂 治疗车下层：弯盘、一次性尿垫、便盆、医疗垃圾袋、生活垃圾袋、量杯 另备屏风 1 个、可调节输液架 1 个	1 5 2	未核对扣 5 分 其余一项不符合要求扣 1 分	
安全评估	12	1. 携用物至床旁，核对患者，询问患者姓名，查看床头牌、手腕带与 PDA 医嘱信息是否一致 2. 了解患者病情、意识状态、自理能力、合作程度及心理反应情况，解释膀胱容量测定的目的、方法及配合指导正确 3. 了解患者膀胱充盈感知能力；确认患者未口服镇静药和影响膀胱功能的药物；确认患者尿常规结果无异常；确认患者无膀胱内感染伴全身症状、无出血倾向；评估患者会阴部情况，有无留置导尿管，是否伴有咳嗽等 4. 环境安静、整洁，光线明亮，温度适宜，注意保护隐私，必要时遮挡患者 5. 与患者沟通时语言规范、态度和蔼	5 3 2 1 1	未核对扣 5 分 未使用 PDA 扣 3 分 未核对手腕带、患者各扣 3 分 查对患者姓名不规范扣 2 分 少评估一项扣 1 分 其余一项不符合要求扣 1 分	

项目	总分	技术操作要求	标分	评分标准	扣分
操作过程	60	1. 将膀胱冲洗器垂直固定于测压标尺旁，将测压标尺挂在输液架的一侧	1	输液架测压管的"0"点与患者的耻骨联合未在同一水平面上扣5分 各管道不通畅扣5分 核对患者姓名不规范扣3分 未排出气囊内注水扣2分 未严格执行无菌操作者扣5分 灌入速度不符合要求扣3分 操作过程未询问患者感觉扣5分，未记录容量扣5分，未记录容量改变时的压力改变扣5分，未观察水柱变化扣5分 操作中未与患者交流扣2分 操作中未观察病情扣5分 停止操作指征不明确扣5分 其余一项不符合要求扣1分	
		2. 调节输液架使测压标尺的"0"点与患者的耻骨联合在同一水平面上	5		
		3. 插上一次性输液器进行排气并悬挂在输液架的另一侧，将输注无菌生理盐水的一次性输液器出水管与测压管的进水管使用三通相连	5		
		4. 协助患者取仰卧位或坐位	1		
		5. 再次核对患者、手腕带、执行单	5		
		6. 排空膀胱内的尿液，记录到尿量（残余尿量），固定导尿管，排空导尿管气囊内的注水，将导尿管的开口与输注无菌生理盐水的一次性输液器的另一端相连，确认各管道连接通畅	5		
		7. 未留置导尿管者，需指导患者自行排尿后再插入导尿管，排出残余尿，连接测压装置并保持各通路通畅，如使用气囊导尿管，不需向气囊内注水，以免影响测压效果	5		
		8. 打开输液调节器以20～30ml/min的速度向膀胱内灌入无菌生理盐水	3		
		9. 观察每进入一定容量的液体，测压管中的水柱波动情况（以cmH_2O代表压力的变化）	3		
		10. 操作过程中注意询问患者的感觉：最初排尿感、正常排尿感、强烈排尿感、急迫排尿感、疼痛等，并对应容量进行记录	8		
		11. 记录容量改变时的压力改变（每进入50ml液体量对应水柱波动的数值）	5		
		12. 当测压管中的水柱升至$40cmH_2O$以上或尿道口有漏尿时停止测定，撤除测定装置，引流排空膀胱，拔出导尿管，记录尿量并进行分析	5		
		13. 手消毒	2		
		14. 再次核对，PDA扫描工号	5		
		15. 询问患者的感受	2		
操作后	5	1. 洗手，记录 2. 按照院感防控标准，正确处理物品 3. 关注患者有无不适反应	2 1 2	一项不符合要求扣1分	
评价	5	1. 操作过程顺利，患者无不适，能正确配合 2. 保护患者隐私，操作过程中注意保暖 3. 操作方法正确、记录正确 4. 操作时间3分钟	1 1 2 1	操作时间每延长30秒扣1分 操作不熟练扣3分	
理论提问	5	1. 膀胱容量与压力测定的注意事项有哪些 2. 什么是膀胱安全压力与安全容量	5	少一条，扣1分	
合计	100				

理论提问:

1. 膀胱容量与压力测定的注意事项有哪些?

答:①灌注的速度会影响测定的结果,应以均匀的速度滴入膀胱。一般采用 20 ～ 30ml/min 作为常规灌注速度,但膀胱过度活跃时点滴的速度 < 10ml/min。如果水柱上升速度很快,此时不一定要停止测定,可以先减慢滴速,再做观察。②操作前、中、后都要测量血压。③在测定前、中、后嘱患者咳嗽,以测试各管道是否通畅,水柱波动是否灵敏。

2. 什么是膀胱安全压力与安全容量?

答:膀胱在充盈期压力应 < 40cmH$_2$O,而在排尿期的压力应 < 60cmH$_2$O,此压力称为安全压力,只有在安全压力下储尿和排尿,上尿路的功能才能得到保护。正常人在充盈期的压力为 10 ～ 15cmH$_2$O。在安全压力下的膀胱容量才是安全容量。

(杨洁婷)

第八节　产科护理技术操作考核评分标准

一、听诊胎心技术操作考核评分标准

科室_____　姓名_____　考核人员_____　考核日期:　年　月　日

项目	总分	技术操作要求	标分	评分标准	扣分
仪表	5	仪表、着装符合护士礼仪规范	5	一项不符合要求扣 1 分	
操作前准备	8	1. 洗手 2. 核对医嘱、执行单 3. 备齐用物,用物放置合理、有序,依次检查所备物品,保证安全有效 多普勒胎心仪、耦合剂、带秒针的钟(表)、卫生纸	1 5 2	未核对扣 5 分 物品准备每少 1 件扣 2 分 其余一项不符合要求扣 1 分	
安全评估	12	1. 携用物至床旁,查看床头牌、询问患者姓名、核对手腕带与 PDA 医嘱信息是否一致 2. 了解孕妇孕周大小、胎方位、胎动情况,解释操作目的、方法及如何配合,询问是否大小便 3. 了解孕妇自理能力、合作程度及局部皮肤情况 4. 查看环境是否适合操作(安静、整洁,舒适,光线明亮,用屏风或隔帘遮挡孕妇,保护孕妇隐私) 5. 与患者沟通时语言规范、态度和蔼	5 3 2 1 1	未核对扣 5 分 未核对床头牌、手腕带、患者各扣 3 分 查对患者姓名不规范扣 3 分 未询问孕周及胎动情况扣 2 分 未评估局部皮肤扣 2 分 其余一项不符合要求扣 1 分	
操作过程	55	1. 协助孕妇取仰卧位、侧卧位或半卧位,双腿伸直 2. 暴露腹部 3. 判断胎背位置 4. 涂耦合剂于多普勒听诊探头 5. 将探头放在胎背处听诊 6. 听到钟表"嘀嗒"双音后,计数 1 分钟 7. 安全评估:注意胎心的频率、节律、强弱;注意与腹主动脉音、子宫杂音、脐带杂音相鉴别	3 3 3 3 5 8 3	未核对一次扣 5 分 未查对床头牌、手腕带、孕妇各扣 3 分 查对孕妇姓名不规范扣 3 分 计数时间不够扣 2 分 未告知孕妇胎心音的正常范围扣 2 分	

续表

项目	总分	技术操作要求	标分	评分标准	扣分
		8. 告知孕妇胎心音正常范围及所测结果	3	未擦拭腹部及探头耦合剂	
		9. 卫生纸擦去腹部及探头耦合剂	3	各扣3分	
		10. 协助孕妇穿衣,取舒适卧位	3	其余一项不符合要求扣1分	
		11. 告知孕妇自我监测胎动的重要性	3		
		12. 教会孕妇自我监测胎动的方法	5		
		13. 手消毒	2		
		14. 再次核对孕妇,记录胎心的数值及听取胎心的时间	6		
		15. 选择PDA医嘱条目,扫描工号	2		
操作后	5	1. 爱护体贴孕妇,整理床单位	2	一项不符合要求扣1分	
		2. 按照院感防控标准,正确处理物品	1		
		3. 洗手,记录	2		
评价	10	1. 动作轻巧、准确、操作方法规范	2	操作时间每延长30秒扣1分	
		2. 孕妇感觉舒适	3	操作不熟练扣3分	
		3. 孕妇知道自我监测胎动方法	3		
		4. 操作时间3分钟	2		
理论提问	5	1. 听诊胎心音的注意事项有哪些 2. 孕妇自我监测胎动的方法有哪些	5	少一条,扣1分	
合计	100				

理论提问:

1. 听诊胎心音的注意事项有哪些?

答:①室内环境安静,孕妇积极配合。②听胎心音时,应与子宫杂音、腹主动脉杂音及脐带杂音相鉴别。③若胎心音 < 110 次 / 分或 > 160 次 / 分,需立即触诊孕妇脉搏进行对比鉴别,确诊无误后报告医师同时吸氧,左侧卧位,进行胎心监护。

2. 孕妇自我监测胎动的方法有哪些?

答:孕妇通常在 28 周后要开始数胎动,按照 12 小时胎动计数,即每日早、中、晚固定的休息时间,选择一个舒适卧位,各数 1 小时胎动,3 次胎动数相加乘以 4,即为 12 小时胎动数。若胎动 < 3 次 / 小时或 12 小时胎动 < 10 次,或较前下降 50% 且不能恢复者,提示有胎儿缺氧的可能。

(匡国芳)

二、铺产台技术操作考核评分标准

科室_____ 姓名_____ 考核人员_____ 考核日期 年 月 日

项目	总分	技术操作要求	标分	评分标准	扣分
仪表	5	仪表、着装符合护士礼仪规范	5	一项不符合要求扣1分	

续表

项目	总分	技术操作要求	标分	评分标准	扣分
操作前准备	10	1. 洗手 2. 核对医嘱 3. 备齐用物,用物放置合理、有序,依次检查所备物品,保证安全有效 　器械台上层放置:PDA、产包(内有外包皮 1 个、内包皮 1 个、止血钳 4 把、组织剪 1 把、侧切剪 1 把、持针器 1 把、镊子 1 把、尺子 1 把、线剪 1 把、集血器 1 个、吸球 1 个、换药碗 1 个、药杯 1 个、接生巾 1 个、脐带夹或脐带包 1 个、纱布 14 块、碘伏棉球 6 块),一次性产包(手术衣 2 件、产单 1 个、接生巾 3 个、长裤 2 只、尾砂 1 块) 4. 环境:将室温调节至 26 ~ 28℃,辐射台提前打开预热(足月儿辐射台温度为 28 ~ 30℃;早产儿辐射台温度 32 ~ 35℃;极低体重儿辐射台温度根据新生儿医师医嘱调节)。将新生儿用物及襁褓放至辐射台预热	1 5 2 2	未核对扣 5 分 物品准备每少一件扣 1 分 其余一项不符合要求扣 1 分 未提前预热辐射台扣 5 分 未准备好用物扣 2 分	
安全评估	10	1. 携用物至床旁,查看床头牌、询问患者姓名、核对手腕带与 PDA 医嘱信息是否一致 2. 了解患者病情、意识状态、自理能力、合作程度及心理反应情况,解释铺产台目的、方法及配合指导,取得配合 3. 给予孕妇会阴冲洗消毒,评估胎儿先露部拨露程度 4. 环境安静、整洁,光线明亮	5 2 2 1	未核对扣 5 分 未使用 PDA 扣 3 分 未核对床头牌、手腕带、患者各扣 3 分 查对患者姓名不规范扣 3 分 其余一项不符合要求扣 1 分	
操作过程	50	1. 再次核对孕妇、手腕带,取膀胱截石位 2. 接生者外科刷手,刷手毕,取屈肘手高姿势,进入分娩间 3. 助手按无菌操作原则将消毒产包外包皮打开 4. 接生者穿手术衣,戴手套,检查产包内消毒指示剂是否达消毒标准,接生者双手拿住产单的上侧两角,用两端的折角将双手包住,嘱孕妇在宫缩间歇期间抬臀,将产单的近端铺于孕妇臀下,将产单整理平整,取裤袜(由助手协助抬起产妇左腿),将长裤套于孕妇左腿,尽量拉长袜至孕妇大腿根部,裤袜开口端在大腿外侧,同法穿右腿。注意双手保持无菌 5. 将一接生巾打开,一侧反折盖于孕妇腹部 6. 将另一接生巾打开对折、再对折摆放在孕妇臀下方用于会阴保护 7. 将 2 把止血钳和 1 把组织剪放置器械台近端摆好,方便取用 8. 随后准备其他接生物品,将其余器械、敷料按接生使用顺序依次摆	5 5 3 25 3 3 3 3	未核对一次扣 5 分 刷手毕未按照屈肘手高姿势扣 2 分 不注意孕妇主诉扣 2 分 不注意保暖扣 2 分 污染一次扣 5 分 顺序错误扣 2 分 污染一次扣 2 分 顺序错误扣 2 分 准备好用物扣 2 分 一项不符合要求扣 1 分	

续表

项目	总分	技术操作要求	标分	评分标准	扣分
操作后	10	1. 爱护体贴患者，正确指导产妇屏气用力 2. 与患者沟通时语言规范、态度和蔼 3. 按照院感防控标准，正确处理物品	5 3 2	一项不符合要求扣5分 语言不规范扣3分	
评价	5	1. 操作方法正确、熟练 2. 正确指导患者配合，铺台过程无污染，孕妇无不适感觉 3. 操作时间3分钟	1 2 2	操作时间每延长30秒扣1分 操作不熟练扣3分	
理论提问	10	1. 如何检查产包 2. 铺台过程中应注意哪些事项	10	少一条，扣2分	
合计	100				

理论提问：

1. 如何检查产包？

答：检查产包外皮是否完整、消毒时间及有效期，有无潮湿、松散等被污染情况。

2. 铺台过程中应注意哪些事项？

答：①向孕妇解释铺台的目的和方法，取得孕妇的配合；②铺台过程中注意给孕妇保暖，听取孕妇主诉；③嘱孕妇及陪产家属勿触摸无菌物品；④随时观察分娩进程，确保接产安全；⑤指导孕妇正确屏气用力，并适度保护会阴。

（匡国芳）

三、新生儿疾病筛查技术操作考核评分标准

科室_____ 姓名_____ 考核人员_____ 考核日期： 年 月 日

项目	总分	技术操作要求	标分	评分标准	扣分
仪表	5	仪表、着装符合护士礼仪规范	5	一项不符合要求扣1分	
操作前准备	8	1. 洗手 2. 核对医嘱（按医嘱核对新生儿姓名、日龄及听力筛查时间） 3. 备齐用物，用物放置合理、有序，依次检查所备物品、药品，保证安全有效 治疗车上层：PDA、采血针2个，75%乙醇、棉签、采血卡片、速干手消毒剂 治疗车下层：弯盘、医疗垃圾袋、生活垃圾袋	1 5 2	未查对扣5分 物品准备每少一件扣1分 其余一项不符合要求扣1分	
安全评估	12	1. 核对母亲姓名、新生儿性别、出生时间、采血卡片及采血时间 2. 携用物至床旁，PDA扫描新生儿脚腕带，核对信息是否一致，按要求查对床号、采血卡片。内容包括母亲姓名、住院号、居住地址、联系电话、新生儿性别、孕周、出生体重、出生日期及采血日期、采血单位等	5 3	未查对产妇及新生儿扣5分 未使用PDA扣3分 未查对床头牌、手腕带、新生儿、采血卡片各扣3分	

项目	总分	技术操作要求	标分	评分标准	扣分
		3. 评估新生儿的全身情况，询问哺乳时间及喂养情况，评估新生儿采血部位状况	2	查对产妇姓名不规范扣3分	
		4. 环境安静、整洁、舒适、安全，适合进行新生儿疾病筛查	1	未评估采血部位皮肤情况扣2分	
		5. 与产妇沟通时语言规范、态度和蔼	1	其余一项不符合要求扣1分	
操作过程	60	1. 正确包裹新生儿、暴露采血部位	2	未核对1次扣5分	
		2. 按摩或热敷新生儿足部	2	核对内容不全少一项扣2分	
		3. 再次检查采血卡片	5	查对不规范扣3分	
		4. 再次核对产妇及新生儿（产妇、执行单、采血卡片），向产妇解释采血的目的、意义	4	消毒后未待干扣2分	
		5. 再次检查、确认采血部位	5	采血片时触及足底皮肤扣2分	
		6. 以穿刺点为中心，用75%乙醇消毒皮肤直径＞5cm	3	未再次核对扣2分	
		7. 使用一次性采血针，刺足跟内或外侧，深度＜3mm	5	违反无菌操作原则一次扣2分	
		8. 用干棉球拭去第一滴血	3	未洗手扣2分	
		9. 取第二滴血	2	其余一项不符合要求扣1分	
		10. 将滤纸片接触血滴，切勿触及足跟皮肤，使血自然渗透至滤纸背面，至少采集3个血斑	8		
		11. 手持消毒棉签轻压取血部位使其止血	3		
		12. 再次核对产妇姓名及采血卡片	5		
		13. 将血片置于清洁空气中，避免阳光直射，自然晾干呈深褐色	5		
		14. 将检查合格的滤纸干血片，置于封口塑料袋内	3		
		15. 将血片保存在2～8℃冰箱中	2		
		16. 手消毒，电子签名（医嘱单及新生儿疾病筛查知情同意书）	3		
操作后	5	1. 爱护体贴产妇及新生儿	1	一项不符合要求扣1分	
		2. 告知新生儿家长采血后注意事项	1		
		3. 告知新生儿家长采血后查询网址并发放查询码，2个月内保持通信畅通	1		
		4. 按照院感防控标准，正确处理物品	1		
		5. 洗手，记录	1		
评价	5	1. 动作轻巧、准确，操作方法规范	1	操作时间每延长30秒扣1分	
		2. 产妇及其家属能说出新生儿疾病筛查的目的	2	操作不熟练扣2分	
		3. 操作时间3分钟	2		
理论提问	5	1. 新生儿疾病筛查的注意事项有哪些 2. 新生儿疾病筛查的目的是什么	5	少一条，扣2分	
合计	100				

理论提问

1. 新生儿疾病筛查的注意事项有哪些？

答：①采血针必须一人一针；②采血时间为出生后 72 小时至 7 天，并充分哺乳，哺乳次数大于 6 次及以上；对于各种原因（早产儿，低体重儿，提前出院者等）没有采血者，最迟不宜超过出生后 20 天；③每个血斑直径＞ 10mm，无污染。

2. 新生儿疾病筛查的目的是什么？

答：可以早筛查早发现苯丙酮尿症、先天性甲状腺功能减低症、先天性肾上腺皮质增生症、葡萄糖 -6- 磷酸脱氢酶缺乏症，便于及早干预、降低新生儿致残率。

（匡国芳）

四、新生儿听力筛查技术操作考核评分标准

科室_____　　姓名_____　　考核人员_____　　考核日期：　　年　月　日

项目	总分	技术操作要求	标分	评分标准	扣分
仪表	5	仪表、着装符合护士礼仪规范	5	一项不符合要求扣 1 分	
操作前准备	10	1. 洗手 2. 核对医嘱（按医嘱核对新生儿姓名、日龄及听力筛查时间） 3. 备齐用物，用物放置合理、有序，依次检查所备物品、药品，保证安全有效 治疗车上层：PDA、听力筛查耳机、耳塞、75% 乙醇、棉签、速干手消毒剂 治疗车下层：弯盘、医疗及生活垃圾袋 4. 检查听力筛查仪工作状态，进行听力筛查前的校正	1 5 2 2	未查对扣 5 分 物品准备每少一件扣 1 分 其余一项不符合要求扣 1 分	
安全评估	10	1. 携用物至产妇床前（或到听力筛查室），查对产妇及新生儿日龄（询问产妇姓名，查看产妇手腕带及新生儿脚腕带）与 PDA 医嘱信息是否一致 2. 解释操作的目的、方法及如何配合 3. 评估新生儿的全身情况，哺乳及喂养情况、评估新生儿耳道情况 4. 环境安静无噪声、清洁、舒适，适合进行新生儿听力筛查 5. 与产妇沟通时语言规范、态度和蔼	5 1 2 1 1	未查对产妇及新生儿扣 5 分 未使用 PDA 扣 3 分 未查对床头牌、手腕带、新生儿脚腕带、各扣 3 分 查对产妇及新生儿姓名不规范扣 3 分 其余一项不符合要求扣 1 分	
操作过程	60	1. 查对筛查时间 2. 正确包裹新生儿 3. 清洁双侧耳道 4. 选择合适的耳塞型号 5. 调节好筛查机 6. 将戴耳机的耳声发射装置放置于外耳道 7. 按下开始按钮，进行听力测试	5 3 5 5 5 5 2	查对不规范扣 5 分 未查对床头牌、手腕带、产妇及新生儿日龄各扣 3 分 查对产妇姓名及新生儿日龄不规范扣 3 分	

项目	总分	技术操作要求	标分	评分标准	扣分
		8. 同法测试另一侧	15	其余一项不符合要求	
		9. 记录筛查结果和时间	3	扣 1 分	
		10. 告知监护人、发放筛查通过的通知单	3		
		11. 再次核对产妇姓名及新生儿日龄	5		
		12. 手消毒	1		
		13. 电子签名（医嘱单及新生儿听力筛查知情同意书上）	3		
操作后	5	1. 整理新生儿包被爱护体贴新生儿	2	一项不符合要求扣 1 分	
		2. 整理听力筛查仪，清洁耳声发射探头	1		
		3. 按照院感防控标准，正确处理物品	1		
		4. 洗手，记录	1		
评价	5	1. 动作轻巧，准确，操作方法规范	1	操作时间每延长 30 秒扣 1 分	
		2. 新生儿感觉舒适，无哭闹	2		
		3. 操作时间 5 分钟	2	操作不熟练扣 2 分	
理论提问	5	新生儿听力筛查的注意事项有哪些	5	少一条，扣 1 分	
合计	100				

理论提问：

新生儿听力筛查的注意事项有哪些？

答：①保持环境无噪声，保证新生儿安静状态；②对于没有通过听力筛查的新生儿，告知监护人，并于产后 42 天复查；③每日对听力筛查机进行保养，注意耳塞的消毒，预防交叉感染；④告知产妇新生儿听力筛查的目的是对儿童先天性听力损失早期发现、早期干预，可以预防听力损失及语言功能障碍。

（匡国芳）

五、新生儿抚触法技术操作考核评分标准

科室＿＿＿＿＿＿　姓名＿＿＿＿　考核人员＿＿＿＿＿＿　考核日期：　年　月　日

项目	总分	技术操作要求	标分	评分标准	扣分
仪表	5	仪表、着装符合护士礼仪规范	5	一项不符合要求扣 1 分	
操作前准备	8	1. 洗手，剪指甲	1	人员准备不到位扣 2 分	
		2. 核对医嘱、执行单	5	环境准备不到位扣 2 分	
		3. 环境安静、整洁，关闭门窗，室温 26 ～ 28℃，湿度 50% ～ 60%	1	物品少一件扣 1 分	
		4. 准备用物：水温计、润肤油、尿布、包被、速干手消毒液、PDA	1		
安全评估	12	1. 查对母亲姓名、新生儿床号、性别，与 PDA 医嘱信息是否一致	5	未核对扣 5 分 未使用 PDA 扣 3 分	

项目	总分	技术操作要求	标分	评分标准	扣分
		2. 评估新生儿病情及全身皮肤情况。新生儿抚触按摩时，不宜太饱或太饿，最好在哺乳30分钟后进行	2	核对不规范扣3分 少评估一项扣1分	
		3. 向新生儿家长做好解释工作，告知新生儿抚触的目的及配合方法	3		
		4. 环境安静、整洁，光线明亮，适宜进行新生儿抚触	2		
操作过程	60	1. 保持室温26~28℃，湿度50%~60% 2. 解开包被，检查腕带，核对姓名、床号、性别 3. 将新生儿放置包被上，解开新生儿衣物，检查全身情况，及时更换尿布 4. 操作前护士双手涂润肤油，抚触顺序为头面部、胸部、腹部、上肢、手、下肢、足、背部、臀部，要求动作要到位，开始轻柔，然后逐渐加力。整套动作要连贯、熟练 5. 动作要求：每个部位的动作重复4~6次 （1）头面部：两拇指指腹从眉间向两侧推至发际；两拇指从下颌部中央向两侧以上滑行，让上下唇形呈微笑状；一手托头，用另一手的指腹从前额发际抚向脑后，避开囟门；最后示、中指分别在耳后乳突部轻按一下；换手同法抚触另半部 （2）胸部：两手分别从胸部的外下方（两侧肋下缘）向对侧上方交叉推进，至两侧肩部，在胸前画一个大的交叉，避开新生儿的乳头 （3）腹部：示、中指依次从新生儿的右下腹至上腹向左下腹移动，呈顺时针方向画半圆，避开新生儿的脐部和膀胱 （4）四肢：两手交替抓住新生儿的一侧上肢，从上臂至手腕轻轻滑行，在滑行的过程中，从近端向远端分段挤捏。对侧及双下肢做法相同。用拇指指腹从新生儿掌面（足跟）向手指（足趾）方向推进，并从手指（足趾）两侧，轻轻提拉每个手指（足趾） （5）背部：协助新生儿翻身取俯卧位，以背脊为中分线，双手分别平行放在脊椎两侧，向相反方向重复移动双手；从背部上端开始逐步向下渐至臀部，最后由头顶沿脊椎抚触至骶部、臀部 6. 抚触完毕，为新生儿垫好尿布，用包被包好 7. 再次查对 8. 手消毒，PDA扫描工号	2 5 5 8 30 3 5 2	未核对扣5分 核对不规范扣3分 少核对一项扣2分 未避开囟门扣1分 未避开脐部扣1分 未避开乳头扣1分 动作不轻柔扣5分 动作不熟练扣5分 协助新生儿取俯卧位未观察口鼻扣2分 操作后未再次查对扣2分 未垫好尿布扣2分	
操作后	5	1. 爱护体贴新生儿，协助采取正确.喂养方式 2. 告知家属新生儿抚触的目的及配合方法 3. 按照院感防控标准，正确处理物品	2 2 1	未告知扣3分 告知少一条扣1分	

续表

项目	总分	技术操作要求	标分	评分标准	扣分
评价	5	1. 新生儿卧位舒适 2. 与新生儿家长沟通到位 3. 关心体贴新生儿 4. 操作规范、熟练 5. 操作时间 8 分钟	1 1 1 1 1	操作每延长 30 秒扣 1 分	
理论提问	5	1. 新生儿抚触的目的是什么 2. 新生儿抚触注意事项有哪些	5	少一条，扣 1 分	
合计	100				

理论提问：

1. 新生儿抚触目的是什么？

答：①新生儿抚触是肌肤的接触，促进母婴情感交流；②促进新生儿神经系统的发育，增加新生儿应激能力；③促进新生儿免疫系统的发育，提高免疫力；④促进新生儿消化系统发育，帮助食物吸收，使新生儿体重增加。

2. 新生儿抚触的注意事项有哪些？

答：①窒息抢救、观察期新生儿、颅内出血、皮下出血等有特殊情况的新生儿暂停抚触；②根据新生儿状态决定抚触时间，一般为 8～15 分钟，注意避免在新生儿饥饿或进食后 1 小时内抚触。每天 1 次或 2 次为佳，建议最好在新生儿沐浴后进行；③抚触者应洗净双手再把润肤油倒在手中，揉搓双手温暖后再进行抚触；④在抚触进行中，如出现哭闹、肌张力提高、兴奋性增加、肤色改变等，应暂停抚触，如上述症状持续 1 分钟以上应完全停止抚触；⑤抚触时应注意与新生儿进行目光与语言的交流。

（匡国芳）

第九节　糖尿病患者的血糖检测
与技术操作考核评分标准

一、血糖仪的使用技术操作考核评分标准

科室＿＿＿＿＿＿　姓名＿＿＿＿＿　考核人员＿＿＿＿＿＿　考核日期：　　年　月　日

项目	总分	技术操作要求	标分	评分标准	扣分
仪表	5	仪表、着装符合护士礼仪规范	5	一项不符合要求扣 1 分	
操作前准备	10	1. 洗手 2. 核对医嘱、执行单 3. 备齐用物，用物放置合理、有序，依次检查所备物品，保证安全有效	1 5 2	未核对扣 5 分 物品缺一项扣 1 分 未检查血糖仪及血糖试纸条码扣 2 分	

项目	总分	技术操作要求	标分	评分标准	扣分
		治疗车上层：PDA；治疗盘内备血糖仪、血糖试纸、75%乙醇、无菌棉签、污物碗、采血针头、速干手消毒剂 治疗车下层：弯盘、锐器盒、医疗垃圾袋、生活垃圾袋 4.检查血糖仪性能及电量充足，血糖试纸条码与血糖仪一致（安全评估：血糖仪无损坏）	2	其余一项不符合要求扣1分	
安全评估	10	1.携用物至床旁，PDA扫描患者手腕带，查看床头牌、询问患者姓名，核对信息是否一致，并再次核对执行单内容 2.了解患者年龄、病情、意识状态、自理能力、合作程度及心理反应情况，解释监测血糖的目的、方法及配合指导正确 3.询问患者是否按照要求进行采血前准备，如禁饮食8小时以上或进餐后2小时。评估患者采血部位皮肤颜色、温度、血液循环情况，有无红肿、破损、瘢痕等 4.周围环境整洁，光线明亮，与患者沟通时语言规范、态度和蔼	5 2 2 1	未核对扣5分 未使用PDA扣3分 未核对床头牌、手腕带、患者、执行单各扣3分 核对患者姓名不规范扣3分 少评估一项扣1分 其余一项不符合要求扣1分	
操作过程	60	1.协助患者取舒适卧位 2.评估：若患者采血部位温度偏低或苍白、血液循环不佳，按摩片刻，使其增温 3.将弯盘置于治疗车上 4.选择合适采血部位 5.消毒皮肤＞2cm，待干 6.再次核对患者、手腕带、执行单和进餐时间 7.打开试纸瓶盖，取出一根试纸条插入血糖仪开机 8.取下采血针保护帽 9.将采血针放在选定的采血部位，紧贴皮肤，略用力按压皮肤 10.将使用后的采血针置入锐器盒内 11.用干棉签轻轻拭掉第一滴血 12.血糖仪显示滴血状态时，用血糖试纸采血端自动浸取血液 13.迅速用一干棉签按压采血处1～2分钟 14.5秒后，显示血糖测试结果，并将血糖值告知患者 15.将按压患者采血处的棉签取下放回污物碗 16.手消毒 17.再次核对，PDA扫描工号，将血糖值录入PDA 18.询问患者的感受，交代注意事项 19.口述：所测血糖值与患者病情不相符者，应仔细询问患者饮食、服药等情况并及时通知医师，必要时复测	1 2 1 5 5 5 3 3 5 3 3 5 3 3 3 1 5 2 2	未核对一次扣5分 未评估患者采血部位温度及血液循环扣3分 查对患者姓名不规范扣3分 未待干扣3分 采血不成功扣5分 血量不足扣3分 工作面不洁扣2分 消毒不规范扣2分 采血过程中未与患者交流扣3分 未手消毒扣2分 未收回棉签扣2分 未告知患者血糖值扣2分 其余一项不符合要求扣1分 操作失败扣10分	

续表

项目	总分	技术操作要求	标分	评分标准	扣分
操作后	5	1. 帮助患者取舒适卧位，整理床单位 2. 按照院感防控标准，正确处理物品 3. 洗手，记录	1 2 2	一项不符合要求扣 1 分	
评价	5	1. 操作顺序正确、熟练，操作有效 2. 动作轻巧，患者无特殊不适 3. 操作时间 5 分钟	1 2 2	操作时间每延长 30 秒扣 1 分	
理论提问	5	1. 什么是随机血糖 2. 什么是餐后 2 小时血糖 3. 监测血糖的注意事项有哪些 4. 监测血糖的并发症有哪些	1 1 2 1	缺一条，扣 1 分	
合计	100				

理论提问：

1. 什么是随机血糖？

答：指一天（24 小时）中的任何时间，与上次进餐时间和食物摄入量无关的任意时间采血所测的血糖值。

2. 什么是餐后 2 小时血糖？

答：指从进食第一口饭算起，到 2 小时的时间采血所测的血糖值。是指开始吃饭的时间而不是吃完饭的时间。例如早晨 7 时开始吃饭，则饭后 2 小时就是指上午 9 时。

3. 监测血糖的注意事项有哪些？

答：①测血糖前，必须保证使血糖试纸条码与血糖仪调为一致；②一定要乙醇晾干后才能采血；③血糖试纸取出后必须马上盖好试纸盒的盖，以免潮湿；④要清楚患者的血糖与饮食的关系，如是空腹血糖还是餐后 2 小时血糖。

4. 血糖监测的并发症有哪些？

答：①感染；②出血；③疼痛；④操作失败。

（徐毅君）

二、胰岛素泵使用技术操作考核评分标准

科室＿＿＿＿＿＿＿　姓名＿＿＿＿＿　考核人员＿＿＿＿＿＿　考核日期：　　年　月　日

项目	总分	技术操作要求	标分	评分标准	扣分
仪表	5	仪表、着装符合护士礼仪规范	5	一项不符合要求扣 1 分	
操作前准备	8	1. 洗手 2. 核对医嘱、执行单 3. 备齐用物，用物放置合理、有序，依次检查所备物品，保证安全有效	1 5 1	未核对扣 5 分 物品缺一项扣 1 分 未检查胰岛素泵扣 2 分	

续表

项目	总分	技术操作要求	标分	评分标准	扣分
		治疗车上层：执行单、治疗盘内备75%乙醇、棉签、胰岛素泵（电量充足、功能正常）、胰岛素泵管、胰岛素笔芯、储药器、助针器、速干手消毒剂 治疗车下层：弯盘、锐器盒、医疗垃圾袋、生活垃圾袋		其余一项不符合要求扣1分	
		4. 检查胰岛素泵性能及电量充足（安全评估：胰岛素泵无损坏）	1		
安全评估	10	1. 携用物至床旁，查看床头牌、询问患者姓名、核对手腕带与执行单信息是否一致	5	未核对扣5分 未核对床头牌、手腕带、患者各扣3分 核对患者姓名不规范扣3分 其余一项不符合要求扣1分	
		2. 了解患者年龄、病情、意识状态、自理能力、合作程度及心理反应情况，解释胰岛素泵治疗的目的、方法及配合指导正确	2		
		3. 评估患者的体型、皮肤情况及有无使用胰岛素泵的经历。询问患者是否按照要求进行皮肤清洁等准备	2		
		4. 周围环境整洁、光线明亮、温度适宜，与患者沟通时语言规范、态度和蔼	1		
操作过程	胰岛素泵应用	1. 助患者取舒适卧位。注意保暖，保护患者隐私	1	未核对一次扣5分 核对内容不全少一项扣1分 查对患者姓名不规范扣3分 安装失败扣20分 安装不紧密扣2分 未马达复位扣2分 未充盈扣3分 浪费药液扣2分 未检查气泡扣2分 剂量调整不准确扣3分 消毒不规范扣3分 未评估：部位评估选择不正确扣2分 固定不牢扣2分 未记录安装时间扣2分 未手消毒扣2分 未交待注意事项扣2分 一项不符合要求扣1分	
	40	2. 将弯盘置于治疗车上层，润滑储药器	1		
		3. 将储药器的活塞朝一个方向一边旋转，一边抽拉，再朝同一方向一边旋转一边推进，重复3次	3		
		4. 抽取胰岛素，排出气泡后拔掉针头	1		
		5. 打开胰岛素泵管包装，把泵管与储药器连接到一起，检查确定连接紧密	1		
		6. 胰岛素泵开机，马达复位	1		
		7. 储药器安装在胰岛素泵的储药槽中，按ACT键进行充盈，直到针头处有药液溢出	2		
		8. 检查泵管中有无气泡，有气泡时要排出，放到治疗盘上	2		
		9. 核对患者、手腕带、执行单，按医嘱调整好胰岛素的基础量，经双人核对，准确无误	7		
		10. 用乙醇两次消毒注射部位范围>5cm	2		
		11. 安全评估：多选取腹部，避开腰带位置。妊娠中期后，须选择其他安全部位置泵，如臀部上方、上臂外侧等	2		
		12. 把软针装在助针器上，确保软针固定在助针器的卡槽上	1		
		13. 再次核对患者及执行单	5		
		14. 取掉白色衬纸和针帽，把助针器垂直放在穿刺部位，按下按钮，轻轻拔出引导针，将引导针放入锐器盒内	1		

项目	总分	技术操作要求	标分	评分标准	扣分
		15. 固定软针和管路。记录安装时间	1		
		16. 手消毒	1		
		17. 再次核对，签名	5		
		18. 询问患者感受并向患者交代注意事项	2		
		19. 口述：胰岛素泵已经顺利安装	1		
餐前大剂量注射	22	1. 核对医嘱，打印执行贴	1	未核对扣5分	
		2. 核对患者，PDA扫描手腕带及执行条码核对信息是否一致，解释并说明目的，取得患者配合	5	未检查注射部位扣2分 剂量不准确扣10分	
		3. 协助患者取舒适体位，询问患者有无低血糖等不适	1	胰岛素未泵入扣5分	
		4. 确定患者已备好进餐食物	1	未交代注意事项扣2分	
		5. 检查注射部位无红肿、无瘙痒、针头无脱出、固定牢固	1	其余一项不符合要求扣1分	
		6. 按"B"键一下，出现"设置大剂量"字样	1		
		7. 再次核对患者、手腕带、执行贴，使用胰岛素泵右侧的上下三角键，选择所需要的胰岛素剂量	5		
		8. 再次确认剂量无误后，按"act"键确认	5		
		9. 手消毒，再次核对，PDA扫描工号	1		
		10. 询问患者感受并嘱患者按规定时间进餐	1		
操作后	5	1. 协助患者取舒适卧位，整理床单位	1	一项不符合要求扣1分	
		2. 确保患者注射胰岛素后及时进餐。必要时协助患者进餐	1		
		3. 按照院感防控标准，正确处理物品	1		
		4. 洗手，记录	2		
评价	5	1. 无菌观念强，操作熟练	2	操作时间每延长30秒扣1分	
		2. 熟知胰岛素泵性能，熟练排除胰岛素泵故障	1		
		3. 操作时间10分钟	2		
理论提问	5	1. 使用胰岛素泵的适应证是什么	3	少一条，扣1分	
		2. 使用胰岛素泵应注意哪些问题	2		
合计	100				

理论提问：

1. 使用胰岛素泵适应证是什么？

答：①1型糖尿病，患者有严格控制血糖的主动性；②需要强化胰岛素治疗的2型糖尿病；③经常有清晨血糖升高（黎明现象）者，空腹血糖＞11.1mmol/L（200mg/dl）及餐前高血糖者，血糖＞7.8mmol/L（140mg/dl）的患者；④生活方式多变（工作、进食、活动量多变），生活不规律，不能按时进餐者；⑤妊娠糖尿病或糖尿病妊娠、手术前后、应激性高血糖患者；⑥有严重胰岛素抵抗的2型糖尿病患者；⑦有一定的经济条件，要求提高生活质量者；⑧血糖波动大，经常有高血糖或低血糖发生，难以用胰岛素多次皮下注射方法，使血糖稳定的脆性糖尿病患者；⑨频繁发生低血糖但又无感知者，或经常半夜发生低血糖者。

2. 使用胰岛素泵应注意哪些问题？

答：①患者、患者家属或监护人应当了解胰岛素泵的结构、工作原理和使用须知；②保证充足的物品和胰岛素储备，防止胰岛素泵治疗突然中断。如胰岛素泵需要的储药器、管路、胰岛素等要有备份，并要与胰岛素泵相匹配；③患者及其家属要积极接受胰岛素泵使用方面的培训，熟练掌握胰岛素泵的操作方法、报警的原因与处理、电池的更换方法等；④更换管路最好到医院请专业人员进行，以免污染而发生感染；⑤每天检查管路是否通畅，注射部位有无红肿、瘙痒，发现异常，及时到医院检查；⑥按照医师的要求，定时检测血糖，将注射胰岛素的剂量和血糖结果做好记录，定期到医院复查，及时调整胰岛素的剂量和治疗方案。

（徐毅君）

三、胰岛素注射笔使用技术操作考核评分标准

科室＿＿＿＿＿＿ 姓名＿＿＿＿＿ 考核人员＿＿＿＿＿ 考核日期： 年 月 日

项目	总分	技术操作要求	标分	评分标准	扣分
仪表	5	仪表、着装符合护士礼仪规范	5	一项符合要求扣1分	
操作前准备	8	1. 洗手 2. 双人核对医嘱、执行贴 3. 备齐用物，用物放置合理、有序，依次检查所备物品，保证安全有效 治疗车上层：PDA、执行贴，治疗盘内放胰岛素注射笔、胰岛素注射针头、75%乙醇、无菌棉签、污物碗、速干手消毒剂 治疗车下层：弯盘、锐器盒、医疗垃圾袋、生活垃圾袋 4. 检查胰岛素笔性能良好，胰岛素用量充足（安全评估：胰岛素笔无损坏） 必要时，准备食物	1 5 1 1	未核对扣5分 物品少一件扣1分 未检查胰岛素及胰岛素扣1分 未确认备餐扣2分 其余一项不符合要求扣1分	
安全评估	12	1. 用物至床旁，查看床头牌、询问患者姓名、PDA扫描手腕带及执行条码核对信息是否一致 2. 了解患者病情、年龄、意识状态、自理能力、合作程度及心理反应情况，指导患者配合 3. 根据胰岛素的种类选择注射部位并评估患者穿刺部位皮肤颜色、温度、有无红肿、破损、硬结、瘢痕等 4. 环境安静、整洁，光线明亮，与患者沟通时语言规范、态度和蔼	5 3 3 1	未核对扣5分 未核对床头牌、手腕带、患者各扣3分 核对患者姓名不规范扣3分 未检查注射部位扣2分 其余一项不符合要求扣1分	
操作过程	60	1. 协助患者取舒适体位，选择注射部位。注意保暖，保护患者隐私 2. 将弯盘置于治疗车上层 3. 评估：患者已经准备好进餐食物	2 1 2	未核对一次扣5分 未评估患者进餐食物扣2分	

项目	总分	技术操作要求	标分	评分标准	扣分
		4. 评估：检查胰岛素注射笔内胰岛素的种类、性质与执行贴是否一致，胰岛素用量是否充足	5	查对患者姓名不规范扣 3 分	
		5. 胰岛素注射笔的推杆是否与胰岛素笔紧密接触	2	未检查胰岛素扣 3 分	
		6. 用乙醇消毒胰岛素注射笔的橡胶塞	2	未使用乙醇消毒扣 3 分	
		7. 去掉针头的保护膜	2		
		8. 将针头与胰岛素笔保持在一条直线上，安装针头并完全插入（预混胰岛素要 180° 旋转、水平滚动使胰岛素混匀呈均匀混悬状）	5	消毒液未干扣 2 分 消毒不规范扣 2 分 违反无菌原则一次扣 2 分	
		9. 依次取下针头的外帽、内帽	1	未再次评估注射部位的皮下组织无硬结、瘢痕等扣 5 分	
		10. 外帽放到治疗盘内备用，内帽置入污物碗	1		
		11. 将胰岛素笔竖立，针头朝上，旋转注射按钮至"2"个单位胰岛素的位置，排气	3	未排气扣 3 分 进针深度、角度不正确扣 2 分	
		12. 推动胰岛素按钮，有胰岛素从针头处溢出，若无胰岛素溢出，则重复排气，直至针尖处看到药液为止	2		
		13. 调节出所需的胰岛素正确剂量	5	注射后未停留扣 2 分 注射过程中未与患者交流扣 3 分 捏起皮肤的手法不正确扣 2 分 未手消毒扣 2 分 其余一项不符合要求扣 1 分	
		14. 安全评估：再次确认注射部位的皮下组织无硬结、瘢痕等	3		
		15. 用 75% 的乙醇消毒皮肤，直径 > 5cm	2		
		16. 再次双人核对患者、手腕带、执行贴及药物	5		
		17. 根据注射部位皮下组织的厚薄、针头的长短不同，决定进针的角度、以及是否需要捏起皮肤，保证胰岛素准确注入皮下组织	3		
		18. 正确握笔，拇指按压推动注射按钮，注射胰岛素至显示窗刻度为"0"时，再停留 10 秒	3		
		19. 拔出针头	1		
		20. 将针头外帽规范套在针头上（防止针伤），再拧下针头并置入锐器盒	2		
		21. 手消毒	1		
		22. 再次核对，PDA 扫描工号	5		
		23. 询问患者感受并告知注意事项	2		
操作后	5	1. 帮助患者取舒适卧位，整理床单位 2. 按照院感防控标准，正确处理物品。必要时协助患者进餐 3. 洗手，记录	2 1 2	一项不符合要求扣 1 分	
评价	5	1. 操作顺序正确、熟练，熟悉各种胰岛素的剂型等特点 2. 动作轻巧，患者无特殊不适 3. 操作时间 4 分钟	2 1 2	操作不熟练扣 2 分 操作时间每延长 30 秒扣 1 分	
理论提问	5	1. 血糖的正常值是多少 2. 注射胰岛素的注意事项有哪些 3. 皮下注射胰岛素的并发症有哪些	1 2 2	少一条，扣 1 分	
合计	100				

理论提问：

1. 血糖的正常值是多少？

答：空腹血糖 3.9 ～ 6.16mmol/L。

2. 注射胰岛素的注意事项有哪些？

答：①胰岛素要正确保存，未开封的胰岛素要放到冰箱冷藏层 2 ～ 8℃ 保存，已经开封的胰岛素可放在阴凉通风的地方，禁止冷冻和阳光直射。开封后的胰岛素有效期为 4 周。②明确各种胰岛素的作用特点和注射时间的要求。例如，诺和锐注射后可立即进餐。诺和灵 R 必须饭前 30 分钟内注射。来得时可在一天 24 小时中固定任一时间注射，且注射后不必进餐。诺和灵 N 应在晚上 10 时注射等。③注射前要触摸注射部位，避开瘢痕和硬结。并应经常更换，两次注射要间隔 1cm 以上。④注射前严格核对胰岛素的剂型，抽吸的胰岛素剂量保证准确无误。预混胰岛素使用前要混匀。注射后要停留 10 秒再拔针。注射部位禁止用力按揉。⑤选用 75% 乙醇进行消毒，严格进行无菌操作，预防感染。⑥预防低血糖反应：注射胰岛素后，根据胰岛素的作用特点，按规定时间及时进餐。对于注射后需要进餐的胰岛素必须提前准备好饭，才能注射。如果因各种原因不能进餐或暂时不想进餐，则严禁注射胰岛素。注射胰岛素后，等候进餐期间，避免剧烈活动，以免发生低血糖反应。如果注射前，已经有低血糖的感觉，则及时监测血糖，根据所测血糖值，灵活调节胰岛素的剂量。

3. 皮下注射胰岛素的并发症有哪些？

答：①出血；②形成皮下硬结，皮下组织增生；③低血糖反应；④感染；⑤断针。

（徐毅君　逄文泉）

四、胰岛素无针注射技术操作考核评分标准

科室_____　姓名_____　考核人员_____　考核日期：　　年　月　日

项目	总分	技术操作要求	标分	评分标准	扣分
仪表	5	仪表、着装符合护士礼仪规范	5	一项不符合要求扣 1 分	
操作前准备	10	1. 洗手 2. 双人核对医嘱、执行贴 3. 备齐用物，用物放置合理、有序，依次检查所备物品，保证安全有效 治疗车上层：PDA、执行贴，治疗盘内放无针注射器、药管、取药接头、胰岛素笔芯、75% 乙醇、无菌棉签、污物碗、速干手消毒剂 治疗车下层：弯盘、锐器盒、医疗垃圾袋、生活垃圾袋 4. 注射后需要按时进食的胰岛素要评估患者饮食种类、量及患者食欲情况	1 5 2 2	未核对扣 5 分 物品少一件扣 1 分 未检查无针注射器扣 2 分 其余一项不符合要求扣 1 分	
安全评估	10	1. 携用物至床旁，查看床头牌、询问患者姓名、PDA 扫描手腕带及执行条码核对信息是否一致 2. 了解患者病情、年龄、意识状态、自理能力、合作程度及心理反应情况，指导患者配合	5 2	未核对扣 5 分 未使用 PDA 扣 3 分 核对患者姓名不规范扣 3 分	

续表

项目	总分	技术操作要求	标分	评分标准	扣分
		3. 根据胰岛素的种类选择注射部位并评估患者注射部位皮肤颜色、温度、有无红肿、破损、硬结、瘢痕等	2	未检查注射部位扣2分 其余一项不符合要求扣1分	
		4. 环境安静、整洁、光线明亮，与患者沟通时语言规范、态度和蔼	1		
操作过程	60	1. 协助患者取舒适体位，选择注射部位。注意保暖，保护患者隐私	1	未核对扣5分 核对内容不全少一项扣1分 核对患者姓名不规范扣3分 未检查胰岛素扣3分 未使用乙醇消毒扣2分 消毒液未干扣2分 消毒不规范扣2分 违反无菌原则一次扣2分 强行拔端帽扣1分 未暴露出红色标记扣2分 未旋转转轮扣2分 取药时药管未垂直90°扣2分 注射器手持时倾斜扣1分 取药剂量小于或大于注射剂量时扣2分 未锁定转轮扣2分 未排气扣3分 进针角度不正确扣2分 注射后未停留扣2分 注射过程中未与患者交流扣2分 手法不正确扣2分 手未消毒扣2分 其余一项不符合要求扣1分	
		2. 将弯盘置于治疗车上层	1		
		3. 确认患者已准备好进餐食物	2		
		4. 检查胰岛素种类、性质与执行贴是否一致，胰岛素用量是否充足	2		
		5. 摘掉注射器端帽（一手握住注射器，另一手捏住端帽左上旋转）	1		
		6. 将轮锁向蓝点所示方向推动，露出红色标记，旋转转轮，推出推杆，直到转不动	2		
		7. 撕开包装取出新药管，手持药管腰部，将药管对准推杆倾斜45°，使劲按压到底部，旋转药管并拧紧。向箭头方向（或向右）旋转转轮，并适当用力直到推杆顶住活塞并达到药管顶端	5		
		8. 撕开包装，取出取药接口，有针的一端插入瓶塞、压紧胰岛素笔芯，然后将带有胰岛素的取药接口连接到药管上，连接时需使无针一端压紧药管。确保胰岛素、接口、注射器三者保持垂直	5		
		9. 向箭头方向（向左侧）旋转转轮，使活塞向注射按钮方向移动吸取药液，同时请在药管上读取所需要的吸取药量。读取剂量时，以活塞的上边缘为准。取药多取1～2U的胰岛素（预混胰岛素在抽吸前180°旋转、水平滚动使胰岛素混匀呈均匀混悬状）	5		
		10. 取药完成后，进行安全排气，药管向上垂直，排出多取的胰岛素和空气，当看到有药液排出时即表明气泡已经完全排出	2		
		11. 将轮锁推向红色标记的一侧。此时转轮处于锁定状态，然后再取下胰岛素笔芯和取药接口，完成取药工作	3		
		12. 握紧上壳体，然后向箭头方向（或向右）旋转注射器的下壳体，手握旋转时手指避开安全锁，直到听到"啪"的响声，注射器安全锁按钮和注射按钮同时自动弹起即表明加压完成	5		
		13. 向箭头方向（加压操作旋转的反方向）旋转注射器的下壳体，同时观察注射器的指示窗。直到调整准备注射的剂量	5		

项目	总分	技术操作要求	标分	评分标准	扣分
		14. 再次确认注射部位的皮下组织无硬结、瘢痕等	2		
		15. 用 75% 乙醇消毒皮肤，直径 > 5cm	2		
		16. 再次双人核对患者、手腕带、执行贴及药物	5		
		17. 注射时一只手将注射部位两侧的皮肤撑开（对于较胖的患者，可捏起皮肤后，在捏起皮肤旁柔软的部分进行注射），另一只手握紧注射器并将药管的头部垂直用力压紧在注射部位上。用示指按下安全锁，用拇指按压注射按钮，注射完成后，停留约 3 秒再移开药管，注射部位禁止用力揉，再用棉签轻轻擦拭注射部位数秒	5		
		18. 再次核对，PDA 扫描工号	5		
		19. 询问患者感受并告知注意事项	2		
操作后	5	1. 帮助患者取舒适卧位，整理床单位 2. 按照院感防控标准，正确处理物品。必要时协助患者进餐 3. 洗手，记录	2 1 2	一项不符合要求扣 1 分	
评价	5	1. 操作顺序正确、熟练，熟悉各种胰岛素的剂型等特点 2. 动作轻巧，患者无特殊不适 3. 操作时间 8 分钟	2 2 1	操作不熟练扣 2 分 操作时间每延长 30 秒 　扣 1 分	
理论提问	5	1. 皮下注射胰岛素的并发症有哪些 2. 无针注射的注意事项有哪些	2 3	少一条扣 1 分	
合计	100				

理论提问：

1. 皮下注射胰岛素的并发症有哪些？

答：①出血；②形成皮下硬结；③低血糖反应；④感染。

2. 无针注射的注意事项有哪些？

答：①注射前确认注射药品及就餐时间。注射后需要按时进食的胰岛素要确认患者已准备好食物；②抽药前，严格核对抽吸胰岛素的剂型、剂量，保证准确无误，预混胰岛素使用前必须混匀；③调整注射剂量时，如果调整的数字大于准备注射的剂量，可以反向旋转下壳体，调整回到准备注射的剂量；④药管中的药量不多时，会出现调整剂量时旋转上下壳体的过程中突然有转不动现象，这是由于药管中的药量少于准备注射的剂量；⑤注射前，注射剂量少于药管内剂量时，先注射完药管内的全部药液，更换药管再次吸入并注射胰岛素所缺少的药量，或者旋下药管并随剩余药品同时丢弃更换新的药管后，按所需药量吸药并注射。

（徐淑敏）

第十节 经外周行中心静脉置管（PICC）技术操作考核评分标准

一、经外周行中心静脉置管（PICC）技术操作考核评分标准（前端开口式导管）

科室_____ 姓名_____ 考核人员_____ 考核日期： 年 月 日

项目	总分	技术操作要求	标分	评分标准	扣分
仪表	5	仪表、着装符合护士礼仪规范	5	一项不符合要求扣1分	
操作前准备	8	1. 洗手 2. 核对医嘱、执行单，确认知情同意书已签字 3. 备齐用物，用物放置合理、有序，依次检查所备物品，保证安全有效 治疗车上层：PDA、PICC穿刺包1个（纸尺1条、垫巾1块、压脉带1根、无菌手术衣1件、治疗巾1块、孔巾1块、大治疗单1块、无菌手套2副、镊子2把、直剪1把、纱布6块、大棉球10个或消毒刷6个、治疗碗1个、弯盘1个、10cm×12cm透明敷料、无菌胶布2块）、PICC套件1个、75%乙醇、有效碘浓度不低于0.5%的碘伏或2%葡萄糖酸氯己定乙醇溶液（2个月以下婴儿慎用）、一次性20ml注射器2个、一次性1ml注射器1个、10cm×12cm无菌透明敷贴、肝素帽/正压接头、无菌手套、胶布、绷带、无菌生理盐水、速干手消毒剂 治疗车下层：弯盘、锐器盒、医疗垃圾袋、生活垃圾袋	1 5 2	未核对扣5分 其余一项不符合要求扣1分	
安全评估	12	1. 携用物至床旁，PDA扫描患者手腕带，查看床头牌、询问患者姓名，核对信息是否一致，并再次核对执行单内容 2. 解释操作的目的、方法，操作时的注意事项及配合要点，操作后摄X线胸片的目的及注意事项 3. 评估患者病情，了解患者穿刺部位皮肤完整性、过敏史及血管情况，正确选择穿刺血管，了解患者年龄、意识状态，评估（是否安装起搏器、置管侧上肢有无手术史及外伤史、是否接受过放射治疗、有无动静脉内瘘，血常规及凝血功能结果）、自理能力、合作程度及心理反应情况，评估患者自我管理导管的能力和向医护人员报告穿刺处异常的意愿，指导患者配合。协助患者大小便，做好血管准备：喝热水、局部热敷 4. 签订知情同意书	5 2 3 1	未核对扣5分 未使用PDA扣3分 未核对床头牌、手腕带、患者各扣3分 核对患者姓名不规范扣3分 少评估一项扣1分 其余一项不符合要求扣1分	

项目	总分	技术操作要求	标分	评分标准	扣分
		5. 处置室：环境安静、整洁，光线明亮，室温适宜与患者沟通时语言规范、态度和蔼	1		
操作过程	60	1. 带患者至处置室并取仰卧位，穿刺侧手臂外展90°	1	未核对一次扣5分	
		2. 将用物至床旁，在预穿刺点上方10cm处扎止血带，评估患者血管情况，首选贵要静脉，其次肘正中静脉，再次头静脉，松开止血带	1	核对内容不全少一项扣2分	
		3. 测量导管长度。上腔静脉测量法：患者平卧，穿刺侧手臂外展90°，从穿刺点沿静脉走向到右胸锁关节反折再向下至第3肋间隙	2	查对患者姓名不规范扣3分	
		4. 测量上臂臂围：距肘横线上10cm处测量，两手臂同时测量并做好记录	2	工作面不洁扣2分 污染一次扣2分 消毒不规范扣2分	
		5. 打开无菌包第一层，戴无菌手套，取无菌巾垫在患者手臂下	1	无菌概念不清扣5分 消毒范围不正确扣3分	
		6. 消毒穿刺部位：按无菌操作原则以穿刺点为中心消毒皮肤，范围20cm×20cm，乙醇3遍，后碘剂，顺逆时针交替，自然待干	3	只测量一侧上臂臂围扣2分 测量后未记录扣1分	
		7. 更换手套，穿手术衣	1	操作过程中未与患者交流扣5分	
		8. 建立无菌区：打开无菌包第二层，取第二块、第三块无菌巾铺于患者手臂内侧，扩大无菌区。在穿刺点上方铺无菌洞巾	2	未检查导管是否通畅、有无破损扣2分	
		9. 助手打开PICC穿刺包、无菌敷贴、肝素帽或正压接头置于患者手臂内侧无菌区内	1	穿刺角度不正确扣2分 退穿刺针手法不正确扣3分	
		10. 预冲导管：用生理盐水冲洗正压接头、导管，检查导管是否通畅、有无破损，再抽吸10ml生理盐水备用	2	撤出导入鞘手法不正确扣3分	
		11. 修剪导管：撤导丝至所测量导管长度减1cm处，无菌直剪与导管保持直角（90°）剪断导管，注意不要剪出斜面或毛碴	2	撤导丝时，将导管脱出致操作失败扣50分 未评估导管有无脱出扣2分	
		12. 再次核对患者、手腕带、执行单	5	若导管脱出尚能送入静脉扣5分	
		13. 助手给患者扎止血带，嘱患者握拳	1		
		14. 穿刺：取出穿刺针，右手握住回血腔两侧，去除针帽，在肘下两横指处以15°～30°进行穿刺，见回血后，即降低角度再进针5mm固定针芯，送导入鞘，确保导入鞘进入静脉	3	未将体外导管放置呈S状弯曲扣5分 绷带加压包扎穿刺部位过紧扣2分	
		15. 从导入鞘中退穿刺针：松开止血带，松拳，操作者左手示指固定导入鞘避免移位，中指轻压导入鞘尖端所处上方的血管，右手按住白色针尖保护按钮，确认穿刺针回缩至针尖保护套内，将针尖保护套放入锐器盒内	3	未及时观察穿刺部位及末梢血液循环情况扣5分 其余一项不符合要求扣1分	
		16. 置入PICC导管：操作者左手固定不动，右手拿住导管外套，将导管至导入鞘末端，然后轻柔地将导管沿导入鞘送入静脉	3		

项目	总分	技术操作要求	标分	评分标准	扣分
		17. 撤导入鞘：将导管送入静脉 10 ～ 15cm 之后，操作者左手中指与示指移至并按压导入鞘上端静脉固定导管，右手从静脉内撤出导入鞘，使其远离穿刺部位，移开左手	3		
		18. 撕裂并移出导入鞘：撕裂导入鞘并从导管上方撤离	2		
		19. 由助手协助患者头转向穿刺侧手臂，下颌贴于肩，将导管送至"0"点位置	2		
		20. 验证：用备好的无菌生理盐水注射器抽吸回血至透明延长管，证实导管通畅后，以脉冲方式注入导管	2		
		21. 撤导丝：操作者左手固定导管圆盘，右手缓慢撤除（安全评估：观察导管有无脱出）	2		
		22. 封管：连接正压接头 / 肝素帽，无菌生理盐水正压封管，必要时稀释肝素盐水正压封管。冲封管结束后需要断开输液接头和注射器连接，先握住输液接头，再逆时针旋转注射器，直到松动	2		
		23. 固定：用蘸有无菌生理盐水的纱布擦干穿刺部位血迹，将体外导管放置呈 S 状弯曲，穿刺点处盖纱布并用无菌透明敷贴固定	2		
		24. 绷带加压包扎穿刺部位，范围超过透明敷贴，时间 < 24 小时	2		
		25. 脱手套	1		
		26. 手消毒	1		
		27. 再次核对，选择 PDA 医嘱条目，扫描工号	5		
		28. 询问患者感受，交代注意事项	2		
		29. 嘱患者摄 X 线片确定导管尖端位置	1		
操作后	5	1. 妥善安置患者，整理床单位	1	一项不符合要求扣 1 分	
		2. 按照院感防控标准，正确处理物品	2		
		3. 洗手，记录（穿刺静脉、穿刺日期、导管刻度、导管尖端位置等，测量双侧上臂臂围并与置管前对照）	2		
评价	5	1. 操作熟练、无菌、节力	2	操作不熟练扣 3 分	
		2. 冲洗导管手法正确，敷贴固定牢固、美观	1		
		3. 测量导管方法正确。穿刺部位正确	2		
理论提问	5	1. PICC 置管的适用证有哪些 2. PICC 置管的注意事项有哪些 3. PICC 置管技术操作常见并发症有哪些	5	少一条，扣 1 分	
合计	100				

理论提问：

1. PICC 置管的适用证有哪些?

答：①需长期输液、反复输血或血制品的患者；②使用有刺激性或毒性的药物治疗的患者；③家庭病床需持续静脉治疗超过 5 天的患者；④ TPN 治疗的患者。

2. PICC 置管的注意事项有哪些？

答：①严格执行无菌技术操作；②为了监测患者情况，应测量臂围，以后每次测量应于同一位置；③消毒穿刺部位皮肤时，第一遍顺时针，第二遍逆时针，第三遍顺时针；④避免在瘢痕处静脉或静脉瓣处穿刺；⑤注意避免穿刺过深而损伤神经；⑥穿刺时避免损伤血管内膜和外膜，以免发生机械性静脉炎或渗漏；⑦遇有出血倾向的患者，注意加压止血时间要长；⑧注意避免刺入动脉，尤其是 18 个月内患儿。

3. PICC 置管技术操作常见并发症有哪些？

答：①血肿；②感染。

（张业玲）

二、经外周行中心静脉置管（PICC）技术操作考核评分标准（三向瓣膜式导管）

科室_____ 姓名_____ 考核人员_____ 考核日期：　　年　月　日

项目	总分	技术操作要求	标分	评分标准	扣分
仪表	5	仪表、着装符合护士礼仪规范	5	一项不符合要求扣1分	
操作前准备	8	1. 洗手 2. 核对医嘱、执行单，确认知情同意书已签字 3. 备齐用物，用物放置合理、有序，依次检查所备物品，保证安全有效 治疗车上层：PDA、PICC穿刺包1个（纸尺1条、垫巾1块、压脉带1根、无菌手术衣1件、治疗巾1块、孔巾1块、大治疗单1块、无菌手套2副、镊子2把、直剪1把、纱布6块、大棉球10个或消毒刷6个、治疗碗1个、弯盘1个、10cm×12cm透明敷料、无菌胶布2块），PICC套件1个，75%乙醇，有效碘浓度不低于0.5%碘伏或2%葡萄糖酸氯己定乙醇溶液（年龄＜2个月的婴儿慎用），一次性20ml注射器2个，一次性1ml注射器1个，10cm×12cm无菌透明敷贴，肝素帽/正压接头，无菌手套、胶布、绷带，无菌生理盐水、速干手消毒剂 治疗车下层：弯盘、锐器盒、医疗垃圾袋、生活垃圾袋	1 5 2	未核对扣5分 物品放置不合理扣1分 其余一项不符合要求扣1分	
安全评估	12	1. 携用物至床旁，PDA扫描患者手腕带，查看床头牌、询问患者姓名，核对信息是否一致，并再次核对执行单内容 2. 解释操作目的、方法，操作时的注意事项及配合要点，操作后摄X线胸片的目的及注意事项 3. 评估患者病情，了解患者穿刺部位皮肤完整性、过敏史及血管情况，正确选择穿刺血管，了解患者年龄、意识状态，评估（是否安装起搏器，置管侧上	5 2 3	未核对扣5分 未使用PDA扣3分 未核对床头牌、手腕带、患者各扣5分 核对患者姓名不规范扣5分	

项目	总分	技术操作要求	标分	评分标准	扣分
		肢有无手术史及外伤史、是否接受过放射治疗、有无动静脉内瘘，血常规及凝血功能结果），自理能力、合作程度及心理反应情况，评估患者自我管理导管的能力和向医护人员报告穿刺处异常的意愿，指导患者配合。协助患者大小便，做好血管准备：喝热水、局部热敷		少评估一项扣 1 分 一项不符合要求扣 1 分	
		4. 签订知情同意书	1		
		5. 处置室：环境安静、整洁，光线明亮，与患者沟通时语言规范、态度和蔼	1		
操作过程	60	1. 带患者至处置室并取仰卧位，穿刺侧手臂外展 90°	1	未核对一次扣 5 分 核对内容不全少一项扣 1 分 查对患者姓名不规范扣 2 分 工作面不洁扣 2 分 污染一次扣 2 分 消毒不规范扣 2 分 无菌概念不清扣 5 分 消毒范围不正确扣 3 分 只测量一侧上臂臂围扣 2 分 测量后未记录扣 1 分 操作过程中未与患者交流扣 5 分 未检查导管是否通畅、有无破损扣 2 分 穿刺角度不正确扣 2 分 退穿刺针手法不正确扣 3 分 撤出导入鞘手法不正确扣 3 分 撤导丝时，将导管脱出致操作失败扣 50 分 未评估导管有无脱扣 2 分 若导管脱出尚能送入静脉扣 5 分 未将体外导管放置呈 S 状弯曲扣 5 分 绷带加压包扎穿刺部位过紧扣 2 分	
		2. 将用物至床旁，在预穿刺点上方 10cm 处扎止血带，评估患者血管情况，首选贵要静脉，其次肘正中静脉，再次头静脉，松开止血带	1		
		3. 测量导管长度：上腔静脉测量法：患者平卧，穿刺侧手臂外展 90°，从穿刺点沿静脉走向到右胸锁关节反折再向下至第 3 肋间隙	2		
		4. 测量上臂臂围：距肘横线上 10cm 处测量，两手臂同时测量并做好记录	2		
		5. 打开无菌包第一层，戴无菌手套，取无菌巾垫在患者手臂下	2		
		6. 消毒穿刺部位：按无菌操作原则以穿刺点为中心消毒皮肤，范围 20cm×20cm，乙醇 3 遍，后碘剂/氯己定 3 遍，顺、逆时针交替，自然待干	3		
		7. 更换手套，穿手术衣	2		
		8. 建立无菌区：打开无菌包第二层，取第二块、第三块无菌巾铺于患者手臂内侧，扩大无菌区。在穿刺点上方铺无菌洞巾	2		
		9. 助手将打开的 PICC 穿刺包、无菌敷贴、肝素帽或正压接头置于患者手臂内侧无菌区内	1		
		10. 预冲导管：用无菌生理盐水冲洗正压接头、导管，检查导管是否通畅、有无破损后，浸泡于生理盐水中，再抽吸 10ml 生理盐水备用	2		
		11. 再次核对患者、手腕带、执行单	3		
		12. 助手给患者扎止血带，嘱患者握拳	1		
		13. 穿刺：取出穿刺针，右手握住回血腔两侧，去除针帽，转动针芯，在肘下两横指处以 15°～30° 进行穿刺，见回血后，即降低角度再进针 5mm 固定针芯，送导入鞘，确保导入鞘进入静脉	4		
		14. 从导入鞘中退穿刺针：松开止血带，松拳，操作者左手示指固定导入鞘避免移位，中指轻压导入鞘尖端所处上方的血管，右手回撤针芯并放入锐器盒内	4		

项目	总分	技术操作要求	标分	评分标准	扣分
		15. 置入 PICC 导管：操作者左手固定不动，右手拿住导管，将导管至导入鞘末端，然后轻柔地将导管沿导入鞘送入静脉	3	未及时观察穿刺部位及末梢血液循环情况扣 5 分 其余一项不符合要求扣 1 分	
		16. 撤导入鞘：将导管送入静脉 10～15cm 之后，操作者左手中指与示指移至并按压导入鞘上端静脉固定导管，右手从静脉内撤出导入鞘，使其远离穿刺部位，移开左手	3		
		17. 由助手协助患者头转向穿刺侧手臂，下颌贴于肩，操作者将导管送至所测量的位置	2		
		18. 验证：用备好的无菌生理盐水注射器抽吸回血至透明延长管，证实导管通畅后，以脉冲方式注入导管	2		
		19. 撤导丝：操作者左手中指与示指按压穿刺点上方导管，右手缓慢撤除导丝（安全评估：观察导管有无脱出）	2		
		20. 按预计长度修剪导管，保留导管在体外的长度为 5～6cm，套上减压套筒，安装连接器于 PICC 导管处，锁上	2		
		21. 封管：连接正压接头/肝素帽，生理盐水正压封管，冲封管结束后需要断开输液接头和注射器连接，先握住输液接头，再逆时针旋转注射器，直到松动	2		
		22. 固定：用蘸有无菌生理盐水的纱布擦干穿刺部位血迹，将体外导管放置呈 S 状弯曲，穿刺点处盖纱布并用无贴固定	3		
		23. 绷带加压包扎穿刺部位，范围超过透明菌敷贴，时间＜24 小时	2		
		24. 脱手套	1		
		25. 手消毒	1		
		26. 再次核对，选择 PDA 医嘱条目，扫描工号	4		
		27. 询问患者感受，交代注意事项	2		
		28. 嘱患者摄 X 线片确定导管尖端位置	1		
操作后	5	1. 妥善安置患者，整理床单位 2. 按照院感防控标准，正确处理物品 3. 洗手，记录（穿刺静脉、穿刺日期、导管刻度、导管尖端位置等，测量双侧上臂臂围并与置管前对照）	1 2 2	一项不符合要求扣 1 分	
评价	5	1. 操作熟练、无菌、节力 2. 冲洗导管手法正确，敷贴固定牢固、美观 3. 测量导管方法正确 4. 穿刺部位正确	2 1 1 1	操作不熟练扣 3 分 一项不符合要求扣 1 分	
理论提问	5	1. 经外周行中心静脉置管的禁忌证是什么 2. 留置导管后的患者注意事项有哪些 3. PICC 置管技术操作常见并发症有哪些	5	少一条，扣 1 分	
合计	100				

理论提问：

1. 经外周行中心静脉置管的禁忌证是什么？

答：①穿刺点皮肤有感染、损伤；②肘部静脉条件太差；③乳腺癌根治术后的患侧肢体；④上腔静脉综合征；⑤严重出血性疾病；⑥患者顺应性差为相对禁忌证。

2. 留置导管后的患者注意事项有哪些？

答：①术后 3 天在穿刺点上方进行湿热敷，30 分 / 次，4 次 / 日；②敷料出血、潮湿及时更换；③ CT 检查时所用的高压注射泵应避免使用；④淋浴时可用保鲜膜包裹，上下胶布粘贴；⑤输液时液体不要输空；⑥术侧肢体适当活动：做握拳屈腕动作，但勿过分上举，不能提重物，不能游泳；⑦如有不适及时告诉护士。

3. PICC 置管技术操作常见并发症有哪些？

答：①血肿；②感染。

（张业玲）

三、超声引导下经外周行中心静脉置管（PICC）操作考核评分标准（前端开口式导管）

科室＿＿＿＿＿　　姓名＿＿＿＿＿　考核人员＿＿＿＿＿　　考核日期：　　年　月　日

项目	总分	技术操作要求	标分	评分标准	扣分
仪表	5	仪表、着装符合护士礼仪规范	5	一项不符合要求扣 1 分	
操作前准备	8	1. 洗手 2. 核对医嘱、执行单，确认知情同意书已签字 3. 备齐用物，用物放置合理、有序，依次检查所备物品，保证安全有效 治疗车上层：PDA、PICC 穿刺包 1 个（纸尺 1 条、垫巾 1 块、压脉带 1 根、无菌手术衣 1 件、治疗巾 1 块、孔巾 1 块、大治疗单 1 块、无菌手套 2 副、镊子 2 把、直剪 1 把、纱布 6 块、大棉球 10 个、治疗碗 1 个、弯盘 1 个、10cm×12cm 透明敷料、无菌胶布 2 块），PICC 套件 1 个，75% 乙醇和有效碘浓度不低于 0.5% 的碘伏，或 2% 葡萄糖酸氯己定乙醇溶液（2 个月以下婴儿慎用），20ml 注射器 2 个，1ml 注射器 1 个，正压接头 1 个，生理盐水 100ml 和稀释肝素盐水 100ml（0～10U/ml），2% 利多卡因 1 支，无菌无粉手套，胶布，弹性绷带、速干手消毒剂。Site～RiteÒ 超声系统 1 台及相关附件 治疗车下层：弯盘、锐器盒、医疗垃圾袋、生活垃圾袋	1 5 2	未核对扣 5 分 其余一项不符合要求扣 1 分	
安全评估	12	1. 携用物至床旁，PDA 扫描患者手腕带，查看床头牌、询问患者姓名，核对信息是否一致，并再次核对执行单内容 2. 向患者解释操作目的、方法，操作时的注意事项及配合要点，操作后摄 X 线胸片的目的及注意事项	5 2	未核对手腕带、患者信息各扣 3 分 未使用 PDA 扣 3 分 未交代相关注意事项扣 1 分	

— 303 —

项目	总分	技术操作要求	标分	评分标准	扣分
		3. 评估患者病情，了解患者的年龄、意识状态，评估：（是否安装起搏器，置管侧上肢有无手术史及外伤史、是否接受过放射治疗、有无动静脉内瘘，血常规及凝血功能结果），自理合作能力、心理反应及依从性，用 Site～Rite® 超声系统查看双侧上臂，了解患者的血管及皮肤情况，合理选择穿刺部位及血管（首选贵要静脉），评估患者自我管理导管的能力和向医护人员报告穿刺处异常的意愿，指导患者配合，协助患者大、小便	3	少评估一项扣1分其余一项不符合要求扣1分	
		4. 处置室：环境整洁、安静，光线柔和，室温适宜	1		
		5. 与患者沟通时语言规范、态度和蔼	1		
操作过程	60	1. 患者取仰卧位，术侧手臂外展与躯体成90° 2. 在肘窝上方10～15cm处扎止血带，涂抹超声耦合剂，Site～Rite® 超声确定穿刺血管及穿刺点 （1）正确使用探头：将超声探头垂直于血管放置（拇指和示指握紧探头，小鱼际肌和探头均平放轻贴于皮肤，使探头与皮肤垂直） （2）握探头力度：力度保持平稳均匀，使血管的前、后壁都清晰显像，以血管成圆形为合适，如果变为椭圆形提示用力过大 （3）超声下明确辨别动脉与静脉 （4）选择肘窝上部位穿刺，避免置管后并发症的发生 （5）使用 marker 笔进行预穿刺点标记 3. 测量导管长度：上腔静脉测量法：患者平卧，术侧手臂外展90°，从预穿刺点沿静脉走向至右胸锁关节反折再向下至第3肋间的距离 4. 测量双侧上臂臂围：肘窝横线上10cm处测量，并做好记录 5. 洗消手，打开 PICC 置管包夹层处取出垫巾置于手臂下方，佩戴第一副无菌手套，完全打开置管包，取出消毒盘 6. 消毒穿刺部位：助手协助抬高患者置管侧手臂，以穿刺点为中心整臂消毒，先用75%乙醇3遍（第一遍顺时针，第二遍逆时针，第三遍顺时针），待乙醇干后，再用碘剂/氯己定消毒3遍（消毒方法及范围同乙醇），待干 7. 脱手套，洗消手。穿无菌手术衣，更换第二副无菌手套，必要时助手协助冲洗无菌手套后用干纱布擦干 8. 建立无菌区：铺治疗巾于患者臂下，放无菌止血带，铺无菌大单及孔巾，保证无菌区足够大	1 3 2 2 2 2 2 1	体位不当一项扣1分超声探头操作不当一项扣1分污染一次扣1分消毒不规范扣2分消毒范围不正确扣1分只测量一侧上臂臂围扣1分测量后未记录扣1分操作过程中未与患者交流扣1分未检查导管是否通畅、有无破损扣2分耦合剂涂抹不均匀扣1分导针支架选择不正确扣1分手眼配合不熟练扣1分穿刺针未妥善固定扣1分微插管鞘送入手法不正确扣1分退穿刺针手法不正确扣1分未评估血液的颜色和是否有搏动式血流，判断是否准确刺入静脉而非动脉扣2分	

项目	总分	技术操作要求	标分	评分标准	扣分
		9. 助手按无菌原则投递 PICC 套件、塞丁格穿刺套件、注射器 2 支、正压接头等到无菌区内。20ml 注射器抽吸满生理盐水，1ml 注射器抽吸 2% 利多卡因	1	未评估体外保留 10 ～ 15cm 的安全长度扣 2 分	
		10. 预冲导管及各种套件：用 20ml 注射器抽取生理盐水或肝素盐水预冲导管、正压接头，注意观察导管的完整性，导管充分浸于生理盐水中	3	未评估是否切割到导丝扣 2 分	
		11. 修剪导管：撤导丝至所测量导管长度减 1cm 处，切割器裁去多余导管，或用无菌直剪与导管保持直角（90°）剪断导管，注意不要剪出斜面或毛碴	2	撤出导入鞘手法不正确扣 1 分 撤导丝时，将导管脱出致操作失败扣 50 分	
		12. 将塞丁格套件按照穿刺顺序摆放整齐。去掉导引导丝前端的浅蓝色外套帽，取出部分导丝，使其外露长度比穿刺针长 2cm（约等于导丝前段柔软部分）	1	未评估检查导丝的完整性扣 2 分 未将体外导管放置呈 S 状弯曲扣 1 分	
		13. 超声准备 (1) 将超声探头放在支架上（或助手手持），涂抹一层无菌耦合剂 (2) 超声探头套上无菌保护罩，确保套袖已经卷起，将套袖套在探头上，注意不要把耦合剂抹去 (3) 将探头和电缆套入套袖，将耦合剂与套袖充分贴合，不要有气泡，使用松紧带固定套袖 (4) 将导针架安装到探头上（徒手穿刺则不需要）。根据血管中心深度选择最佳导针架倾斜规格（若血管中心不在标准刻度上，则宁浅勿深，安装好导针架后可将探头前后稍倾斜而调节进针深浅度） (5) 使用插管套装里的无菌耦合剂涂抹在穿刺皮肤上	2	绷带加压包扎穿刺部位过紧扣 1 分 未及时观察穿刺部位及末梢血液循环情况扣 1 分 其余一项不符合要求扣 1 分	
		14. 再次核对患者、手腕带、执行单	2		
		15. 无菌区内扎止血带，嘱患者握拳	1		
		16. 静脉穿刺 (1) 将穿刺针斜面朝上按至导针架上，使其咬合在导针架的沟槽上，放入长度不要超过导针架底部 (2) 将探头放在手臂预穿刺点上方，使导针架贴紧皮肤 (3) 将探头垂直于目标血管，并使其显像于超声仪屏幕上，将血管移至屏幕中心的圆点标记线上 (4) 眼睛一边看着超声屏幕，一边用手缓慢穿刺，当针触到目标血管时，可以在屏幕上看到针尖挤压血管上壁，一旦针尖刺破血管，血管壁会恢复到原来的状态 (5) 观察回血，良好的回血为均匀往外一滴滴冒（安全评估：观察回血的性质，血液的颜色和是否有搏动式血流，判断是否准确刺入静脉而非动脉）	5		
		17. 递送导丝 (1) 固定好穿刺针，将探头往后倾倒，使穿刺针与导针架分离	2		

项目	总分	技术操作要求	标分	评分标准	扣分
		（2）一手固定好穿刺针避免晃动，另一手持导丝圆盘保护套均匀递送导丝，送过穿刺针尖后，即将穿刺针连同导丝降低倾斜度，送入导丝（安全评估：体外保留 10～15cm 的安全长度）			
		（3）将穿刺针缓慢撤出，保留导丝在血管中，松止血带			
		18. 穿刺点处局部麻醉，以 2% 利多卡因 0.1～0.2ml 皮内注射	1		
		19. 扩皮刀／扩皮器沿导丝上方顺穿刺角度做皮肤切开以扩大穿刺点（安全评估：不能切割到导丝）	1		
		20. 放置微插管鞘	2		
		（1）将导丝末端放于左手示指指腹，沿导丝送入插管鞘			
		（2）将微插管鞘沿着血管走行方向边旋转插管鞘边用力持续向前推进，使插管鞘完全进入血管内			
		21. 撤出导丝：左手中指和环指按压插管鞘末端处上方的静脉止血，拇指和示指固定于插管鞘开口处拧开插管鞘上的锁扣，分离扩张器与插管鞘，同时将扩张器和导丝一起拔出（安全评估：检查导丝的完整性）	2		
		22. 置入导管：将导管自插管鞘内缓慢、短距离、匀速送入静脉，送导管至"0"点刻度	3		
		23. 退出插管鞘：穿刺点上方覆盖无菌纱布，从血管内撤出插管鞘，远离穿刺口撕裂插管鞘	1		
		24. 使用 Site～Rite® 超声系统查看置管侧颈内静脉以排除导管颈内静脉异位或实施心电导管尖端定位	2		
		25. 撤出支撑导丝：轻压穿刺点以保持导管的位置，缓慢平直撤出支撑导丝（安全评估：注意固定导管，防止将导管脱出）	1		
		26. 抽回血及冲封管：抽回血（在透明延长管处见到回血即可）确认穿刺成功后即用 20ml 无菌生理盐水脉冲方式冲管，导管末端连接正压接头，必要时稀释肝素盐水正压封管，冲封管结束后需要断开输液接头和注射器连接，先握住输液接头，再逆时针旋转注射器，直到松动	3		
		27. 撤孔巾，用蘸有无菌生理盐水纱布擦拭清洁穿刺点周围皮肤的血渍	1		
		28. 固定：穿刺点上方放置小方纱，将体外导管放置呈 S 状弯曲，用 10cm×12cm 透明敷贴无张力粘贴，胶带蝶形交叉固定贴膜下缘，再以胶带横向固定贴膜下缘，胶带横向固定延长管	2		
		29. 根据需要弹性绷带加压包扎穿刺部位	1		

项目	总分	技术操作要求	标分	评分标准	扣分
		30. 整理用物，脱手套、手术衣。助手在胶布上注明穿刺者姓名、穿刺日期	1		
		31. 手消毒	1		
		32. 再次核对，选择 PDA 医嘱条目，扫描工号	1		
		33. 询问患者感受，向患者及其家属交代置管后的注意事项	1		
		34. 摄胸部 X 线片确定导管尖端位置	1		
操作后	5	1. 妥善安置患者，整理床单位 2. 按照院感防控标准，正确处理物品 3. 洗手、术后记录（穿刺静脉、穿刺日期、导管刻度、导管尖端位置等，测量双侧上臂臂围并与置管前对照）	1 2 2	一项不符合要求扣 1 分 记录内容少一项扣 1 分	
评价	5	1. 操作熟练、无菌、损伤轻 2. 冲洗导管手法正确，导管固定牢固、美观 3. 预测量导管长度方法正确	3 1 1	操作不熟练扣 2 分 一项不符合要求扣 1 分	
理论提问	5	超声下静脉的特点有哪些	5	少一条，扣 1 分	
合计	100				

理论提问：

超声下静脉的特点有哪些？

答：①静脉壁薄，内膜光滑；②腔内血流无回声；③探头加压可使管腔消失。

（张业玲）

四、超声引导下经外周行中心静脉置管（PICC）技术操作考核评分标准（三向瓣膜式导管）

科室_____ 姓名_____ 考核人员_____ 考核日期： 年 月 日

项目	总分	技术操作要求	标分	评分标准	扣分
仪表	5	仪表、着装符合护士礼仪规范	5	一项不符合要求扣 1 分	
操作前准备	8	1. 洗手 2. 核对医嘱、执行单，确认知情同意书已签字 3. 备齐用物，用物放置合理、有序，依次检查所备物品，保证安全有效 治疗车上层：PDA、PICC 穿刺包 1 个（纸尺 1 条、垫巾 1 块、压脉带 1 根、无菌手术衣 1 件、治疗巾 1 块、孔巾 1 块、大治疗单 1 块、无菌手套 2 副、镊子 2 把、直剪 1 把、纱布 6 块、大棉球 10 个、治疗碗 1 个、弯盘 1 个、10cm × 12cm 透明敷料、	1 5 2	未核对扣 5 分 其余一项不符合要求扣 1 分	

项目	总分	技术操作要求	标分	评分标准	扣分
		无菌胶布 2 块）、PICC 套件 1 个、75% 乙醇和有效碘浓度不低于 0.5% 碘伏，或 2% 葡萄糖酸氯己定乙醇溶液（2 个月以下婴儿慎用）、20ml 注射器 2 个、1ml 注射器 1 个、正压接头 1 个、生理盐水 100ml 和稀释肝素盐水 100ml（0～10U/ml）、2% 利多卡因 1 支、无菌无粉手套、胶布、弹性绷带、砂轮 1 个、速干手消毒剂。Site～Rite® 超声系统 1 台及相关附件 治疗车下层：弯盘、锐器盒、医疗垃圾袋、生活垃圾袋			
安全评估	12	1. 携用物至床旁，PDA 扫描患者手腕带，查看床头牌、询问患者姓名，核对信息是否一致，并再次核对执行单内容 2. 向患者解释操作的目的、方法，操作时的注意事项及配合要点，操作后摄 X 线胸片的目的及注意事项 3. 评估患者病情，了解患者年龄、意识状态，评估：（是否安装起搏器，置管侧上肢有无手术史及外伤史、是否接受过放射治疗、有无动静脉内瘘，血常规及凝血功能结果），自理合作能力、心理反应及依从性，用 Site～Rite® 超声系统查看双侧上臂，了解患者过敏史、血管及皮肤完整性，合理选择穿刺部位及血管（首选贵要静脉），评估患者自我管理导管的能力和向医护人员报告穿刺处异常的意愿，指导患者配合，协助患者大、小便 4. 处置室：环境整洁、安静，光线柔和，室温适宜 5. 与患者沟通时语言规范、态度和蔼	3 2 5 1 1	未使用 PDA 扣 3 分 未核对手腕带、患者信息各扣 3 分 未交代相关注意事项扣 1 分 其余一项不符合要求扣 1 分	
操作过程	60	1. 患者取仰卧位，术侧手臂外展与躯体成 90° 2. 在肘窝上方 10～15cm 处扎止血带，涂抹超声耦合剂，Site～Rite® 超声确定穿刺血管及穿刺点 （1）正确使用探头：将超声探头垂直于血管放置（拇指和示指握紧探头，小鱼际肌和探头均平放轻贴于皮肤，使探头与皮肤垂直） （2）握探头力度：力度保持平稳均匀，使血管的前、后壁都清晰显像，以血管成圆形为合适，如果变为椭圆形提示用力过大 （3）超声下明确辨别动脉与静脉 （4）选择肘窝上部位穿刺，避免置管后并发症的发生 （5）使用 marker 笔进行预穿刺点标记 3. 测量导管长度：上腔静脉测量法：患者平卧，术侧手臂外展 90°，从预穿刺点沿静脉走向至右胸锁关节反折再向下至第 3 肋间的距离	1 3 2	污染一次扣 1 分 消毒不规范扣 2 分 消毒范围不正确扣 1 分 只测量一侧上臂臂围扣 1 分 测量后未记录扣 1 分 操作过程中未与患者交流扣 1 分 未检查导管是否通畅、有无破损扣 2 分 耦合剂涂抹不均匀扣 1 分 导针支架选择不正确扣 1 分 手眼配合不熟练扣 1 分	

项目	总分	技术操作要求	标分	评分标准	扣分
		4. 测量双侧上臂臂围：肘窝横线上 10cm 处测量，并做好记录	2	穿刺针未妥善固定扣 1 分	
		5. 洗消手，打开 PICC 置管包夹层处取出垫巾置于手臂下方，佩戴第一副无菌手套，完全打开置管包，取出消毒盘	2	微插管鞘送入手法不正确扣 1 分	
		6. 消毒穿刺部位：助手协助抬高患者置管侧手臂，以穿刺点为中心整臂消毒，先用 75% 乙醇 3 遍（第一遍顺时针，第二遍逆时针，第三遍顺时针），待乙醇干后，再用碘剂 / 氯己定消毒 3 遍（消毒方法及范围同乙醇），待干	2	退穿刺针手法不正确扣 1 分 未评估血液的颜色和是否有搏动式血流，判断是否准确刺入静脉而非动脉扣 2 分	
		7. 脱手套，洗消手。穿无菌手术衣，更换第二副无菌手套，必要时助手协助冲洗无菌手套后用干纱布擦干	2	未评估体外保留 10 ～ 15cm 的安全长度扣 2 分	
		8. 建立无菌区：铺治疗巾于患者臂下，放无菌止血带，铺无菌大单及孔巾，保证无菌区足够大	1	未评估是否切割到导丝扣 2 分	
		9. 助手按无菌原则投递 PICC 套件、塞丁格穿刺套件、注射器 2 支、正压接头等到无菌区内。20ml 注射器抽吸满生理盐水，1ml 注射器抽吸 2% 利多卡因	1	撤出导入鞘手法不正确扣 1 分	
		10. 预冲导管及各种套件：用 20ml 注射器抽取生理盐水或肝素盐水预冲导管、正压接头，注意观察导管的完整性，导管充分浸于生理盐水中	3	撤导丝时，将导管脱出致操作失败扣 50 分	
		11. 将塞丁格套件按照穿刺顺序摆放整齐。去掉导引导丝前端的浅蓝色外套帽，取出部分导丝，使其外露长度比穿刺针长 2cm（约等于导丝前段柔软部分）	1	未评估检查导丝的完整性扣 2 分	
		12. 超声准备 (1) 将超声探头放在支架上（或助手手持），涂抹一层无菌耦合剂 (2) 超声探头套上无菌保护罩，确保套袖已经卷起，将套袖套在探头上，注意不要把耦合剂抹去 (3) 将探头和电缆套入套袖，将耦合剂与套袖充分贴合，不要有气泡，使用松紧带固定套袖 (4) 将导针架安装到探头上（徒手穿刺则不需要）。根据血管中心深度选择最佳导针架倾斜规格（若血管中心不在标准刻度上，则宁浅勿深，安装好导针架后可将探头前后稍倾斜而调节进针深浅度） (5) 使用插管套装里的无菌耦合剂涂抹在穿刺皮肤上	2	未将体外导管放置呈 S 状弯曲扣 1 分 未评估在透明延长管处见到回血即可，不要将回血抽到正压接头内扣 2 分 绷带加压包扎穿刺部位过紧扣 1 分 未及时观察穿刺部位及末梢血液循环情况扣 1 分 其余一项不符合要求扣 1 分	
		13. 再次核对患者、手腕带、执行单	2		
		14. 无菌区内扎止血带，嘱患者握拳	1		
		15. 静脉穿刺 (1) 将穿刺针斜面朝上按至导针架上，使其咬合在导针架的沟槽上，放入长度不要超过导针架底部	6		

项目	总分	技术操作要求	标分	评分标准	扣分
		（2）将探头放在手臂预穿刺点上方，使导针架贴紧皮肤			
		（3）将探头垂直于目标血管，并使其显像于超声仪屏幕上，将血管移至屏幕中心的圆点标记线上			
		（4）眼睛看着超声屏幕，一边用手缓慢穿刺，当针触到目标血管时，可以在屏幕上看到针尖挤压血管上壁，一旦针尖刺破血管，血管壁会恢复到原来的状态			
		（5）观察回血，良好的回血为均匀往外一滴滴地冒（安全评估：观察回血的性质，血液的颜色和是否有搏动式血流，判断是否准确刺入静脉而非动脉）			
		16. 递送导丝	2		
		（1）固定好穿刺针，将探头往后倾倒，使穿刺针与导针架分离			
		（2）一手固定好穿刺针避免晃动，另一手持导丝圆盘保护套均匀递送导丝，送过穿刺针尖后，即将穿刺针连同导丝降低倾斜度，送入导丝（安全评估：体外保留 10～15cm 的安全长度）			
		（3）将穿刺针缓慢撤出，保留导丝在血管中，松止血带			
		17. 穿刺点处局部麻醉，以 2% 利多卡因 0.1～0.2ml 皮内注射	1		
		18. 扩皮刀/扩皮器沿导丝上方顺穿刺角度做皮肤切开以扩大穿刺点（安全评估：不能切割到导丝）	1		
		19. 放置微插管鞘	2		
		（1）将导丝末端放于左手示指指腹，沿导丝送入插管鞘			
		（2）将微插管鞘沿着血管走行方向边旋转插管鞘边用力持续向前推进，使插管鞘完全进入血管内			
		20. 撤出导丝：左手中指和环指按压插管鞘末端处上方的静脉止血，拇指和示指固定于插管鞘开口处拧开插管鞘上的锁扣，分离扩张器与插管鞘，同时将扩张器和导丝一起拔出（安全评估：检查导丝的完整性）	1		
		21. 置入导管：将导管自插管鞘内缓慢、短距离、匀速送入静脉，送导管至测量刻度	3		
		22. 退出插管鞘：穿刺点上方覆盖无菌纱布，从血管内撤出插管鞘，远离穿刺口撕裂插管鞘	1		
		23. 使用 Site～Rite® 超声系统查看置管侧颈内静脉以排除导管颈内静脉异位或实施心电导管尖端定位	2		
		24. 撤出支撑导丝：轻压穿刺点以保持导管的位置，缓慢平直撤出支撑导丝（安全评估：注意固定导管，防止将导管脱出）	1		

项目	总分	技术操作要求	标分	评分标准	扣分
		25. 按预计长度修剪导管，保留导管在体外的长度为 5～6cm，套上减压套筒，安装连接器于 PICC 导管处，锁上，连接正压接头	2		
		26. 抽回血及冲封管：抽回血确认穿刺成功后即用 20ml 无菌生理盐水脉冲方式冲管，正压封管，冲封管结束后需要断开输液接头和注射器连接，先握住输液接头，再逆时针旋转注射器，直到松动（安全评估：在透明延长管处见到回血即可，不要将回血抽到正压接头内）	3		
		27. 撤孔巾，用蘸用无菌生理盐水纱布擦拭清洁穿刺点周围皮肤的血渍	1		
		28. 固定：穿刺点上方放置小方纱，将体外导管放置呈 S 状弯曲，用 10cm×12cm 透明敷贴无张力粘贴，胶带蝶形交叉固定贴膜下缘，再以胶带横向固定贴膜下缘，胶带横向固定延长管	2		
		29. 根据需要弹性绷带加压包扎穿刺部位	1		
		30. 整理用物，脱手套、手术衣。助手在胶布上注明穿刺者姓名、穿刺日期	1		
		31. 手消毒	1		
		32. 再次核对，选择 PDA 医嘱条目，扫描工号	2		
		33. 询问患者感受，向患者及其家属交代置管后注意事项	1		
		34. 摄胸部 X 线片确定导管尖端位置	1		
操作后	5	1. 妥善安置患者，整理床单位 2. 按照院感防控标准，正确处理物品 3. 洗手，术后记录（穿刺静脉、穿刺日期、导管刻度、导管尖端位置等，测量双侧上臂臂围并与置管前对照）	1 2 2	一项不符合要求扣 1 分 记录内容少一项扣 1 分	
评价	5	1. 操作熟练、无菌、损伤轻 2. 冲洗导管手法正确，导管固定牢固、美观 3. 预测量导管长度方法正确	3 1 1	操作不熟练扣 2 分 一项不符合要求扣 1 分	
理论提问	5	超声下静脉的特点有哪些	5	少一条，扣 1 分	
合计	100				

理论提问：

超声下静脉的特点有哪些？

答：①静脉壁薄，内膜光滑；②腔内血流无回声；③探头加压可使管腔消失

（张业玲　高少波）

五、塞丁格穿刺技术操作考核评分标准

科室＿＿＿＿＿　姓名＿＿＿＿＿　考核人员＿＿＿＿＿　考核日期：　　年　月　日

项目	总分	技术操作要求	标分	评分标准	扣分
仪表	5	仪表、着装符合护士礼仪规范	5	一项不符合要求扣1分	
操作前准备	8	1. 洗手 2. 核对医嘱、执行单，确认知情同意书已签字 3. 备齐用物，用物放置合理、有序，依次检查所备物品，保证安全有效 治疗车上层：PDA、PICC穿刺包1个（纸尺1条、垫巾1块、压脉带1根、无菌手术衣1件、治疗巾1块、孔巾1块、大治疗单1块、无菌手套2副、镊子2把、直剪1把、纱布6块、大棉球10个、治疗碗1个、弯盘1个、10cm×12cm透明敷料、无菌胶布2块）、PICC套件1个、速干手消毒剂 治疗车下层：弯盘、锐器盒、医疗垃圾袋、生活垃圾袋	1 5 2	未核对扣5分 其余一项不符合要求扣1分	
安全评估	12	1. 携用物至床旁，PDA扫描患者手腕带，查看床头牌、询问患者姓名，核对信息是否一致，并再次核对执行单内容 2. 解释操作目的、方法，操作时注意事项及配合要点，操作后摄X线胸片的目的及注意事项 3. 评估患者病情，了解患者穿刺部位皮肤完整性、过敏史及血管情况，正确选择穿刺血管，了解患者年龄、意识状态，评估（是否安装起搏器，置管侧上肢有无手术史及外伤史、是否接受过放射治疗、有无动静脉内瘘，血常规及凝血功能结果），自理能力、合作程度及心理反应情况，评估患者自我管理导管的能力和向医护人员报告穿刺处异常的意愿，指导患者配合。协助患者大、小便，做好血管准备：喝热水、局部热敷 4. 签订知情同意书 5. 处置室：环境安静、整洁，光线明亮。室温适宜，与患者沟通时语言规范、态度和蔼	5 2 2 2 1	未核对扣5分 未使用PDA扣3分 未核对床头牌、手腕带、患者各扣3分 核对患者姓名不规范扣3分 其余一项不符合要求扣1分	
操作过程	60	1. 带患者至处置室并取仰卧位，穿刺侧手臂外展90° 2. 将用物至床旁，在预穿刺点上方10cm处扎止血带，评估患者血管情况，首选贵要静脉、其次肘正中静脉、再次头静脉，松开止血带 3. 测量导管长度：上腔静脉测量法：患者平卧，穿刺侧手臂外展90°，从穿刺点沿静脉走向到右胸锁关节反折再向下至第3肋间隙 4. 测量上臂臂围：距肘横线上10cm处测量，两手臂同时测量并做好记录	1 1 2 2	未核对一次扣5分 核对内容不全少一项扣3分 查对患者姓名不规范扣3分 工作面不洁扣2分 污染一次扣2分 消毒不规范扣2分 无菌概念不清扣5分	

项目	总分	技术操作要求	标分	评分标准	扣分
		5. 打开无菌包第一层，戴无菌手套，取无菌巾垫在患者手臂下	2	消毒范围不正确扣 3 分	
		6. 消毒穿刺部位：按无菌操作原则以穿刺点为中心消毒皮肤，范围 20cm×20cm，先乙醇 3 遍，后用碘剂/氯己定 3 遍，顺、逆时针交替，自然待干	3	只测量一侧上臂臂围扣 2 分 测量后未记录扣 1 分 操作过程中未与患者交流扣 5 分	
		7. 更换手套，穿手术衣	2		
		8. 建立无菌区：打开无菌包第二层，取第二块、第三块无菌巾铺与患者手臂内侧，扩大无菌区。在穿刺点上方铺无菌洞巾	2	未检查导管是否通畅、有无破损扣 2 分 局部麻醉时刺伤血管扣 2 分	
		9. 助手打开 PICC 穿刺包、塞丁格穿刺包、无菌敷贴、肝素帽或正压接头置于患者手臂内侧无菌区内	1	穿刺角度不正确扣 2 分 退套管针手法不正确扣 3 分	
		10. 预冲导管：用生理盐水冲洗正压接头、导管，检查导管是否通畅、有无破损后，浸泡于生理盐水，再抽吸 10ml 生理盐水备用。去掉塞丁格包内导丝的保护帽	2	未评估体外保留 10～15cm 的安全长度扣 2 分	
		11. 再次核对患者、手腕带、执行单	3	未评估注意不能切割到导丝扣 2 分	
		12. 局部麻醉，在靠近预穿刺点侧皮肤皮内注射 2% 的利多卡因 0.1～0.2ml	1		
		13. 助手给患者扎止血带，嘱患者握拳	1	未评估注意固定好导丝，避免导丝滑入静脉扣 2 分	
		14. 穿刺：取出塞丁格内套管针，左手绷紧皮肤，右手持针，在血管上方以 30°～45° 直刺进针，进针速度宜慢，见到回血后降低角度至 5°～10°，再进针 2～5mm	4	扩皮时切割到导丝扣 5 分	
		15. 送套管：左手持续绷紧皮肤，右手单手送管（右手拇指、中指持住针座不动，示指抵住推送板送管）。第二次观察回血	2	扩皮时切口过大扣 5 分 撤出插管鞘手法不正确扣 3 分	
		16. 松开止血带，V 形手法撤出针芯（左手中指按压导管尖端，阻断血流，示指与拇指固定套管针末端）	2	未将体外导管放置呈 S 状弯曲扣 5 分	
		17. 将去掉保护套的导丝置入套管针内，缓慢推进导丝（安全评估：体外保留 10～15cm 的安全长度，防止导丝全部滑入静脉）。退出套管针，保留导丝	2	绷带加压包扎穿刺部位过紧扣 2 分	
		18. 进一步麻醉导丝周围的皮肤组织	1	未及时观察穿刺部位及末梢血液循环情况扣 5 分	
		19. 扩皮刀沿导丝上方，与导丝成平行角度做皮肤切开以扩大穿刺部位，范围以能送入插管鞘为准（安全评估：注意不能切割到导丝）	2	其余一项不符合要求扣 1 分	
		20. 将插管器（扩张器和插管鞘组件）沿导丝末端套入至穿刺部位（安全评估：注意固定好导丝，避免导丝滑入静脉）	2		
		21. 边旋转插管器边用力持续向前推进，使插管器完全进入血管（注意推进插管器时与血管走向保持一致）	2		
		22. 打开插管器上的锁扣，分离扩张器、插管鞘，左手固定插管鞘不移位，右手拇指与环指夹住导丝，拇指与示指捏住扩张器，将扩张器和导丝一起拔出，保留插管鞘	2		

项目	总分	技术操作要求	标分	评分标准	扣分
		23. 沿插管鞘置入 PICC 导管至预定测量长度，撤出插管鞘，使其远离穿刺部位	2		
		24. 验证：用备好的无菌生理盐水注射器抽吸回血至透明延长管，证实导管通畅后，以脉冲方式注入导管	2		
		25. 撤导丝	1		
		26. 封管：连接正压接头 / 肝素帽，正压封管，冲封管结束后需要断开输液接头和注射器连接，先握住输液接头，再逆时针旋转注射器，直到松动	1		
		27. 固定：用蘸有无菌生理盐水的纱布擦干穿刺部位血迹，将体外导管放置呈 S 状弯曲，穿刺点处盖纱布并用无菌透明敷贴固定	2		
		28. 绷带加压包扎穿刺部位，范围超过透明敷贴，时间 < 24 小时	1		
		29. 脱手套	1		
		30. 手消毒	1		
		31. 再次核对，选择 PDA 医嘱条目，扫描工号	4		
		32. 问患者感受，交代注意事项	2		
		33. 协助患者摄 X 线片确定导管尖端位置	1		
操作后	5	1. 妥善安置患者，整理床单位	1	一项不符合要求扣 1 分	
		2. 按照院感防控标准，正确处理物品	2		
		3. 洗手，记录（穿刺静脉、穿刺日期、导管刻度、导管尖端位置等，测量双侧上臂臂围并与置管前对照）	2		
评价	5	1. 操作熟练、无菌、节力	2	操作不熟练扣 3 分 其余一项不符合要求扣 1 分	
		2. 穿刺手法正确，敷贴固定牢固、美观	1		
		3. 置入导丝方法正确	1		
		4. 插管器送入方法正确	1		
理论提问	5	塞丁格穿刺技术的注意事项有哪些	5	少一条，扣 1 分	
合计	100				

理论提问：

塞丁格穿刺技术的注意事项有哪些？

答：①严格执行无菌技术操作；②要注意固定导丝，一定要始终在体外看见导丝末端，防止导丝全部滑入静脉；③扩皮时不能切割到导丝，防止把导丝切断；④局部麻醉利多卡因的用量是 0.1 ~ 0.2ml，用量过大可导致血管收缩；⑤如果插管鞘推进困难，需要尝试扩皮，必要的话用手术刀扩大穿刺部位。

（张业玲　谷如婷）

六、PICC 导管维护技术操作考核评分标准（换药包）

科室＿＿＿＿＿＿＿＿　姓名＿＿＿＿＿＿　考核人员＿＿＿＿＿＿＿　考核日期：　　年　月　日

项目	总分	技术操作要求	标分	评分标准	扣分
仪表	5	仪表、着装符合护士礼仪规范	5	一项不符合要求扣 1 分	
操作前准备	8	1. 洗手 2. 核对医嘱、执行单，核对 PICC 导管维护手册 3. 备齐用物，用物放置合理、有序，依次检查所备物品，保证安全有效 治疗车上层：PDA 执行单或 PICC 维护手册，治疗盘内放 PICC 换药包 1 个（内有无菌手套 1 副、75% 乙醇棉签 1 包、2.5% 碘伏 / 氯己定棉签一包、乙醇棉片 1 个、无菌纱布两块、无菌胶布 3 条、10cm×12cm 透明贴膜 1 个），10ml 生理盐水封管液 1 个，正压接头 1 个，一次性治疗巾、速干手消毒剂 治疗车下层：弯盘、锐器盒、医疗垃圾袋、生活垃圾袋	1 5 2	未核对扣 3 分 一项不符合要求扣 1 分	
安全评估	12	1. 携用物至床旁，PDA 扫描患者手腕带，查看床头牌、询问患者姓名，核对信息是否一致，并再次核对执行单内容 2. 解释操作目的、方法，评估患者的病情、意识、合作程度，询问是否大、小便 3. 查看局部皮肤状况、穿刺点有无红肿、渗血及渗液等异常，评估穿刺部位皮肤有无过敏现象。了解患者置管后有无并发症的发生。贴膜有无潮湿、脱落、污染、是否到期 4. 评估：导管有无移动、是否进入体内或脱出体外，观察导管外露长度 5. 周围环境整洁、光线明亮、室温适宜，与患者沟通时语言规范、态度和蔼	5 2 2 2 1	未核对扣 5 分 未使用 PDA 扣 3 分 核对不规范扣 3 分 其余一项不符合要求扣 1 分	
操作过程	60	1. 再次评估穿刺处皮肤情况，打开换药包 2. 取出换药包内软尺，测量臂围 3. 使患者卧位舒适，手臂外展 45°，手臂下垫一次性治疗巾 4. 取下固定输液接头的胶布、去除胶痕 5. 手消毒 6. 取出预充注射器，释放阻力，安装输液接头，排气备用 7. 戴手套，摆放物品，揭开乙醇棉片备用，卸下旧接头 8. 将乙醇棉片撕开做成漏斗状，包裹消毒导管输液接头并用力多方位擦拭 15 秒，待干 9. 连接新的输液接头，抽回血，脉冲式冲洗导管，正压封管，并观察导管内有无破损、漏液现象。末端开口式导管冲管后再另用备好的稀释肝素盐水正压封管（安全评估：在透明延长管处见到回血即可，不要将回血抽到正压接头内）	2 2 2 1 1 5 5 5 5	未核对扣 5 分 查对患者姓名不规范扣 3 分 过程污染扣 2 分 未测量臂围或测量不正确扣 2 分 未放置垫巾扣 2 分 未清除胶痕扣 2 分 未手消毒扣 2 分 未释放阻力扣 2 分 卸接头污染扣 2 分 未消毒接头外壁扣 2 分 擦拭时间＜ 15 秒扣 2 分 脉冲方法不正确扣 2 分	

项目	总分	技术操作要求	标分	评分标准	扣分
		10. 脱手套后手消毒，0°或180°角自下而上去除原有透明敷料	2	未正压封管扣2分 未评估在透明延长管处见到回血即可，不要将回血抽到正压接头内扣2分 未评估穿刺点有无异常及导管外露长度扣2分 手拇指未轻压穿刺点扣2分 污染穿刺点扣2分 去除敷料不正确扣2分 消毒一项不符合要求扣2分 未评估导管外露长度扣2分 导管位置不当扣2分 固定不当扣2分 未标注扣2分 标注位置不当扣2分	
		11. 安全评估：观察穿刺点有无异常及导管外露长度	2		
		12. 手消毒，戴手套，撕开消毒包	3		
		13. 用乙醇棉球以顺-逆-顺时针方向三遍螺旋状消毒，范围以穿刺点为中心，直径15cm左右到臂缘（或超过敷贴覆盖的面积），注意避开穿刺点直径1cm处，消毒过程中可将导管抬起，尽量避免乙醇接触导管，注意防止拽拉导管，避免将导管脱出	5		
		14. 再用碘伏/氯己定棉球以穿刺点为中心顺-逆-顺时针方向螺旋状消毒，彻底消毒穿刺点，消毒过程中将导管贴近皮肤，碘伏棉球碰到导管即进行导管的消毒，第二遍逆时针消毒时要左右翻转导管，消毒手法同第一遍，第三遍顺时针消毒时再次左右翻转导管，消毒手法同第一遍，消毒过程中注意防止拽拉导管，避免将导管脱出，碘伏消毒范围不超出乙醇消毒范围，待干	5		
		15. 安全评估：再次确认导管外露长度	2		
		16. 调整导管位置	2		
		17. 透明敷料无张力固定	3		
		18. 标注换药日期，操作者姓名拼音首字母简写及导管外露长度，贴于透明敷料下缘	2		
		19. 脱手套，手消毒	1		
		20. 再次核对，PDA扫描工号	3		
		21. 询问患者的感受，交代注意事项	2		
操作后	5	1. 妥善安置患者，整理床单位 2. 按照院感防控标准，正确处理物品 3. 洗手，填写导管维护记录	2 1 2	一项不符合要求扣1分	
评价	5	1. 操作顺序正确，操作熟练、无菌、节力 2. 冲洗导管手法正确，敷贴固定牢固、美观 3. 全部操作应于15分钟内完成	2 1 2	操作不熟练扣3分 操作时间每延长30秒扣1分	
理论提问	5	导管维护的注意事项有哪些	5	少一条，扣1分	
合计	100				

理论提问：

导管维护的注意事项有哪些？

答：①导管维护时要严格无菌操作，动作要轻柔。②定期检查导管体外端的长度及固定情况，置管侧手臂提重物＜5kg。③冲洗导管用10ml以上注射器抽吸生理盐水10～20ml以脉冲方式进行冲管，并正压封管。严禁使用小于10ml注射器。当导管发生堵塞时，可使用尿激酶边推边拉的方式溶解导管内的血凝块，严禁将血块推入血管。④透明敷料有卷曲、松动、下方有汗液时随时更换，不管何种原因取下正压接头要随时更换。⑤更换透明敷料时要密切观察穿刺点状况，发生感染时应当增加更换次数或者拔管，拆除无菌敷料时拇指轻压穿刺点，以防止导管脱出。⑥尽量避免在置管侧肢体测量血压。

（张业玲　赵　欣）

第十一节　静脉中等长度导管技术考核评分标准

一、静脉中等长度导管置管技术操作考核评分标准（舒贝康）

科室＿＿＿＿＿＿　姓名＿＿＿＿＿　考核人员＿＿＿＿＿＿　考核日期：　　年　月　日

项目	总分	技术操作要求	标分	评分标准	扣分
仪表	5	仪表、着装符合护士礼仪规范	5	一项不符合要求扣1分	
操作前准备	8	1. 洗手 2. 核对医嘱、执行单，确认知情同意书已签字 3. 备齐用物，用物放置合理、有序，依次检查所备物品，保证安全有效 治疗车上层：PDA、速干手消毒剂 （1）静脉中等长度导管穿刺包内有无菌包（内有无菌手套2个、无菌治疗巾4个、洞巾1个、无菌手术衣1个、20ml注射器2个、10ml注射器1个、纱布若干、止血带、10cm×12cm无菌透明敷贴、纸尺1个、消毒手刷6个）、导管包（内有硅胶导管1个、导丝1个、防针刺伤型可撕裂导入鞘1个、1ml注射器1个、导管切割器1个、正压接头1个、注射针头1个）、操作手册、患者信息卡 （2）75%乙醇60ml，2.5%碘伏60ml，无菌生理盐水100ml，胶布、绷带 （3）0.2%利多卡因10ml 治疗车下层：弯盘、锐器盒、医疗垃圾袋、生活垃圾袋	1 5 2	未核对扣5分 其余一项不符合要求扣1分	
安全评估	12	1. 携用物至床旁，PDA扫描患者手腕带，查看床头牌、询问患者姓名，核对信息是否一致，并再次核对执行单内容 2. 解释操作的目的、方法，操作时注意事项及配合要点 3. 评估患者的病情，了解患者穿刺部位皮肤及血管情况，正确选择穿刺血管，了解患者年龄、意识状态、心功能及是否安装起搏器，置管侧上肢有无手术史及外伤史，血常规及凝血功能结果、自理能力、合作程度情况，指导患者配合。协助患者大小便 4. 再次核查知情同意书	5 1 3 2	未核对扣5分 未使用PDA扣3分 核对患者姓名不规范扣3分 其余一项不符合要求扣1分	

续表

项目	总分	技术操作要求	标分	评分标准	扣分
		5. 处置室：环境安静、整洁，光线明亮，室温适宜，与患者沟通时语言规范、态度和蔼	1		
操作过程	60	1. 患者取仰卧位，穿刺侧手臂外展90°	1	未核对扣5分	
		2. 将用物至床旁，在预穿刺点上方10cm处扎止血带，评估患者血管情况，首选贵要静脉、其次肱静脉、再次头静脉，松开止血带	2	查对患者姓名不规范扣3分	
		3. 测量导管长度	2	工作面不洁扣2分	
		（1）锁骨下静脉测量法：患者平卧，穿刺侧手臂外展90°，从预穿刺点至同侧胸锁骨关节减2cm		污染一次扣2分	
		（2）腋静脉胸段测量法：从预穿刺点沿静脉走向至同侧锁骨中点		消毒不规范扣2分 无菌概念不清扣5分	
		（3）腋静脉测量法：从预穿刺点沿静脉走向至腋窝水平		消毒范围不正确扣3分 只测量一侧上臂臂围扣2分	
		4. 测量上臂臂围：距肘横线上10cm处测量，两手臂同时测量并做好记录	2	测量后未记录扣1分	
		5. 打开无菌包第一层，戴无菌手套，取无菌巾垫在患者手臂下	2	操作过程中未与患者交流扣5分	
		6. 消毒穿刺部位：按无菌操作原则以穿刺点为中心消毒皮肤，范围20cm×20cm，先乙醇3遍，后碘伏3遍，顺、逆时针交替，自然待干	5	未检查导管是否通畅、有无破损扣2分 穿刺角度不正确扣2分	
		7. 更换手套，穿手术衣	1	退穿刺针手法不正确扣2分	
		8. 建立无菌区：打开无菌包第二层，取第二块、第三块无菌巾铺与患者手臂内侧，扩大无菌区。在穿刺点上方铺无菌洞巾	2	撤出导入鞘手法不正确扣2分	
		9. 助手将打开的导管包、无菌敷贴、正压接头等置于患者手臂内侧无菌区内	1	撤导丝时，将导管脱出致操作失败扣50分	
		10. 预冲导管：用无菌生理盐水冲洗正压接头、导管，检查导管是否通畅、有无破损，浸泡于生理盐水中，再抽吸10ml生理盐水备用	2	若导管脱出尚能送入静脉扣5分 未将体外导管放置呈S状弯曲扣5分	
		11. 再次核对患者、手腕带、执行单	3	绷带加压包扎穿刺部位过紧扣2分	
		12. 扎止血带，嘱患者握拳	1		
		13. 穿刺：取出穿刺针，B超引导下在穿刺点进行穿刺，见回血后，再进针5mm，固定针芯，送导丝，确保进入静脉导丝占总长度的1/2～2/3	8	未及时观察穿刺部位及末梢血液循环情况扣5分	
		14. 送导入鞘：松开止血带，松拳，按压穿刺点上方血管，退出穿刺针。沿穿刺点皮下注射2%利多卡因0.1～0.2ml做局部麻醉，切割器扩开穿刺口，将导入鞘沿导丝送入血管	5	其余一项不符合要求扣1分	
		15. 撤导丝：操作者左手示指固定导入鞘避免移位，中指轻压导入鞘尖端所处上方的血管，右手回撤导丝	2		
		16. 置入静脉中等长度导管：操作者左手固定不动，右手拿住导管，将导管至导入鞘末端，轻柔地将导管沿导入鞘送入静脉	2		

项目	总分	技术操作要求	标分	评分标准	扣分
		17. 撤导入鞘：将导管送入静脉 10～15cm 之后，操作者左手中指与示指移至并按压导入鞘上端静脉固定导管，右手从静脉内撤出导入鞘，撕脱导管鞘，将剩余导管送至所测量的位置	3		
		18. 验证：用备好的无菌生理盐水注射器抽吸回血，证实导管通畅后，以脉冲方式注入导管。B 超探头观察腋静脉及锁骨下静脉，观察腋静脉及锁骨下静脉内导管情况	2		
		19. 撤导管内导丝：操作者左手中指与示指按压穿刺点上方导管，右手缓慢撤除导管内导丝	2		
		20. 固定：按预测长度，保留导管在体外的部分，用蘸有无菌生理盐水的纱布擦干穿刺部位血迹，将体外导管放置呈 U 状弯曲，穿刺点处盖纱布并用无菌敷贴固定	2		
		21. 封管：连接正压接头，生理盐水正压封管	2		
		22. 绷带加压包扎穿刺部位，范围超过透明敷贴，时间＜24 小时	1		
		23. 脱手套	1		
		24. 手消毒	1		
		25. 再次核对，选择 PDA 医嘱条目，扫描工号	3		
		26. 询问患者感受，交代注意事项	2		
操作后	5	1. 妥善安置患者，整理床单位	1	一项不符合要求扣 1 分	
		2. 按照院感防控标准，正确处理用物	2		
		3. 洗手，记录（导管名称、编号、导管型号、置入长度，所穿刺静脉名称、臂围、穿刺者姓名、穿刺日期）	2		
评价	5	1. 操作熟练、无菌、节力原则	2	操作不熟练扣 3 分 一项不符合要求扣 1 分	
		2. 冲洗导管手法正确，敷贴固定牢固、美观	1		
		3. 测量导管方法正确	1		
		4. 穿刺部位正确	1		
理论提问	5	1. 静脉中等长度导管置管的禁忌证有哪些 2. 留置静脉中等长度导管后患者的注意事项有哪些 3. 静脉中等长度导管置管技术操作常见并发症有哪些	5	少一条，扣 1 分	
合计	100				

理论提问：

1. 静脉中等长度导管置管的禁忌证有哪些？

答：①避免持续输注发疱剂药物治疗；②导管尖端未达腋静脉胸段或锁骨下静脉的情况下，不适宜用于胃肠外营养、渗透压＞900mOsm/L 的补液治疗；③有血栓、高凝状态病史、四肢的静脉血流降低（如麻痹、淋巴水肿、矫形、神经系统病症），终末期肾病需要静脉保护时；④乳腺手术清扫腋窝淋巴结、淋巴水肿的患者；⑤拟穿刺肢体部位有疼痛、感染、血管受损（淤紫、渗出、静脉炎、硬化等）、计划手术或放疗的区域。

2. 留置静脉中等长度导管后患者的注意事项有哪些？

答：①术后 3 天在穿刺点上方进行湿热敷，30 分 / 次，4 次 / 日；②敷料出血、潮湿及时更换；③ CT 检查时所用的高压注射泵应避免使用；④淋浴时可用保鲜膜包裹，上下胶布粘贴；⑤输液时液体不要输空；⑥术侧肢体适当活动：做握拳屈腕动作，但勿过分上举，不能提重物，不能游泳；⑦如有不适及时告诉护士。

3. 静脉中等长度导管置管技术操作常见并发症有哪些？

答：①出血及血肿；②感染；③血栓。

（朱 华 张 娟）

二、静脉中等长度导管维护技术操作考核评分标准

科室_____　　姓名_____　　考核人员_____　　考核日期：　　年　月　日

项目	总分	技术操作要求	标分	评分标准	扣分
仪表	5	仪表、着装符合护士礼仪规范	5	一项不符合要求扣 1 分	
操作前准备	8	1. 洗手 2. 核对医嘱、执行单 3. 备齐用物，检查物品安全有效，放置合理 治疗车上层：PDA、一次性中心静脉导管维护包（内有治疗巾 1 个、75% 乙醇棉签 3 个、葡萄糖酸氯己定棉签 3 个、乙醇棉片 2 个、无菌手套 1 副、无菌小方纱 1 个、无菌胶带 3 个，敷贴 1 个，10ml 预冲注射器 2 个、正压接头 2 个、手消毒液 治疗车下层：医用垃圾桶、锐器盒、皮尺	1 5 2	未核对扣 5 分 其余一项不符合要求扣 1 分	
安全评估	12	1. 携用物至床旁，PDA 扫描患者手腕带，查看床头牌、询问患者姓名，核对信息是否一致，并再次核对执行单内容 2. 解释操作的目的、方法、注意事项及配合要点 3. 评估穿刺点有无红、肿、疼痛、渗血、渗液等穿刺部位皮肤有无过敏现象，了解置管后有无并发症的发生。协助大、小便 4. 评估环境安静、整洁，光线明亮，室温适宜 5. 与患者沟通时语言规范、态度和蔼	5 1 3 2 1	未核对扣 5 分 未使用 PDA 扣 3 分 其余一项不符合要求扣 1 分	
操作过程	60	1. 再次核对患者、手腕带、执行单 2. 协助患者取合适体位，穿刺侧手臂外展 3. 打开换药包 4. 在穿刺肢体下铺治疗巾 5. 测量上臂臂围：距肘横线上 10cm 处测量，记录 6. 揭开固定输液接头的胶布，用乙醇棉片或棉签去除胶痕，清洁皮肤	5 2 1 2 3 3	未核对扣 5 分 未测量上臂臂围扣 3 分 去除透明敷料未自下而上扣 2 分 消毒不规范扣 3 分 无菌概念不清扣 5 分	

项目	总分	技术操作要求	标分	评分标准	扣分
		7. 手消毒	1	消毒范围不正确扣 3 分	
		8. 检查并打开输液接头及预冲注射器外包装，激活预冲注射器后连接输液接头，将两者连接紧密。冲洗输液接头备用	3	透明敷料固定方法错误扣 3 分	
		9. 卸下旧输液接头，手消毒	2	操作过程中未与患者交流扣 3 分	
		10. 将乙醇棉片撕开做成漏斗状，包裹导管路厄式接头并用力多方位擦拭 15 秒，待干	2	未检查导管是否通畅、有无破损 2 分	
		11. 连接备好的输液接头和预冲注射器，抽回血至透明延长管，观察导管的通畅情况	2	未观察穿刺部位扣 3 分 未标注敷贴和正压接头	
		12. 脉冲式冲洗导管，并注意观察导管有无破损、漏液现象	2	更换日期扣 2 分 其余一项不符合要求扣 1 分	
		13. 冲、封管结束后需要断开输液接头和注射器连接时，先握住输液接头，然后逆时针旋转注射器，直到松动	4		
		14. 去除穿刺部位的原有透明敷料（0°或180°、自下而上）	2		
		15. 评估穿刺点有无异常，观察导管外露长度	2		
		16. 手消毒	2		
		17. 打开一次性中心静脉导管维护包，戴无菌手套	2		
		18. 消毒穿刺部位：打开乙醇、葡萄糖酸氯己定棉签包装竖立待用，左手持无菌纱布覆盖在输液接头上提起导管，右手持乙醇棉签，每次一根，避开穿刺点直径 1cm 处，顺、逆时针去脂、消毒皮肤 3 次。消毒范围：以穿刺点为中心直径 15cm（至少大于贴膜的面积），待干；再取葡萄糖酸氯己定棉签，每次一根，以穿刺点为中心顺、逆时针消毒皮肤 3 次，待干	4		
		19. 调整导管位置，必要时可用第一条免缝无菌胶带固定连接器（或圆盘）	3		
		20. 无张力放置无菌透明敷贴，用手沿导管塑形并按压导管穿刺点周围透明敷贴及敷贴四周边缘，使其贴紧皮肤	2		
		21. 将第二条胶带蝶形交叉固定导管连接器（或圆盘）和透明敷料	1		
		22. 用第三条胶带加强固定	1		
		23. 整理用物，脱无菌手套	1		
		24. 洗手，再次核对患者，PDA 扫描工号	5		
		25. 标注敷贴和正压接头更换日期	2		
		26. 妥善固定延长管及正压接头	1		
操作后	5	1. 妥善安置患者，整理床单位	1	一项不符合要求扣 1 分	
		2. 按照院感防控标准，正确处理物品	2		
		3. 洗手，记录（导管、臂围、穿刺者姓名、穿刺日期）	2		

续表

项目	总分	技术操作要求	标分	评分标准	扣分
评价	5	1. 操作熟练、无菌、节力 2. 敷贴固定牢固、美观；冲洗导管手法正确 3. 测量臂围方法正确	1 2 2	操作不熟练扣 3 分 其余一项不符合要求扣 1 分	
理论提问	5	1. 静脉中等长度导管留置期间常见并发症有哪些 2. 静脉中等长度导管留置期间注意事项有哪些	5	少一条，扣 1 分	
合计	100				

理论提问：

1 静脉中等长度导管留置期间常见并发症有哪些？

答：①出血及血肿；②感染；③血栓。

2 静脉中等长度导管留置期间注意事项有哪些？

答：①术后 3 天在穿刺点上方可进行湿热敷，30 分 / 次，4 次 / 日；②敷料出血、潮湿及时更换；③ CT 检查时所用的高压注射泵应避免使用；④淋浴时可用保鲜膜包裹，上下胶布粘贴；⑤输液时液体不要输空；⑥术侧肢体适当活动：做握拳屈腕动作，但勿过分上举，不能提重物，不能游泳；⑦如有不适及时告诉护士。

（朱 华 陈伟芬）

第十二节 输液港技术操作考核评分标准

一、上臂输液港置入技术操作考核评分标准

科室_____ 姓名_____ 考核人员_____ 考核日期： 年 月 日

项目	总分	技术操作要求	标分	评分标准	扣分
仪表	5	仪表、着装符合护士礼仪规范	5	一项不符合要求扣 1 分	
操作前准备	8	1. 洗手，戴口罩、帽子 2. 核对医嘱、执行单 3. 物品准备：上臂型植入式给药装置 1 套、超滑亲水导丝 1 根、专用无损伤针 1～2 支、一次性中心静脉置管穿刺护理包；（纸尺 1 条、吸水垫 1 张、压脉带 1 根、一次性隔离衣 1 件、治疗巾 1 张、孔巾 1 张、大治疗单 1 张、外科手套 2 副、医用脱脂棉球 10 个、大纱布 4 块、小纱布 2 块、弯盘 2 个、医用胶布 2 张、剪刀 1 把、镊子 2 把）、20ml 注射器 2 支、10ml 注射器 1 支、5ml 注射器 1 支、1ml 注射器 1 支、无菌生理盐水、2% 利多卡因 1 支、无菌无粉手套 2 副、75% 乙醇、碘剂消毒剂、速干手消毒、锐器盒、医疗及生活垃圾袋 超声系统 1 台及相关附件（超声耦合剂、标记笔）	1 5 1	未核对扣 5 分 其余一项不符合要求扣 1 分	

项目	总分	技术操作要求	标分	评分标准	扣分
		心电监测仪 1 台（配导联线）、电极片 3～4 片 手术器械 1 包（内含剪刀、持针器、止血钳、有牙镊、手术刀片、缝线、纱布等） 4. 患者心情平稳、舒适、安全，排空大小便，松脱衣袖，指导患者配合血管准备：喝热水、局部热敷等	1		
安全评估	12	1. 携用物至床旁，PDA 扫描患者手腕带，查看床头牌、询问患者姓名，核对信息是否一致，并再次核对执行单内容 2. 评估 评估患者：血常规、凝血功能、评估患者心脏节律、心率，有无心律失常，是否置入心脏起搏器，病史等全身状况及患者合作程度、依从性、文化程度，穿刺侧肢体有无手术史、导管置入史、放射治疗史、淋巴水肿、肿瘤压迫等，获得医嘱及 X 线检查单，签署知情同意书 评估血管：选择上臂血管（贵要静脉、肱静脉、头静脉、肘正中静脉，贵要静脉最佳），使用超声观察血管走向、直径、深度，有无动脉、神经伴行，穿刺静脉有无损伤、血栓史 评估穿刺部位：使用超声观察计划穿刺部位周围静脉、动脉和神经的位置，避免误穿动脉、损伤神经，避免在有触痛、肿胀、有开放性损伤、局部感染、受损血管（如淤紫、渗出、静脉炎、硬化、条索状或充血的血管）、计划手术、静脉瓣的区域穿刺 评估患者穿刺侧肢体情况：患者穿刺侧是否适于容纳植入设备，是否存在已知或可疑对设备包装内材料过敏，乳腺癌患肢侧，需询问手术史，术中是否改变患侧贵要、头静脉走向，如有改变患侧禁忌置管 评估患者的心理反应和配合程度：向患者解释留置上臂港的目的、方法，置管过程及置管后应注意的事项，取得患者配合，嘱患者排尿、排便 3. 环境安静、整洁，光线明亮	5 6 1	少评估一项扣 2 分 未使用 PDA 扣 3 分 穿刺部位评估不正确扣 2 分 穿刺点评估不充分扣 2 分	
操作过程	60	1. 核对医嘱及知情同意书的签署 2. 查对床号姓名、解释操作的目的及配合事项 3. 选择血管，测量定位：患者平躺操作床，上臂充分外展外旋位，超声引导下评估血管，优先选择肘关节上 15～20cm、有充足管径、远离动脉和神经、首选贵要静脉，做好穿刺点标记，测量置管长度（测量穿刺点至右锁骨头向下至第 3 肋间的长度）和臂围（肘窝以上 10cm 处） 4. 建立无菌区：打开无菌包，戴无菌手套，患者臂下铺无菌巾	3 5 2 2		

项目	总分	技术操作要求	标分	评分标准	扣分
		5. 穿刺点的消毒：先用乙醇后用碘伏，各 3 遍；范围：穿刺点上下 10cm，左右至臂缘	2	未再次核对扣 5 分 未做标记扣 1 分	
		6. 脱手套，洗消手。穿无菌手术衣，更换第二副无菌手套，助手协助冲洗无菌手套后用干纱布擦干	2	测量不正确扣 2 分 污染一次扣 2 分	
		7. 铺无菌大单及孔巾，保证无菌区足够大	2	消毒不规范扣 2 分	
		8. 按无菌原则打开输液港套包，助手协助，将各种无菌物品置入无菌区；注射器抽取生理盐水，稀释的肝素盐水，10ml 注射器抽吸利多卡因，检查并预充导管及港座、血管鞘、无损伤针；物品摆放合理，方便操作	2	消毒范围不正确扣 3 分 无菌概念不清扣 2 分 未检查导管及港座是否通畅、有无破损扣 2 分	
		9. 扎止血带：在上臂扎止血带（可以助手协助），使止血带末端远离无菌区；嘱患者握拳，保证静脉充盈	2		
		10. 实施穿刺：超声找到血管，15°～30°的角度将穿刺针刺入静脉，见回血后降低穿刺角度，松开止血带	2	准备超声探头及超声保护套袖时污染扣 2 分	
		11. 沿穿刺针送入导丝，撤出穿刺针	2	导丝和扩张器未同时撤出扣 1 分	
		12. 5ml/10ml 注射器扇形注射，行局部麻醉（穿刺点、港座及隧道）	2		
		13. 在穿刺点处破皮并钝性分离	1	未采取措施扣 1 分	
		14. 沿导丝推送插管鞘 / 扩张器，手法正确	2	未抽回血扣 1 分	
		15. 导丝和扩张器同时撤出，留插管鞘在血管内，拇指做封堵动作	2	操作不规范扣 2 分 连接不正确扣 2 分	
		16. 缓慢递送导管采取预防导管异位的相应措施（患者体位配合、B 超探头压制颈内静脉阻隔）	2	再次抽回血扣 1 分	
		17. 将导管全部送至预测长度，定位导管位置（DSA/EKG）	2		
		18. 缓慢从血管内撤出插管鞘，并慢慢撕开	1		
		19. 抽回血并脉冲	1		
		20. 制作囊袋（囊袋位置、切口大小、分离手法、填塞止血）	3		
		21. 建立隧道	2		
		22. 修剪导管，连接导管及港座（套导管、过凸起、套保护锁）	2		
		23. 放置输液港座于囊袋内，抽回血并脉冲导管	2		
		24. 囊袋缝合	1		
		25. 再次查对，PDA 扫描工号，交代注意事项（手臂活动、止血等）	5		
		26. X 线检查确定导管尖端位置或 EKG 尖端位置	2		
		27. 洗手，记录。记录置港时间、产品的型号、规格、批号、所穿刺的静脉名称、臂围置管、穿刺过程描述、长度	2		
		28. 再次向患者交代有关注意事项，协助患者活动手臂	2		

项目	总分	技术操作要求	标分	评分标准	扣分
操作后	5	1. 整理用物：妥善安置患者，整理穿刺用物，处理方法正确 2. 书写手术记录，填写《输液港护理手册》记录置入导管的长度、X 线胸片位置、导管的型号、规格、批号、所穿刺的静脉名称、双侧臂围、穿刺过程描述－是否顺利、患者任何不适的主诉等 3. 向患者或其家属解释日常护理要点	1 3 1	其余一项不符合要求扣 1 分	
评价	5	1. 操作熟练、无菌、节力 2. 冲洗导管手法正确，敷贴固定牢固、美观 3. 测量导管方法正确。穿刺部位正确 4. 与患者沟通时语言规范、态度和蔼	2 1 1 1	操作过程中未与患者交流扣 2 分	
理论提问	5	1. 置入式静脉输液港的定义是什么 2. 上臂输液港置管前的评估内容有哪些	5	少一条，扣 1 分	
合计	100				

理论提问：

1. 置入式静脉输液港的定义是什么？

答：IVAP（implantable venous access port）完全置入人体内的闭合输液装置，包括尖端位于上腔静脉的导管部分及埋置于皮下的注射座。

2. 上臂输液港置管前评估内容有哪些？

答：①评估患者：血常规、血凝、病史等全身状况及患者合作程度、依从性、文化程度，穿刺侧肢体有无手术史、导管置入史、放射治疗史、淋巴水肿、肿瘤压迫等，获得医嘱及 X 线检查单，签署知情同意书；②评估血管：选择上臂血管（贵要静脉、肱静脉、头静脉、肘正中静脉，贵要静脉最佳），使用超声观察血管走向、直径、深度，有无动脉、神经伴行，穿刺静脉有无损伤、血栓史；③评估穿刺部位：使用超声观察计划穿刺部位周围静脉、动脉和神经的位置，避免误穿动脉、损伤神经等；④评估患者穿刺侧肢体情况：患者穿刺侧是否适于容纳置入设备，是否存在已知或可疑对设备包装内材料过敏，乳腺癌患肢侧，需询问手术史，术中是否改变患侧贵要、头静脉走向，如有改变患侧禁忌置管；⑤评估患者的心理反应和配合程度：向患者解释留置上臂港的目的、方法、置管过程及置管后应注意的事项，取得患者配合，嘱患者排尿、排便。

（张业玲　董　帅）

二、输液港维护技术操作考核评分标准（一次性中心静脉导管维护包）

科室＿＿＿＿＿＿　姓名＿＿＿＿＿　考核人员＿＿＿＿＿　考核日期：　　年　月　日

项目	总分	技术操作要求	标分	评分标准	扣分
仪表	5	仪表、着装符合护士礼仪规范	5	一项不符合要求扣 1 分	

项目	总分	技术操作要求	标分	评分标准	扣分
操作前准备	8	1. 洗手、戴口罩 2. 核对医嘱、执行单 3. 备齐用物，放置合理、有序，依次检查所备物品，保证安全有效 治疗车上层：PDA、治疗盘内放一次性中心静脉导管维护包2个（内有洞巾/治疗巾1个，75%乙醇棉棒3根、医用葡萄糖酸氯己定/2.5%聚维酮碘棉签3根、乙醇棉片2个、无菌手套1副、无菌小方纱1块，无菌胶带3条，10cm×12cm透明敷贴1个），22G/24G无损伤针2个，输液接头1个，10ml预冲注射器2个，20ml注射器1支，10ml注射器2支，配制好的肝素钠注射液（100U/ml）、一次性治疗巾、速干手消毒剂 治疗车下层：弯盘、医用垃圾袋、生活垃圾袋、锐器盒	1 5 2	未核对扣5分 其余一项不符合要求扣1分	
安全评估	12	1. 携用物至床旁，PDA扫描患者手腕带，查看床头牌、询问患者姓名，核对信息是否一致，并再次核对执行单内容 2. 解释操作的目的、方法，评估患者的病情、意识、合作程度、询问是否大小便 3. 触诊确定输液港底座位置 4. 检查输液港周围皮肤有无压痛、肿胀、血肿、感染等症状 5. 询问既往使用情况，有无回血等 6. 周围环境整洁、光线明亮，室温适宜 7. 与患者沟通时语言规范、态度和蔼	5 2 1 1 1 1 1	未核对扣3分 未使用PDA扣3分 其余一项不符合要求扣1分	
操作过程	45	1. 核对患者，协助患者取合适体位，充分暴露穿刺部位 2. 触诊，找到注射座确定其中心 3. 手消毒 4. 打开换药包，戴无菌手套，以输液港注射座为中心先75%乙醇后葡萄糖酸氯己定棉棒由内向外顺时针、逆时针交替螺旋状消毒皮肤各3遍，消毒范围超过10cm×12cm，消毒液待干，脱手套 5. 手消毒，将无损伤针、10ml预冲盐水注射器2支、10ml注射器1支、20ml注射器1支分别放入无菌维护包内 6. 戴无菌手套，铺无菌孔巾（洞巾），抽吸（可由助手协助）配制好的肝素钠注射液（100U/ml）2～3ml放无菌治疗巾内备用，连接无损伤针与输液接头、预充排气备用 7. 触诊后，再次确认输液港注射座，确认注射座边缘，定位穿刺隔，左手以拇指、示指、中指三角形固定注射座，将输液港拱起，右手持无损伤针，针尖斜面背对导管连接口（针尖斜面正对储液槽盲端），自三指中心	5 2 2 6 2 4 8	未核对扣5分 未确定注射座扣2分 消毒方法不正确扣3分 消毒范围不够扣3分 污染一处扣2分 未排气扣2分 固定注射座手法不正确扣2分 穿刺方法不正确扣3分 未抽回血扣2分 未检查导管是否通畅、有无破损扣2分	

项目	总分	技术操作要求	标分	评分标准	扣分
		处垂直刺入注射座的中心部位隔膜（不要过度绷紧皮肤，同时要求垂直刺入港座，以免针尖刺入输液港侧壁），直达储液槽底部（穿刺动作轻柔，感觉有阻力不可强行进针，以免针尖与注射座底部推磨形成倒钩）；插针时嘱患者深吸气后屏气		脉冲式手法不正确扣2分 其余一项不符合要求扣2分	
		8. 穿刺后抽回血（确认针头是否在输液港内及导管是否通畅），回血不可抽至接头或注射器，脉冲式冲洗导管，观察穿侧局部是否肿胀等不适	5		
		9. 夹闭小夹子，更换肝素钠盐水注射器，打开小夹子，正压封管，夹闭小夹子，移除注射器	2		
		10. 无损针下垫适宜厚度的无菌纱布（针尖达到无损伤针垂直刺入直达储液槽底部，纱布厚度高度适宜）（纱布敷料位于针翼下，应避开穿刺点放置），然后覆盖无菌透明贴膜，固定好无损伤针	4		
		11. 用纸胶布蝶形和横形固定延长管，在记录胶带上标注导管类型、置港时间、维护日期及时间，操作者签名，贴于透明敷料上缘	2		
		12. 脱手套，洗手；再次核对患者的信息；选择 PDA 医嘱条目，扫描工号	2		
		13. 整理用物，交代注意事项，记录输液港维护信息	1		
拔无损针操作过程	15	1. 核对患者信息，解释操作目的，取舒适体位，充分暴露穿刺部位（注意保暖）	5	未核对扣5分 未观察穿刺点情况扣1分 撤敷贴手法不正确扣1分 消毒方法和范围不正确扣2分 拔无损伤针手法不正确扣2分 未检查无损伤针是否完整扣1分 其他一项不符合要求扣1分	
		2. 观察穿刺点周围情况，按以上步骤冲管、封管	2		
		3. 0°或180°撤去透明敷贴、胶布及蝶翼形纱布	2		
		4. 手消毒，消毒液消毒穿刺点及周围（不小于敷贴大小10cm×12cm）先用乙醇避开穿刺点消毒3遍，再用聚维酮碘消毒皮肤及插针部位3遍；均按照顺时针→逆时针→再顺时针消毒皮肤，待干	2		
		5. 戴无菌手套，左手用无菌纱布按压穿刺点，固定好输液港座，右手持无损伤针的蝶翼轻柔拔除	2		
		6. 检查拔除针头是否完整，纱布按压穿刺点，用透明敷贴贴于穿刺点上并按压5分钟，保持穿刺点密闭24小时	2		
操作后	5	1. 妥善安置患者，协助其舒适体位，再次核对患者信息	1	一项不符合要求扣1分	
		2. 向患者宣教：如局部有红肿、皮肤瘙痒、疼痛、皮疹等不适，或贴膜胶布卷边脱落等应尽快联系护士	2		
		3. 正确处理用物，垃圾分类处理	1		
		4. 洗手，记录	1		
评价	5	1. 操作熟练、稳重、节力	2	其余一项不符合要求扣1分	
		2. 严格无菌操作	2		
		3. 宣教到位，语言文明，态度和蔼	1		

项目	总分	技术操作要求	标分	评分标准	扣分
理论提问	5	1. 输液港留置常见并发症有哪些 2. 静脉输液港使用期间注意事项有哪些 3. 静脉输液港留置间歇期注意事项有哪些	5	一项不符合要求扣1分	
合计	100				

理论提问：

1. 输液港留置常见并发症有哪些？

答：①动脉损伤和尺神经损伤；②导管异位；③血肿；④导管相关性血栓形成；⑤输液港相关性感染；⑥导管断裂或脱落；⑦导管阻塞；⑧注射座翻转。

2. 静脉输液港使用期间注意事项有哪些？

答：静脉输液港使用和维护必须由经过培训合格的护士执行操作，主要注意点如下。

（1）操作过程执行无菌不接触技术（ANTT）。

（2）使用静脉输液港前需详细检查输液港周围皮肤有无红、肿、热、痛等；观察隧道情况；了解输液港置入侧的肢体活动情况，有无疼痛等；同侧胸部、颈部静脉及四肢有无肿胀、疼痛触摸输液港轮廓，注意有无港体翻转的情况，检查同侧胸部和颈部静脉是否有血栓、红斑、渗液或漏液等现象。

（3）局部皮肤使应首选 > 0.5% 氯己定乙醇溶液消毒皮肤，如有过敏可选择 2% 碘酊溶液或有效碘浓度 1% 碘伏及 75% 乙醇，按照外科消毒要求局部消毒。

（4）选择合适型号的无损伤针，常规选择 20 ～ 22G 均可；冲管、封管时使用 > 10ml 注射器。

（5）无损伤针穿刺后，调整针斜面背对注射座导管锁接口，冲管时应有效地冲刷注射座储液槽残余药液及血液，以免导管阻塞及相关感染发生，抽回血确认通畅，如无回血，采取措施明确输液港不通畅的原因并予以对应处理。

（6）采用生理盐水脉冲式冲管，稀释肝素液正压封管；含安全阀或前端闭合式设计导管用生理盐水冲洗；每次使用后均需冲洗，每个管腔均要冲洗；封管液为 100U/ml 浓度的肝素盐水，其使用量应掌握在导管容积加延长管容积的 2 倍。

（7）如果连续使用静脉输液港，无芯针和透明敷料应每周更换或松脱时随时更换；纱布敷料每隔一日更换或敷料变湿、变脏、松脱时随时更换；输液接头每周更换，遇接头脱落、污染、受损、经接头采集血标本后随时更换。

（8）观察液体输注情况，出现输液速度减慢及需变换体位方可顺利输注等现象时应做 X 线检查，确定有无导管夹闭综合征发生，以便及早处理。

（9）不可使用高压注射泵注射对比剂，或强行冲洗导管（耐高压输液港除外）；治疗间歇期连续 1 个月未使用输液港，应进行常规维护。

3. 静脉输液港留置间歇期注意事项有哪些？

答：静脉港维护包括定期冲洗、封管、避免撞击。

（1）定期冲洗、封管：静脉港能够长期提供静脉血管疏通，要避免发生堵管的情况。在使用期间每个月做 1 次导管维护，输液期间还要进行冲洗和封管，并且每 7 天需要更换 1 次输液港无损伤针头。

（2）避免撞击：在使用静脉输液港期间要注意不要做比较剧烈的运动，比如游泳、打球、蹦迪等，以免注射座扭转。

（3）注意观察静脉输液港周围的皮肤有无红肿、疼痛、瘙痒等，如果有异常的症状，要及时的到医院进行处理。

（4）日常还要注意保护好穿刺的部位，避免发生撞击或碰撞。

（董　帅　张业玲　刘　敏　李晓娟）

第十三节　透析技术操作考核评分标准

一、腹膜透析技术操作考核评分标准

科室_____　姓名_____　考核人员_____　考核日期：　年　月　日

项目	总分	技术操作要求	标分	评分标准	扣分
仪表	5	仪表、着装符合护士礼仪规范	5	一项不符合要求扣 1 分	
操作前准备	10	1. 洗手，戴口罩 2. 核对医嘱、执行单 3. 备齐用物，用物放置合理、有序，依次检查所备物品，保证安全有效 治疗车上层：PDA、温度适宜的腹透液（35～37℃）、碘伏帽 1 个、蓝夹子 2 个、记录本、速干手消毒剂 治疗车下层：弹簧秤、医疗及生活垃圾袋。必要时备屏风 4. 检查腹透液浓度、容量、有效期、温度，观察液体是否澄清、有无漏液、接口拉环有无脱落、可折断出口塞有无折断、管路及废液袋中有无液体 5. 腹膜透析液称重并做好记录	1 5 2 1 1	未核对扣 5 分 其余一项不符合要求扣 1 分	
安全评估	10	1. 携用物至床旁，PDA 扫描患者手腕带，查看床头牌、询问患者姓名，核对信息是否一致，并再次核对执行单内容 2. 解释操作的目的、方法及如何配合。了解患者的病情、生命体征及合作程度，询问是否大、小便 3. 手消毒，评估导管外口：做到"一看、二按、三挤压"。检查患者外接短管是否处于关闭状态 4. 腹透室清洁、消毒合格，环境安静，温度适宜，与患者沟通时语言规范、态度和蔼	5 2 2 1	未核对扣 5 分 未使用 PDA 扣 3 分 其余一项不符合要求扣 1 分	

项目	总分	技术操作要求	标分	评分标准	扣分
操作过程	60	1. 患者洗手、戴口罩，协助其取舒适体位	2	未核对一次扣5分	
		2. 准备		未评估患者姓名扣3分	
		（1）清洁工作台，检查准备所需物品完好备用	1	工作面不洁扣1分	
		（2）打开外包装袋，取出腹透液，检查接口拉环、管路、出口塞和腹透液袋是否完好	5	未评估准备的物品一项扣1分	
		3. 手消毒，再次核对患者	5	检查漏一项扣2分	
		4. 连接		出口处未关闭扣1分	
		（1）拉开腹透液接口拉环	1	连接时污染扣2分	
		（2）取下患者外接短管上的碘伏帽	1	旋拧不紧密扣2分	
		（3）迅速将腹透液与外接短管相连，连接时将外接短管头端朝下，注意无菌原则	5	操作不熟练扣2分	
		5. 引流		不关闭短管扣2分	
		（1）用蓝夹子夹住腹透液入液管路	2	排气不合格扣1分	
		（2）悬挂腹透液袋至合适高度	2	未评估碘伏帽扣2分	
		（3）将引流袋低位放置于弹簧秤上	2	操作中未与患者交流扣2分	
		（4）将外接短管白色开关旋至感到阻力时停止，开始引流，同时观察引流液有无浑浊	3	其余一项不符合要求扣1分	
		（5）引流完毕后关闭外接短管	2		
		6. 冲洗			
		（1）用另一个蓝夹子夹住引流管，移开入液管路的蓝夹子	2		
		（2）将腹透液袋口的绿色出口塞折断	2		
		（3）打开引流管处蓝夹子，5秒排气完成后，再用蓝夹子夹住引流管路	3		
		7. 灌注			
		（1）打开引流管蓝夹子及外接短管旋钮开关，开始灌注	3		
		（2）灌注结束后关闭外接短管	2		
		（3）再用蓝夹子夹住入液管路	2		
		8. 分离			
		（1）打开无菌碘伏帽的外包装（安全评估：碘伏帽内是否浸润碘液）	3		
		（2）将外接短管与腹透液管分离	1		
		（3）外接短管头端朝下、旋拧碘伏帽盖至完全密合	2		
		（4）将外接短管放入患者腹透腰带内	1		
		9. 手消毒	1		
		10. 再次核对，PDA扫描工号	5		
		11. 询问患者感受，交代注意事项	2		
操作后	5	1. 协助患者取舒适卧位，整理床单位	1	一项不符合要求扣1分	
		2. 按照院感防控标准，正确处理物品	1		
		3. 称腹膜透析液、观察腹透液性质并做好记录	2		
		4. 洗手，记录	1		

续表

项目	总分	技术操作要求	标分	评分标准	扣分
评价	5	1. 无菌观念强。操作规范，熟练 2. 操作前后及操作过程中，应随时监测患者生命体征 3. 操作时间 6 分钟	2 1 2	操作时间每延长 30 秒 扣 1 分	
理论提问	5	1. 更换腹膜透析液的环境要求有哪些 2. 腹膜透析相关腹膜炎的诊断标准有哪些	5	少一条，扣 1 分	
合计	100				

理论提问：

1. 更换腹膜透析液的环境要求有哪些？

答：①清洁干燥。在换液的时候要暂时关上风扇和门窗，防止灰尘飞舞或进入室内。桌面应擦拭干净；②光线充足，从窗口射入的自然光最好，否则要用亮一些的灯光照明；③周围不能有宠物；④定期紫外线灯消毒。

2. 腹膜透析相关腹膜炎的诊断标准有哪些？

答：①腹痛、腹水浑浊，伴或不伴发热；②透出液中白细胞计数 $> 100 \times 10^6$/L，中性粒细胞比例 $> 50\%$；③透出液中培养有病原微生物生长。

（李海娜　郑学风）

二、腹膜透析机应用技术操作考核评分标准

科室＿＿＿＿＿　姓名＿＿＿＿　考核人员＿＿＿＿　考核日期：　　年　月　日

项目	总分	技术操作要求	标分	评分标准	扣分
仪表	5	仪表、着装符合护士礼仪规范	5	一项不符合要求扣 1 分	
操作前准备	10	1. 洗手，戴口罩 2. 核对医嘱、执行单 3. 备齐用物，用物放置合理、有序，依次检查所备物品，保证安全有效 治疗车上层：PDA、温度适宜的腹膜透析液（35～37℃）、腹膜透析管路、碘伏帽 1 个、速干手消毒剂、蓝夹子、记录本 治疗车下层：医疗垃圾袋、生活垃圾袋。必要时备屏风 4. 检查腹膜透析液浓度、容量、有效期、温度、观察液体是否澄清、有无漏液、接口拉环有无脱落、可折断出口塞有无折断、管路及废液袋中有无液体 5. 检查腹膜透析管路包装完好且在有效期内，腹膜透析机一台完好备用	1 5 2 1 1	未核对扣 5 分 其余一项不符合要求扣 1 分	
安全评估	10	1. 携用物至床旁，PDA 扫描患者手腕带，查看床头牌、询问患者姓名，核对信息是否一致，并再次核对执行单的内容 2. 解释操作的目的、方法及如何配合。了解患者病情、生命体征及合作程度，询问是否需要大、小便	5 2	未核对扣 5 分 未使用 PDA 扣 3 分 未查对床头牌、手腕带、患者各扣 3 分	

项目	总分	技术操作要求	标分	评分标准	扣分
		3. 手消毒,评估患者导管外口:做到"一看、二按、三挤压"。检查患者外接短管是否处于关闭状态	2	其余一项不符合要求扣1分	
		4. 评估环境清洁、消毒合格,温度适宜,与患者沟通时语言规范、态度和蔼	1		
操作过程	60	1. 协助患者取舒适体位、戴口罩	1	未核对一次扣5分	
		2. 接电源,开机,单击系统界面中的"浏览治疗方案"并遵医嘱设置治疗参数	2	核对内容不全少一项扣2分	
		3. 手消毒,检查并打开腹膜透析管路及腹膜透析液的外包装	2	未手消毒一次扣3分 未评估患者姓名扣3分	
		4. 将腹膜透析液的药液袋与废液袋分离,药液袋平置于加热板上且完全覆盖测温点,用压板将药液袋管压紧,废液袋用蓝夹子夹紧管路悬挂于挂钩上。其他腹膜透析液悬挂在点滴架上	5	未评估准备的物品一项扣1分 检查漏一项扣2分 连接时污染扣2分	
		5. 将腹膜透析管路按要求安装至卡槽内,点击操作界面"安装管路",蠕动泵启动后按压泵管调整位置,之后点击"确定"按钮停止蠕动泵转动	5	旋拧不紧密扣2分 管路连接错误一处扣2分	
		6. 按照机器显示屏提示安装注入管路、引流管路、人体导管,折断透析液袋的出口塞	2	操作不熟练扣2分 未关闭闲置夹扣2分	
		7. 安全评估:管路是否连接通畅,是否有打折、扭曲,未连接药液袋的闲置夹是否全部关闭	5	排气不合格扣3分 操作中未与患者交流扣5分	
		8. 预充管路,药液面需到达腹腔接口端。根据提示核实治疗方案,点击开始管路排气"确定"按钮,等待3～5分钟排气完成	2	参数设置错误一项扣2分	
		9. 安全评估:确认管路内无气泡,严格无菌操作确保管路保护帽无脱离,再次核对患者及治疗参数	3	无菌操作污染一处扣3分	
		10. 再次核对患者	5	其余一项不符合要求扣1分	
		11. 手消毒,协助患者暴露腹膜透析外接短管	3		
		12. 将患者外接短管与人体导管连接,旋开外接短管开关,点击"确定"按钮开始治疗	2		
		13. 妥善固定管路于适宜位置	1		
		14. 安全评估:再次检查机器设置状态及管路紧密性,核对患者及各项参数	3		
		15. 手消毒,再次核对,PDA扫描工号	5		
		16. 询问患者感受,交代注意事项,密切观察患者的病情变化	3		
		17. 腹膜透析完毕			
		(1) 再次核对后,解释说明	5		
		(2) 关闭所有液路夹和患者外接短管开关,分离患者外接短管与腹膜透析管路接口	2		
		(3) 将外接短管头端朝下、旋拧碘伏帽盖至完全密合	2		
		(4) 取下设备上的腹膜透析管路,关闭电源开关	2		

项目	总分	技术操作要求	标分	评分标准	扣分
操作后	5	1. 协助患者取舒适卧位，整理床单位 2. 按照院感防控标准，正确处理物品 3. 观察腹透液性状并做好记录 4. 洗手，记录	1 1 2 1	一项不符合要求扣 1 分 观察、记录，一项未做 扣 2 分	
评价	5	1. 无菌观念强。操作规范，熟练 2. 操作前后及操作过程中，应随时监测患者的生命体征 3. 操作时间 10 分钟	2 1 2	污染一处扣 2 分 操作时间每延长 30 秒 扣 1 分	
理论提问	5	1. 什么是腹膜透析 2. 腹膜透析相关感染并发症有哪些	5	少一条，扣 1 分	
合计	100				

理论提问：

1. 什么是腹膜透析？

答：腹膜透析是利用患者自身腹膜的半透膜特性，通过弥散和对流的原理，规律、定时地向腹腔内灌入透析液并将废液排出体外，以清除体内潴留的代谢产物、纠正电解质和酸碱失衡、超滤过多水分的肾脏替代治疗方法。

2. 腹膜透析相关感染并发症有哪些？

答：腹膜透析相关感染并发症包括腹膜透析相关腹膜炎、出口处感染和隧道感染，其中后两者统称为导管相关感染。

（王明雪）

三、血液透析技术操作考核评分标准（动静脉内瘘患者）

科室＿＿＿＿＿＿　姓名＿＿＿＿＿　考核人员＿＿＿＿＿＿　考核日期：　　年　月　日

项目	总分	技术操作要求	标分	评分标准	扣分
仪表	5	仪表、着装符合护士礼仪规范	5	一项不符合要求扣 1 分	
操作前准备	8	1. 洗手 2. 核对医嘱、执行单，确认知情同意书已签字 3. 安全评估：备齐用物，用物放置合理、有序，依次检查所备物品，保证安全有效 治疗车上层：PDA、执行单、无菌生理盐水 500ml 3 袋、透析器、透析管路、穿刺针、配制的抗凝剂、内瘘穿刺包（无菌治疗巾，安尔碘消毒棉签，一次性手套，6～8cm 胶布 5～6 条，止血棉球或纱布）、止血带 1 根、速干手消毒剂 治疗车下层：血压计、听诊器、止血钳、锐器盒、医疗垃圾袋、生活垃圾袋	1 5 2	未评估患者知情同意书是否签署扣 3 分 未评估物品效期及用物准备是否齐全，少一项扣 2 分	

项目		总分	技术操作要求	标分	评分标准	扣分
安全评估		12	1. 携用物至床旁，携用物至床旁，PDA 扫描患者手腕带，询问患者姓名、查看机器号、手腕带与执行单信息是否一致	5	未使用 PDA 扣 3 分 反问式核对患者姓名及住院号，核对及评估缺一项扣 3 分 未评估内瘘通畅三种评估方法，每一项扣 3 分 其余一项不符合要求扣 1 分	
			2. 了解患者病情，血压、心率、意识状态、合作程度及出血情况，解释操作的目的、方法及配合指导正确	1		
			3. 询问患者是否大、小便，协助患者称体重并记录	1		
			4. 患者动静脉内瘘是否通畅 望诊：首先观察内瘘血管走向，穿刺部位有无血肿、紫斑、炎症、假性动脉瘤等 触诊：用示指、中指、环指触摸患者动静脉内瘘处有震颤感，触摸穿刺血管管壁的厚薄、弹性、深浅，评估瘘管是否通畅 听诊：听到动脉分流产生的粗糙吹风样血管杂音	2		
			5. 周围环境整洁、光线明亮	1		
			6. 检查电源、水路连接（口述）；机器表面清洁，无污渍，自检完毕，处于完好备用状态（口述）	2		
操作过程	密闭式预冲	15	1. 手消毒	1	管路不顺畅、扭结扣 2 分 违反无菌原则扣 2 分 流量不符合要求扣 5 分 透析器、管路未注满液体各扣 2 分 旁路安装不正确扣 5 分 膜外排气不正确扣 3 分 未按照体外循环管路走向的顺序查对扣 5 分 其余一项不符合要求扣 1 分	
			2. 物品按顺序合理摆放，打开透析器包装，安装透析器于支架上，静脉向上	1		
			3. 打开管路外包装，依次固定各端帽，夹闭侧支小夹子于根部	1		
			4. 安装动脉管路，连接动脉传感器保护罩，妥善放置动脉壶。动脉管路末端连接透析器动脉端	1		
			5. 静脉管路起始端连接透析器静脉端，固定静脉壶，连接静脉传感器保护罩，静脉管路末端连接废液袋，并悬挂到输液架形成密闭式循环	1		
			6. 按无菌原则连接预冲液与血路管动脉端接头	1		
			7. 启动透析机血泵 100ml/min，透析管路和透析器膜内充满生理盐水，并依次预充输液侧支和肝素侧支，生理盐水流向为动脉端→透析器→静脉端，不得逆向预冲	1		
			8. 调整静脉壶液面至 3/4 满	1		
			9. 揉搓透析器，排净透析器及管路内气体	1		
			10. 连接透析液接头与透析器旁路，调泵速至 200 ~ 300ml/min，排净透析器膜外气体	3		
			11. 根据透析器使用说明，达到预冲量，冲洗完毕后根据医嘱设置治疗参数	1		
			12. 按照体外循环管路走向的顺序，依次查对，将输液管移至动脉管路补液口	1		
			13. 整理用物，垃圾分类处理，再次用快速手消剂洗手	1		

续表

项目	总分	技术操作要求	标分	评分标准	扣分
动静脉内瘘穿刺上机	30	1. 再次核对患者的信息	5	未核对扣 1 分	
		2. 显露穿刺部位，将穿刺静脉的穿刺针充满生理盐水放治疗车上备用	1	穿刺部位暴露不充分扣 1 分	
		3. 打开穿刺包，戴清洁手套，取一次性治疗巾于穿刺肢体下方	1	物品摆放不合理扣 1 分 消毒手法不符合要求扣 1 分	
		4. 扎止血带评估血管，选择穿刺点，松止血带，以穿刺点为中心由内向外螺旋式消毒至 10cm 直径范围，消毒 2 遍，待干	2	未按照绳梯法穿刺扣 1 分	
		5. 再次反问式核对姓名及住院号，采用阶梯式，以合适角度先穿刺静脉成功，松止血带，妥善固定后，遵医嘱推注抗凝剂	5	固定不牢固扣 1 分 血流量不符合要求扣 1 分	
		6. 同法穿刺动脉，妥善固定，两针间距大于 5cm 以上为宜	1	未询问患者扣 1 分 未检查扣 1 分	
		7. 松动小帽，使动脉穿刺针内血液充满至 2/3 满夹闭	1	未擦拭机器表面扣 1 分	
		8. 连接动脉血路管，开血泵 ≤ 100ml/min 引血，观察并询问患者有无不适	1	未手卫生扣 1 分 未记录参数，未交代、沟通扣 1 分	
		9. 血液达到静脉壶，停泵，连接管路到静脉穿刺针	1	未整理床单位扣 1 分 其余一项不符合要求扣 1 分	
		10. 开血泵，缓慢调节将血泵流速调至目标血流量，观察并询问患者有无不适	1		
		11. 开启超滤键、肝素泵键（选择），进入治疗模式，确认电导度、动脉压、静脉压、跨膜压界限设置适宜，再次查对各参数设置是否正确	1		
		12. 自我查对：按照体外循环管路走向顺序，依次查对管路各连接处及开口处是否连接紧密	2		
		13. 脱手套，洗手/卫生手消毒	1		
		14. 戴清洁手套取湿巾从顶部面、对侧面、近侧面、屏幕面、底座面顺序擦拭机器表面,脱手套,洗手/卫生手消毒	1		
		15. 测血压，记录透析参数（血压、动脉压、静脉压、跨膜压、超滤量等），向患者交代注意事项，整理床单位	1		
		16. 双人查对：与另一名护士共同查对患者的基本信息，机器号，透析器型号，治疗模式、治疗时间、透析液、管路连接及开口处、穿刺处等，并在治疗记录单上签字，PDA 扫描工号	5		
密闭式回血下机操作	10	1. 洗手/卫生手消毒，戴口罩、手套，准备用物，检查回血生理盐水量是否足量	1	一项不符合要求扣 1 分	
		2. 机器提示治疗目标达到，核对治疗参数无误后，确认回血，调整血流速 ≤ 100ml/min，夹闭泵前动脉管路，同时打开动脉管输液口及输液器，回输血泵管内的血液至透析器动脉端	1		

项目	总分	技术操作要求	标分	评分标准	扣分
		3. 关泵，打开泵前动脉管路夹子，用自然重力将动脉管路血液回输至患者体内；动脉端回输完毕后，夹闭动脉管路及动脉穿刺针夹子	1		
		4. 开血泵，将透析器及静脉端管路内血液回输体内，回输过程中，用双手左右转动透析器，当血液回输至透析器静脉端时，翻转透析器静脉端朝上	1		
		5. 当生理盐水回输至静脉壶，安全夹自动关闭后，停止回血，夹闭静脉端管路及静脉穿刺针夹子	1		
		6. 分离穿刺针与血路管，穿刺针端口用小帽封闭，连接动静脉管路	1		
		7. 先拔除动脉穿刺针，放入锐器盒，压迫止血 2～3 分钟（口述），用弹性绷带或胶布加压包扎穿刺部位，同法拔除静脉穿刺针，并妥善处置	1		
		8. 再次评估患者内瘘功能，向患者交代注意事项	2		
		9. 脱手套，洗手/卫生手消毒，测血压，手消，填写治疗记录单，签名	1		
操作后	10	1. 戴手套，取消毒湿巾备用，打开动、静脉管路大夹	1	一项不符合要求扣1分	
		2. 夹闭动脉管输液口、夹闭动脉测压管及肝素管夹子，卸下动、静脉压力传感器保护罩	2		
		3. 卸下血泵管，将静脉管路从静脉管夹中取出，整理血路管悬挂至透析器上，打开冲洗桥，擦拭机器旁路接口及 A、B 液吸管，丢弃湿巾	1		
		4. 将透析机 A、B 液吸管放回机器。透析液的流入接头放回机器旁路接口，同时原帽将透析器透析液入口封闭，关闭旁路门，夹闭静脉管路透析器端，排膜内废液	1		
		5. 膜内废液排净后，再次打开透析器透析液入口，排放膜外废液	1		
		6. 废液排放完毕，原帽封闭透析器透析液入口，透析液 出液接头放回机器旁路，原帽封闭透析器透析液出口。关闭动、静脉管道及静脉压力感应器夹子，依次卸下透析器及管路，放置于医疗废物包装袋内	1		
		7. 脱手套，洗手/卫生手消毒，整理用物	1		
		8. 戴手套，执行机器内部消毒程序，另取湿巾，按顺序擦拭机器表面，洗手，记录消毒日期、时间	2		

项目	总分	技术操作要求	标分	评分标准	扣分
评价	5	1. 操作娴熟、流畅、节力，动作轻稳 2. 严格执行无菌操作 3. 有爱伤观念、关注患者舒适，健康宣教有针对性 4. 按照院感防控标准，正确处理物品 5. 规定时间内完成（30分钟）	1 1 1 1 1	操作不熟练扣 2 分 操作时间每延长 30 秒 扣 1 分	
理论提问	5	1. 血液透析的适应证是什么 2. 血液透析过程中常见急性并发症有哪些 3. 什么是失衡综合征	5	少一条，扣 1 分	
合计	100				

理论提问：

1. 血液透析的适应证是什么?

答：急性肾衰竭，慢性肾衰竭，急性中毒，严重水、电解质代谢紊乱及酸碱失衡，常规疗法难以纠正者。急性重型胰腺炎，肝性脑病，牛皮癣，高胆红素血症者。

2. 血液透析过程中常见急性并发症有哪些?

答：低血压、肌肉痛性痉挛、恶心与呕吐、头痛、胸背痛、发热、失衡综合征、透析器反应、心律失常、心脏压塞、颅内出血、溶血、空气栓塞、透析相关低氧血症。

3. 什么是失衡综合征?

答：失衡综合征是指在透析中或透析后 24 小时所发生的有脑电图特征性改变的一组神经精神系统症状，早期临床表现有恶心、呕吐、不安及头痛，严重者表现为抽搐、木讷、昏迷，甚至死亡。

（李海娜　邵　惠）

四、连续性肾脏替代治疗技术（CRRT）操作考核评分标准（动静脉内瘘患者）

科室＿＿＿＿＿　姓名＿＿＿＿　考核人员＿＿＿＿　考核日期：　年　月　日

项目	总分	技术操作要求	标分	评分标准	扣分
仪表	5	仪表、着装符合护士礼仪规范	5	一项不符合要求扣 1 分	
操作前准备	8	1. 环境洁净、宽敞明亮，符合要求（口述），洗手 2. 核对医嘱、执行单，确认知情同意书已签字 3. 备齐用物，用物放置合理、有序，依次检查所备物品，保证安全有效 治疗车上层：PDA、执行单、无菌置换液、无菌生理盐水 500ml 3 袋、滤器、透析管路、穿刺针、抗凝剂、内瘘穿刺包（无菌治疗巾，安尔碘消毒棉签，一次性手套，6～8cm 胶布 5～6 条，止血棉球或纱布，压滚 2 个）、止血带 1 根、5ml 注射器、	1 5 1	未评估患者知情同意书是否签署扣 3 分 未评估物品效期及用物准备是否齐全，少一项扣 1 分	

项目		总分	技术操作要求	标分	评分标准	扣分
			输液器、速干手消毒剂			
			治疗车下层：血压计、听诊器、止血钳、锐器盒、医疗垃圾袋、生活垃圾袋			
			4. 检查机器电源（口述）；机器表面清洁，无污渍，自检完毕，处于完好备用状态（口述）	1		
安全评估		12	1. 携用物至床旁，PDA 扫描患者手腕带，查看床头牌、询问患者姓名，核对信息是否一致，并再次核对执行单内容	5	未使用 PDA 扣 3 分 未评估患者信息各扣 1 分 未评估准备用物一项扣 1 分 未评估动静脉内瘘评估法不正确扣 2 分 未评估环境一项扣 1 分 其余一项不符合要求扣 1 分	
			2. 评估患者合作程度、生命体征、出血倾向、体重增长情况，解释操作的目的、方法及配合指导正确	2		
			3. 询问患者是否大、小便，协助患者称体重并记录	1		
			4. 正确判断患者动静脉内瘘是否通畅	3		
			视诊：首先观察内瘘血管走向，穿刺部位有无血肿、紫斑、炎症、假性动脉瘤等			
			触诊：用示指、中指、环指触摸患者动静脉内瘘处有震颤感，触摸穿刺血管管壁的厚薄、弹性、深浅，评估瘘管是否通畅			
			听诊：听到动脉分流产生的粗糙吹风样血管杂音			
			5. 与患者或其家属沟通时语言规范、态度和蔼	1		
操作过程	上机操作	50	1. 协助患者取舒适正确卧位	1	未评估无菌物品包装一次扣 3 分 管路连接错误扣 2 分 管路衔接不紧密，有漏液、漏血情况一次扣 2 分 未评估管路是否有气泡扣 2 分 未评估患者信息没有再次核对扣 2 分 未评估穿刺前患者血管通路扣 3 分 穿刺点消毒不规范扣 2 分 穿刺针固定方法不正确扣 2 分 穿刺失败一次扣 2 分 操作过程中夹子顺序开关错误扣 2 分 未评估机器工作状态扣 2 分	
			2. 接电源，开机，机器自检 6 分钟	1		
			3. 选择正确的透析模式	2		
			4. 安全评估：检查并打开透析管路及透析器的外包装，取出透析器，动脉端向上，固定在透析器夹上	2		
			5. 按照机器显示屏图形安装管路	1		
			6. 安全评估：管路是否有打折，扭曲，管路夹是否打开	1		
			7. 选择预冲状态，按 Start 键开始预冲，预冲顺序：后稀释管路→血液管路→前稀释管路→滤过液管路	2		
			8. 安全评估：确认管路内无气泡，机器开始自检	2		
			9. 自检成功，遵医嘱设定治疗参数	2		
			10. 再次核对患者、手腕带、执行单	5		
			11. 协助患者暴露动静脉内瘘穿刺部位，戴手套，铺治疗巾	1		
			12. 扎止血带评估血管，选择穿刺点，松止血带，以穿刺点为中心由内向外螺旋式消毒至 10cm 直径范围，消毒 2 遍，待干	2		
			13. 再次反问式核对姓名及住院号，采用阶梯式，以合适角度先穿刺静脉成功，松止血带，妥善固定后，遵医嘱推注抗凝剂	5		

项目	总分	技术操作要求	标分	评分标准	扣分
		14. 同法穿刺动脉，妥善固定，两针间距大于 5cm 以上为宜	2	未评估操作过程中未及时观察患者病情变化并与患者交流扣2分	
		15. 松动小帽，使动脉穿刺针内血液充满至 2/3 满夹闭	2		
		16. 安全评估：达到预冲量，再次检查管路无气泡后，选择治疗模式，机器自动调节血流量至 50ml/min	2	工作面不洁扣 1 分 无菌概念不清扣2分 未口述扣 2 分 其余一项不符合要求扣 1 分	
		17. 将管路动脉端与动脉穿刺针连接，按 Start 键，开泵，观察并询问患者有无不适	1		
		18. 待患者体内血液流至静脉端时机器自动停泵	1		
		19. 将管路静脉端与静脉穿刺针连接，平衡泵按钮指示灯及空气监测指示灯亮	1		
		20. 开血泵，将血流量调至目标流速	1		
		21. 用止血钳妥善固定管路于适宜位置	1		
		22. 测量上机后患者血压、脉搏，完善透析记录单	1		
		23. 安全评估：再次检查机器设置状态核对患者及透析的各项参数	2		
		24. 自我查对：按照体外循环管路走向顺序，依次查对管路各连接处及开口处是否连接紧密	1		
		25. 脱手套，手消毒，双人核对，签名，PDA 扫描工号	5		
		26. 询问患者感受，交代注意事项，密切观察患者的病情变化	1		
		27. 口述：透析过程中，每间隔 0.5 小时测量血压、心率 1 次并记录。透析过程中需要更改治疗数据应记录更改时间和原因	2		
下机操作	10	1. 安全评估：评估机器显示透析目标与医师制定目标是否一致。戴手套，进入结束治疗模式——选择 "YES"，血流速自动降至 50ml/min	1	未评估超滤目标扣2分 未全程用无菌生理盐水回血，扣10分 拔针后按压位置不正确扣2分 拔针顺序不正确扣2分 未评估患者感受及生命体征未测量扣2分 未评估患者透析后内瘘震颤音扣2分 其余一项不符合要求扣 1 分	
		2. 关闭动脉血路管大夹子及动脉穿刺针夹子，开血泵，用生理盐水将泵前侧管内血液回至动脉壶	1		
		3. 关血泵，利用重力作用将泵前端血液回输至患者体内，关闭动脉血路管大夹子及动脉穿刺针夹子	1		
		4. 开血泵继续回血，当透析器动脉端无明显血迹时，翻转静脉端向上	1		
		5. 当管路内血液颜色变浅，关闭血泵，夹闭静脉管路大夹子及静脉穿刺针夹子	1		
		6. 分离穿刺针与血路管，穿刺针裸露端用小帽封闭，血路管裸露端连接管路上	1		
		7. 拔针：先拔动脉针再拔静脉针，按压位置为穿刺针进针方向的上方 0.5 ～ 1cm 处，将穿刺针放入锐器盒内，正确按压止血	1		
		8. 交代患者注意事项，卸下滤器及管路放入医疗垃圾袋内扎好	1		

续表

项目	总分	技术操作要求	标分	评分标准	扣分
		9. 安全评估：询问患者感受，检查穿刺处有无渗血，测量血压，核对患者实际超滤量及滤器凝血等级，关闭电源	1		
		10. 安全评估：评估患者动静脉内瘘震颤音是否良好	1		
操作后	5	1. 协助患者离开透析间，整理床单位 2. 按照院感防控标准，正确处理物品（擦拭顺序：从顶部面，对侧面，近侧面，屏幕面，底座面顺序擦拭机器表面） 3. 手消毒、核对医嘱，记录	1 2 2	一项不符合要求扣1分	
评价	5	1. 步骤正确，穿刺熟练、无菌观念强 2. 抗凝剂注入及时准确 3. 拔针后按压力度适宜，无渗血 4. 透析器及透析管路无凝血，机器清洁无血渍及透析液残留 5. 上机操作时间20分钟，下机操作时间10分钟	1 1 1 1 1	操作不熟练扣4分 操作时间每延长30秒扣1分	
理论提问	5	1. CRRT 的定义是什么 2. CRRT 的适应证有哪些 3. CRRT 的优点有哪些	 5	少一条，扣1分	
合计	100				

理论提问：

1. CRRT 的定义是什么？

答：采用每天连续 24 小时或接近 24 小时的一种连续性的血液净化疗法以替代受损的肾脏功能。

2. CRRT 的适应证有哪些？

答：多器官功能障碍综合征、全身炎症反应综合征、ARDS、挤压综合征、乳酸酸中毒、急性坏死性胰腺炎、心肺旁路、慢性心力衰竭、肝性脑病、药物和毒物中毒、严重液体潴留、严重创伤、感染和烧伤等疾病。

3. CRRT 的优点有哪些？

答：①血流动力学稳定，几乎不改变血浆渗透压；②能很好地控制氮质血症和酸碱电解质平衡；③快速清除过多液体；④容易施行深静脉营养和静脉给药，通过连续超滤可调节的余地很大。

（李海娜　崔　莉）

第十四节　心包及纵隔引流管护理技术操作考核评分标准

科室＿＿＿＿＿＿　姓名＿＿＿＿＿＿　考核人员＿＿＿＿＿＿　考核日期：　　年　月　日

项目	总分	技术操作要求	标分	评分标准	扣分
仪表	5	仪表、着装符合护士礼仪规范	5	一项不符合要求扣1分	
操作前准备	8	1. 洗手 2. 核对医嘱，执行单 3. 备齐用物，用物放置合理、有序，依次检查所备物品，保证安全有效 治疗车上层：PDA、双腔水封瓶、500ml 无菌生理盐水 2 瓶（塑瓶）、日期标识贴、安尔碘、棉签、无菌治疗巾、止血钳 2 把（安全评估：无菌物品效期管理）、速干手消毒剂 治疗车下层：弯盘、医疗垃圾袋、生活垃圾袋	1 5 2	未核对扣5分 一项不符合要求扣1分	
安全评估	12	1. 携用物至床旁，PDA 扫描患者手腕带，查看床头牌、询问患者姓名，核对信息是否一致，并再次核对执行单内容 2. 解释操作目的、方法，评估患者的病情、意识、合作程度 3. 观察心包及纵隔引流液情况 4. 环境安静、整洁、温度适宜 5. 与患者沟通时语言规范、态度和蔼	5 3 2 1 1	未核对扣5分 未使用 PDA 扣3分 其余一项不符合要求扣1分	
操作过程	60	1. 患者体位舒适、摆放正确 2. 准备双腔水封瓶，打开水封瓶，根据标识连接"连通管"和漏斗 3. 开启盐水，根据标识向右侧两个瓶内注入无菌生理盐水，水封瓶内长管没入液面指定刻度 4. 在引流瓶表面粘贴日期标识贴，注明更换日期 5. 将引流瓶妥善放置床边 6. 再次核对患者、手腕带、执行单 7. 安全评估：用两把止血钳双重夹闭引流管近心端 8. 铺治疗巾，消毒连接口，将引流管分离 9. 根据引流瓶标识即"引流管接柱"处连接引流管。安全评估："吸引器连接柱"处连接负压，保持引流通畅 10. 保持引流瓶低于胸腔平面 11. 松开止血钳，调整负压 12. 密切观察患者的反应及引流管是否通畅 13. 将引流瓶妥善固定 14. 手消毒 15. 再次核对，PDA 扫描工号 16. 询问患者感受，观察引流液的颜色、性状、量	1 5 5 2 2 5 5 3 10 5 2 5 2 1 5 2	未核对一次扣5分 操作方法不规范扣5分 无菌概念不清扣2分 污染一次扣2分 沾湿床单位扣2分 操作过程中未询问患者感受扣5分 引流管不通畅而不查找原因扣10分 引流管接错扣50分 其余一项不符合要求扣1分	

续表

项目	总分	技术操作要求	标分	评分标准	扣分
操作后	5	1. 协助患者取舒适卧位，整理床单位 2. 按照院感防控标准，正确处理物品，洗手 3. 记录引流液的性状、量及患者的反应	2 2 1	一项不符合要求扣1分	
评价	5	1. 操作顺序正确熟练，无菌概念强。患者无不适反应 2. 引流瓶各管道衔接紧密，无脱开 3. 操作时间10分钟	2 1 2	操作不熟练扣4分 时间每延长30秒扣1分	
理论提问	5	1. 心包纵隔引流管的目的有哪些 2. 心包纵隔引流管护理的注意事项有哪些	5	少一条，扣1分	
合计	100				

理论提问：

1. 心包纵隔引流管的目的有哪些?

答：①保持引流通畅，预防心脏压塞；②便于观察引流液的性状、颜色、量。

2. 心包纵隔引流管护理的注意事项有哪些?

答：①妥善固定引流管，避免受压、打折、扭曲或脱出。②保持管道内有足够的负压以利于引流，防止心脏压塞或胸腔积液。注意预防负压过大引起出血或肺泡破裂。③观察引流液的性状、颜色及量。寻找及分析引流液多的原因。引流液量连续2小时，每小时超过4ml/kg，应及时报告医师，并做好二次开胸探查止血的准备。如大量的引流液突然减少或停止，要考虑发生心脏压塞的可能性。④引流管如有气体逸出，需检查引流管侧孔是否脱出体外，或引流管过细与皮肤切口四周密封不严。⑤保持引流管口的敷料干燥，有渗液及时更换。⑥医师拔除引流管后，注意观察患者呼吸状态及听诊双肺呼吸音。有可疑征象及时报告医师。

（程华伟　房　芳）

第十五节　创面封闭负压引流管护理技术操作考核评分标准

科室＿＿＿＿＿　姓名＿＿＿＿　考核人员＿＿＿＿＿　考核日期：　　年　月　日

项目	总分	技术操作要求	标分	评分标准	扣分
仪表	5	仪表、着装符合护士礼仪规范	5	一项不符合要求扣1分	
操作前准备	8	1.洗手 2.核对医嘱、执行单 3.备齐用物，用物放置合理、有序，依次检查所备物品，保证安全有效	1 5 2	未核对扣5分 其余一项不符合要求扣1分	

项目	总分	技术操作要求	标分	评分标准	扣分
		治疗车上层：PDA、治疗盘内备无菌手套 2 副、负压引流球 2 只、止血钳 2 把、剪刀 1 把、2.5% 碘伏、棉签、无菌治疗巾、引流管标识贴、速干手消毒剂 治疗车下层：弯盘、医疗垃圾袋、生活垃圾袋			
安全评估	12	1. 携用物至床旁，PDA 扫描患者手腕带，查看床头牌、询问患者姓名，核对信息是否一致，并再次核对执行单内容 2. 检查引流装置更换日期，是否需要更换 3. 解释操作目的、方法，评估患者的病情、意识、合作程度 4. 环境安静、整洁，调节室温至适宜温度 5. 与患者沟通时语言规范、态度和蔼	5 2 3 1 1	未核对扣 5 分 未检查引流装置扣 2 分 解释不到位扣 2 分 其余一项不符合要求扣 1 分	
操作过程	60	1. 协助患者取舒适卧位 2. 打开负压引流球，将引流袋上端排气口和下端出口关闭，检查完好备用 3. 再次核对患者、手腕带、执行单 4. 暴露引流管接口处，铺一次性治疗巾 5. 戴无菌手套 6. 将引流管上端夹闭，分离引流管。将污引流袋置于医疗垃圾袋中 7. 旋转式消毒连接口周围 8. 轻轻压扁负压球后与引流管连接 9. 松开止血钳，保持引流袋低于创腔平面 60cm，妥善固定 10. 密切观察患者反应及引流管是否通畅 11. 观察引流液的性状、量、颜色 12. 撤治疗巾，脱手套置于医疗垃圾袋中 13. 标签上注明更换日期及时间，贴于引流袋上 14. 手消毒 15. 再次核对，选择 PDA 医嘱条目，扫描工号 16. 询问患者的感受，交代注意事项	1 2 5 2 5 8 8 3 5 5 2 3 3 1 5 2	未核对一次扣 5 分 查对患者姓名不规范扣 3 分 操作方法不规范扣 5 分 无菌概念不清扣 2 分 污染一次扣 2 分 沾湿床单扣 2 分 引流管不通畅而不查找原因扣 5 分 固定不规范扣 3 分 未按要求进行手消毒扣 3 分 其余一项不符合要求扣 1 分	
操作后	5	1. 协助患者取舒适卧位，整理床单位 2. 指导患者下床活动妥善固定引流管，并保持有效负压 3. 安全评估：患者的反应 4. 按照院感防控标准，正确处理用物 5. 洗手，记录引流液的性状、量	1 1 1 1 1	一项不符合要求扣 1 分	
评价	5	1. 操作顺序正确、熟练 2. 动作轻柔，患者无不适感觉 3. 操作时间 10 分钟	2 1 2	操作时间每延长 30 秒扣 1 分	

续表

项目	总分	技术操作要求	标分	评分标准	扣分
理论提问	5	1. 创面封闭负压引流法的目的是什么 2. 创面封闭负压引流护理的注意事项有哪些	5	少一条，扣1分	
合计	100				

理论提问：

1. 创面封闭负压引流法的目的是什么？

答：①引流创腔内的血液、渗液及冲洗液，促进切口愈合，避免切口感染；②观察引流液的量、颜色及性状，及早发现切口相关并发症。

2. 创面封闭负压引流管护理的注意事项有哪些？

答：①术后患者若血压平稳，应取半卧位以利引流。②引流袋应位于切口以下，维持引流系统密闭。③妥善固定引流袋，保持引流管长度适宜，翻身活动时防止受压、打折、扭曲、脱出。④保持引流管通畅，注意观察引流液的量、颜色、性状，并做好记录。如引流液量增多，及时通知医师。⑤更换引流袋注意严格无菌操作。⑥保持引流管口敷料清洁干燥，观察局部有无渗血、渗液，如有变化，要及时报告医师处理。

（程华伟　金延春）

第十六节　有创动脉测压导管维护技术操作考核评分标准

科室_____　姓名_____　考核人员_____　考核日期：　　年　月　日

项目	总分	技术操作要求	标分	评分标准	扣分
仪表	5	仪表、着装符合护士礼仪规范	5	一项不符合要求扣1分	
操作前准备	8	1. 洗手 2. 核对医嘱、执行单 3. 备齐用物，用物放置合理、有序，依次检查所备物品，保证安全有效 治疗车上层：PDA、无菌治疗巾内备一次性治疗碗2个：各放2.5%碘伏棉球5～10个、75%乙醇棉球5～10个、一次性镊子各1副、无菌巾1个、10cm×12cm透明敷贴1个、6cm×7cm透明敷贴1个、无菌手套1副、无菌纱布1包，（或中心静脉置管护理套件1套）三通1个、肝素帽或分隔膜接头1个、卵圆钳1把、宽胶布、弹力绷带（烦躁患者备用）、压力换能器1套（每4天更换）、速干手消毒剂 治疗车下层：弯盘、医疗垃圾袋、生活垃圾袋	1 5 2	未核对扣5分 一项不符合要求扣1分	
安全评估	12	1. 携用物至床旁，PDA扫描患者手腕带，查看床头牌、询问患者姓名，核对信息是否一致，并再次核对执行单内容	3	未核对扣3分 未使用PDA扣3分	

项目	总分	技术操作要求	标分	评分标准	扣分
		2. 解释操作的目的、方法及注意事项	2	其余一项不符合要求扣 1 分	
		3. 了解患者的病情、意识、心理状态及合作情况	2		
		4. 判断患者动脉测压管通畅度，评估穿刺点及周围有无红肿、渗血渗液，敷贴有无潮湿、脱开、卷边等	3		
		5. 周围环境安全，光线明亮	1		
		6. 与患者或其家属沟通时语言规范、态度和蔼	1		
操作过程	60	1. 调节室温，遮挡患者（股动脉穿刺患者需要）	1	操作过程每污染一次扣 2 分　消毒不规范扣 10 分　其余一项不符合要求扣 1 分	
		2. 协助患者取舒适卧位，并询问患者感受	1		
		3. 穿刺处肢体下面垫无菌巾，充分暴露穿刺点	1		
		4. 消毒双手，沿穿刺方向除去原有敷贴，再次观察和评价穿刺部位及周围皮肤组织有无异常	3		
		5. 消毒双手，戴无菌手套	1		
		6. 先 75% 乙醇棉球消毒 3 遍，距穿刺点周围 1cm，消毒范围直径大于 15cm，方向由内向外	10		
		7. 再用 2.5% 碘伏棉球消毒 3 遍，直径大于 15cm，自导管穿刺处，方向由内向外（包括导管要消毒）	10		
		8. 待干，再次检查动脉穿刺针有无移位，用 10cm×12cm 透明敷贴无张力固定导管	10		
		9. 取 6cm×7cm 透明敷贴将穿刺导管沿大鱼际肌绕大拇指 U 形固定妥当	3		
		10. 卵圆钳夹闭动脉导管穿刺处近端，更换采集动脉标本处的三通、肝素帽及小纱布垫等，充分排气，衔接紧密。将已排气的换能器与动脉导管相连，保证连接紧密	5		
		11. 平腋中线或心脏水平，校对零点，开始测压（每 4 天更换压力换能器）	3		
		12. 脱掉无菌手套，标注换药日期、时间	2		
		13. 再次核对，选择 PDA 医嘱条目，扫描工号	5		
		14. 安全评估：拔除动脉测压管后局部压迫 10 分钟，观察无渗血后，用无菌纱布覆盖，注意观察穿刺部位有无肿胀、出血等	5		
操作后	5	1. 协助患者取舒适卧位，整理床单位 2. 按照院感防控标准，正确处理物品 3. 洗手，记录	2 2 1	一项不符合要求扣 1 分	
评价	5	1. 操作规范，熟练 2. 无菌观念强 3. 爱护体贴患者	5	一项不符合要求扣 1 分	
理论提问	5	1. 动脉冲洗系统维护注意事项是什么 2. 有创动脉测压管维护注意事项是什么	5	少一条，扣 1 分	
合计	100				

理论提问：

1. 动脉冲洗系统维护注意事项是什么？

答：①密切观察并保持加压输液袋压力符合要求（300mmHg 以上），可保持每小时 2～4ml 的速度持续冲洗测压管路，防止动脉血栓形成。②保持管道通畅，管道内有回血时及时检查管路衔接处有无松动，并进行手动快速冲洗。③配制的冲洗肝素盐水每 24 小时更换 1 次。

2. 有创动脉测压管维护注意事项是什么？

答：①严格无菌操作。②穿刺部位每 48～72 小时换药 1 次，更换敷料并观察局部情况。③观察穿刺处有无渗血渗液；观察穿刺肢体远端血供情况，发现缺血现象如肤色苍白、发凉及有疼痛感等异常变化及时拔管。④更换无菌测压管道系统后彻底排气，要严防空气进入导管内。⑤妥善固定套管针及测压管路，防止穿刺导管脱出导致大出血。⑥严禁从动脉测压管道输液。⑦置管 7 日后应拔除测压管道，更换部位重新穿刺。⑧拔管后要有效地压迫止血，直至不出血为止，并用纱布及胶布加压覆盖，加强巡视观察有无出血倾向。

（程华伟　张　娟）

第十七节　中心静脉测压导管维护技术操作考核评分标准

科室_____　姓名_____　考核人员_____　考核日期：　　年　月　日

项目	总分	技术操作要求	标分	评分标准	扣分
仪表	5	仪表、着装符合护士礼仪规	5	一项不符合要求扣 1 分	
操作前准备	8	1. 洗手 2. 核对医嘱、执行单 3. 备齐用物，用物放置合理、有序，依次检查所备物品，保证安全有效 治疗车上层：PDA、无菌治疗巾内备一次性治疗碗 2 个：各放 2.5% 碘伏棉球 5～10 个、75% 乙醇棉球 5～10 个、一次性镊子各 1 副、10cm×12cm 透明敷贴 1 个、6cm×7cm 透明敷贴 1 个、无菌手套 1 副（或中心静脉置管护理套件 1 套）、压力换能器 1 套（每 4 天更换）、速干手消毒剂 治疗车下层：弯盘、医疗垃圾袋、生活垃圾袋	1 5 2	未核对扣 5 分 一项不符合要求扣 1 分	
安全评估	12	1. 携用物至床旁，PDA 扫描患者手腕带，查看床头牌、询问患者姓名，核对信息是否一致，并再次核对执行单的内容 2. 了解患者病情，意识、心理状态及合作情况，解释操作目的、方法及注意事项 3. 判断患者深静脉置导管位置、导管深度及通畅度 4. 评估穿刺点及周围有无红肿、渗血渗液，敷贴有无潮湿、脱开、卷边等	5 2 2 2	未核对扣 5 分 未使用 PDA 扣 3 分 其余一项不符合要求扣 1 分	

项目	总分	技术操作要求	标分	评分标准	扣分
		5. 周围环境安全，光线明亮，与患者或家属沟通时语言规范、态度和蔼	1		
操作过程	60	1. 调节室温，遮挡患者	1	未核对一次扣 5 分 操作过程每污染一次扣 2 分 消毒不规范扣 5 分 其余一项不符合要求扣 1 分	
		2. 协助患者取平卧位，并询问患者感受，嘱患者头偏向一侧	1		
		3. 消毒双手，由远心端至近心端方向除去原有敷贴，再次观察和评价穿刺部位及周围皮肤组织有无异常	3		
		4. 消毒双手，打开治疗巾，戴无菌手套	3		
		5. 先用 75% 乙醇棉球消毒 3 遍，距穿刺点周围 1cm，消毒范围直径 > 15cm，方向由内向外	10		
		6. 再用 2.5% 碘伏棉球消毒 3 遍，直径 > 15cm，自导管穿刺处，方向由内向外（包括导管要消毒）	10		
		7. 待干，再次检查导管深度有无移位。用 10cm×12cm 透明敷贴无张力固定妥当，粘贴时注意避免深静脉导管拉伸（导管过长，可适当弯曲，严禁打折），保证美观	10		
		8. 用 6cm×7cm 透明敷贴粘贴在导管蓝色分叉处，与皮肤或衣领粘贴评估导管长度，敷贴之间避免过度牵拉	5		
		9. 脱掉无菌手套，标注换药日期及置管刻度	2		
		10. 将已排气的换能器与深静脉导管主孔腔相连，平腋中线或心脏水平，校对零点，开始测压（每 4 天更换压力换能器）	5		
		11. 再次核对，选择 PDA 医嘱条目，扫描工号	5		
		12. 安全评估：拔除深静脉导管时，充分按压穿刺点至不出血为止（以穿刺点为中心直径 > 2 ~ 3cm 的面积，压迫 10 ~ 15 分钟）。注意观察穿刺部位有无肿胀、出血	5		
操作后	5	1. 协助患者取舒适卧位，整理床单位 2. 按照院感防控标准，正确处理物品 3. 洗手，记录	2 2 1	一项不符合要求扣 1 分	
评价	5	1. 操作规范、熟练 2. 无菌观念强 3. 爱护体贴患者	5	一项不符合要求扣 2 分	
理论提问	5	中心静脉测压导管维护注意事项是什么	5	少一条，扣 1 分	
合计	100				

理论提问：

中心静脉测压导管维护注意事项是什么？

答：①严格无菌技术操作及手卫生。②导管妥善固定，去除敷料时切忌将导管带出。③观察穿刺处有无渗血渗液，周围皮肤组织有无肿胀。④无菌透明敷料至少每 5 ～ 7 天更换 1 次；高热、出汗较多者，可选纱布敷料；无菌纱布敷料至少每 2 天更换 1 次；导管穿刺处血液渗出较多者，敷料潮湿或污染时随时更换。⑤保持三通清洁，如有血液污染立即更换；压力换能器每 4 天更换一次。

（程华伟　宋　文）

第十八节　俯卧位通气技术操作考核评分标准

一、成人俯卧位护理技术操作考核评分标准

科室＿＿＿＿＿＿　姓名＿＿＿＿＿　考核人员＿＿＿＿＿　考核日期：　　年　月　日

项目	总分	技术操作要求	标分	评分标准	扣分
仪表	5	仪表、着装符合护士礼仪规范	5	一项不符合要求扣 1 分	
操作前准备	8	1. 洗手 2. 核对医嘱、执行单 3. 备齐人员、用物，用物放置合理、有序 治疗车上层：PDA、鞍形枕或硅胶垫或软枕 2 ～ 3 个；紧急呼叫铃或呼叫器，不同型号泡沫敷料若干，速干手消毒剂	1 5 2	未核对扣 5 分 其余一项不符合要求扣 1 分	
安全评估	12	1. 携用物至床旁，PDA 扫描患者手腕带，查看床头牌、询问患者姓名，核对信息是否一致，并再次核对执行单内容 2. 了解患者病情，确认患者是否符合俯卧位通气适应证以及是否存在禁忌证，与患者和其家属沟通并取得同意 3. 观察患者损伤部位、伤口情况和管路情况 4. 给予患者吸痰，保证患者呼吸道通畅 5. 暂停饮食，关闭管路，撕掉电极贴，骨隆突处泡沫敷料保护 6. 环境安静、整洁，光线明亮，调节室温适宜、保护患者隐私	4 2 2 2 1 1	未核对扣 5 分 未使用 PDA 扣 3 分 未核对床头牌、手腕带、患者各扣 2 分 少评估一项 2 分 未吸痰扣 2 分 其余一项不符合要求扣 1 分	
操作过程	60	1. 移开床头桌，放下床挡 2. 松开床尾盖被，移去枕头 3. 两名护士分别站于患者两侧，清理电极贴，暂停心电监护 4. 翻转：把床摇平，协助患者翻转至俯卧位，胸部或腹部下方、前额置枕头，患者头部转向自觉舒适位置 5. 给氧：保持氧气管道通畅，确保无打折，患者无压迫	2 2 5 10 5	物品放置不合理扣 3 分 护士站位不正确扣 5 分 患者体位摆放不正确扣 5 分 翻身时动作不稳或脱手扣 5 分 护士动作不统一扣 5 分	

续表

项目	总分	技术操作要求	标分	评分标准	扣分
		6. 俯卧位过程中密切观察患者的生命体征及意识变化，时刻关注各条管路防止牵拉	10	翻身过程中观察项目，漏一项扣1分	
		7. 优化体位：调整床角度，减轻受力部位压力，提高舒适度；保持肢体功能位，鼓励患者根据需要自己调整体位	10	翻身后检查项目，漏一项扣2分	
		8. 监护：持续监测指脉氧饱和度、呼吸频率和患者的舒适度，保持SpO_2能维持在90%以上，孕妇目标SpO_2能维持在92%以上	5	床单不平整扣1分暴露患者扣2分其余一项不符合要求扣2分	
		9. 整理床单位，拉平床单、盖好盖被，拉上床挡，并将紧急呼叫铃或呼叫器放置于患者方便取得处	5		
		10. 手消毒	1		
		11. 再次核对，PDA 扫描工号	5		
操作后	5	1. 整理床单位 2. 按照院感防控标准，正确处理物品 3. 洗手，记录	1 2 2	一项不符合要求扣2分	
评价	5	1. 操作顺序正确、熟练，使用省力原则 2. 患者各部位处于功能位，未发生脱管等不良事件 3. 操作时间 8 分钟	1 2 2	操作不熟练扣3分操作时间每延长30秒扣1分	
理论提问	5	1. 俯卧位通气的目的是什么 2. 清醒俯卧位通气建议治疗持续时间是多久 3. 俯卧位通气的观察事项有哪些	5	少一条，扣1分	
合计	100				

理论提问：

1. 俯卧位通气的目的是什么？

答：①改善通气血流比例失调，促进肺复张，改善氧合；②利用重力作用加强痰液引流。

2. 清醒俯卧位通气建议治疗持续时间是多久？

答：清醒俯卧位，每次持续时间应根据患者氧合改善和耐受情况确定，一般维持俯卧位 2～4 小时后变换为仰卧位 1～2 小时，再改为俯卧位，每天可重复 3～6 次，建议每天总治疗时间尽可能 > 12 小时。

3. 俯卧位通气的观察事项有哪些？

答：①一旦患者转为俯卧位，应立即检查血压、心率、呼吸频率和氧饱和度情况，加强指脉氧饱和度连续监测与定时巡查；②应关注患者胃肠道功能耐受情况，如口咽分泌物量、胃胀、反流等，避免发生误吸；③对于合并慢性阻塞性肺疾病、支气管扩张症及囊性纤维化等疾病患者，需特别关注痰液引流情况；④为患者提供触手可及的呼叫设施（紧急蜂鸣器、呼叫铃或手机等）；⑤加强气道管理，以减少气道并发症的风险；预防眼部并发症，如眼压增高、角膜损伤等；搬动和更换体位时，动作应缓慢轻柔，预防压力性损伤的发生。

（高祀龙　盖玉彪）

二、成人机械通气患者俯卧位护理技术操作考核评分标准

科室_____ 姓名_____ 考核人员_____ 考核日期：___年_月_日

项目	总分	技术操作要求	标分	评分标准	扣分
仪表	5	仪表、着装符合护士礼仪规范	5	一项不符合要求扣1分	
操作前准备	8	1. 洗手 2. 核对医嘱、执行单 3. 备齐人员、用物，用物放置合理、有序 治疗车上层：PDA、鞍形枕或硅胶垫或软枕2～3个、翻身单1个；不同型号泡沫敷料若干，速干手消毒剂	1 5 2	未核对扣5分 其余一项不符合要求扣1分	
安全评估	12	1. 携用物至床旁，PDA扫描患者手腕带，查看床头牌、询问患者姓名，核对信息是否一致，并再次核对执行单内容 2. 了解患者病情、意识状态及镇静情况（RASS评分4～5分），确认患者是否符合俯卧位通气适应证以及是否存在禁忌证 3. 观察患者损伤部位、伤口情况和管路情况 4. 确认气管内插管或气管切开管位置，清理气道及口鼻腔分泌物 5. 俯卧位通气前2小时暂停肠内营养的供给，操作前回抽胃内容物，撕掉电极贴，骨隆突处用泡沫敷料保护 6. 环境安静、整洁，光线明亮，调节室温适宜、保护患者隐私	5 2 1 2 1 1	未核对扣5分 未使用PDA扣3分 少评估一项扣2分 未吸痰扣2分 其余一项不符合要求扣1分	
操作过程	60	1. 移开床头桌，放下床挡 2. 松开床尾盖被，移去枕头 3. 一名护士站在床头，其余四名护士分别站于患者两侧 4. 床头护士负责呼吸机管道、人工气道、中心静脉导管及头部导管等的固定、头部的安置及发出口令，左侧护士负责监护仪导联线、导尿管等左侧各类导管的安置，右侧护士负责该侧静脉置管等各类导管的安置，夹闭非紧急管路（如导尿管、胃管等） 5. 双侧四名护士将护理垫覆盖于会阴部，翻身单覆盖在患者胸腹部，患者双手置于两侧紧贴身体，患者身上、身下两层翻身单边缘对齐，将其同时向上卷翻身至最紧，固定住患者其他导管 6. 床头护士根据导管、仪器设备连接及患者体位反转的方便性，决定俯卧位翻转方向，双侧四名护士根据床头护士口令将患者同时托起，先移向病床一侧	1 2 5 5 5 5	未核对扣5分 护士站位不正确扣5分 患者体位摆放不正确扣5分 翻身时动作不稳或脱手扣5分 护士动作不统一扣5分 翻身过程中观察项目，漏一项扣1分 翻身后检查项目，漏一项扣2分 床单不平整扣1分 暴露患者扣2分 其余一项不符合要求扣2分	

项目	总分	技术操作要求	标分	评分标准	扣分
		7. 确认患者及管道安全后，听第一人口令同时将患者翻转为 90°侧卧位，将鞍形枕或硅胶垫或软枕放置于恰当位置（胸部、膝部等），然后 5 人同时将患者（由左向右或由右向左）行 180°翻转至俯卧位	5		
		8. 将患者头偏一侧，头下垫护理垫与减压枕，留出足够高度，确保人工气道通畅，便于吸痰操作	5		
		9. 俯卧位过程中密切观察患者生命体征及意识变化，时刻关注各条管路防止牵拉	5		
		10. 俯卧位完成后立即在后背部粘贴电极片连接心电监测，检查患者皮肤黏膜是否受压，人工气道、深静脉导管、胃管、导尿管等各种管路放置是否合理、是否牵拉或打折，患者肢体是否摆放于功能位，清理呼吸道及口鼻腔分泌物	10		
		11. 整理床单位，拉平床单、盖被，拉上床挡	5		
		12. 手消毒	2		
		13. 再次核对，PDA 扫描工号	5		
操作后	5	1. 整理床单位 2. 按照院感防控标准，正确处理物品 3. 洗手，记录	1 2 2	一项不符合要求扣 2 分	
评价	5	1. 操作顺序正确、熟练，使用省力原则 2. 患者各部位处于功能位，未发生脱管等不良事件 3. 操作时间 10 分钟	1 2 2	操作不熟练扣 3 分 操作时间每延长 30 秒扣 1 分	
理论提问	5	1. 俯卧位通气的目的是什么 2. 俯卧位通气的注意事项有哪些 3. 出现什么样的紧急情况下应立即停止俯卧位通气	5	少一条，扣 1 分	
合计	100				

理论提问:

1. 俯卧位通气的目的是什么?

答：①改善通气血流比例失调，促进肺复张，改善氧合；②利用重力作用加强痰液引流。

2. 俯卧位通气的注意事项有哪些?

答：①操作前进行适应证和禁忌证的评估；②操作全过程中注意密切监测患者生命体征；③加强导管管理，预防非计划拔管；④做好压疮的预防与护理；⑤做好镇静管理；⑥预防神经损伤。

3. 出现什么样的紧急情况下应立即停止俯卧位通气?

答：①意外脱管；②气管导管堵塞、过深；③气道出血；④吸氧浓度 100%，血氧饱和度 < 85% 或 PaO_2 < 55mmHg 持续超过 5 分钟；⑤心搏骤停；⑥心率 < 30 次/分持续超过 1 分钟；⑦持续严重低血压（收缩压 < 60mmHg 超过 5 分钟）；⑧其他危及生命的情况。

（高祀龙　盖玉彪　王　刚）

第十九节　振动排痰技术操作考核评分标准

科室_____ 姓名_____ 考核人员_____ 考核日期：　　年　月　日

项目	总分	技术操作要求	标分	评分标准	扣分
仪表	5	仪表、着装符合护士礼仪规范	5	一项不符合要求扣1分	
操作前准备	8	1. 洗手 2. 核对医嘱、执行单 3. 备齐用物，用物放置合理、有序，依次检查所备物品，保证安全有效 　备 G5 振动排痰仪 1 台、听诊器、PDA、叩击头基座内备：圆形橡胶叩击头，圆形海绵叩击头，轭状海绵叩击头各一个、一次性纸制叩击罩 2 个、速干手消毒剂、医疗垃圾袋	1 5 2	未核对扣3分 其余一项不符合要求扣1分	
安全评估	12	1. 携用物至床旁，PDA 扫描患者手腕带，查看床头牌、询问患者姓名，核对信息是否一致，并再次核对执行单内容 2. 解释操作的目的、方法。了解患者病情，是否有吸烟史、是否有肺部感染（有 X 线胸片的通过胸片了解感染部位） 3. 评估患者处于餐前 1～2 小时或餐后 2 小时，且在治疗前已进行 20 分钟雾化治疗 4. 环境安静、整洁，光线明亮，调节室温适宜、保护患者隐私 5. 与患者沟通时语言规范、态度和蔼	5 2 2 2 1	未核对扣5分 未使用 PDA 扣3分 未核对床头牌、手腕带、患者各扣3分 核对患者姓名不规范扣3分 其余一项不符合要求扣1分	
操作过程	60	1. 连接振动排痰仪电源，观察通电指示灯亮起 2. 根据患者病情遵医嘱选择合适叩击头，将叩击头旋入叩击接合器内，将一次性纸制叩击罩包裹在叩击头上 3. 再次核对患者、手腕带 4. 协助患者取侧卧位暴露整个胸廓 5. 传送缆线保持自然平滑，将叩击头自然放置在患者肺部下叶处，使用叩击头自身重量产生充足的压力 6. 通电后旋转开关控制旋钮，滑过暂停位置直至医嘱要求的 CPS 速度设定处（最初的设定为 20CPS） 7. 旋转定时控制旋钮，直至医嘱要求的时间设定值，（建议每次治疗时间 10～20 分钟为宜） 8. 一手轻轻握住叩击头手柄，另一手引导叩击头，轻加压力，以便感觉患者的反应	1 3 5 1 5 5 5 5	未核对扣5分 核对不规范扣3分 传送缆线打结、绞成一团、剧烈弯曲或放置不对各扣1分 未按照医嘱要求调节频率或时间各扣4分 用手紧紧抓或握住橡胶手柄扣3分 未避开骨隆突处扣1分 叩击顺序错误扣3分 叩击时间错误扣3分 叩击头在患者的身体上往复移动扣3分	

项目	总分	技术操作要求	标分	评分标准	扣分
		9. 患者肺部下叶处，叩击持续 30 秒左右，提起叩击头，向上移动，放在另一个部位，进行叩击，从下向上，从外向里，每个部位叩击 30 秒左右，然后移动到下一部位，直到整个肺部及肋部（在下叶部及肺部感染部位，可叩击时间长一些，同时加大一些压力）	10	红箭头未对向患者的主气管扣 5 分 暂停治疗、继续治疗操作不熟练各扣 3 分 其余一项不符合要求扣 1 分	
		10. 操作中要使叩击接合器上的红箭头对向患者的主气管，并按需由低到高逐渐增加 CPS 频率（20 ~ 35 CPS），治疗过程中密切观察危重患者生命体征	10		
		11. 需暂停治疗时，向左旋转 CPS 控制旋钮直至暂停位置即可；继续治疗时，向右旋转 CPS 控制旋钮，滑过暂停位置直至要求的 CPS 设定值即可	3		
		12. 时间自动递减至治疗结束时，时间退到 00：00，仪器自动停机	2		
		13. 手消毒，再次核对，PDA 扫描工号	4		
		14. 询问患者感受，交代注意事项	1		
操作后	5	1. 协助患者取舒适卧位，整理床单位 2. 按照院感防控标准，正确处理物品 3. 洗手，记录	1 2 2	一项不符合要求扣 2 分	
评价	5	1. 动作熟练、步骤正确，患者无不适 2. 动作轻巧、准确，操作规范 3. 操作时间 15 分钟	1 2 2	操作不熟练扣 4 分 操作时间每延长 30 秒扣 1 分	
理论提问	5	振动排痰的主要功能有哪些	5	少一条，扣 1 分	
合计	100				

理论提问：

振动排痰的主要功能有哪些?

答：①促进分泌物及痰液的排除；②缓解支气管平滑肌痉挛；③消除水肿，减轻阻塞；④提高血氧浓度；⑤可改善呼吸音。

（高祀龙　郑桃花）

第二十节　间歇充气加压装置应用技术操作考核评分标准

科室＿＿＿＿＿＿　姓名＿＿＿＿＿　考核人员＿＿＿＿＿＿　考核日期：　　年　月　日

项目	总分	技术操作要求	标分	评分标准	扣分
仪表	5	仪表、着装符合护士礼仪规范	5	一项不符合要求扣 1 分	

项目	总分	技术操作要求	标分	评分标准	扣分
操作前准备	8	1. 洗手 2. 核对医嘱、执行单 3. 备齐用物，用物放置合理、有序，依次检查所备物品，保证安全有效 治疗车上层：备 AirPro-600 空气波压力治疗仪一台、纱布、75% 乙醇、PDA、速干手消毒剂 治疗车下层：弯盘、医疗垃圾袋、生活垃圾袋	1 5 2	未核对扣 5 分 其余一项不符合要求扣 1 分	
安全评估	12	1. 携用物至床旁，PDA 扫描患者手腕带，查看床头牌、询问患者姓名，核对信息是否一致，并再次核对执行单内容 2. 解释操作的目的、方法 3. 评估患者病情、VTE 评分、配合程度、大小便情况；评估患者伤口情况、引流管、肢体活动度、肿胀、疼痛程度、辅助检查结果 4. 评估间歇充气加压装置性能（腿套型号合适，检查腿套、连接管有无破损、接口是否完好） 5. 环境安静、整洁，光线明亮，调节室温适宜、保护患者隐私 6. 测量小腿、大腿周径	5 1 2 2 1 1	未核对扣 5 分 未使用 PDA 扣 3 分 未评估间歇充气加压装置性能扣 2 分 其余一项不符合要求扣 1 分	
操作过程	60	1. 携用物至患者床旁，核对患者 2. 悬挂主机于床尾或治疗车 3. 打开仪器电源，进入参数设置界面 4. 协助患者取平卧位，外展患肢，引流管妥善固定，整理衣裤，注意保暖 5. 佩戴气囊及连接管，佩戴需松紧适宜，以气囊内壁与皮肤之间容纳两指为宜，检查连接管无扭曲、受压 6. 调节治疗时间（建议每次治疗时间 30～40 分钟为宜） 7. 选择治疗方案 8. 选择治疗压力（建议开始治疗时设置为 2 级，适应气囊的压力后再适当增加到 3 级或 4 级） 9. 按开始／停止按钮启动治疗 10. 观察机器工作情况，观察患者的生命体征、面色、呼吸、疼痛情况；需暂停治疗时，可按开始／停止按钮 11. 时间自动递减至治疗结束时，时间退到 00：00，仪器自动停机 12. 由上到下取下腿套，检查患肢引流管、敷料情况，安置患者 13. 手消毒 14. 再次核对，PDA 扫描工号 15. 询问患者感受，交代注意事项	5 1 2 5 5 2 3 3 1 10 5 10 1 5 2	未核对扣 5 分 核对不规范扣 3 分 体位摆放不正确扣 2 分 患肢引流管或敷料安置不合理扣 3 分 连接管打结、牵扯扣 1 分 气囊佩戴松紧不适宜扣 3 分 未按照医嘱要求调节时间、方案或压力各扣 3 分 治疗过程观察不全面扣 3 分 暂停治疗、继续治疗操作不熟练各扣 2 分 其余一项不符合要求扣 1 分	

项目	总分	技术操作要求	标分	评分标准	扣分
操作后	5	1.协助患者取舒适卧位。整理床单位 2.按照院感防控标准，正确处理物品，腿套使用75%乙醇擦拭 3.洗手，记录	1 2 2	一项不符合要求扣2分	
评价	5	1.动作熟练、步骤正确，患者无不适 2.动作轻巧，准确，操作规范 3.操作时间15分钟	1 2 2	操作不熟练扣4分 操作时间每延长30秒扣1分	
理论提问	5	间歇充气加压治疗的禁忌证有哪些	5	少一条，扣1分	
合计	100				

理论提问：

间歇充气加压治疗的禁忌证有哪些？

答：①充血性心力衰竭、肺水肿；②下肢深静脉血栓、血栓性静脉炎或肺栓塞；③下肢局部情况异常者（如皮炎、坏疽、近期接受皮肤移植手术等）、下肢血管严重动脉硬化或其他缺血性血管病、感觉迟钝、下肢严重畸形、水肿等。

（高祀龙）

第二十一节 鼻腔冲洗护理技术操作考核评分标准

科室_____ 姓名_____ 考核人员_____ 考核日期： 年 月 日

项目	总分	技术操作要求	标分	评分标准	扣分
仪表	5	仪表、着装符合护士礼仪规范	5	一项不符合要求扣1分	
操作前准备	8	1.洗手 2.核对医嘱、执行单 3.备齐用物，用物放置合理、有序，依次检查所备物品，保证安全有效 治疗车上层：PDA、鼻腔冲洗器、冲洗液、纸巾、温度计 治疗车下层：速干手消毒剂、盥洗盆、医疗垃圾袋、生活垃圾袋	1 5 2	未核对扣5分 其余一项不符合要求扣1分	
安全评估	12	1.携用物至床旁，PDA扫描患者手腕带，查看床头牌、询问患者姓名，核对信息是否一致，并再次核对执行单内容 2.了解患者的年龄、合作程度、自理能力、核对冲洗器及冲洗液、鼻腔冲洗方法	5 2	未核对扣5分 未使用PDA扣3分 核对患者姓名不规范扣3分 少评估一项扣1分	

项目	总分	技术操作要求	标分	评分标准	扣分
		3. 评估患者全身和鼻腔局部情况，有无血液系统、心血管系统疾病及肝肾功能异常等情况；鼻腔黏膜有无炎症、充血、水肿、干燥、出血等情况	2	其余一项不符合要求扣1分	
		4. 评估患者是否行鼻内镜手术、鼻腔内有无填塞物、当日是否进行鼻腔清理、鼻腔黏膜愈合情况	2		
		5. 周围环境整洁，光线明亮，与患者沟通时语言规范、态度和蔼	1		
操作过程	60	1. 协助患者取合适体位，取坐位或站立位	3	盥洗盆放置位置不合理扣3分	
		2. 指导患者正确擤鼻，清理鼻腔分泌物	3	未安慰患者2分	
		3. 测试鼻腔冲洗液的温度	5	未观察生命体征扣3分	
		4. 将盥洗盆置于合适位置，头部位于盥洗盆上方，宜低头、上半身前倾约30°	5	未擤出鼻腔内残余冲洗液扣3分	
		5. 再次核对患者、手腕带、执行单、冲洗液及鼻腔冲洗方法	6	未询问患者感受扣3分	
		6. 指导患者放松，避免紧张	2	未交代注意事项扣2分	
		7. 将鼻腔清洗器的鼻塞端口严密堵住需冲洗的前鼻孔，口述：张口缓慢平静呼吸，不要说话、用鼻吸气、做吞咽动作	6	采血过程中未与患者交流扣3分	
		8. 挤压瓶体开始冲洗，使冲洗液缓缓冲入鼻腔并由另一侧前鼻孔或口腔排出，口述：冲洗时应避开鼻中隔	6	未手消毒扣2分 其余一项不符合要求扣1分	
		9. 鼻腔冲洗过程中，应观察生命体征与不良反应，若出现咳嗽、鼻出血、耳闷等现象，应立即停止冲洗	5	操作失败扣10分	
		10. 冲洗结束后，应指导患者轻轻擤出鼻腔内残余冲洗液，擦净口鼻	5		
		11. 询问患者有无头痛、耳闷及鼻部不适，交代注意事项	5		
		12. 手消毒	1		
		13. 再次核对，PDA扫描工号	5		
		14. 询问患者感受，交代注意事项	3		
操作后	5	1. 帮助患者取舒适体位，整理床单位	1	一项不符合要求扣1分	
		2. 按照院感防控标准，正确处理物品及冲洗液	2		
		3. 洗手，记录	2		
评价	5	1. 操作顺序正确、熟练，操作有效	1	操作时间每延长30秒扣1分	
		2. 动作轻巧，患者无特殊不适	2		
		3. 操作时间5分钟	2		
提问提问	5	1. 什么是鼻腔冲洗 2. 鼻腔冲洗的并发症有哪些 3. 鼻腔冲洗时出现鼻出血的处理方法有哪些	5	少一条，扣1分	
合计	100				

理论提问：

1. 什么是鼻腔冲洗？

答：一种借助鼻腔冲洗装置，将冲洗液通过一定压力输送到鼻腔、鼻窦、鼻咽部，达到清洁鼻腔及治疗鼻部疾病为目的的治疗方法。

2. 鼻腔冲洗的并发症有哪些？

答：①鼓膜刺激及中耳炎；②鼻出血；③呛咳。

3. 鼻腔冲洗时出现鼻出血的处理方法有哪些？

答：①冲洗时，应动作轻柔，避开鼻中隔；②出现鼻出血时，应立即停止冲洗，指导患者低头、张口呼吸，不应将血液咽下，以免引起胃部不适，并给予局部冷敷；③出血量较多时，应立即通知医师进行对症处理。

（魏朝霞）

第二十二节　康复护理技术操作考核评分标准

一、抗痉挛体位摆放指导训练操作考核评分标准

科室_____　姓名_____　考核人员_____　考核日期：　　年　月　日

项目	总分	技术操作要求	标分	评分标准	扣分
仪表	5	仪表、着装符合护士礼仪规范	5	一项不符合要求扣1分	
操作前准备	8	1. 洗手 2. 核对医嘱、执行单 3. 备齐用物，用物放置合理、有序，依次检查所备物品，保证安全有效 治疗车上层：PDA、枕头若干、梯形枕、硬枕、速干手消毒剂。必要时备布带、悬吊带 治疗车下层：弯盘、医疗垃圾袋、生活垃圾袋	1 5 2	未核对扣5分 其余一项不符合要求扣1分	
安全评估	12	1. 携用物至床旁，PDA扫描患者手腕带，查看床头牌、询问患者，核对信息是否一致，并再次核对执行单内容 2. 了解患者病情、合作程度；解释操作的目的、方法及如何配合，询问是否大、小便 3. 患者评估：患者病情、意识状态，患者上下肢肌力、肌张力、关节活动度、心理、皮肤情况、管路情况及需要摆放的体位，注意保暖、保护患者隐私 4. 环境安静、清洁、舒适，调节适宜温湿度 5. 与患者沟通时语言规范，态度和蔼	5 3 2 1 1	未查对患者扣5分 未使用PDA核对扣3分 未查对床头牌、手腕带各扣3分 查对患者姓名不规范扣2分 未解释操作的目的、方法扣2分 其余一项不符合要求扣1分	

项目		总分	技术操作要求	标分	评分标准	扣分
操作过程	偏瘫（三选一）	60	（一）仰卧位 1. 头部垫枕 2. 从患侧肩胛下至上肢垫一长枕，肩关节外展与躯体小于90° 3. 患侧上臂旋后，肘与腕、指关节伸直，掌心向上，手指伸展，整个上肢及手平放于枕上，腕关节背伸20°～30° 4. 从患侧髋下至大腿外侧放一软枕，防止患肢外展外旋 5. 保持患侧膝关节微曲 6. 健侧肢体放松平放于床面 7. 双足位于中立位 8. 被尾搭于支被架或床尾上 9. 安全评估：各种引流管路并妥善安置 10. 手消毒，再次核对，PDA扫描工号 11. 询问患者感受，交代注意事项	5 6 6 6 6 6 5 5 5 5 5	操作中未与患者交流扣5分 未保护患者安全扣5分 暴露患者隐私扣5分 体位摆放不正确一处扣8分 患侧肢体受压扣5分 未妥善安置导管扣8分 摆放前未查看患者皮肤一次扣5分 其余一项不符合要求扣1分	
			（二）患侧卧位 1. 协助患者向健侧床缘移动 2. 协助患者向患侧翻身，侧卧角度＜60°，患侧在下，健侧在上 3. 头垫枕，背后垫枕，躯干侧卧 4. 患臂外展前伸旋后，患肩向前拉出 5. 患肩关节前屈不超过90°，避免受压和后缩，前臂旋后，肘与腕、指关节伸直，掌心向上，手指伸展 6. 患侧下肢轻度屈曲位在后 7. 患侧踝关节中立位，足背屈90° 8. 健腿屈髋屈膝呈迈步状向前放于长枕上 9. 健侧上肢放松，放在胸前或躯干上 10. 安全评估：各种引流管路并妥善安置 11. 手消毒，再次核对，PD扫描工号 12. 询问患者的感受，交代注意事项	5 5 5 5 5 5 5 5 5 5 5 5	
			（三）健侧卧位 1. 协助患者向患侧床缘移动 2. 协助患者向健侧翻身，侧卧角度大于等于90°，健侧在下，患侧在上 3. 头部垫枕，患肩充分前伸，患侧肘关节伸展，腕、指关节伸展，放在枕上，掌心向下 4. 患侧下肢取屈髋屈膝位，呈迈步状向前放于长枕上 5. 保持患侧踝关节中立位，患侧踝关节不能内翻悬在枕头边缘，防止足内翻下垂	5 6 8 8 8	

续表

项目	总分	技术操作要求	标分	评分标准	扣分
截瘫	60	6. 健腿轻度屈曲位在后平放于床面	5		
		7. 健侧上肢放松平放于床面	5		
		8. 安全评估：各种引流管路并妥善安置	5		
		9. 手消毒，再次核对，PDA 扫描工号	5		
		10. 询问患者的感受，交代注意事项	5		
		仰卧位			
		1. 头垫枕，上肢自然放于身体两侧	8		
		2. 双下肢轻度外展，两腿分开	8		
		3. 在两侧髋、大腿外侧垫枕，膝关节轻度屈曲	8		
		4. 两腿中间放入梯形枕	8		
		5. 双足保持踝关节中立位，防止足下垂	8		
		6. 被尾搭于支被架或床尾上	5		
		7. 安全评估：各种引流管路并妥善安置	5		
		8. 手消毒，再次核对，PDA 扫描工号	5		
		9. 询问患者感受，交代注意事项	5		
操作后	5	1. 帮助患者取舒适体位，整理床单位	2	一项不符合要求扣 1 分	
		2. 观察病情，询问患者感受	2		
		3. 洗手、记录	1		
评价	5	1. 查对规范，操作准确、熟练，步骤正确	2	操作不熟练扣 2 分	
		2. 爱伤观念强，患者无不适，与患者沟通有效	2	时间每延长 30 秒扣 1 分	
		3. 操作时间 20 分钟	1		
理论提问	5	1. 抗痉挛体位摆放的目的是什么 2. 抗痉挛体位摆放的注意事项有哪些	5	少一条，扣 1 分	
合计	100				

理论提问：

1. 抗痉挛体位摆放的目的是什么？

答：预防或减轻痉挛和畸形的出现，保持躯干和肢体功能状态，预防压疮、坠积性肺炎、肌肉痉挛等并发症及继发性损害的发生。

2. 抗痉挛体位摆放的注意事项有哪些？

答：①体位摆放应至少 2 小时变换 1 次，以免发生压力性损伤；②早期指导患者康复训练，促进患肢静脉血回流，减轻周围组织粘连，降低各类并发症的发生率；③枕头柔软，大小、厚薄合适，使用矫形器时注意选用大小合适的柔软衬垫，避免压力性损伤的发生；④注意避免紧张、焦虑、温度过低等，以免引起肌张力增高；⑤注意保护患者隐私，保证患者安全；⑥摆放体位时正确用力，避免拖、拉、拽，以防因摩擦力和剪切力造成患者皮肤损伤。

（安贝贝）

二、有效咳嗽及体位排痰（左肺上叶）技术操作考核评分标准

科室＿＿＿＿＿＿ 姓名＿＿＿＿＿ 考核人员＿＿＿＿＿ 考核日期：　　年　月　日

项目	总分	技术操作要求	标分	评分标准	扣分
仪表	5	仪表、着装符合护士礼仪规范	5	一项不符合要求扣1分	
操作前准备	8	1. 洗手 2. 核对医嘱、执行单 3. 备齐用物，用物放置合理、有序，依次检查所备物品，保证安全有效 治疗车上层：PDA、枕头4个、听诊器、抽纸、一次性水杯（装有温水）、病历、执行单、速干手消毒剂 治疗车下层：弯盘、痰杯2个、医疗垃圾袋、生活垃圾袋	1 5 2	未核对扣5分 其余一项不符合要求扣1分	
安全评估	12	1. 携用物至床旁，PDA扫描患者手腕带，查看床头牌、询问患者，核对信息是否一致，并再次核对执行单内容 2. 向患者解释呼吸功能训练的目的、方法，取得配合 3. 评估患者：评估患者活动能力，活动后有无心慌、胸闷等不适、训练时间合适；评估患者胸腹部皮肤有无伤口、皮肤有无破损、管路情况采用叩诊、听诊器听诊方法确定患者病变部位 4. 环境清洁、安静、光线明亮、温湿度适宜。注意保暖、训练时间在两餐之间 5. 患者沟通时语言规范、态度和蔼	5 3 2 1 1	未查对患者扣5分 未使用PDA核对扣3分 未查对床头牌、手腕带各扣3分 未解释目的扣3分 其余一项不符合要求扣1分	
操作过程	60	1. 协助患者取端坐位，胸前抱枕，顶住腹部 2. 护士指导患者做缩唇呼吸和腹式呼吸：先闭唇，用鼻深吸气，腹部隆起，膈肌尽量下移，稍屏息2～3秒，后缩唇缓慢呼气，腹部尽量回收，吹气持续4～6秒，吸气和呼气时间比为1：2 3. 护士指导患者有效咳嗽。有效咳嗽技术：指导患者缓慢深吸气，短暂憋气3秒后张口，腹肌用力并做爆破性咳嗽2～3声，停止咳嗽，缩唇将余气呼出 4. 左肺上叶尖后端体位引流：患者坐位下抱枕，身体前倾，舒适放松 5. 护士到患者左侧为患者进行叩击及震颤 （1）"叩击"：借助叩击机械原理，促使黏痰、脓痰脱离支气管壁，治疗者手指并拢，掌心空虚呈杯状，在相应引流肺段的胸壁上，进行有节奏的叩击，每分钟120～180次，每部位2～5分钟 （2）"震颤"借助震颤机械原理，促使附着在气管、支气管、肺内的分泌物松动，有助于纤毛系统清除分泌物，叩击拍打后治疗者双手交叉或重叠按在病变部位并压紧，指导患者深吸气后缓慢呼气，在呼气末时做快速轻柔的抖动，连续3～5次	3 3 3 2 3 3	未核对一次扣5分 查对患者姓名不规范扣3分 操作中未与患者交流扣5分 暴露患者隐私扣3分 体位选择不正确扣2分 护士示范错误一处扣2分 未给予患者及时有效的帮助扣2分 其余一项不符合要求扣1分	

项目	总分	技术操作要求	标分	评分标准	扣分
		6. 口述：引流时间 5 ～ 10 分钟，若仍未咳出分泌物，则进行下一个部位的体位引流。引流过程中患者出现不适要立即更换体位或停止引流	3		
		7. 一个部位引流结束，指导患者做有效咳嗽	3		
		8. 观察痰液的颜色、性状、量	3		
		9. 协助患者漱口，擦净口唇	2		
		10. 手消毒，听诊患者双侧肺尖，评估排痰效果	2		
		11. 左肺中叶体位引流：帮助患者尽量向床尾移动，从床中部至床头依次把高枕向低枕叠放，辅助患者取右侧卧位，安置头部舒适位，摇高床尾 30° 取头低足高位，取体位时注意观察患者有无不适	3		
		12. 护士在左肺下叶为患者叩击及震颤促进痰液排出，注意引流中要询问患者有无不适及耐受程度	5		
		13. 引流结束，摇平床尾，协助患者坐起	3		
		14. 指导患者利用有效咳嗽的方法排痰	3		
		15. 观察痰液的颜色、性状、量	3		
		16. 协助患者漱口，擦净口唇	2		
		17. 手消毒，听诊患者双侧肺尖、肺中，评估排痰效果	3		
		18. 再次核对，PDA 扫描工号	5		
		19. 询问患者感受，交代注意事项	3		
操作后	5	1. 帮助患者取舒适体位、爱护体贴患者 2. 物品处理正确 3. 洗手、记录	2 2 1	一项不符合要求扣 1 分	
评价	5	1. 查对规范，操作准确、熟练，步骤正确 2. 爱伤观念强，患者无不适，与患者沟通有效 3. 操作时间 15 分钟	2 2 1	操作不熟练扣 2 分 操作时间每延长 30 秒扣 1 分	
理论提问	5	1. 体位排痰的目的是什么 2. 体位排痰的适应证和禁忌证有哪些	5	少一条，扣 1 分	
合计	100				

理论提问：

1. 体位排痰的目的是什么？

答：①利用重力原理，改变患者的体位促进分泌物排出，保持呼吸道通畅，改善肺通气；②防止或减轻肺部感染；③改善患者肺功能，减少术后并发症。

2. 体位排痰的适应证和禁忌证有哪些？

答：适应证：①身体虚弱、高度疲劳、麻痹或有术后并发症而不能咳出肺内分泌物者；②慢性气道阻塞、急性呼吸道感染及急性肺脓肿；③长期不能清除肺内分泌物，如支气管扩张、肺囊性纤维化。

禁忌证：①年迈及一般情况极度虚弱、无法耐受所需体位、无力排除分泌物；②抗凝治疗中的病人；③胸廓或脊柱骨折、近期大咯血和严重骨质疏松、急性心肌梗死。

（安贝贝）

三、呼吸功能训练技术操作考核评分标准

科室_____ 姓名_____ 考核人员_____ 考核日期：　年　月　日

项目	总分	技术操作要求	标分	评分标准	扣分
仪表	5	仪表、着装符合护士礼仪规范	5	一项不符合要求扣1分	
操作前准备	8	1. 洗手 2. 核对医嘱、执行单 3. 备齐用物，用物放置合理、有序，依次检查所备物品，保证安全有效 治疗车上层：PDA、听诊器、纸巾、沙袋、手握式阻力训练器、速干手消毒剂、病历 治疗车下层：弯盘、医疗垃圾袋、生活垃圾袋	1 5 2	未核对扣5分 其余一项不符合要求扣1分	
安全评估	12	1. 携带物至床旁，PDA扫描患者手腕带，查看床头牌、询问患者，核对信息是否一致，并再次核对执行单内容 2. 询问、了解患者身体状况，向患者解释呼吸功能训练的目的，取得配合 3. 评估患者病情、年龄、呼吸状态、心理状态、胸腹部有无伤口等。听诊患者双肺呼吸音 4. 环境清洁、安静、光线明亮、温湿度适宜。注意保暖，训练时间在两餐之间 5. 与患者沟通时语言规范、态度和蔼	5 3 2 1 1	未查对患者扣5分 未使用PDA扣3分 未查对床头牌、手腕带各扣3分 未解释目的扣3分 查对患者姓名不规范扣3分 其余一项不符合要求扣1分	
操作过程	60	1. 缩唇呼吸训练法 （1）协助患者取端坐位，患者双手扶膝 （2）口唇缩成吹口哨状，吸气时气体从鼻孔进入，吸气后不要急于呼出，稍屏气片刻，呼气时缩拢口唇呈吹哨状（示范），使气体通过缩窄的口型缓缓的呼出（示范正确的吸、呼） （3）口述：每次呼气4～6秒，吸气：呼气时间比为1：2，每天练习3～4次，每次15～30分钟 2. 吸气阻力、呼气阻力训练 （1）协助患者取端坐位，患者持呼吸阻力训练器进行吸气、呼气训练 （2）吸气训练：指导患者含住呼吸训练器的口含嘴用力吸气，使训练器的浮子上升并尽量长时间的保持浮子浮起状态，然后松开口含嘴缩拢口唇慢慢呼气 （3）呼气训练：指导患者用鼻深吸气，然后含住呼吸训练器的口含嘴慢慢呼气，使训练器的浮子上升并尽量长时间的保持浮子浮起状态	2 5 5 2 5 5	未核对一次扣5分 查对患者姓名不规范扣3分 操作中未与患者交流扣5分 未询问患者感受扣3分 暴露患者隐私扣3分 体位选择不正确扣2分 护士示范错误一处扣2分 未给予患者及时有效的帮助扣2分 其余一项不符合要求扣1分	

项目	总分	技术操作要求	标分	评分标准	扣分
		（4）口述：开始训练每次 3～5 分钟，每天 3～5 次，以后训练时间逐步增至 20～30 分钟	5		
		3. 腹式呼吸训练法			
		（1）协助患者取半卧位或坐位，也可采用前倾坐位	2		
		（2）让患者正常呼吸，尽量放松身体，先闭唇，用鼻深吸气，腹部隆起，膈肌尽量下移，稍屏息 2～3 秒，后缩唇缓慢呼气，腹部尽量回收，吹气持续 4～6 秒，一手放在胸前，另一手放在腹部，感受是腹部挺起，不是胸部挺起	5		
		（3）口述：深呼吸训练的频率是 8～10 次/分，持续 3～5 分钟，每天数次，熟练后增加训练次数和时间；腹式呼吸训练 3～4 次后，要正常呼吸，再进行下一次训练	5		
		4. 膈肌训练			
		（1）协助患者取半卧位	1		
		（2）指导患者腹式呼吸，护士用双手扶在患者腹部或肋弓两侧，在呼气末时双手逐渐向腹部加压，促进横膈上移，缩小胸廓，促进气体排出	5		
		5. 腹肌训练			
		（1）协助患者取仰卧位或半卧位	1		
		（2）在患者上腹部放置 1～2kg 的沙袋，指导患者吸气时肩和胸部保持不动，并尽力挺腹，呼气时腹部慢慢内陷	5		
		6. 手消毒，再次核对，PDA 扫描工号	5		
		7. 询问患者感受，交代注意事项	2		
操作后	5	1. 帮助患者取舒适体位，整理床单位 2. 物品处理正确 3. 洗手、记录	2 2 1	一项不符合要求扣 1 分	
评价	5	1. 查对规范，操作准确、熟练，步骤正确 2. 爱伤观念强，患者无不适，与患者沟通有效 3. 操作时间 10 分钟	2 2 1	操作不熟练扣 2 分 操作时间每延长 30 秒扣 1 分	
理论提问	5	1. 呼吸功能训练的目的是什么 2. 呼吸功能训练时的注意事项有哪些	5	少一条，扣 1 分	
合计	100				

理论提问

1. 呼吸功能训练的目的是什么？

答：①通过对呼吸运动的控制和调节来改善呼吸功能，尽可能恢复有效的腹式呼吸；②增加呼吸机的随意运动，提高呼吸容量，改善氧气吸入和二氧化碳排出；③通过主动训练改善胸廓的顺应性，提高患者心肺功能和体力活动能力，取得配合。

2. 呼吸功能训练时的注意事项有哪些？

答：①缩唇呼吸时，全身放松，由鼻吸气，然后由撅起的嘴唇缓慢而完全的呼气；②腹式呼吸法需腹肌松弛，双手分别放于胸前、腹部、胸廓尽量保持不动，做腹部的上下运动；③可将缩唇呼吸与腹式呼吸联合锻炼；④避免憋气和过分减慢呼吸频率，以防诱发呼吸性酸中毒；⑤每次练习腹式呼吸次数不宜过多，即练习 2～3 次，休息片刻再练，逐步做到习惯于在活动中进行腹式呼吸，各种训练每次一般为 5～10 分钟，以避免疲劳；⑥若出现疲劳、乏力、头晕等，应暂时停止训练。

（安贝贝）

四、盆底肌功能指导训练技术操作考核评分标准

科室＿＿＿＿＿＿ 姓名＿＿＿＿＿ 考核人员＿＿＿＿＿ 考核日期：　　年　月　日

项目	总分	技术操作要求	标分	评分标准	扣分
仪表	5	仪表、着装符合护士礼仪规范	5	一项不符合要求扣 1 分	
操作前准备	8	1. 洗手 2. 核对医嘱、执行单 3. 备齐用物，用物放置合理、有序，依次检查所备物品，保证安全有效 治疗车上层：PDA、一次性手套、大毛巾 2 条、治疗巾、润滑剂、纸巾、速干手消毒剂 治疗车下层：弯盘、医疗垃圾袋、生活垃圾袋。另备屏风	1 5 2	未核对扣 5 分 其余一项不符合要求扣 1 分	
安全评估	12	1. 携用物至床旁，PDA 扫描患者手腕带，查看床头牌、询问患者，核对信息是否一致，并再次核对执行单内容 2. 了解患者的病情、合作程度；解释操作的目的、方法及如何配合 3. 患者评估：评估患者的生命体征、意识状态、知识水平、日常生活情况、疾病、尿失禁类型、漏尿次数、漏尿量、饮水计划、日饮水量、平均膀胱容量、最大排尿量、排尿次数、残余尿量、有无痔疮、心理因素等。嘱患者排空膀胱，全身放松。注意保暖、保护患者隐私 4. 环境安静、清洁、舒适，调节适宜温、湿度，关闭门窗、遮挡屏风 5. 与患者沟通时语言规范、态度和蔼	5 2 3 1 1	未查对患者扣 5 分 未使用 PDA 扣 3 分 未查对床头牌、手腕带各扣 3 分 查对患者姓名不规范扣 3 分 其一项不符合要求扣 1 分	
操作过程	60	1. 协助患者取平卧位，打开盖被，臀下垫治疗巾 2. 脱近侧裤子盖对侧腿上，近侧腿上盖大毛巾，腹部盖毛巾 3. 洗手，再次核对	5 5 5	未核对一次扣 5 分 查对患者姓名不规范扣 3 分	

项目	总分	技术操作要求	标分	评分标准	扣分
		4. 盆底检查 （1）右手戴双层手套，液状石蜡润滑示指，将示指插入患者肛门 （2）询问患者有无感觉，指导患者做收缩夹手指的动作收缩及夹紧肛门口与尿道口 5. 脱外层手套、清洁肛门 6. 盆底肌训练 （1）操作者左手放在患者腹部，右手放在大腿内侧靠近会阴区 （2）嘱患者不要收缩腹部臀部及大腿肌肉，指导患者听口令收缩肛门 5～10 秒后放松 5～10 秒，收缩和放松时间相同，盆底肌收缩时保持正常呼吸 （3）重复 5～10 组，每组 5～10 个轮回 7. 脱手套，撤毛巾及治疗巾 8. 为患者穿裤，帮助患者取舒适体位 9. 手消毒，再次核对，PDA 扫描工号 10. 询问患者感受，交代注意事项	5 5 5 3 8 5 4 3 5 2	操作中未与患者交流扣 5 分 暴露患者隐私扣 3 分 其余一项不符合要求扣 1 分	
操作后	5	1. 整理床单位 2. 物品处理正确 3. 洗手、记录	2 2 1	一项不符合要求扣 1 分	
评价	5	1. 查对规范，操作准确、熟练，步骤正确 2. 爱伤观念强，患者无不适，与患者沟通有效 3. 操作时间 10 分钟	1 2 2	操作不熟练扣 2 分 操作时间每延长 30 秒扣 1 分	
理论提问	5	1. 盆底肌功能训练的目的是什么 2. 盆底肌功能训练的适应证和禁忌证分别有哪些	5	少一条，扣 1 分	；
合计	100				

理论提问

1. 盆底肌功能训练的目的是什么？

答：盆底肌肉康复训练的目的是提高盆底核心肌群肌力，改善尿失禁发生，提高生活质量，妇女进行产后盆底肌肉康复训练，提高盆底肌肉核心力量，减少尿失禁发生率，改善盆腔器官脱垂。

2. 盆底肌功能训练的适应证和禁忌证分别有哪些？

答：适应证：①各类型性尿失禁；②精癃（良性前列腺增生）术后康复患者；③尿道、生殖道修补术辅助治疗；④膀胱肿瘤根治、原位回肠代膀胱术后康复患者；⑤中、晚期妊娠及产后妇女。

禁忌证：①过度肥胖；②老年痴呆症；③严重糖尿病；④心律失常或心功能不全；⑤膀胱出血、尿路感染急性期和肌张力过高。

（安贝贝）

五、神经源性直肠康复护理指导训练技术操作考核评分标准

科室＿＿＿＿＿＿ 姓名＿＿＿＿＿ 考核人员＿＿＿＿＿ 考核日期：　　年　月　日

项目	总分	技术操作要求	标分	评分标准	扣分
仪表	5	仪表、着装符合护士礼仪规范	5	一项不符合要求扣1分	
操作前准备	8	1. 洗手 2. 核对医嘱、执行单 3. 备齐用物，用物放置合理、有序，依次检查所备物品，保证安全有效 治疗车上层：PDA、润滑油、一次性手套、纸巾、治疗巾、速干手消毒剂 治疗车下层：弯盘、便盒、医疗垃圾袋、生活垃圾袋。另备屏风	1 5 2	未核对扣5分 其余一项不符合要求扣1分	
安全评估	12	1. 携用物至床旁，PDA扫描患者手腕带，查看床头牌、询问患者，核对信息是否一致，并再次核对执行单内容 2. 了解患者的病情、合作程度；解释操作的目的、方法及如何配合 3. 患者评估：评估患者的生命体征、意识状态、知识水平；评估有无影响排便的因素，如年龄、饮食习惯、排便习惯、个人习惯、疾病、药物因素、有无痔疮、便血、心理因素等；检查胸腹部、管路及伤口情况，触摸腹部有无粪便。注意保暖、保护患者隐私 4. 环境安静、清洁、舒适，调节适宜温、湿度，关闭门窗、遮挡屏风 5. 与患者沟通时语言规范、态度和蔼	5 2 3 1 1	未查对患者扣5分 未使用PDA扣3分 未查对床头牌、手腕带各扣3分 查对患者姓名不规范扣3分 触诊手法不正确扣5分 其余一项不符合要求扣1分	
操作过程	60	1. 协助患者取平卧位 2. 指导患者增强腹肌运动：嘱患者深吸气，向下腹用力做排便动作 3. 指导患者腹部按摩：训练患者排便时，操作者用单手或双手的示指、中指、环指，自右向左沿直肠解剖位置，从盲肠部开始，依结肠蠕动方向，升结肠、横结肠、降结肠、乙状结肠做环形按摩，每次5～10分钟，每日2次 4. 促进直结肠反射建立 （1）协助患者取左侧卧位 （2）脱裤至臀下，暴露肛门，臀下垫治疗巾 （3）手消毒，右手带双层手套，示指或中指涂润滑油 （4）将涂润滑油的手指缓慢插入直肠，在不损伤直肠黏膜的前提下，沿直肠壁做环形运动，并缓慢牵拉肛门，在3-6-9-12点处，缓慢牵拉，每次刺激时间1分钟，间隔2分钟后，可再次进行	3 5 5 3 3 3 10	未核对一次扣5分 查对患者姓名不规范扣3分 操作中未与患者交流扣5分 暴露患者隐私扣3分 其余一项不符合要求扣1分	

续表

项目	总分	技术操作要求	标分	评分标准	扣分
		5. 训练过程中，询问患者训练效果，患者有便意及时给予便盆	5		
		6. 脱一层手套	1		
		7. 摇高床头，指导患者使用增强腹肌的方法排便	5		
		8. 排便结束，抬起臀部，拿出便盒	2		
		9. 观察大便的颜色、软硬度、量	2		
		10. 清洁肛门	1		
		11. 脱手套，撤治疗巾	2		
		12. 为患者穿好裤子，盖被	2		
		13. 手消毒，再次核对，PDA 扫描工号	5		
		14. 询问患者的感受，交代注意事项	3		
操作后	5	1. 帮助患者取舒适体位，整理床单位 2. 物品处理正确 3. 洗手、记录	2 2 1	一项不符合要求扣 1 分	
评价	5	1. 查对规范，操作准确、熟练，步骤正确 2. 爱伤观念强，患者无不适，与患者沟通有效 3. 操作时间 10 分钟	1 2 2	操作不熟练扣 2 分 操作时间每延长 30 秒扣 1 分	
理论提问	5	1. 神经源性肠指导训练的适应证和禁忌证分别有哪些 2. 神经源性肠指导训练的健康教育有哪些	5	少一条，扣 1 分	
合计	100				

理论提问

1. 神经源性肠指导训练的适应证和禁忌证分别有哪些?

答：适应证：①神经源性直肠所致的大便失禁及便秘；②神志清楚并能主动配合治疗的患者。

禁忌证：①严重感染或损伤；②神志不清或不能配合的患者；③伴有全身感染或免疫力极度低下者；④有显著出血倾向的患者。

2. 神经源性肠指导训练的健康教育有哪些?

答：①合理安排饮食，增加水分和纤维素含量高的食物，减少高脂肪高蛋白食物的大量摄入，病情许可时，每日液体摄入量不少于 2000ml；②根据患者既往的习惯，安排排便时间，养成每日定时排便的习惯，通过训练，逐渐建立排便反射，也可每日早餐后 30 分钟后进行排便活动；③指导患者根据病情选择合适体位，采用可以使肛门直肠角增大的体位（蹲位或坐位），无法下床，必须卧床排便时，采取左侧卧位，双腿屈曲，抬高床头 15°～30°。

（安贝贝）

六、男性患者清洁导尿技术操作考核评分标准

科室_____ 姓名_____ 考核人员_____ 考核日期： 年 月 日

项目	总分	技术操作要求	标分	评分标准	扣分
仪表	5	仪表、着装符合护士礼仪规范	5	一项不符合要求扣1分	
操作前准备	8	1. 洗手 2. 核对医嘱、执行单 3. 备齐用物，用物放置合理、有序，依次检查所备物品，保证安全有效 治疗车上层：治疗盘内：亲水涂层导尿管、生理盐水大头棉签 0.9% 生理盐水 10ml；PDA、速干手消毒液 治疗车下层：弯盘、一次性尿垫、尿壶、医疗垃圾袋、生活垃圾袋。另备屏风	1 5 2	未核对扣5分 其余一项不符合要求扣1分	
安全评估	12	1. 携用物至床旁，PDA 扫描患者手腕带，查看床头牌、询问患者，核对信息是否一致，并再次核对执行单内容 2. 解释导尿的目的、方法，了解患者的自理能力、合作程度、耐受力及心理反应 3. 了解患者病情、膀胱充盈度(耻骨联合上2～3横指)、会阴部情况、患者饮水计划执行情况及排尿日记 4. 环境：安静舒适，关闭门窗，屏风遮挡，调节适宜温度 5. 与患者沟通时语言规范、态度和蔼	5 2 3 1 1	未查对患者扣5分 未使用 PDA 扣3分 未核对床头牌、手腕带各扣3分 查对患者姓名不规范扣3分 其余一项不符合要求扣1分	
操作过程	60	1. 洗手、戴口罩 2. 协助患者取半卧位或坐位 3. 拆同侧床尾盖被，协助患者脱对侧裤腿，盖在近侧腿上，盖被斜盖在腿上 4. 协助患者两腿分开，暴露外阴 5. 在臀下铺一次性尿垫，放置尿壶 6. 左手戴手套，后推包皮，暴露尿道口 7. 应用大头棉签，依次清洁尿道口、阴茎头、冠状沟、阴茎至阴囊 8. 脱手套，手消毒 9. 根据患者选择合适导尿管，打开导尿管末端，导尿管凹槽朝下放于治疗车上 10. 左手戴手套，倒掉导尿管包装内润滑液，零接触式打开导尿管 11. 左手握住患者阴茎，与腹壁成45°，右手持导尿管应用零接触方式缓缓插入 18～20cm，见尿液再插入 2～3cm 12. 当尿液停止流出时，轻轻退出1cm导尿管，直至无尿液流出	1 2 2 2 2 3 3 2 3 5 6 5	暴露患者隐私扣3分 沾湿床单扣2分 严重污染未停止操作扣60分 未与患者交流扣5分 尿液未引流完全扣2分 其余一项不符合要求扣1分	

项目	总分	技术操作要求	标分	评分标准	扣分
		13. 拔除导尿管：反折导尿管末端，水平拔出，放入医疗垃圾袋内	5		
		14. 应用大头棉签擦拭尿道口周围皮肤	2		
		15. 还纳包皮	3		
		16. 观察尿液情况	2		
		17. 撤一次性尿垫，脱手套	1		
		18. 协助患者穿裤子，盖被	3		
		19. 手消毒，再次核对，PDA 扫描工号	5		
		20. 将尿量记录在排尿日记上，询问患者感受，交代注意事项	3		
操作后	5	1. 协助患者取舒适卧位，整理床单位 2. 正确处理用物 3. 洗手，记录	2 1 2	一项不符合要求扣 1 分	
评价	5	1. 查对规范，操作准确、熟练，步骤正确 2. 爱伤观念强，患者无不适，与患者沟通有效 3. 操作时间 10 分钟	1 2 2	操作不熟练扣 2 分 操作时间每延长 30 秒扣 1 分	
理论提问	5	1. 导尿时机及间隔时间各是什么 2. 间歇导尿适应证有哪些	5	少一条，扣 1 分	
合计	100				

理论提问

1. 导尿时机及间隔时间各是什么？

答：①病情基本稳定、无须大量输液、饮水规律、无尿路感染的情况下开始，一般于受伤后早期（8～15 天）开始；②间歇导尿的时间根据残余尿量的多少而定，开始一般 4～6 小时导尿 1 次；残余尿＞300ml 每日导尿 6 次，＞200ml 每日导尿 4 次，＜200ml 每日导尿 2～3 次，100ml 每日导尿 1 次，当内次残余尿量＜100ml 时，可停止间歇导尿。

2. 间歇导尿适应证有哪些？

答：①神经系统功能障碍，如脊髓损伤、多发性硬化、脊柱肿瘤等导致的排尿问题。②非神经源性膀胱功能障碍，如前列腺增生、产后尿潴留等导致的排尿问题。③膀胱内梗阻致排尿不完全。④常用于下列检查：获取尿液标本；精确测量尿量；用于经阴道或经腹部盆腔超声检查前充盈膀胱；用于尿流动力学监测。

（安贝贝）

七、膀胱残余尿量测定技术操作考核评分标准

科室＿＿＿＿＿＿＿　姓名＿＿＿＿＿＿　考核人员＿＿＿＿＿＿　考核日期：　　年　月　日

项目	总分	技术操作要求	标分	评分标准	扣分
仪表	5	仪表、着装符合护士礼仪规范	5	一项不符合要求扣 1 分	

续表

项目	总分	技术操作要求	标分	评分标准	扣分
操作前准备	8	1. 洗手 2. 核对医嘱、执行单 3. 备齐用物,用物放置合理、有序,依次检查所备物品,保证安全有效 治疗车上层:PDA、膀胱残余尿测定仪、耦合剂、擦手纸、速干手消毒剂 治疗车下层:弯盘、医疗垃圾袋、生活垃圾袋。另备屏风	1 5 2	未核对扣5分 其余一项不符合要求扣1分	
安全评估	12	1. 携用物至床旁,PDA扫描患者手腕带,查看床头牌、询问患者,核对信息是否一致,并再次核对执行单内容 2. 询问、了解患者身体状况,向患者和其家属了解沟通取得配合:嘱患者测量前4小时饮水300~400ml,4小时内患者自行排尿后立即测量残余尿 3. 患者评估:患者配合程度及膀胱区域皮肤情况、管路情况及心理状况 4. 环境安静、清洁、舒适,调节适宜温、湿度,关闭门窗、遮挡屏风 5. 与患者沟通时语言规范、态度和蔼	5 3 2 1 1	未查对患者扣5分 未使用PDA扣3分 未查对床头牌、手腕带各扣3分 查对患者姓名不规范扣3分 其余一项不符合要求扣1分	
操作过程	60	1. 摇高床头30°~45°,双下肢屈曲 2. 暴露下腹部(耻骨联合上2横指),涂耦合剂 3. 将膀胱残余尿测定仪探头轻压膀胱区,笑脸方向朝向患者面部,与垂直方向成10°~30° 4. 按预扫描键,缓慢移动探头,寻找最大及清晰的膀胱液性暗区 5. 按扫描键,进行测量,得出数值 6. 擦净皮肤及探头 7. 根据患者残余尿量为患者制订饮水计划及导尿频次 8. 为患者穿裤子、盖被 9. 手消毒,再次核对,PDA扫描工号 10. 询问患者感受,交代注意事项	5 5 10 10 10 2 5 3 5 5	未核对一次扣5分 查对患者姓名不规范扣3分 操作中未与患者交流扣5分 暴露患者隐私扣3分 饮水计划或导尿频次制订不符合要求各扣5分 其余一项不符合要求扣1分	
操作后	5	1. 帮助患者取舒适体位,整理床单位 2. 物品处理正确 3. 洗手、记录	2 2 1	一项不符合要求扣1分	
评价	5	1. 查对规范,操作准确、熟练,步骤正确 2. 爱伤观念强,患者无不适,与患者沟通有效 3. 操作时间10分钟	1 2 2	操作时间每延长30秒扣1分	
理论提问	5	残余尿测定的定义是什么	5	少一条,扣1分	
合计	100				

理论提问

残余尿测定的定义是什么?

答:膀胱残余尿量测定是指排尿后立即检查测定膀胱内残余尿量。

(安贝贝)

八、吞咽障碍筛查及直接摄食训练技术操作考核评分标准

科室＿＿＿＿＿＿　姓名＿＿＿＿＿　考核人员＿＿＿＿＿　考核日期:　　年　月　日

项目	总分	技术操作要求	标分	评分标准	扣分
仪表	5	仪表、着装符合护士礼仪规范	5	一项不符合要求扣 1 分	
操作前准备	8	1. 洗手 2. 核对医嘱、执行单 3. 备齐用物,用物放置合理、有序,依次检查所备物品,保证安全有效 治疗车上层:PDA、压舌板、听诊器、手电筒、30ml 凉开水或矿泉水、长柄小勺、舒食素 S 数袋、量杯 1 个、手表、EAT-10 吞咽障碍筛查量表、擦手纸、速干手消毒剂 治疗车下层:弯盘、医疗垃圾袋、生活垃圾袋	1 5 2	未核对扣 5 分 其余一项不符合要求扣 1 分	
安全评估	12	1. 携用物至床旁,PDA 扫描患者手腕带,查看床头牌、询问患者,核对信息是否一致,并再次核对执行单内容 2. 询问、了解患者身体状况,向患者解释吞咽筛查及直接摄食训练的目的,取得配合 3. 患者评估:评估患者皮肤情况、管路情况及心理状况;通过沟通或饮水的方法初步判断吞咽功能或是否有误吸的风险 4 环境安静、清洁、舒适,温、湿度适宜 5. 与患者沟通时语言规范、态度和蔼	5 2 3 1 1	未查对患者扣 5 分 未使用 PDA 扣 3 分 未查对床头牌、手腕带各扣 3 分 查对患者姓名不规范扣 3 分 其余一项不符合要求扣 1 分	
操作过程	60	1. 协助患者取坐位或半卧位 2. 评估患者意识状态和颈部控制能力 3. 用压舌板及手电筒,嘱患者张口评估口腔情况;嘱患者做伸舌、鼓腮动作,评估患者舌的运动,肌力和口唇闭合情况 4. 颈部听诊:将听诊器放在喉的外缘,能听到正常呼吸、吞咽和讲话时的气流声,检查者用听诊器听呼吸的声音,在吞咽前后听呼吸音做对比,分辨呼吸道是否有分泌物或残留物 5. 使用 EAT-10 吞咽筛查量表问卷筛查(评估患者量表内容情况)	2 2 3 3 3	未核对一次扣 5 分 查对患者姓名不规范扣 3 分 操作中未与患者交流扣 5 分 未保护患者安全扣 3 分 喂食方法不正确扣 5 分 吞咽结束后未检查口腔有无食物残留一次扣 2 分	

续表

项目	总分	技术操作要求	标分	评分标准	扣分
		6. 反复唾液吞咽试验：患者取坐位或半卧位，检查者将手指放在患者的喉结和舌骨处，嘱患者尽量快速反复做吞咽动作（喉结和舌骨随着吞咽运动，越过手指后复位，即判定完成一次吞咽反射）。用手表记时，记录患者 1 分钟内反复吞咽的次数	3	其余一项不符合要求扣 1 分	
		7. 洼田饮水试验：先让患者一次喝下 3 汤勺水，如无问题再让患者像平时一样喝下 30ml 水，然后观察和记录饮水时间，吞咽次数，有无呛咳等，饮水情况的观察包括缀饮、含饮、水从嘴角流出、呛咳、饮后声音改变及听诊情况等	5		
		8. 根据评估结果判断患者目前的吞咽功能	3		
		9. 经口摄食训练			
		（1）食物调配：微稠（1%）：将 1 包舒食素 S 3g 加入 300ml 水中，搅拌均匀，静置 1 分钟；中稠（2%）：将 1 包舒食素 S 3g 加入 150ml 水中，搅拌均匀，静置 1 分钟；高稠（3%）：1 包舒食素 S 3g 加入 100ml 水中，搅拌均匀，静置 1 分钟	3		
		（2）进食体位：协助患者取坐位或取躯干 30° 仰卧位，头部前倾，偏瘫侧肩部倚枕垫起，喂食者位于患者健侧	3		
		（3）食物在口中位置：食物放在口中健侧舌后部或健侧颊部，有利于食物的吞咽	3		
		（4）侧方吞咽：让患者分别左右转头做侧方吞咽，可除去梨状隐窝处的食物残留	3		
		（5）空吞咽与交替吞咽：每次进食吞咽后反复做几次空吞咽，使食团全部咽下，然后再进食	3		
		（6）用力吞咽：让患者将舌用力向后移动帮助食物推进	3		
		（7）点头样吞咽：颈部尽量前倾，形状似点头，同时做空吞咽动作	3		
		（8）低头吞咽：颈部尽量做前倾姿势吞咽	3		
		10. 检查患者口腔有无食物残留	3		
		11. 口述：进食后保持坐位或半卧位 30 分钟，勿剧烈运动或咳嗽	2		
		12. 手消毒，再次核对，PDA 扫描工号	5		
		13. 询问患者的感受，交代注意事项	2		
操作后	5	1. 帮助患者取舒适体位，整理床单位 2. 物品处理正确 3. 再次核对、洗手、记录	2 2 1	一项不符合要求扣 1 分	
评价	5	1. 查对规范，操作准确、熟练，步骤正确 2. 爱伤观念强，患者无不适，与患者沟通有效 3. 操作时间 10 分钟	1 2 2	操作不熟练扣 2 分 操作时间每延长 30 秒扣 1 分	

项目	总分	技术操作要求	标分	评分标准	扣分
理论提问	5	1. 吞咽障碍指导训练技术的目的是什么 2. 吞咽障碍训练防止误吸注意事项有哪些	5	少一条，扣 1 分	
合计	100				

理论提问

1. 吞咽障碍指导训练技术的目的是什么？

答：①使吞咽功能的效率和有效性最大化，保证营养供应，改善与吞咽相关的生活质量；②规避吞咽障碍相关的风险：如患者体位、襁褓包裹婴儿，患者对辅助和监督的需要；③判断经口进食的安全性。

2. 吞咽障碍训练防止误吸的注意事项有哪些？

答：①重视初步筛查及每次进食期间的观察，特别是隐性误吸发生。②运用吞咽功能训练，保证患者安全进食，避免误吸。③患者不能单独进食，进食或摄食训练前后应认真清洁口腔防止误吸。④吞咽功能训练时，因人而异选择合适体位最重要。⑤为避免训练时食物误入气管，可结合声门行吞咽训练方法。这样在吞咽时可使声带闭合封闭喉部后再吞咽，吞咽后咳嗽，可除去残留在咽喉部的食物残渣。⑥避免食用有碎屑的糕饼类食物和缺少内聚力的食物，防止误吸。

（安贝贝）

九、日常生活活动能力指导训练技术操作考核评分标准

科室＿＿＿＿＿＿ 姓名＿＿＿＿＿ 考核人员＿＿＿＿＿ 考核日期：　　年　月　日

项目	总分	技术操作要求	标分	评分标准	扣分
仪表	5	仪表、着装符合护士礼仪规范	5	一项不符合要求扣 1 分	
操作前准备	8	1. 洗手 2. 核对医嘱、执行单 3. 备齐用物，用物放置合理、有序，依次检查所备物品，保证安全有效 治疗车上层：PDA、梳子、两个水杯、碗、勺子、毛巾（治疗巾）、病员服、袜子、纸巾、软枕、速干手消毒剂 治疗车下层：弯盘、医疗垃圾袋、生活垃圾袋	2 3 3	未核对扣 3 分 其余一项不符合要求扣 1 分	
安全评估	12	1. 携用物至床旁，PDA 扫描患者手腕带，查看床头牌、询问患者，核对信息是否一致，并再次核对执行单内容 2. 评估病情询问，了解患者身体状况，向患者和家属解释操作目的、方法，取得配合参与 3. 评估患者病情、皮肤、管路情况、肌力、肌张力、站位坐位平衡能力，心理状况 4. 环境安静、清洁，调节适宜温湿度	5 2 3 1	未查对患者扣 5 分 未使用 PDA 扣 3 分 查对患者姓名不规范扣 3 分 未查对床头牌、手腕带各扣 2 分 查对患者姓名不规范扣 2 分	

项目	总分	技术操作要求	标分	评分标准	扣分
		5. 患者沟通时语言规范，态度和蔼	1	其余一项不符合要求扣1分	
操作过程	60	1. 摇高床头，协助患者取坐位（患侧肩下垫枕），双上肢放于床头桌上	2	未核对一次扣3分 查对患者姓名不规范扣2分 操作中未与患者交流扣5分 其余一项不符合要求扣1分	
		2. 梳头：患肢4指并拢，拇指分开，健手将梳子通过手带固定在患手，用健侧手臂带动患侧手臂上举，完成梳头	3		
		3. 漱口			
		（1）垫治疗巾（毛巾），患手四指并拢，拇指分开，健手握住漱口杯将漱口杯把手套在患手四指上，患手拇指置于对掌的位置固定漱口杯，健手握住患手，用健侧手臂带动患侧手臂上举，将水送入口中清洁口腔	3		
		（2）健手拿杯子接漱口水（吐出）	2		
		4. 洗脸			
		（1）将毛巾平铺在餐板上，健手将毛巾包裹患手，健手带动患手完成面部清洁	3		
		（2）再清洁患手，最后清洁健手	2		
		5. 进食训练			
		（1）健手将带有万能手带的勺子套在患侧4个手指上，拇指固定，健侧上肢辅助患侧上肢将食物送入口中	3		
		（2）将卫生纸放入健手中，进行面部擦嘴动作，撤治疗巾（毛巾）	2		
		6. 床椅之间的转移：将餐板放至床尾，协助患者转移至床边座椅上坐稳	4		
		7. 穿衣裤鞋袜训练			
		（1）穿前开襟衣服时，先穿患侧，后穿健侧	2		
		（3）衣领朝外，衣袖放在两腿之间，患者取坐位，利用健侧手将患侧手臂放入袖筒内，健手将衣袖拉到肘关节	2		
		（3）健手捏住健侧衣领环绕背后，穿上健侧	2		
		（4）指导患者用健手系扣子	1		
		（5）穿裤子时，用健侧手从腘窝处将患腿抬起置于健侧腿上	2		
		（6）健手将裤腿挽起套于患足踝关节，将裤腰沿踝、膝向上拉至膝上	2		
		（7）健手将袜筒撑开套于患足五趾，上提袜筒穿好袜子	2		
		（8）用健手为患足穿好鞋	2		
		（9）放下患腿，穿健腿裤子、袜子和鞋	2		
		（10）患者健手将裤腰尽量上提至臀下，护士协助患者取站立位，患者用健手将裤腰提上并系紧腰带，最后坐下，整理衣裤	4		

续表

项目	总分	技术操作要求	标分	评分标准	扣分
		8. 脱衣裤鞋袜训练			
		（1）患者取坐位，解开纽扣，患者用健手将患侧衣领拉至肩部以下，先脱健侧再脱患侧，脱下上衣	3		
		（2）松开腰带，护士协助患者站起，将裤子退至臀部以下	2		
		（3）协助患者坐下后，指导患者按照先脱健侧再脱患侧的顺序依次将鞋、袜子、裤子脱下	2		
		9. 帮助患者取舒适体位，保障安全	1		
		10. 手消毒，再次核对，PDA 扫描工号	5		
		11. 询问患者的感受，交代注意事项	2		
操作后	5	1. 整理床单位，观察病情 2. 物品处理方法正确 3. 洗手、记录	2 2 1	一项不符合要求扣 1 分	
评价	5	1. 查对规范，操作准确、熟练、节力 2. 爱伤观念强，患者无不适，与患者沟通有效 3. 操作时间 20 分钟	2 2 1	操作不熟练扣 2 分 操作时间每延长 30 秒扣 1 分	
理论提问	5	ADL 训练指导的注意事项有哪些	5	少一条，扣 1 分	
合计	100				

理论提问

ADL 训练指导的注意事项有哪些？

答：①训练前做好各项准备：如帮助患者排空大小便、固定好各种导管等；②循序渐进的训练原则：训练时应从易到难，循序渐进，切忌急躁，并注意保护，以防意外的发生；③训练时要给予充足的时间和必要的指导：操作者要有耐心，对患者的每一个微小进步都应给予恰当的肯定和赞扬，从而增强患者的信息；④训练后要注意观察患者精神状态和身体状况：如是否过度疲劳，有无身体不适，以便及时给予必要的处理；⑤辅助用具指导训练：由于残疾程度不同，护理人员要为患者选用适当的辅助用具。必要时需对环境条件做适当的调整，给予患者家居环境以建设性的指导意见。

（安贝贝）

十、轮椅应用指导训练技术操作考核评分标准

科室_____　姓名_____　考核人员_____　考核日期：　年　月　日

项目	总分	技术操作要求	标分	评分标准	扣分
仪表	5	仪表、着装符合护士礼仪规范	5	一项不符合要求扣 1 分	
操作前准备	8	1. 洗手 2. 核对医嘱、执行单 3. 备齐用物，用物放置合理、有序，依次检查所备物品，保证安全有效	1 5 2	未核对扣 3 分 其余一项不符合要求扣 1 分	

项目		总分	技术操作要求	标分	评分标准	扣分
			治疗车上层：PDA、速干手消毒剂 治疗车下层：弯盘、医疗垃圾袋、生活垃圾袋 另备轮椅			
安全评估		12	1. 携用物至床旁，PDA 扫描患者手腕带，查看床头牌、询问患者，核对信息是否一致，并再次核对执行单内容	5	未查对患者扣 5 分 查对患者姓名不规范扣 3 分	
			2. 了解患者病情、合作程度；解释操作目的、方法及如何配合，询问是否大、小便	2	未查对床头牌、手腕带各扣 3 分	
			3. 患者评估：患者病情、意识状态，患者上下肢肌力、肌张力、平衡能力、心理，皮肤情况、管路情况、有无骨盆骨折	3	未解释操作的目的、方法扣 2 分 其余一项不符合要求扣 1 分	
			4. 环境安静、清洁，调节适宜温、湿度	1		
			5. 患者沟通时语言规范、态度和蔼	1		
操作过程（截瘫与偏瘫二选一）	轮椅的选择	20	1. 轮椅的性能检查及介绍：协助患者取坐位，介绍并检查轮椅把手、靠背、坐垫、横杆、大架、扶手、手闸、大轮、手动圈、手刹、足托和脚踏板、安全带等附属品是否安全、完整	10	未保护患者安全扣 10 分 未检查轮椅是否安全扣 10 分 其余一项不符合要求扣 1 分	
			2. 轮椅打开与收起的指导：打开时，双手掌分别放在坐位两边的横杆上，扶手下方，同时向下用力打开，收起时，先将脚踏板翻起，然后双手握住坐垫中央两端，同时向上提拉	5		
			3. 根据患者需要择合适的轮椅：轮椅座高（腘窝距离椅缘 4cm），座宽（臀部最宽处距椅缘 5cm），座深（腘窝距离椅缘 5cm），椅背高度（椅背最高处距腋窝 10cm），扶手高度（上臂自然下垂，肘关节屈曲 90°，前臂下缘距椅面的距离 +2.5cm），脚踏板高度（距离地面至少 5cm）	5		
	截瘫患者轮椅使用指导	40	1. 由床到轮椅的垂直转移 (1) 将病床调节至与轮椅齐平的高度	1	操作中未与患者交流扣 5 分	
			(2) 轮椅与床成直角，关闭手闸	1	未保护患者安全一次扣 3 分	
			(3) 协助患者以双手多次撑起动作，将臀部移至床边，背向轮椅	2	未妥善安置导管扣 3 分	
			(4) 将双手放在轮椅扶手两侧，撑起上身，使臀部向后坐于轮椅内	2	未及时给予患者帮助一次扣 2 分	
			(5) 打开手闸，将轮椅移至足跟到床沿	2	操作过程未遵循节力的原则扣 3 分	
			(6) 关闭手闸，移回脚踏板，将双足放于脚踏板上面	2	其余一项不符合要求扣 1 分	
			2. 调整体位：指导正确坐姿：臀部紧贴后靠背，坐姿端正，双眼平视，上身稍向前倾，双手握住轮椅扶手，肘关节屈曲，下肢：双膝关节屈曲，髋与髋部处于同一高度，双足平行，双足间距与骨盆同宽	3		

项目	总分	技术操作要求	标分	评分标准	扣分
		3. 推进与后退训练			
		（1）患者坐稳，身体保持平衡	1		
		（2）后退：双手握住手动圈前方，身体微前倾，双手同时向后用力使轮椅缓慢后退	3		
		（3）推进：双眼注视前方，双手握住手动圈后方，身体前倾，双臂同时向前用力使轮椅前行	3		
		4. 转换方向训练：以转向右侧为例，患者先将右手置于手动圈的前方向后推动手动圈同时左手置于手动圈的后方向前推动手动圈；左侧反之	3		
		5. 减压训练：指导患者每隔 15～20 分钟用双上肢支撑身体抬起臀部，进行减压，不能用手支撑起身体者，可将躯干侧倾，交替使一侧臀部离开坐垫，进行轮流减压	3		
		6. 轮椅到床的侧方转移			
		（1）患者将轮椅和床平行靠近，固定刹车	1		
		（2）卸下靠床侧扶手，移开脚踏板	1		
		（3）躯干前倾，双手各支撑床与轮椅，抬起上身，将臀部移至床上	2		
		（4）双手支撑床面，将身体移置床上中间位置	2		
		（5）用上肢帮助摆正下肢的位置做好	1		
		7. 手消毒，再次核对，PDA 扫描工号	5		
		8. 询问患者的感受，交代注意事项	2		
偏瘫患者轮椅使用指导	40	1. 将轮椅放在患者健侧与床成 45°，刹住轮椅，侧移脚踏板或打开脚踏板	3	操作中未与患者交流扣 5 分	
		2. 协助患者从仰卧位到床边坐位，双足平放在地面上	2	未保护患者安全一次扣 3 分	
		3. 完全帮助转移技术		未妥善安置导管扣 3 分	
		（1）患者偏瘦型转移方法：护理人员面向患者站立，双膝微曲，腰背挺直，用膝部抵住患膝，防止患膝倒向外侧，患者双臂抱住操作者颈部，或双手放于操作者肩胛部，护理人员双手托住患者臀部或拉住腰带，与患者一起向前向上用力，完成抬臀动作，将患者放在紧贴轮椅靠背处坐下	5	未及时给予患者帮助一次扣 2 分 操作过程未遵循节力的原则扣 3 分 其余一项不符合要求扣 1 分	
		（2）患者偏胖型转移方法：双手托住患者肩胛内缘，将患者向前上方拉起，患者双臂抱住操作者颈部，或双手放于操作者肩胛部，与操作者一起，向前向上用力，完成抬臀，把患者放在紧贴轮椅靠背处坐下。由轮椅返回病床	5		
		4. 协助转移技术：护理人员站在患者患侧，面向患者，用同侧手握住患手，另一手托住患者肘部，患者患足位于健足稍后方，健手支撑于轮椅远侧扶手，同时患者手拉住护理人员的手站起，以双足为支点，协助患者臀部向后向下移动坐于轮椅中。由轮椅到床转移，反之	5		

续表

项目	总分	技术操作要求	标分	评分标准	扣分
		5. 独立转移技术: 由床到轮椅的转移: 将床调至与轮椅齐平的高度, 轮椅放在患者健侧与床成45°, 刹住轮椅, 侧移脚踏板或打开脚踏板, 患者坐在床边, 双足平放于地面上, 患者健手支撑于轮椅远侧扶手, 患手支撑于床上, 健手用力支撑, 坐至轮椅上, 翻下脚踏板, 将患者双足放于脚踏板上	5		
		6. 由轮椅到床的转移			
		(1) 将病床高度调节至于轮椅齐平, 使轮椅与床成45°, 刹住轮椅, 打开脚踏板	3		
		(2) 患者双足前足掌着地, 向前倾斜躯干, 用健腿支撑, 健手扶住近侧轮椅扶手站起, 再用健手扶住床面, 维持平衡, 以健腿为支轴, 转动身体, 使臀部在床边缓慢坐下, 调整患侧肢体, 保持坐位平衡	5		
		7. 帮助患者取舒适体位	3		
		8. 手消毒, 再次核对, PDA 扫描工号	2		
		9. 询问患者的感受, 交代注意事项	2		
操作后	5	1. 整理床单位、爱护体贴患者 2. 物品处理正确 3. 洗手、记录	2 2 1	一项不符合要求扣 1 分	
评价	5	1. 查对规范, 操作准确、熟练、节力, 步骤正确 2. 爱伤观念强, 患者无不适, 与患者沟通有效 3. 操作时间 10 分钟	1 2 2	操作不熟练扣 2 分 操作时间每延长 30 秒扣 1 分	
理论提问	5	轮椅使用的禁忌证是什么	5	少一条, 扣 1 分	
合计	100				

理论提问

轮椅使用的禁忌证是什么?

答: 严重臀部压力性损伤或骨盆骨折未愈合者。

(安贝贝)

十一、助行器应用指导训练技术操作考核评分标准

科室_____ 姓名_____ 考核人员_____ 考核日期: 年 月 日

项目	总分	技术操作要求	标分	评分标准	扣分
仪表	5	仪表、着装符合护士礼仪规范	5	一项不符合要求扣 1 分	

项目		总分	技术操作要求	标分	评分标准	扣分
操作前准备		8	1. 洗手 2. 核对医嘱、执行单 3. 备齐用物，用物放置合理、有序，依次检查所备物品，保证安全有效 治疗车上层：PDA、速干手消毒剂 治疗车下层：弯盘、医疗垃圾袋、生活垃圾袋。另备助行器、腋拐、手杖	1 5 2	未核对扣 5 分 其余一项不符合要求扣 1 分	
安全评估		12	1. 携用物至床旁，PDA 扫描患者手腕带，查看床头牌、询问患者，核对信息是否一致，并再次核对执行单内容 2. 了解患者病情、合作程度；解释操作目的、方法及如何配合，询问是否大、小便 3. 患者评估：患者病情、意识状态，患者上下肢肌力、肌张力、平衡能力、心理，皮肤情况、管路情况 4. 环境安静、清洁，调节适宜温、湿度 5. 与患者沟通时语言规范、态度和蔼	5 2 3 1 1	未查对患者扣 5 分 未使用 PDA 扣 3 分 查对患者姓名不规范扣 3 分 未解释操作目的、方法扣 2 分 其余一项不符合要求扣 1 分	
操作过程（三选一）	助行器	60	1. 介绍构造：扶手、横杆、直立杆 2. 检查安全性能：螺丝是否上紧，有无防滑垫、连接紧密性，是否处于备用状态 3. 协助患者站起 4. 调节助行器高度：与身体两侧股骨大转子在同一水平面 5. 起始点选择：双手握助行器自然前伸，自然放下的位置 6. 交互型助行器：将患侧助行器先向前移动，健腿迈出，再向健侧助行器前移动，患腿跟上。交替移动前进 7. 固定型助行器 (1)（三点步）双手提起助行器两侧扶手同时向前放于地面，重心前移，双手支撑体重，患腿迈出，健腿跟上 (2)（两点步）双手提起助行器两侧扶手与患腿同时向前放于地面，健腿跟上 8. 协助患者返回病床取舒适体位 9. 手消毒，再次核对，PDA 扫描工号 10. 询问患者的感受，交代注意事项	5 10 4 5 5 6 10 5 5 5	未保护患者安全扣 10 分 操作中未与患者交流扣 5 分 未妥善安置导管扣 3 分 未及时给予患者帮助一次扣 2 分 使用错误一次扣 5 分 其余一项不符合要求扣 1 分	
	腋杖	60	1. 介绍构造：腋横把、扶手、拐脚 2. 检查安全性能：螺丝是否上紧，有无防滑垫、连接紧密性，是否处于备用状态	5 10		

项目	总分	技术操作要求	标分	评分标准	扣分
		3. 协助患者站起	5		
		4. 调节腋杖高度：身高减去 41cm（拐脚放于小脚趾前外侧 15cm 处，腋横把在腋下 4 横指的距离）	10		
		5. 起始点选择：双手持腋杖自然前伸，自然放下的位置	5		
		6. 腋杖的使用	18		
		（1）交替拖地步行：先将一侧拐向前伸出，再伸出另一侧拐，重心前移，双手支撑体重，双足同时拖地向前移动至拐脚附近			
		（2）同时拖地步行：将双拐同时向前方伸出，重心前移，双手支撑体重，双足同时拖地移动至拐脚附近			
		（3）摆至步：将双拐同时向前方伸出，然后双手支撑身体重心前移，使双足离地，下肢同时摆动，将双足摆至双拐落地点邻近着地			
		（4）摆过步：将双拐同时向前方伸出，然后双手支撑身体重心前移，使双足离地，下肢向前摆动，将双足越过双拐落地点前方并着地，再向双拐向前伸出取得平衡			
		（5）四点步：先将患侧拐向前伸出，重心移向患侧，迈出健腿，再将健侧拐向前伸出，重心前移，患腿跟上，每次移动一个点，保持 4 个点在地面，如此反复进行			
		（6）三点步：将双拐同时向前伸出，重心前移，双手支撑体重，患腿迈出，健腿跟上			
		（7）两点步：患侧拐与健腿同时向前迈出为第一落地点，重心移向患侧，然后健侧拐与患腿再向前迈出为第二落地点。如此反复进行			
		7. 协助患者返回病床取舒适体位	5		
		8. 手消毒，再次核对，PDA 扫描工号	5		
		9. 询问患者的感受，交代注意事项	5		
手杖	60	1. 介绍构造：扶手、直立杆、四角	5		
		2. 检查安全性能：螺丝是否上紧，有无防滑垫、连接紧密性，是否处于备用状态	10		
		3. 协助患者站起	5		
		4. 调节四角型手杖高度：患者穿上鞋或矫形器站立，肘关节屈曲 30°，腕关节背伸，小趾前外侧 15cm 处至背伸手掌面的距离即为手杖的长度	10		
		5. 起始点选择：手握手杖自然前伸，自然放下的位置	5		
		6. 手杖的使用			

续表

项目	总分	技术操作要求	标分	评分标准	扣分
		（1）三点步：手杖先向前一小步，患腿迈出，健腿跟上。以健腿为重心支撑，身体略向健侧倾斜，可减轻患侧负重	5		
		（2）两点步：手杖与患腿同时向前迈出，健腿跟上	5		
		7. 协助患者返回病床取舒适体位	5		
		8. 手消毒，再次核对，PDA 扫描工号	5		
		9. 询问患者的感受，交代注意事项	5		
操作后	5	1. 整理床单位，观察病情 2. 洗手、记录	3 2	其余一项不符合要求扣1分	
评价	5	1. 查对规范，操作准确、熟练、节力，步骤正确 2. 爱伤观念强，患者无不适，与患者沟通有效 3. 操作时间10分钟	1 2 2	操作不熟练扣2分 操作时间每延长30秒扣1分	
理论提问	5	助行器应用指导训练的健康教育有哪些	5	少一条，扣1分	
合计	100				

理论提问

助行器应用指导训练的健康教育有哪些？

答：①使用助行器时应确保安全，步态训练应先在双杠内进行，再练习使用拐杖行走，最后再独立行走；②根据患者的实际需要选择步行器，患者使用助行器进行功能训练时，护士必须评估病情，有效的监督和指导；③老年人使用步行车时因有4个轮，移动容易，但要注意安全防范，指导患者身体应保持与地面垂直，防止滑倒；④使用助行器时患者腋下、肘部、腕部等部位长期受压，容易造成压疮伤，应多观察，及早预防。

（安贝贝）

第二十三节　中医护理技术操作考核评分标准

一、耳穴贴压技术操作考核评分标准

科室＿＿＿＿＿＿　姓名＿＿＿＿＿　考核人员＿＿＿＿＿　考核日期：　　年　月　日

项目	总分	技术操作要求	标分	评分标准	扣分
仪表	5	仪表、着装符合护士礼仪规范	5	一项不符合要求扣1分	
操作前准备	8	1. 洗手 2. 核对医嘱、执行单 3. 备齐用物，用物放置合理、有序，依次检查所备用物，保证安全有效	1 5 2	未核对扣5分 其余一项不符合要求扣1分	

项目	总分	技术操作要求	标分	评分标准	扣分
		治疗车上层：PDA，治疗盘内放耳穴贴、75% 乙醇棉球、止血钳（或镊子）1 把、探棒，必要时可备耳穴模型、速干手消毒剂 治疗车下层：弯盘、医疗垃圾袋、生活垃圾袋			
安全评估	12	1. 携用物至床旁，PDA 扫描患者手腕带，查看床头牌、询问患者，核对信息是否一致，并再次核对执行单内容 2. 解释操作的目的、方法，了解患者的病情、意识状态及对疼痛的耐受程度 3. 观察患者耳部皮肤情况，有无胶布、药物过敏等，避开局部皮肤感染、破溃、冻伤、瘢痕处 4. 环境整洁、安静、光线明亮 5. 与患者沟通时语言规范、态度和蔼	5 3 2 1 1	未核对扣 5 分 未使用 PDA 扣 3 分 未查对床头牌、手腕带、患者各扣 3 分 查对患者姓名不规范扣 3 分 其余一项不符合要求扣 1 分	
操作过程	60	1. 协助患者取舒适体位，充分暴露耳部 2. 定穴：观察耳穴的反应点，探查耳穴的敏感点，操作者一手持耳轮后上方，另一手持探棒由上而下在选区内找敏感点，确定贴压部位 3. 再次核对患者、手腕带、执行单 4. 消毒：用 75% 乙醇棉球自上而下、由内到外、从前到后消毒耳部皮肤 5. 穴位贴压：用止血钳（或镊子）夹住耳穴贴贴敷于选好的耳穴上，适当按压，使患者产生热、麻、胀、痛的感觉 6. 手消毒 7. 再次核对，PDA 扫描工号 8. 观察局部皮肤，询问患者有无热、麻、胀、痛的感觉 9. 告知患者按压方法、频次、注意事项（按压频次每日 3～5 次，每次每穴 0.5～2 分钟，留置时间夏季 1～3 天、冬季 3～7 天）	5 15 5 10 10 2 5 3 5	未核对扣 3 分 选穴错误每处扣 2 分 棉球过湿或过干扣 1 分 消毒方法不正确扣 3 分 贴压方法不正确扣 5 分 贴压过程中未随时询问患者的感受扣 5 分 其余一项不符合要求扣 1 分	
操作后	5	1. 协助患者取舒适卧位、整理床单位 2. 根据院感防控标准，正确处理物品 3. 洗手、记录	2 1 2	其余一项不符合要求扣 1 分	
评价	5	1. 选穴准确、操作熟练 2. 患者体位合理，感觉舒适，无不良反应 3. 操作时间 5 分钟	2 1 2	操作不熟练扣 2 分 一项不符合要求扣 1 分	
理论提问	5	1. 耳穴贴压应用目的是什么 2. 耳穴贴压的注意事项有哪些	5	少一条，扣 1 分	
合计	100		100		

理论提问：

1. 耳穴贴压应用目的是什么？

答：通过对耳部穴位的刺激能够疏通经络，调整脏腑气血功能，促进机体的阴阳平衡，达到防治疾病、改善症状的目的。

2. 耳穴贴压的注意事项有哪些？

答：①贴压部位皮肤有炎症、破溃、冻伤者禁用；②应每次选择一侧耳穴，双侧耳穴轮流使用；③乙醇过敏者用 0.9% 生理盐水代替；④孕妇、婴幼儿患者及皮肤过敏者禁用；⑤留置期间应防止胶布脱落或污染；⑥侧卧耳部感觉不适时，可适当调整体位；⑦若出现胶布松动、脱落、疼痛不能耐受，及时告知医务人员。

（孙美凤）

二、中药穴位贴敷技术操作考核评分标准

科室＿＿＿＿＿＿＿　姓名＿＿＿＿＿　考核人员＿＿＿＿＿＿　考核日期：　　年　月　日

项目	总分	技术操作要求	标分	评分标准	扣分
仪表	5	仪表、着装符合护士礼仪规范	5	一项不符合要求扣 1 分	
操作前准备	8	1. 洗手 2. 核对医嘱、执行单 3. 备齐用物，用物放置合理、有序，依次检查所备用物，保证安全有效 治疗车上层：PDA、治疗盘内放置中药穴位贴、治疗碗内备 0.9% 生理盐水棉球，必要时 75% 乙醇棉球、速干手消毒剂 治疗车下层：弯盘、医疗垃圾袋、生活垃圾袋	1 5 2	未核对扣 3 分 物品准备每少一样扣 1 分 其余一项不符合要求扣 1 分	
安全评估	12	1. 携用物至床旁，PDA 扫描患者手腕带，查看床头牌、询问患者，核对信息是否一致，并再次核对执行单内容 2. 解释操作的目的、方法，了解患者的病情、既往史及药物过敏史、意识状态、指导患者配合 3. 观察贴敷部位皮肤情况，有无炎症、破溃的部位 4. 环境安静、整洁、温度适宜 5. 与患者沟通时语言规范、态度和蔼	5 2 3 1 1	未核对扣 5 分 未使用 PDA 扣 3 分 未查对床头牌、手腕带、患者各扣 3 分 查对患者姓名不规范扣 3 分 其余一项不符合要求扣 1 分	
操作过程	60	1. 协助患者取舒适体位，充分暴露贴敷部位，必要时用屏风遮挡，调节室温适宜 2. 定穴：确定俞穴部位，按取穴方法，确定穴位或部位 3. 核对患者、手腕带、执行单 4. 清洁皮肤：0.9% 生理盐水棉球清洁选穴处皮肤，必要时用 75% 乙醇棉球脱脂 5. 贴敷：将中药穴位贴贴敷于穴位上，适当按摩贴敷部位数秒钟，力度适中 6. 手消毒	5 15 5 5 15 2	未核对扣 5 分 选穴错误每处扣 2 分 未保护患者隐私扣 3 分 贴敷过程中未随时询问患者的感受扣 5 分 其余一项不符合要求扣 1 分	

项目	总分	技术操作要求	标分	评分标准	扣分
		7. 再次核对，PDA 扫描工号	5		
		8. 观察贴敷处皮肤，询问患者有无不适的感觉	5		
		9. 告知患者注意事项	3		
操作后	5	1. 协助患者取舒适卧位、整理床单位	2	一项不符合要求扣 1 分	
		2. 正确处理用物	1		
		3. 洗手，记录	2		
评价	5	1. 选穴准确、操作熟练	2	一项不符合要求扣 1 分	
		2. 患者体位合理，感觉舒适，无不良反应	1		
		3. 操作时间 5 分钟	2		
理论提问	5	1. 中药穴位贴敷应用目的是什么 2. 中药穴位贴敷的注意事项有哪些	5	少一条，扣 1 分	
合计	100		100		

理论提问：

1. 中药穴位贴敷应用目的是什么？

答：通过刺激穴位，激发经气，达到通经活络、清热解毒、活血化瘀、消肿止痛、行气消痞、扶正强身的目的。

2. 中药穴位贴敷的注意事项有哪些？

答：①评估操作环境，患者体位，贴敷部位皮肤的情况；②充分暴露贴敷部位，同时注意保暖并保护隐私；③观察局部及全身情况，贴敷后适当按摩贴敷穴位，若出现红疹、瘙痒、水疱等过敏现象，及时停止使用，报告医师，配合医师处理；④孕妇、婴幼儿患者及皮肤过敏者禁用；⑤药膏的摊制厚度要均匀，一般以 0.2～0.3cm 为宜，并保持一定的湿度；⑥贴敷期间应避免食用寒凉、过咸的食物，避免烟酒、海味、辛辣及牛羊肉等食物。

（孙美凤）

第4章 分级防护技术

第一节 分级防护技术操作考核评分标准

一、一般防护技术操作考核评分标准

科室＿＿＿＿＿＿＿ 姓名＿＿＿＿＿ 考核人员＿＿＿＿＿＿ 考核日期： 年 月 日

项目		总分	技术操作要求	标分	评分标准	扣分
仪表		5	仪表、着装符合护士礼仪规范	5	一项不符合要求扣2分	
操作前准备		5	1. 洗手，必要时更换刷手服 2. 备齐用物，用物放置合理、有序，依次检查所备物品，保证安全有效：一次性帽子、医用外科口罩、手套、速干手消毒剂。另备穿衣镜、脚踩式医疗垃圾桶	2 3	一项不符合要求扣1分	
安全评估		12	1. 隔离种类，防护级别 2. 工作区域 3. 环境整洁、安静，宽敞，光线明亮	5 5 2	一项不符合要求扣1分	
操作过程	穿防护用品	30	1. 着工作服、护士鞋 2. 手消毒 3. 检查医用外科口罩有无破损，系带是否牢固 4. 正确识别口罩的正反面和上下面（深色朝外、浅色朝内），金属条朝上 5. 将口罩罩住口鼻及下颌，将上带经耳上方系于头顶中部 6. 将口罩下缘拉至下颌下方，将下带系于颈后 7. 调整舒适位置，松紧适宜 8. 塑鼻夹，将双手指尖放在金属条鼻夹上，沿鼻梁从中间位置开始用手指向内按鼻夹，并分别向两侧移动和按压，根据鼻梁的形状塑造鼻夹 9. 双手撑开帽子，将帽子由额前置于脑后，罩于头部，盖住耳朵，把所有头发都包裹在内，避免头发外露 10. 安全评估：必要时戴手套	1 2 2 2 5 5 2 5 5 1	口罩戴反扣2分 口罩系带顺序颠倒扣2分 未罩住口鼻扣3分 未拉至颌下扣3分 口罩过松扣2分 未塑鼻夹扣5分 帽子未盖住耳朵扣3分 头发外露扣3分 其余一项不符合要求扣1分	

项目	总分	技术操作要求	标分	评分标准	扣分
脱防护用品	30	1. 手消毒 2. 双手伸入帽子，从帽子内部撑开，从前向后取下帽子，避免手碰触帽子外侧污染面 3. 投入医疗垃圾桶 4. 手消毒 5. 先解开口罩下带，再解上带 6. 手持系带，避免碰触口罩外侧污染面 7. 投入医疗垃圾桶 8. 手消毒（优选流动水洗手） 9. 安全评估：佩戴新口罩、帽子	2 5 3 2 5 5 3 2 3	口罩系带顺序颠倒扣2分 手碰触口罩、帽子外侧污染面一次扣3分 垃圾外露一次扣3分 一项不符合要求扣2分	
操作后	5	1. 用物处置方法正确 2. 环境消杀、记录	3 2	一项不符合要求扣2分	
评价	8	1. 动作熟练、轻柔，符合操作程序 2. 口罩、帽子佩戴合适 3. 清洁区污染区的概念清楚 4. 操作时间5分钟	2 2 2 2	一项不符合要求扣2分 操作时间每延长30秒扣1分	
理论提问	5	1. 医院感染控制基本要求及原则是什么 2. 分级防护是什么 3. 一般防护适用范围是什么 4. 一般防护用品有哪些	5	少一条，扣1分	
合计	100				

理论提问：

1. 医院感染控制基本要求及原则是什么？

答：医务人员按照标准预防原则，根据医疗操作可能的传播风险，做好个人防护、环境管理、物体表面清洁消毒和医疗废物管理等医院感染控制工作，降低医院感染发生风险。①标准预防原则：针对医院所有患者和医务人员采取的一组预防感染措施，适用于不同工作区域和岗位的全体医务人员；②标准预防核心：是指基于患者血液、体液、分泌物（不包括汗液）、排泄物、非完整皮肤和黏膜均可能含有感染性因子的原则，为降低医院感染发生风险所采取的一组防控措施；③标准预防应用：做好诊区、病区（房）的环境管理的基础上，根据工作中暴露的风险，规范科学的选择防护用品，严格落实《医务人员手卫生规范》等感染控制措施的要求。

2. 分级防护是什么？

答：在严格落实标准预防的基础上，根据接诊患者疾病的传播途径，参照《医院隔离技术规范》（WS/T311）选择强化接触传播、飞沫传播和（或）空气传播的感染防控，严格落实戴医用外科口罩／医用防护口罩、戴乳胶手套等隔离要求。

3. 一般防护适用范围是什么？

答：一般防护适用于普通门（急）诊、普通病房的医务工作者。

4. 一般防护用品有哪些?

答：一般防护用品主要包括医用外科口罩、一次性工作帽、工作服、必要时一次性乳胶手套或丁腈手套。

（脱　森　陈　蕾）

二、一级防护技术操作考核评分标准

科室＿＿＿＿＿＿　姓名＿＿＿＿＿　考核人员＿＿＿＿＿＿　考核日期：　年　月　日

项目		总分	技术操作要求	标分	评分标准	扣分
仪表		5	仪表、着装符合护士礼仪规范	5	一项不符合要求扣2分	
操作前准备		5	1. 洗手，必要时更换刷手服	2	一项不符合要求扣1分	
			2. 备齐用物，用物放置合理、有序，依次检查所备物品：一次性帽子、医用外科口罩、一次性隔离衣、手套、速干手消毒剂，必要时备鞋套	3		
			另备：穿衣镜、脚踩式医疗垃圾桶			
安全评估		12	1. 隔离种类，防护级别，工作区域	5	防护不正确扣5分	
			2. 选择合适型号，检查有效期及符合质量标准，保证安全有效，有无破损、无潮湿	5	其余一项不符合要求扣1分	
			3. 环境整洁、安静、宽敞，光线明亮	2		
操作过程	穿防护用品	30	1. 更换刷手服（将上衣下缘扎进裤子），工作鞋	1	上衣未扎进裤子扣1分	
			2. 手消毒	2	手消毒不规范扣一次2分	
			3. 检查医用外科口罩有无破损，系带是否牢固	1	口罩戴反扣2分	
			4. 正确识别口罩的正反面和上下面（深色朝外、浅色朝内），金属条朝上	2	口罩系带顺序颠倒扣1分	
			5. 将口罩罩住口鼻，将上带经耳上方系于脑后	1	未罩住口鼻扣1分	
			6. 将口罩下缘拉至下颌下方，将下带系于颈后	1	未拉至颌下扣1分	
			7. 调整舒适位置，松紧适宜	2	口罩过松扣2分	
			8. 塑鼻夹，将双手指尖放在金属条上，沿鼻梁从中间位置开始用手指向内按鼻夹，并分别向两侧移动和按压，根据鼻梁的形状塑造鼻夹	3	未塑鼻夹扣2分 帽子未盖住耳朵扣1分	
			9. 双手撑开帽子，将帽子由额前置于脑后，罩于头部，盖住耳朵，把所有头发都包裹在内，避免头发外露	2	头发外露扣1分 隔离衣触地扣2分 腰带不打结扣2分	
			10. 查看一次性隔离衣有效期，打开隔离衣检查有无破损，衣服和系带不能触及地面	2	未打活结扣1分 隔离衣过松扣2分	
			11. 右手持衣领，左手伸入衣袖，右手拉衣领，露出左手	1	手套未包住衣袖扣1分 其余一项不符合要求扣1分	
			12. 左手持衣领，右手伸入衣袖，左手拉衣领，露出右手	1		
			13. 双手沿衣领边缘向后将领带系好，松紧适宜	2		
			14. 双手指捏住隔离衣的边缘至背后对齐，宽余部分向一侧折叠，遮住刷手服	3		

续表

项目	总分	技术操作要求	标分	评分标准	扣分
		15. 一手按住折叠处，另一手将腰带拉至背后交叉系好（或背后交叉回到侧边打一活结）	2		
		16. 戴手套，选择合适型号，检查有效期及外包装密闭性，打开手套包装，检查手套是否漏气，佩戴手套	2		
		17. 戴手套时把隔离衣袖口完全包裹	1		
		18. 安全评估：必要时穿鞋套	1		
脱防护用品	30	1. 手消毒	2	手消毒不规范扣一次2分	
		2. 解开领带，解开腰带在前面打一活结	2	隔离衣污染面触及帽子、口罩及刷手服一次扣2分	
		3. 双手交叉，抓住肩部将隔离衣翻转拉下，将污染面包裹在清洁面的里面，污染面不得触碰刷手服，连同手套一起脱下，投入医疗垃圾桶	2		
		4. 手消毒	2	口罩系带顺序颠倒扣2分	
		5. 双手伸入一只鞋套内侧，将鞋套翻转脱下，投入医疗垃圾桶（同法脱对侧）	5	手碰触污染面外侧一次扣3分	
		6. 手消毒	2	开关垃圾桶声音过大扣2分	
		7. 双手伸入帽子，从帽子内部撑开，从前向后取下帽子，避免手碰触帽子外侧污染面，投入医疗垃圾桶	5	垃圾外露一次扣3分 其余一项不符合要求扣1分	
		8. 手消毒	2		
		9. 先解开口罩下带，再解上带	2		
		10. 手持系带，避免碰触口罩外侧污染面，投入医疗垃圾桶	3		
		11. 手消毒（优选流动水洗手）	2		
		12. 安全评估：佩戴新口罩、帽子	1		
操作后	5	1. 用物处置方法正确	3	一项不符合要求扣2分	
		2. 环境消杀、记录	2		
评价	8	1. 穿、脱隔离衣时，未污染清洁部位	2	一项不符合要求扣2分 操作时间每延长30秒扣1分	
		2. 动作熟练、准确，符合操作程序	2		
		3. 清洁区、污染区的概念清楚	2		
		4. 操作时间10分钟	2		
理论提问	5	1. 一级防护适用范围是什么 2. 一级防护用品有哪些	5	少一条，扣1分	
合计	100				

理论提问：

1. 一级防护适用范围是什么？

答：一级防护适用于中高风险地区医疗机构的预检分诊点，急诊留观区，口腔科门诊，重症监护病房，密切接触者医学观察区，医务人员医学观察区，隔离病区的潜在污染区工作人员，以及进行普通患者手术，医疗废物转运等工作人员。

2. 一级防护用品有哪些？

答：一级防护用品主要包括医用外科口罩、一次性工作帽、工作服、一次性隔离衣、一次性乳胶手套或丁腈手套等。

（脱　森　陈　蕾）

三、二级防护技术操作考核评分标准（一次性隔离衣）

科室_____　姓名_____　考核人员_____　考核日期：　　年　月　日

项目		总分	技术操作要求	标分	评分标准	扣分
仪表		5	仪表、着装符合护士礼仪规范	5	一项不符合要求扣 2 分	
操作前准备		5	1. 洗手，必要时更换刷手服 2. 备齐用物，用物放置合理、有序，依次检查所备物品：一次性帽子、医用外科口罩、医用防护口罩、一次性隔离衣、护目镜或一次性面屏、鞋套、靴套、手套、速干手消毒剂。另备穿衣镜及脚踩式医疗垃圾桶，必要时专用回收容器	2 3	一项不符合要求扣 1 分	
安全评估		12	1. 隔离种类，防护级别，工作区域 2. 选择合适型号，检查有效期及符合质量标准，保证安全有效，有无破损、潮湿 3. 环境整洁、安静、宽敞，光线明亮	5 5 2	一项不符合要求扣 1 分	
操作过程	穿防护用品	30	1. 更换刷手服（将上衣下缘扎进裤子），工作鞋 2. 手消毒 3. 检查医用防护口罩有效期及外包装密闭性，打开口罩，检查有无破损，系带是否牢固 4. 左手托住防护口罩，有鼻夹的一面背向外，罩住口、鼻及下颌，贴合面部 5. 右手将下方系带拉过头顶，放在颈后双耳下，再将上方系带拉至脑后 6. 调整舒适位置，松紧适宜 7. 塑鼻夹，将双手指尖放在金属鼻夹上，从中间位置开始用手指向内按鼻夹，并分别向两侧移动和按压，根据鼻梁的形状塑造鼻夹 8. 检查口罩密合性，（操作同时进行口述）双手捂住口罩快速呼气或吸气，口罩略微鼓起或塌陷，若鼻夹附近有漏气应重新塑鼻夹，若漏气位于四周应调整系带及塑鼻夹，调整到不漏气为止 9. 双手撑开帽子，将帽子由额前置于脑后，罩于头部，盖住耳朵，把所有头发都包裹在内，避免头发外露 10. 戴内层手套，选择合适型号，检查有效期及外包装密闭性，打开手套包装，检查手套是否漏气，佩戴手套	1 2 1 1 1 2 3 2 2 1	上衣未扎进裤子扣 1 分 手消毒不规范扣一次 2分 口罩戴反扣 2 分 口罩系带顺序颠倒扣 1分 未罩住口鼻扣 1 分 未拉至颌下扣 1 分 口罩过松扣 2 分 未塑鼻夹扣 2 分 未检查口罩密合性扣 2分 帽子未盖住耳扣 1 分 头发外露扣 1 分 隔离衣触地扣 2 分 腰带不打结扣 2 分 未打活结扣 1 分 隔离衣过松扣 2 分 手套未包住衣袖扣 1 分 防护服帽子未盖住一次性帽子扣 1 分	

项目	总分	技术操作要求	标分	评分标准	扣分
		11. 穿鞋套，包住工作鞋	1	靴套未包住裤筒扣1分	
		12. 查看一次性隔离衣有效期，打开隔离衣检查有无破损，衣服和系带不能触及地面	2	护目镜或面屏佩戴不合适扣2分	
		13. 右手持衣领，左手伸入衣袖，右手拉衣领，露出左手	1	未检查完整性扣2分 其余一项不符合要求扣1分	
		14. 左手持衣领，右手伸入衣袖，左手拉衣领，露出右手	1		
		15. 双手沿衣领边缘向后将领带系好，松紧适宜	1		
		16. 双手指捏住隔离衣的边缘至背后对齐，宽余部分向一侧折叠，遮住刷手服	1		
		17. 一手按住折叠处，另一手将腰带拉至背后交叉系好（或背后交叉回到侧边打一活结）	1		
		18. 戴外层手套，选择合适型号，检查有效期及外包装密闭性，打开手套包装，检查手套是否漏气，佩戴手套	1		
		19. 戴手套时把隔离衣袖口完全包裹	1		
		20. 穿靴套，包裹住刷手服裤筒，松紧适宜，避免靴套滑落	1		
		21. 佩戴护目镜或防护面屏前检查有无破损，系带是否牢固，必要时做防雾处理；佩戴护目镜或防护面屏于眼部和头部合适部位，调节松紧度，保证舒适、贴合、牢固	2		
		22. 检查穿戴完整性	1		
脱防护用品	30	进入第一脱摘间 1. 手消毒	1	污染面触及清洁部分一次扣2分 口罩系带顺序颠倒扣2分 手碰触污染面外侧一次扣2分 开关垃圾桶声音过大扣2分 垃圾外露一次扣2分 其余一项不符合要求扣1分	
		2. 双手拉护目镜或面屏侧方系带，身体前倾，低头、闭眼，将护目镜或防护面屏轻轻摘下，复用物品放入指定专用回收容器中，一次性物品投入医疗垃圾桶	3		
		3. 手消毒	1		
		4. 解开靴套系带，双手持一只靴套外侧，将外层靴套翻转脱下，投入医疗垃圾桶（同法脱对侧）	2		
		5. 手消毒	1		
		6. 解开领带，解开腰带在前面打一活结	1		
		7. 双手交叉，抓住肩部将隔离衣翻转拉下，污染面向里，连同外层手套一起脱下，投入医疗垃圾桶，污染面不得触碰清洁部位	5		
		8. 手消毒	1		
		进入第二脱摘间 9. 手消毒	1		
		10. 双手伸入一只鞋套内侧，将内层鞋套翻转脱下，投入医疗垃圾桶（同法脱对侧）	1		

续表

项目	总分	技术操作要求	标分	评分标准	扣分
		11. 手消毒	1		
		12. 摘内层手套，投入医疗垃圾桶	1		
		13. 手消毒	1		
		14. 双手伸入帽子，从帽子内部撑开，从前向后取下帽子，避免手碰触帽子外侧污染面，投入医疗垃圾桶	2		
		15. 手消毒	1		
		16. 双手将医用防护口罩下带摘下，一手拉住下带，另一只手再摘下上带，用手指捏住口罩的系带投入医疗废物容器中，不要接触口罩前面（污染面）	5		
		17. 手消毒（优选流动水洗手）	1		
		18. 戴一次性医用外科口罩。戴近视眼镜者清洗或消毒眼镜	1		
操作后	5	1. 用物处置方法正确 2. 环境消杀、记录	3 2	一项不符合要求扣2分	
评价	8	1. 穿、脱隔离衣时，未污染面部、颈部 2. 动作熟练、准确，符合操作程序 3. 清洁区污染区的概念清楚 4. 操作时间15分钟	2 2 2 2	一项不符合要求扣2分 操作时间每延长30秒扣1分	
理论提问	5	1. 二级防护适用范围是什么 2. 二级防护用品有哪些	5	少一条，扣1分	
合计	100				

理论提问：

1. 二级防护适用范围是什么？

答：二级防护适用于发热门诊及隔离病区内，隔离重症病区，疑似及确诊患者影像检查及检验，消毒供应中心对新冠病区物品回收、清点及清洗时，疑似及确诊患者转运、陪检、尸体处置时，为疑似或确诊患者手术，新冠核酸检测时采用二级防护措施。

2. 二级防护用品有哪些？

答：二级防护主要防护用品有医用防护口罩、护目镜或防护面屏、一次性工作帽、一次性隔离衣或防护服、一次性乳胶手套或丁腈手套、鞋套等。

（脱　森　陈　蕾）

四、二级防护技术操作考核评分标准（医用防护服）

科室＿＿＿＿＿　姓名＿＿＿＿＿　考核人员＿＿＿＿＿　考核日期：　年　月　日

项目	总分	技术操作要求	标分	评分标准	扣分
仪表	5	仪表、着装符合护士礼仪规范	5	一项不符合要求扣2分	

项目		总分	技术操作要求	标分	评分标准	扣分
操作前准备		5	1. 洗手，必要时更换刷手服 2. 备齐用物，用物放置合理、有序，依次检查所备物品：一次性帽子、医用外科口罩、医用防护口罩、医用防护服、护目镜或一次性面屏、鞋套、靴套、手套、速干手消毒剂。另备：穿衣镜及脚踩式医疗垃圾桶，必要时专用回收容器	2 3	一项不符合要求扣1分	
安全评估		12	1. 隔离种类，防护级别，工作区域 2. 选择合适型号，检查有效期及符合质量标准，保证安全有效，有无破损、无潮湿 3. 环境整洁、安静、宽敞，光线明亮	5 5 2	一项不符合要求扣1分	
操作过程	穿防护用品	30	1. 更换刷手服（将上衣下缘扎进裤子），工作鞋 2. 手消毒 3. 检查医用防护口罩有效期及外包装密闭性，打开口罩，检查有无破损，系带是否牢固 4. 左手托住防护口罩，有鼻夹的一面背向外，罩住口、鼻及下颌，贴合面部 5. 右手将下方系带拉过头顶，放在颈后双耳下，再将上方系带拉至脑后 6. 调整舒适位置，松紧适宜 7. 塑鼻夹，将双手指尖放在金属鼻夹上，从中间位置开始用手指向内按鼻夹，并分别向两侧移动和按压，根据鼻梁的形状塑造鼻夹 8. 检查口罩密合性，（操作同时进行口述）双手捂住口罩快速呼气或吸气，口罩略微鼓起或塌陷；若鼻夹附近有漏气应重新塑鼻夹，若漏气位于四周应调整系带及塑鼻夹，调整到不漏气为止 9. 双手撑开帽子，将帽子由额前置于脑后，罩于头部，盖住耳朵，把所有头发都包裹在内，避免头发外露 10. 戴内层手套，选择合适型号，检查有效期及外包装密闭性，打开手套包装，检查手套是否漏气，佩戴手套 11. 穿鞋套，包住工作鞋 12. 选择合适型号防护服，查看有效期及密闭性，打开防护服检查有无破损 13. 将拉链拉至底端，防护服不能触及地面 14. 先穿下衣，再穿上衣，戴帽子（防护服帽子要完全盖住一次性帽子），拉上拉链 15. 戴外层手套，选择合适型号，检查有效期及外包装密闭性，打开手套包装，检查手套是否漏气，佩戴手套	1 2 1 1 1 2 3 2 2 1 1 1 2 1 1	上衣未扎进裤子扣1分 手消毒不规范扣一次2分 口罩戴反扣2分 口罩系带顺序颠倒扣1分 未罩住口鼻扣1分 未拉至颌下扣1分 口罩过松扣2分 未塑鼻夹扣2分 未检查口罩密合性扣2分 帽子未盖住耳朵扣1分 头发外露扣1分 防护服触地扣2分 手套未包住衣袖扣1分 防护服帽子未盖住一次性帽子扣1分 靴套未包住裤筒扣1分 护目镜或面屏佩戴不合适扣2分 未检查完整性和完整性扣1分 未贴封条扣2分 防护服颈部遮挡口罩扣2分 其余一项不符合要求扣1分	

续表

项目	总分	技术操作要求	标分	评分标准	扣分
		16. 戴手套时把防护服袖口完全包裹	1		
		17. 穿靴套，包裹住防护服裤筒，松紧适宜，避免靴套滑落	1		
		18. 佩戴护目镜或防护面屏前检查有无破损，系带是否牢固，必要时做防雾处理；佩戴护目镜或防护面屏于眼部和头部合适部位，调节松紧度，保证舒适、贴合、牢固	2		
		19. 检查穿戴完整性，活动下蹲检查防护服的延展性	1		
		20. 密封拉链口，注意防护服的颈部不能遮挡医用防护口罩	2		
		21. 安全评估：必要时外面增加一次性隔离衣和手套	1		
脱防护用品	30	进入第一脱摘间 1. 手消毒	1	污染面触及清洁部分一次扣2分 口罩系带顺序颠倒扣2分 手碰触污染面外侧一次扣2分 开关垃圾桶声音过大扣2分 垃圾外露一次扣2分 其余一项不符合要求扣1分	
		2. 双手拉护目镜或面屏侧方系带，身体前倾，低头、闭眼，将护目镜或防护面屏轻轻摘下，复用物品放入指定专用回收容器中，一次性物品投入医疗垃圾桶	3		
		3. 手消毒	1		
		4. 解开靴套系带	1		
		5. 手消毒	1		
		6. 解开密封胶条，拉开拉链至底端，左手持防护服密封条顶端，右手持帽子外缘，向上提拉翻帽脱离头部	2		
		7. 双手从后方由上向下脱防护服，边脱边卷，污染面向里，直至连同靴套、外层手套全部脱下，投入医疗废物容器中，污染面不得触碰清洁部位	5		
		8. 手消毒 进入第二脱摘间	1		
		9. 手消毒	1		
		10. 双手伸入一只鞋套内侧，将内层鞋套翻转脱下，投入医疗垃圾桶（同法脱对侧）	2		
		11. 摘内层手套，投入医疗垃圾桶	1		
		12. 手消毒	1		
		13. 双手伸入帽子，从帽子内部撑开，从前向后取下帽子，避免手碰触帽子外侧污染面，投入医疗垃圾桶	2		
		14. 手消毒	1		
		15. 双手将医用防护口罩下带摘下，一手拉住下带，另一只手再摘下上带，用手指捏住口罩的系带投入医疗废物容器中，不要接触口罩前面（污染面）	5		
		16. 手消毒（优选流动水洗手）	1		
		17. 戴一次性医用外科口罩。戴近视眼镜者清洗或消毒眼镜	1		

续表

项目	总分	技术操作要求	标分	评分标准	扣分
操作后	5	1. 用物处置方法正确 2. 环境消杀、记录	3 2	一项不符合要求扣2分	
评价	8	1. 穿、脱隔离衣时，未污染面部、颈部 2. 动作熟练、准确，符合操作程序 3. 清洁区污染区的概念清楚 4. 操作时间15分钟	2 2 2 2	一项不符合要求扣2分 操作时间每延长30秒 扣1分	
理论提问	5	1. 二级防护适用范围是什么 2. 二级防护用品有哪些	5	少一条，扣1分	
合计	100				

理论提问：

1. 二级防护适用范围是什么？

答：二级防护适用于发热门诊及隔离病区内，隔离重症病区，疑似及确诊患者影像检查及检验，消毒供应中心对新冠病区物品回收、清点及清洗时，疑似及确诊患者转运、陪检、尸体处置时，为疑似或确诊患者手术，新冠核酸检测时采用二级防护措施。

2. 二级防护用品有哪些？

答：二级防护主要防护用品：医用防护口罩、护目镜或防护面屏、一次性工作帽、一次性隔离衣或防护服、一次性乳胶手套或丁腈手套、鞋套等。

（脱森 陈蕾）

五、三级防护技术操作考核评分标准

科室_____ 姓名_____ 考核人员_____ 考核日期： 年 月 日

项目	总分	技术操作要求	标分	评分标准	扣分
仪表	5	仪表、着装符合护士礼仪规范	5	一项不符合要求扣2分	
操作前准备	5	1. 洗手，必要时更换刷手服 2. 备齐用物，用物放置合理、有序，依次检查所备物品：一次性帽子、医用外科口罩、医用防护口罩、医用防护服、全面防护型呼吸防护器或正压头套、鞋套、靴套、手套、速干手消毒剂 另备：穿衣镜及脚踩式医疗垃圾桶，必要时专用回收容器	2 3	一项不符合要求扣1分	
安全评估	12	1. 隔离种类，防护级别，工作区域 2. 选择合适型号，检查有效期及符合质量标准，保证安全有效，有无破损、无潮湿 3. 安全评估：检查全面防护型呼吸防护器或正压头套处于完好备用状态，电量充足，送风良好 4. 环境整洁、安静、宽敞，光线明亮	3 5 3 1	未口述防护分级和工作区域各扣2分 其余一项不符合要求扣1分	

项目		总分	技术操作要求	标分	评分标准	扣分
操作过程	穿防护用品	30	1. 更换刷手服（将上衣下缘扎进裤子），工作鞋	1	上衣未扎进裤子扣1分	
			2. 手消毒	2	手不规范扣一次2分	
			3. 检查医用防护口罩有效期及外包装密闭性，打开口罩，检查有无破损，系带是否牢固	1	口罩戴反扣2分 口罩系带顺序颠倒扣1分	
			4. 左手托住防护口罩，有鼻夹的一面背向外，罩住口、鼻及下颌，贴合面部	1	未罩住口鼻扣1分	
			5. 右手将下方系带拉过头顶，放在颈后双耳下，再将上方系带拉至脑后	1	未拉至颌下扣1分 口罩过松扣2分	
			6. 调整舒适位置，松紧适宜	2	未塑鼻夹扣2分	
			7. 塑鼻夹，将双手指尖放在金属鼻夹上，从中间位置开始用手指向内按鼻夹，并分别向两侧移动和按压，根据鼻梁的形状塑造鼻夹	3	未检查口罩密合性扣2分 帽子未盖住耳扣1分	
			8. 检查口罩密合性，（操作同时进行口述）双手捂住口罩快速呼气或吸气，口罩略微鼓起或塌陷；若鼻夹附近有漏气应重新塑鼻夹，若漏气位于四周应调整系带及塑鼻夹，调整到不漏气为止	2	头发外露扣1分 防护服触地扣2分 手套未包住衣袖扣1分 防护服帽子未盖住一次性帽子扣1分	
			9. 双手撑开帽子，将帽子由额前置于脑后，罩于头部，盖住耳朵，把所有头发都包裹在内，避免头发外露	2	靴套未包住裤筒扣1分 未检查完整性和完整性扣1分	
			10. 戴内层手套，选择合适型号，检查有效期及外包装密闭性，打开手套包装，检查手套是否漏气，佩戴手套	1	未贴封条扣2分 防护服颈部遮挡口罩扣2分	
			11. 穿鞋套，包住工作鞋	1	全面防护型呼吸防护器或正压头套佩戴不合适扣2分	
			12. 选择合适型号防护服，查看有效期及密闭性，打开防护服检查有无破损	1	其余一项不符合要求扣1分	
			13. 将拉链拉至底端，防护服不能触及地面	2		
			14. 先穿下衣，再穿上衣，戴帽子（防护服帽子要完全盖住一次性帽子），拉上拉链	1		
			15. 戴外层手套，选择合适型号，检查有效期及外包装密闭性，打开手套包装，检查手套是否漏气，佩戴手套	1		
			16. 戴手套时把防护服袖口完全包裹	1		
			17. 穿靴套，包裹住防护服裤筒，松紧适宜，避免靴套滑落	1		
			18. 检查穿戴完整性，活动下蹲检查防护服的延展性	1		
			19. 密封拉链口，注意防护服的颈部不能遮挡医用防护口罩	2		
			20. 佩戴全面防护型呼吸防护器或正压头套，置于眼部和头部合适部位，调节舒适度，检查有无戴牢；打开送风器开关，确保送风状态良好	2		
			21. 安全评估：必要时外面增加一次性隔离衣和手套	1		

项目	总分	技术操作要求	标分	评分标准	扣分
脱防护用品	30	进入第一脱摘间 1. 手消毒 2. 关闭送风器开关，身体前倾，低头、闭眼，将全面防护型呼吸防护器或正压头套轻轻摘下，复用物品放入指定专用回收容器中，一次性物品投入医疗垃圾桶 3. 手消毒 4. 解开靴套系带 5. 手消毒 6. 解开密封胶条，拉开拉链至底端，左手持防护服密封条顶端，右手持帽子外缘，向上提拉翻帽脱离头部 7. 双手从后方由上向下脱防护服，边脱边卷，污染面向里，直至连同靴套、外层手套全部脱下，投入医疗废物容器中，污染面不得触碰清洁部位 8. 手消毒 进入第二脱摘间 9. 手消毒 10. 双手伸入一只鞋套内侧，将内层鞋套翻转脱下，投入医疗垃圾桶（同法脱对侧） 11. 手消毒 12. 摘内层手套，投入医疗垃圾桶 13. 手消毒 14. 双手伸入帽子，从帽子内部撑开，从前向后取下帽子，避免手碰触帽子外侧污染面，投入医疗垃圾桶 15. 手消毒 16. 双手将医用防护口罩下带摘下，一手拉住下带，另一只手再摘下上带，用手指捏住口罩的系带投入医疗废物容器中，不要接触口罩前面（污染面） 17. 手消毒（优选流动水洗手） 18. 戴一次性医用外科口罩。戴近视眼镜者清洗或消毒眼镜	1 3 1 1 1 2 5 1 1 1 1 1 1 2 1 5 1 1	污染面触及清洁部分一次扣2分 口罩系带顺序颠倒扣2分 手碰触污染面外侧一次扣2分 开关垃圾桶声音过大扣2分 垃圾外露一次扣2分 其余一项不符合要求扣1分	
操作后	5	1. 用物处置方法正确 2. 环境消杀、记录	3 2	一项不符合要求扣2分	
评价	8	1. 穿、脱隔离衣时，未污染面部、颈部 2. 动作熟练、准确，符合操作程序 3. 清洁区污染区的概念清楚 4. 操作时间15分钟	2 2 2 2	一项不符合要求扣2分 操作时间每延长30秒扣1分	

项目	总分	技术操作要求	标分	评分标准	扣分
理论提问	5	1. 三级防护适用范围是什么 2. 三级防护用品有哪些	5	少一条，扣 1 分	
合计	100				

理论提问：

1. 三级防护适用范围是什么？

答：三级防护适用于有条件的医疗机构在为疑似或确诊患者实施可产生气溶胶操作、手术、新冠病毒核酸检测时可采用三级防护；为疑似或确诊患者实施尸体解剖时采用三级防护。

2. 三级防护用品有哪些？

答：三级防护主要防护用品：正压头套或全面防护型呼吸防护器、一次性隔离衣或防护服、一次性乳胶手套或丁腈手套、鞋套等。

（脱　淼　陈 蕾）

第二节　核酸采集技术操作考核评分标准

一、鼻咽拭子核酸标本采集技术操作考核评分标准

科室＿＿＿＿＿　姓名＿＿＿＿　考核人员＿＿＿＿＿　考核日期：　　年　月　日

项目	总分	技术操作要求	标分	评分标准	扣分
仪表	5	仪表、着装符合护士礼仪规范	5	一项不符合要求扣 2 分	
操作前准备	8	1. 手消毒 2. 核对医嘱、执行贴，查看鼻咽拭子病毒采样管是否相符，贴好标签 3. 备齐用物，用物放置合理、有序，依次检查所备物品，保证安全有效 治疗车上层：PDA、试管架、一次性采样鼻咽拭子、贴好执行贴的病毒采样管、"生物危险"密闭样本袋 2 个、压舌板、手套、75% 乙醇消毒湿巾/纱布/喷壶、密闭转运箱、标本送检表、速干手消毒剂 治疗车下层：弯盘、医疗垃圾桶	1 5 2	未核对扣 3 分 其余一项不符合要求扣 1 分	
安全评估	12	1. 携用物至床旁，查看床头牌、询问患者姓名、PDA 扫描手腕带及执行条码核对信息是否一致 2. 评估患者病情，临床诊断和目前的病情、治疗情况，解释操作目的和方法，取得患者配合 3. 评估患者鼻腔黏膜和咽部感染情况，了解患者的进食时间，指导用口呼吸	5 3 2	未核对扣 5 分 未核对床头牌、手腕带、患者各扣 3 分 核对患者姓名不规范扣 3 分	

项目	总分	技术操作要求	标分	评分标准	扣分
		4. 周围环境整洁，光线明亮	1	其余一项不符合要求扣1分	
		5. 与患者沟通时态度温和、言语清晰	1		
操作过程	60	1. 手消毒，戴手套	2	手消毒不规范一次扣2分	
		2. 旋松管帽，直立放置	1	插入长度不够扣3分	
		3. 协助患者取舒适卧位，摘下口罩，头后仰45°	2	采集不规范扣10分	
		4. 测量插入深度，鼻尖至耳垂1/2	2	标本倾洒、暴露扣30分	
		5. 手持鼻咽拭子后段，沿一侧下鼻道平行上颚缓缓深入至鼻咽部，感觉阻力后，稍停留10秒，旋转棉签3～5圈，迅速取出棉签	10	核对不规范扣3分	
		安全评估：患者有呼吸困难状况，应暂停操作，稍等片刻再行采集		乙醇擦拭或喷洒不均匀一次扣3分	
		6. 指导患者戴口罩	1	未密封一次扣3分	
		7 将拭子插入病毒采样管，并折去手持部分，折断后拭子长度不超过螺纹最下端	10	未摘手套扣2分	
		8. 拧紧采样管盖，严防倾洒暴露	5	其余一项不符合要求扣1分	
		9. 手消毒	2		
		10. 再次核对，PDA扫描工号	5		
		11. 乙醇擦拭或均匀喷洒采样管，装入标有"生物危险"的样本袋中，密封（每袋装一个标本）	2		
		12. 乙醇擦拭或均匀喷洒样本袋，装入第二个样本袋，密封	3		
		13. 将双层包装的病毒采样管，竖直放入专用的密闭转运箱中，均匀喷洒乙醇，密封转运箱	3		
		14. 用乙醇均匀喷洒转运箱外部	5		
		15. 手消毒，脱手套	2		
		16. 再次手消毒	2		
		17. 询问患者的感受	3		
操作后	5	1. 协助患者取舒适体位，整理床单位	1	一项不符合要求扣2分	
		2. 用物处理正确，按要求填写标本送检表及时送检	2		
		3. 洗手，记录、注明标本留取时间	2		
评价	5	1. 操作准确、患者痛感较小，无不适反应	2	操作不熟练扣4分	
		2. 标本处理正确及时送检	1	操作时间每延长30秒扣1分	
		3. 操作时间10分钟	2		
理论提问	5	1. 核酸标本采集的目的是什么 2. 核酸标本采集的注意事项有哪些	5	少一条，扣1分	
合计	100				

理论提问：

1. 核酸标本采集的目的是什么？

答：①在新型冠状病毒肺炎的诊断及治愈判断中，病毒核酸采集是最重要的判断方法之一，能及时筛查发现新冠病毒感染者，及时给予患者诊治；②及时采取相应的隔离措施，避免新冠病毒进一步传播。

2. 核酸标本采集的注意事项有哪些？

答：①采集室光线明亮，保持室内空气流通；循环风空气消毒机 24 小时工作。②标本采集室每次只限 1 名患者进入，其他需采集标本的患者及其家属应，相隔 1m 以上等待，避免交叉感染。③避免在进食后 30 分钟内留取咽拭子标本，以防呕吐。④拭子不要触及其他部位以免影响检验结果。⑤操作过程中，应注意采样管口消毒，保持采样管无菌。⑥采集咽拭子过程中因刺激咽部，患者可出现恶心，咳嗽症状。护士应在标本采集前告知可能出现的反应，提醒患者恶心、咳嗽时迅速拉上口罩，脸偏向一侧，切勿面对采集者咳嗽。如患者有恶心干呕情况，应暂停操作，稍等片刻再行采集。⑦若可疑飞沫喷溅时，采集者应全套更换防护用品并做好消毒工作，注意口腔、鼻腔和耳朵的清洁。⑧若发生标本洒溢，应该及时用配制好的 5000mg/L 含氯消毒液应急处理。

（脱　森　刘君香）

二、口咽拭子核酸标本采集技术操作考核评分标准

科室＿＿＿＿＿＿　姓名＿＿＿＿＿　考核人员＿＿＿＿＿＿　考核日期：　　年　月　日

项目	总分	技术操作要求	标分	评分标准	扣分
仪表	5	仪表、着装符合护士礼仪规范	5	一项不符合要求扣 2 分	
操作前准备	8	1. 手消毒	1	未核对扣 5 分 其余一项不符合要求　扣 1 分	
		2. 核对医嘱，打印执行贴，咽拭子病毒采样管是否相符，贴好标签	5		
		3. 备齐用物，用物放置合理、有序，依次检查所备物品，保证安全有效	2		
		治疗车上层：PDA、试管架、一次性采样口咽拭子、贴好执行贴的病毒采样管、"生物危险"密闭样本袋 2 个、压舌板、手套、75% 乙醇消毒湿巾 / 纱布 / 喷壶、密闭转运箱、标本送检表、速干手消毒剂			
		治疗车下层：弯盘、医疗垃圾桶			
安全评估	12	1. 携用物至床旁，查看床头牌、询问患者姓名、PDA 扫描手腕带及执行条码核对信息是否一致	5	未核对扣 5 分 未核对床头牌、手腕带、患者各扣 3 分 核对患者姓名不规范　扣 3 分 其余一项不符合要求　扣 1 分	
		2. 评估患者病情，临床诊断和目前的病情、治疗情况，解释操作的目的和方法，取得患者配合	3		
		3. 评估患者口腔黏膜和咽部感染情况，了解患者的进食时间，指导用鼻呼吸	2		
		4. 周围环境整洁，光线明亮	1		
		5. 与患者沟通时态度温和、言语清晰	1		

续表

项目	总分	技术操作要求	标分	评分标准	扣分
操作过程	60	1. 手消毒，戴手套	2	手消毒不规范一次扣2分	
		2. 旋松管帽，直立放置	1	插入长度不够扣3分	
		3. 协助患者取舒适卧位，摘下口罩，头后仰45°	2	采集不规范扣10分	
		4. 一手持手电筒及压舌板，另一手持口咽拭子	1	标本倾洒、暴露扣30分	
		5. 嘱患者张口发"啊"音，充分暴露咽喉部，必要时可使用压舌板	3	核对不规范扣3分	
		6. 用口咽拭子分别在两侧扁桃体及咽后壁上稍微用力来回擦拭至少3次，避免咽拭子触及其他部位	10	乙醇擦拭或喷洒不均匀一次扣3分	
		安全评估：患者有呼吸困难状况，应暂停操作，稍等片刻再行采集		未密封一次扣3分	
		7. 指导患者戴口罩	1	未摘手套扣2分	
		8. 将拭子插入病毒采样管，并折去手持部分，折断后拭子长度不超过螺纹最下端	10	其余一项不符合要求扣1分	
		9. 拧紧采样管盖，严防倾洒暴露	5		
		10. 手消毒	2		
		11. 再次核对，PDA扫描工号	5		
		12. 乙醇擦拭或均匀喷洒采样管，装入标有"生物危险"的样本袋中，密封（每袋装一个标本）	2		
		13. 乙醇擦拭或均匀喷洒样本袋，装入第二个样本袋，密封	3		
		14. 将双层包装的病毒采样管，竖直放入专用的密闭转运箱中，均匀喷洒乙醇，密封转运箱	3		
		15. 用乙醇均匀喷洒转运箱外部	5		
		16. 手消毒，脱手套	2		
		17. 再次手消毒	1		
		18. 询问患者的感受	2		
操作后	5	1. 协助患者取舒适体位，整理床单位	1	一项不符合要求扣2分	
		2. 用物处理正确，按要求填写标本送检表及时送检	2		
		3. 洗手，记录、注明标本留取时间	2		
评价	5	1. 操作准确、患者痛感较小，无不适反应	2	操作不熟练扣4分	
		2. 标本处理正确及时送检	1	操作时间每延长30秒扣1分	
		3. 操作时间10分钟	2		
理论提问	5	1. 核酸标本采集的目的是什么 2. 核酸标本采集的注意事项有哪些	5	少一条，扣1分	
合计	100				

理论提问：

1. 核酸标本采集的目的是什么？

答：①在新型冠状病毒感染的诊断及治愈判断中，病毒核酸采集是最重要的判断方法之一，能及时筛查发现新冠病毒感染者，及时给予患者诊治；②及时采取相应的隔离措施，避免新冠病毒进一步传播。

2. 核酸标本采集的注意事项有哪些？

答：①采集室光线明亮，保持室内空气流通；循环风空气消毒机 24 小时工作。②标本采集室每次只限 1 名患者进入，其他需采集标本的患者及其家属应相隔 1m 以上等待，避免交叉感染。③避免在进食后 30 分钟内留取咽拭子标本，以防呕吐。④拭子不要触及其他部位以免影响检验结果。⑤操作过程中，应注意采样管口消毒，保持采样管无菌。⑥采集咽拭子过程中因刺激咽部，患者可出现恶心、咳嗽症状。护士应在标本采集前告知可能出现的反应，提醒患者恶心、咳嗽时迅速拉上口罩，脸偏向一侧，切勿面对采集者咳嗽。如患者有恶心干呕情况，应暂停操作，稍等片刻再行采集。⑦若可疑飞沫喷溅时，采集者应全套更换防护用品并做好消毒工作，注意口腔、鼻腔和耳的清洁。⑧若发生标本洒溢，应该及时用配制好的 5000mg/L 含氯消毒液应急处理。

（脱　淼　宋砚坤）

第5章 使用掌上电脑（PDA）护理操作流程图

一、使用PDA静脉输液操作流程图

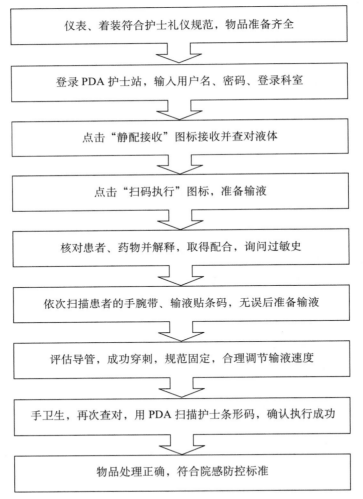

仪表、着装符合护士礼仪规范，物品准备齐全
登录PDA护士站，输入用户名、密码、登录科室
点击"静配接收"图标接收并查对液体
点击"扫码执行"图标，准备输液
核对患者、药物并解释，取得配合，询问过敏史
依次扫描患者的手腕带、输液贴条码，无误后准备输液
评估导管，成功穿刺，规范固定，合理调节输液速度
手卫生，再次查对，用PDA扫描护士条形码，确认执行成功
物品处理正确，符合院感防控标准

（程华伟　刘　红　尚全伟）

二、使用 PDA 更换输液操作流程

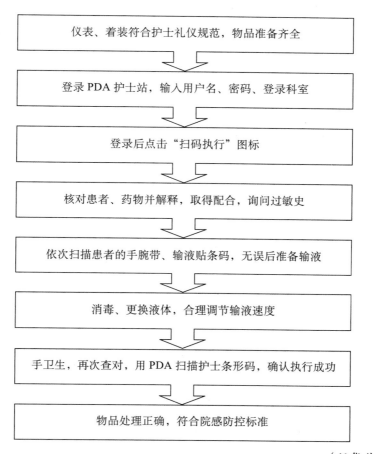

仪表、着装符合护士礼仪规范，物品准备齐全

登录 PDA 护士站，输入用户名、密码、登录科室

登录后点击"扫码执行"图标

核对患者、药物并解释，取得配合，询问过敏史

依次扫描患者的手腕带、输液贴条码，无误后准备输液

消毒、更换液体，合理调节输液速度

手卫生，再次查对，用 PDA 扫描护士条形码，确认执行成功

物品处理正确，符合院感防控标准

（程华伟　尚全伟）

三、使用 PDA 静脉采血操作流程图

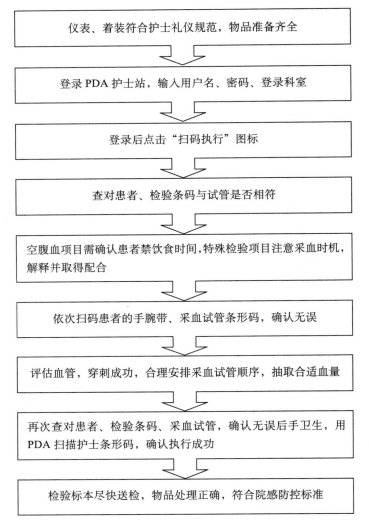

仪表、着装符合护士礼仪规范，物品准备齐全

登录 PDA 护士站，输入用户名、密码、登录科室

登录后点击"扫码执行"图标

查对患者、检验条码与试管是否相符

空腹血项目需确认患者禁饮食时间，特殊检验项目注意采血时机，解释并取得配合

依次扫码患者的手腕带、采血试管条形码，确认无误

评估血管，穿刺成功，合理安排采血试管顺序，抽取合适血量

再次查对患者、检验条码、采血试管，确认无误后手卫生，用 PDA 扫描护士条形码，确认执行成功

检验标本尽快送检，物品处理正确，符合院感防控标准

（程华伟　田　菊　尚全伟）

四、使用 PDA 口服药发放操作流程图

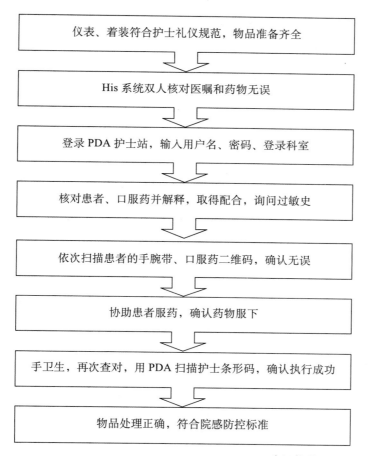

仪表、着装符合护士礼仪规范，物品准备齐全

His 系统双人核对医嘱和药物无误

登录 PDA 护士站，输入用户名、密码、登录科室

核对患者、口服药并解释，取得配合，询问过敏史

依次扫描患者的手腕带、口服药二维码，确认无误

协助患者服药，确认药物服下

手卫生，再次查对，用 PDA 扫描护士条形码，确认执行成功

物品处理正确，符合院感防控标准

（程华伟　王丽娜　尚全伟）

第6章　临床护理技术操作常见并发症预防及处理

第一节　口腔护理技术操作常见并发症预防及处理

常见并发症包括口腔黏膜损伤、吸入性肺炎和窒息。

一、口腔黏膜损伤

【发生原因】

1.在口腔擦洗过程中,由于护理人员动作粗暴、裸露的止血钳尖端碰伤口腔黏膜及牙龈,特别是肿瘤患者放疗期、口腔有感染及凝血功能差的患者,容易引起口腔黏膜及牙龈的损伤。

2.为昏迷患者进行口腔护理时,使用开口器协助张口方法不正确或力量不当,造成患者口唇、牙龈或口腔黏膜损伤。

3.漱口液温度或浓度不当,造成口腔黏膜灼伤。

【临床表现】口腔黏膜充血、出血、水肿、炎性反应、溃疡形成,患者主诉口腔疼痛,颌下可触及淋巴结肿大。

【预防及处理】

1.为患者进行口腔护理时,动作要轻柔,避免止血钳的尖端直接触及患者口腔黏膜。

2.对凝血机制差、有出血倾向的患者,擦洗过程中特别要注意防止碰伤黏膜及牙龈。

3.对需要使用开口器协助张口的患者,应将开口器包上纱布后从磨牙处放入,以防损伤患者口腔黏膜或牙齿。牙关紧闭者不可使用暴力使其张口。

4.根据口腔具体情况选择温度、浓度适宜的漱口液。

5.在口腔护理过程中,要注意观察口腔黏膜情况。如发生口腔黏膜损伤,应用多贝尔氏液、呋喃西林液或0.1%～0.2%过氧化氢含漱。如有口腔溃疡疼痛时,溃疡面外用西瓜霜或锡类散,必要时可用利多卡因喷雾止痛或氯己定漱口液直接喷于溃疡面,每日3～4次,以抗感染。

二、吸入性肺炎

【发生原因】多发生于意识障碍的患者,口腔护理的清洗液、口腔内分泌物及呕吐物误入气道,是吸入性肺炎的主要原因。

【临床表现】

1. 发热、咳嗽、咳痰气促及胸痛等，叩诊呈浊音，听诊肺部有湿啰音。

2. 胸部 X 线片可见斑片状阴影。

3. 实验室检查有白细胞计数增多。

【预防及处理】

1. 为患者进行口腔护理时，辅助患者采取仰卧位，将头偏向一侧，防止漱口液流入呼吸道。

2. 口腔护理所用棉球要拧干水分，不可过湿。神志不清的患者不可漱口，以防误吸。

3. 已出现肺炎的患者，根据病情选择合适的抗生素积极进行抗感染治疗，并结合相应的临床表现采取对症处理。

三、窒息

【发生原因】

1. 医护人员为神志不清或吞咽功能障碍的患者进行口腔护理时，由于粗心，将棉球遗留在口腔，导致窒息。

2. 有活动性义齿的患者，操作前未将活动性义齿取出，操作时活动性义齿脱落，造成窒息。

3. 为兴奋、躁动、行为紊乱的患者进行口腔护理时，因患者不配合造成擦洗棉球松脱，掉入气管或支气管，导致窒息。

【临床表现】口腔护理过程中患者突发吸气性呼吸困难，面色发绀，端坐呼吸，三凹征阳性，严重者出现面色苍白，四肢厥冷、尿便失禁、抽搐、昏迷甚至呼吸停止。

【预防及处理】

1. 严格按照口腔护理的操作规范进行操作，每次擦洗只能夹取 1 个棉球，防止棉球遗漏在口腔。

2. 认真检查牙齿情况。操作前看牙齿有无松动、活动性义齿有无松脱，如为活动性义齿，应在操作前取下。

3. 对于兴奋、躁动、行为紊乱的患者尽量在其较安静的情况下进行口腔护理。

4. 患者出现窒息后应立即进行处理，迅速清除吸入异物，恢复有效通气。如异物已进入气管或支气管，患者出现严重的呼吸困难，立即用大号穿刺针行环甲膜穿刺，以改善通气，争取时间做气管插管或气管切开。

（魏丽丽　马惠芳）

第二节　鼻胃管鼻饲技术操作常见并发症预防及处理

常见并发症包括鼻、咽、食管黏膜损伤和出血、误吸、腹泻、胃出血、胃潴留。

一、鼻、咽、食管黏膜损伤和出血

【发生原因】

1. 反复插管或因患者烦躁不安自行拔除胃管损伤鼻、咽、食管黏膜。

2. 长期留置胃管对黏膜的刺激引起口、鼻黏膜糜烂及食管炎。

【临床表现】咽部不适、疼痛、吞咽困难，鼻腔流出血性液体，部分患者出现感染症状。

【预防及处理】

1. 对需要长期留置胃管者选用聚氯酯或硅胶胃管，该种胃管质地软，管径小，可减少插管对黏膜的损伤。对需要手术的患者，可采取手术麻醉后插管，以减少对患者的刺激。

2. 向患者做好解释说明，取得患者的合作，操作时动作要轻稳、快捷。

3. 长期留置胃管者，应每日用液状石蜡或香油滴鼻，防止鼻黏膜干燥糜烂。

4. 按时更换胃管，每日两次做口腔护理，保持口腔湿润、清洁。

5. 鼻腔黏膜损伤引起的出血量较多时，可根据医嘱用冰盐水冷敷鼻部或用去甲肾上腺素浸湿的纱条填塞止血。咽部黏膜损伤可雾化吸入地塞米松，庆大霉素等，每日 2 次，每次 20 分钟，以减轻黏膜充血水肿。食管黏膜损伤出血可给予抑酸、保护胃黏膜药物。

二、误吸

【发生原因】

1. 年老、体弱或有意识障碍的患者反应差，贲门括约肌松弛造成食物反流引起误吸。

2. 患者胃肠功能减弱，鼻饲速度过快，胃内容物潴留过多，腹压增高，引起食物反流导致误吸。

3. 吞咽功能障碍导致分泌物或食物误吸。

【临床表现】鼻饲过程中，患者突然出现呛咳、气喘、呼吸困难、心动过速、咳出或经气管吸出鼻饲液。吸入性肺炎患者还可以出现体温升高、咳嗽等症状。

【预防及护理】

1. 选用管径适宜的胃管，将鼻饲液匀速限速滴入。

2. 昏迷患者翻身应在鼻饲前进行，以免胃受到机械性刺激导致食物反流引起误吸。

3. 对于危重患者，进行鼻饲前应先吸净气道内痰液，鼻饲前和鼻饲后取半卧位，防止食物反流导致误吸。

4. 误吸发生后，应立即停止鼻饲，取头低右侧卧位，吸出气道内误吸物，气管切开者可经气管套管内吸引。有肺部感染迹象者及时使用抗生素。

三、腹泻

【发生原因】

1. 鼻饲液量过多引起消化不良性腹泻。

2. 鼻饲液内含脂肪过多引起脂性腹泻。

3. 鼻饲液配制过程中未严格遵守无菌原则，食物被细菌污染，导致肠道感染。

4.对牛奶、豆浆不耐受者，使用部分营养液如"能全力"易引起腹泻。

【临床表现】患者大便次数增多，部分排水样便，伴或不伴有腹痛，肠鸣音亢进。

【预防及处理】

1.鼻饲液配制过程中防止污染，每日配制当日量，妥善保存，食物及容器每日煮沸灭菌后使用。

2.鼻饲液温度以 37～40℃ 最适宜，同时，注意鼻饲液的浓度、进食量及进食速度，一般浓度由低到高，进食量由少到多，进食速度由慢到快。尽量食用接近正常体温的溶液。

3.认真询问饮食史，对于饮用牛奶、豆浆等易致腹泻、胃肠功能差或从未饮过牛奶患者要慎用含牛奶、豆浆的鼻饲液。

4.对于肠道菌群失调者，可口服乳酸菌制剂。肠道真菌感染者，给予抗真菌药物对症治疗。严重腹泻无法控制时可暂停喂食。频繁腹泻者，保持肛周皮肤清洁干燥，防止皮肤溃烂。

四、胃出血

【发生原因】

1.鼻饲注入食物前抽吸胃液用力过大，损伤胃黏膜，导致微血管破裂。

2.患者躁动不安，体位不断变化，胃管反复刺激引起胃黏膜损伤出血。

3.重型颅脑损伤患者因脑干、自主神经功能障碍、胃肠血管痉挛、黏膜坏死发生神经源性溃疡而致消化道出血。

【临床表现】轻者可从胃管内抽出少量鲜血，出血量多时呈陈旧性咖啡性血液，严重者可有血压下降、脉搏细速等出血性休克的表现。

【预防及处理】

1.重型颅脑损伤患者可预防性使用抑酸药物，鼻饲时间不宜过长。

2.鼻饲前抽吸胃液力量要适当。

3.牢固固定胃管，对于躁动不安的患者可遵医嘱适当使用镇静药。

五、胃潴留

【发生原因】一次鼻饲量过多或两次鼻饲间隔时间太短，胃内容物多，加之胃肠消化功能差，胃蠕动减慢，排空障碍导致食物潴留在胃内。

【临床表现】胃胀可抽吸出潴留液，严重者可引起胃食管反流。

【预防及处理】

1.定时定量鼻饲，每次鼻饲量不超过 200ml，间隔时间不少于 2 小时。

2.每次鼻饲完协助患者取高枕卧位或半坐卧位，防止食物反流。

3.病情许可的条件下鼓励患者多活动，卧床者可增加翻身次数，以促进胃肠功能恢复，并能依靠重力作用加快胃排空，预防和减轻胃潴留。

（付军桦　刘　霞）

第三节　鼻肠管管饲技术操作常见并发症预防及处理

常见并发症包括鼻、咽、食管黏膜损伤和出血、鼻肠管堵塞、移位或脱出。

一、鼻、咽、食管黏膜损伤和出血

【发生原因】

1. 反复插管或因患者烦躁不安自行拔除鼻肠管损伤鼻、咽、食管黏膜。

2. 长期留置鼻肠管对黏膜的刺激引起口、鼻黏膜糜烂及食管炎。

【临床表现】咽部不适、疼痛、吞咽困难，鼻腔流出血性液体，部分患者出现感染症状。

【预防及处理】

1. 对需要长期留置鼻肠管者选用聚氯酯或硅胶鼻肠管，该种鼻肠管质地软，管径小，可减少插管对黏膜的损伤。对需要手术的患者，可采取手术麻醉后插管，以减少对患者的刺激。

2. 向患者做好解释说明，取得患者的合作，操作时动作要轻稳、快捷。

3. 长期留置鼻肠管者，应每日用液状石蜡或香油滴鼻，防止鼻黏膜干燥糜烂。

4. 按时更换鼻肠管，每日 2 次做口腔护理，保持口腔湿润、清洁。

5. 鼻腔黏膜损伤引起的出血量较多时，可根据医嘱用冰盐水冷敷鼻部或用去甲肾每日 2 次，每次 20 分钟，以减轻黏膜充血水肿。食管黏膜损伤出血可给予抑酸、保护胃黏膜药物。

二、鼻肠管堵塞

【发生原因】

1. 经鼻肠管输入的药物或食物未充分研碎，或食物纤维缠绕成团，堵塞管腔。

2. 输入的药物或食物黏稠度太大，沉淀附着在管壁上，造成管腔堵塞。

3. 输注完食物或药物后未及时用温水冲洗管道，日久造成管腔堵塞。

【临床表现】食物或药物流入不畅，用注射器推注有阻力，回抽无肠液流出。

【预防及处理】

1. 宜使用肠内营养配方制剂进行喂养，所有输注药物和食物均应充分研碎，用纱网过滤后输注更佳，避免团块堵塞管腔。

2. 所输注药液和食物不能太黏稠，输注过程中经常摇晃输注容器，输注完毕后及时用温水冲洗管腔。

3. 疏通管路失败时，应拔除导管。

三、移位或脱出

【发生原因】

1. 管路固定不牢固。

2. 患者活动幅度较大。

3. 管路不通畅，导致管路打折移位等。

【临床表现】鼻肠管盘踞于口腔、X 线显示鼻肠管导管头端位置有误、管路部分或者全部脱出。

【预防及处理】

1. 宜每 24 ~ 48 小时更换胶布及其固定位置，如有潮湿、松动，应随时更换。
2. 怀疑导管移位时，应暂停喂养，通过 X 线片确认导管头端位置。
3. 确认导管移位后，应及时调整或更换导管。
4. 发现导管脱出，应及时通知医师，做好重新置管准备。

（王　静　刘　霞）

第四节　胃造瘘口管饲技术操作常见并发症预防及处理

常见并发症包括造瘘管堵塞、食物反流、感染、腹泻。

一、造瘘管堵塞

【发生原因】

1. 经造瘘管输入的药物或食物未充分研碎，或食物纤维缠绕成团，堵塞管腔。
2. 输入的药物或食物黏稠度太大，沉淀附着在管壁上，造成管腔堵塞。
3. 输注完食物或药物后未及时用温水冲洗管道，日久造成管腔堵塞。

【临床表现】食物或药物流入不畅，用注射器推注有阻力，回抽无胃内容物或肠液流出。

【预防及处理】

1. 所有输注药物和食物均应充分研碎，用纱网过滤后输注更佳，避免团块堵塞管腔。
2. 所输注药液和食物不能太黏稠，输注过程中经常摇晃输注容器，输注完毕后及时用温水冲洗管腔。
3. 如果发生造瘘管堵塞，可用干净的导尿管插到造瘘管内进行反复冲洗，避免用尖端锐利的金属丝捅插，防止将造瘘管穿破。

二、食物反流

【发生原因】

1. 营养液输注速度过快、量过多，导致胃、肠内容物潴留，随着胃蠕动，容易出现食物反流。
2. 营养液还未排空时，遇有腹压增高的情况，可引起食物反流。
3. 胃肠功能障碍者因其蠕动减慢、消化液分泌减少，此时如营养液输注过快，可出现食物反流。

【临床表现】输注的营养液从口、鼻或造瘘管内流出，有人工气道者，可从人工气道内吸出反流的营养液。

【预防及处理】

1. 根据患者的具体情况给予适量的营养液。输注时循序渐进，速度不要过快，对年老体弱、婴幼儿和胃肠功能不良者，可少量多次输注，昏迷患者应从少量给起，以防食物反流。

2. 有人工气道者输注营养液之前，将气管插管的气囊适度充气，同时吸净气道内分泌物，防止输注营养液过程中吸痰，引起腹压增高，导致食物反流。其他诸如搬动患者、翻身等易引起腹压增高的动作尽量在输注营养液之前进行。

3. 输注营养液时和输注后，尽量取半卧位，以利食物排空。每次输注前均应观察胃排空情况，如有胃潴留，应减少输注量或延长间隔时间。

4. 出现反流时，应暂停输注营养液，同时尽快吸净气道及口腔内反流物，保持有效通气，记录反流量并给予口腔护理。

5. 避免喂食后拍背吸痰，对存在胃动力不足的患者建议暂停输注营养液或同时进行胃肠减压。

三、感染

【发生原因】

1. 患者营养状况差，机体抵抗力弱，易发生细菌感染。

2. 营养液配制、保存或应用过程中被细菌污染。

3. 操作过程中未严格执行无菌原则，造瘘口部位换药不及时导致局部感染。

【临床表现】感染分局部感染和全身感染两种。局部感染表现为造瘘口部位红、肿、热、痛、造瘘口长期不愈合。全身感染有明显的全身中毒症状，表现为寒战、高热、腹泻等，血液中白细胞计数升高。

【预防及处理】

1. 加强营养液配制、保存及应用过程中的管理，保持营养液新鲜、干净卫生。

2. 严格遵守操作规程，加强无菌操作观念，所用物品应每日彻底清洗，保持清洁卫生，每次输注完营养液后用无菌纱布将造瘘口开口端反折包裹。

3. 保持造瘘口局部清洁、定时换药，如有污染应随时更换敷料，每日用碘伏消毒造瘘口周围皮肤，防止感染发生。

4. 每日观察造瘘口周围皮肤及体温的变化，以便早期发现感染迹象。一旦发生感染，应迅速查明感染的原因，并给予局部或全身抗感染治疗。

四、腹泻

【发生原因】

1. 腹泻是最常见的并发症，发生率可达62%，营养液的配制及灌注方法不当是引起腹泻的主要原因。乳酸和脂肪过多，渗透压高的营养液均可引起腹泻。

2. 长期大量使用广谱抗生素使肠道菌群失调，并发肠道真菌感染也可引起腹泻。

【临床表现】粪质稀薄，水分增加，每日排便量超过200g，或含有未消化食物或脓血、黏液。

【预防及处理】

1. 营养液配制过程中应选用易于消化、吸收的食物，注意营养素的合理搭配，防止污染。

2. 每日配制当日量，放置于 4℃冰箱内存放，容器应每日煮沸灭菌后使用；注意调节灌注速度、营养液的温度。

3. 合理使用抗生素，注意观察大便次数、量及性质。当发生腹泻时及时寻找原因给予处理。

（修　红　冯　英）

第五节　导尿及留置导尿技术操作常见并发症预防及处理

常见并发症包括尿路感染、尿道黏膜损伤、虚脱、尿潴留、拔管困难、引流不畅。

一、尿路感染

【发生原因】

1. 操作者无菌观念不强，未能严格执行无菌技术操作，或使用的导尿管受到细菌污染、使细菌逆行侵入尿道和膀胱，造成尿路感染。

2. 操作者技术不熟练、选用导尿管粗细不合适或质地太硬、导尿管插入不顺利而反复多次插管造成尿道黏膜损伤，增加了尿路感染的机会。

3. 导尿术作为一种侵入性操作，常可导致尿道黏膜损伤，破坏了尿道黏膜的屏障作用。

4. 留置导尿管期间，尿道外口清洁、消毒不彻底，尿管未进行二次固定，造成上行感染。引流装置的密封性欠佳、留置导尿管时间长、尿袋内尿液反流、机体免疫功能低下都可造成尿路感染。

5. 尿道不全梗阻、前列腺增生等的患者置管后易发生尿潴留，增加了感染的机会。

【临床表现】主要表现为尿频、尿痛、尿急等尿路刺激症状，感染严重时有寒战、发热、尿道口有脓性分泌物。尿液检查可有红细胞、白细胞，细菌培养呈阳性结果。

【预防及处理】

1. 操作者应严格执行无菌技术操作，所用物品严格灭菌。操作时动作轻柔，防止黏膜损伤。

2. 选用质地柔软的导尿管，引流装置应低于膀胱的位置，防止尿液反流，减少尿路感染的机会。

3. 尽量避免长期留置导尿管，对需要长期留置导尿管的患者，应定时夹闭，开放导尿管，以训练膀胱的功能。

4. 使用抗反流引流袋，并定期更换，更换时先消毒后分离，注意无菌操作，每次集尿袋放尿不要全部放掉，集尿袋内留 5 ~ 10ml 尿液，防止集尿袋内进入空气。

5. 一旦发生尿路感染，必须尽可能拔除导尿管，并根据病情采用合适的抗菌药物进行治疗。

6. 加强尿道口的护理。用温开水对会阴处进行彻底清洗，最大限度地清除会阴部的细菌且不会导致会阴部菌群失调，通过减少会阴部细菌而减少尿道逆行感染的机会。

7. 尽量避免膀胱冲洗，提倡生理性膀胱冲洗，在病情允许的情况下鼓励患者多饮水，增加尿量达到稀释尿液、冲洗膀胱、清除沉淀物、防止导尿管堵塞、维持尿液引流通畅的目的。

二、尿道黏膜损伤

【发生原因】

1. 操作者不熟悉尿道的解剖结构，插管或拔管时操作动作粗暴，易造成男性尿道的狭窄和弯曲部位损伤。

2. 患者精神紧张，在插管时发生尿道括约肌痉挛。下尿道病变，尿道扭曲变形，插管易造成尿道黏膜损伤。

3. 所选用导尿管粗细不合适、质地僵硬、反复插管等均易造成尿道黏膜损伤。

4. 使用气囊导尿管导尿时，插管深度不够即向气囊内注水造成气囊压迫后尿道，导致黏膜水肿出血。

5. 患者强行拔管。

【临床表现】尿道内疼痛，局部压痛明显，排尿时加重。尿道外口溢血，有时伴血块。部分患者可出现排尿困难甚至发生尿潴留。尿道黏膜损伤严重者可伴有会阴血肿、尿液外渗，甚至直肠瘘，损伤并发感染者出现体温升高、尿道流脓或尿道周围脓肿。

【预防及处理】

1. 操作者置尿管前认真评估患者，了解患者有无尿道狭窄、前列腺增生或其他尿道病变，并向患者做耐心解释，消除患者的紧张情绪，取得患者的配合。

2. 选用粗细合适、质地柔软的导尿管，插管前润滑导尿管，尤其是导尿管的气囊部位，以减少插管时的摩擦力。

3. 操作时严格执行操作规范，手法轻柔，插管速度要缓慢，切忌强行插管，亦不要来回抽插和反复插管。

4. 对于患者尿道不全梗阻、前列腺增生等的患者，可在医师的指导下小心插管，操作前用利多卡因胶浆润滑导尿管及尿道外口，操作过程中认真观察患者的反应，如有不适，立即停止操作。

5. 导尿所致尿道黏膜损伤，轻者无须处理或经止血镇痛等对症处理即可痊愈，严重损伤者可行手术修补治疗。

6. 留置导尿管期间，患者活动时不要过度牵拉。

7. 尿管气囊必须进入膀胱内，若气囊嵌顿在尿道狭窄部位，压迫尿道可使压迫部位坏死出血，一般使用气囊尿管要求插管见尿后继续再插入 7 ～ 10cm。

三、虚脱

【发生原因】尿潴留患者短时间内大量放尿，腹腔内压力突然降低，血液大量滞留在腹腔血管内，导致循环血量减少，血压降低而发生虚脱。

【临床表现】患者突然出现头晕、恶心、呼吸表浅、面色苍白、全身出冷汗，有的伴有肌肉松弛、全身无力，严重者伴有意识不清。

【预防及处理】

1. 对膀胱高度膨胀且又极度虚弱的患者，放尿速度要缓慢，一次放尿不能超过 1000ml。

2. 发现患者虚脱，立即取平卧位或头低足高位，以保护重要脏器的血液供应，同时用手指掐压人中、内关、合谷、足三里等穴位，使患者尽快苏醒。

3. 经上述抢救处理无效者，应迅速建立静脉通道，并立即通知医师进行抢救。

四、尿潴留

【发生原因】

1. 长期留置导尿，一直开放引流，未训练膀胱的充盈与排空，导致膀胱功能障碍。

2. 泌尿系感染时，尿路刺激症状严重者影响排尿致尿潴留。

3. 导尿管滑脱而致无效引流，或由于导尿管对尿道黏膜的压迫，导致局部充血、水肿、排尿疼痛影响排尿而致尿潴留。

【临床表现】患者有尿意但无法排出，尿潴留严重时，膀胱明显充盈胀大，下腹胀痛难忍。

【预防及处理】

1. 尽量避免长期留置导尿，对确需长期留置导尿者应定时夹闭，开放导尿管，以训练膀胱的功能，认真观察尿量，定时检查膀胱区有无肿胀，及早发现尿潴留。

2. 及时治疗泌尿系感染，对尿路刺激症状明显者，可给予碳酸氢钠口服碱化尿液。

3. 经上述措施，患者尿潴留无法解除者，须导尿或重新留置导尿。

4. 拔管前使膀胱充盈：拔管前先夹闭尿管，使膀胱充盈，再拔出尿管，此法也可以促使患者拔出尿管后第 1 次排尿。

5. 开塞露促进排尿：拔管后如因疼痛排尿困难，膀胱充盈，可用开塞露直肠给药，通过刺激直肠排便使膀胱内压力增大，可间接促进排尿。

五、拔管困难

【发生原因】

1. 导尿管原因　导尿管老化变性、气囊腔堵塞致气囊内气体或液体排出困难。

2. 患者的原因　患者精神紧张，尿道平滑肌痉挛。长期置管，尿垢形成，使导尿管与尿道紧密粘贴。

【临床表现】常规方法不能顺利拔管。拔导尿管前，气囊内气体或液体不易抽出，拔管时，患者感觉尿道疼痛。

【预防及处理】

1. 选用优质导尿管，置管前认真检查气囊的注、排气情况。带管者在病情许可的情况下鼓励患者多饮水，每日 1500 ～ 2500ml，增加排尿量，减少尿垢形成。

2. 气囊腔堵塞者可在膀胱充盈的情况下用导尿管内置导丝刺破气囊拔出导尿管。

3. 对于精神极度紧张的患者，可遵医嘱给予镇静药，使患者尽量放松。

4.病情允许情况下尽量缩短留置导尿管时间，可避免气囊回缩不良。

六、引流不畅

【发生原因】

1.导尿管原因：引流腔堵塞、导尿管在膀胱内反折打结、导尿管折断。

2.气囊充盈过度，压迫刺激膀胱三角区，引起膀胱痉挛，造成尿液外渗。

3.导尿管受外力牵拉变形，影响尿液引流。

【临床表现】留置尿管后无尿液流出或引流量减少，与患者病情不相符。

【预防及处理】

1.置尿管期间在患者病情许可的情况下，鼓励患者多饮水（每日 1500 ~ 2500ml）、多活动。

2.长期留置导尿管者，遵医嘱做膀胱冲洗更换导尿管。

3.防止导尿管反折、折断，不要过度牵拉导尿管，防止导尿管变形。

4.膀胱痉挛者，遵医嘱给予解痉药物。

5.导尿管堵塞者可用导尿管附带的导丝疏通引流腔，如仍不通畅，则需更换导尿管。

（修　红　辛丽丽）

第六节　灌肠技术操作常见并发症预防及处理

常见并发症包括肠黏膜损伤、肠穿孔、虚脱、大便失禁、肛周皮肤损伤。

一、肠黏膜损伤

【发生原因】

1.选用的肛管型号不合适或质地较硬，反复插管导致肠黏膜损伤。

2.操作者插管时动作粗暴、肛管润滑不够即强行插管。

3.插管时患者紧张，配合不好，肛门括约肌痉挛，插入困难而致损伤。

【临床表现】肛门部位疼痛，排便时加剧，局部有压痛。损伤严重时可见肛门溢血或大便带血，局部水肿厉害可致排便困难。

【预防及处理】

1.操作前耐心向患者做好解释，取得患者的配合。选择型号合适、质地优良的肛管，插管前充分润滑肛管前端。

2.操作时动作要轻，顺应肠道的解剖结构，缓慢插入，尽量避免反复插管。

3.插入深度要合适，成人插入深度 7 ~ 10cm，小儿插入深度 4 ~ 7cm。

4.肛门疼痛和已发生肠出血者遵医嘱给予止痛、止血等对症治疗。

二、肠穿孔

【发生原因】

1. 灌肠时所选肛管质地粗硬，型号不合适，反复多次插管。

2. 插管时动作粗暴，用力过猛，穿破肠壁。

3. 一次灌入液量过多，肠道内压力过大。

【临床表现】灌肠过程中患者突发腹痛、腹胀，查体腹部有压痛和反跳痛。

【预防及处理】

1. 选用型号适宜、质地优良的肛管。

2. 插管时动作应轻缓，遇有阻力时应调整肛管位置或变换患者的体位，避免强行插管。

3. 严格控制灌肠液流入速度，灌肠袋内液面距患者肛门高度 40 ～ 60cm。

4. 一旦发生肠穿孔，应立即转外科行手术治疗。

三、虚脱

【发生原因】

1. 灌肠者年老体弱、全身营养状况差或患有严重心肺疾病。

2. 灌肠液流入过快，液量过多。

3. 灌肠液温度过低引发肠道痉挛。

【临床表现】灌肠过程中患者突然头晕、恶心、面色苍白、全身冷汗甚至晕厥。

【预防及处理】

1. 灌肠液的温度要适宜，一般为 39 ～ 41℃，不可过高或过低（高热患者灌肠降温者除外）。

2. 灌肠时应根据患者的身体状况及耐受力调整合适的流速。

3. 一旦发生虚脱应立即让患者平卧休息并对症处理。

四、大便失禁

【发生原因】

1. 灌肠时插入肛管动作粗暴，损伤了肛门括约肌或其周围的血管或神经。

2. 灌肠时患者心情紧张造成排便反射控制障碍。

3. 长期留置肛管，肛门括约肌反应性降低甚至永久性松弛。

【临床表现】大便不受控制地由肛门排出。

【预防及处理】

1. 插管时动作应轻缓，避免损伤肛门括约肌及其周围组织。

2. 操作前向患者做好解释工作，消除患者的紧张情绪，鼓励患者加强意识以控制排便。

3. 需肛管排气时，一般置管不超过 20 分钟，如需要可间隔 2 ～ 3 小时后重复插管排气。

4. 帮助患者重建控制排便的能力，逐步恢复肛门括约肌的控制能力，鼓励患者尽量自已排便。

5.已发生大便失禁者应保持肛周皮肤清洁、干燥，避免破溃感染。

五、肛周皮肤损伤

【发生原因】长期卧床或年老体弱患者灌肠后排便次数增多，肛周皮肤长期受潮湿刺激，抵抗力降低。

【临床表现】肛周皮肤红肿破溃。

【预防及处理】

1.患者排便后及时清洗肛周皮肤，保持局部清洁干燥。

2.正确应用大小便器，防止擦伤肛周皮肤。

3.发生肛周皮肤破溃后遵医嘱对症处理。

（李海燕　那　娜）

第七节　各种注射技术操作常见并发症预防及处理

常见并发症包括出血、硬结形成、神经损伤、针头堵塞、针头弯曲或针体折断。

一、出血

【发生原因】患者有凝血机制障碍。拔针后局部按压时间太短，按压部位欠准确。

【临床表现】注射部位拔针后针眼处有少量血液渗出，迟发性出血者可形成皮下血肿，表现为注射部位肿胀、疼痛。

【预防及处理】

1.执行操作前仔细询问患者有无凝血机制障碍，注射完毕后准确按压注射部位，时间要充分，有凝血机制障碍者更要适当延长按压时间。

2.有血肿形成者，遵医嘱对症处理。

二、硬结形成

【发生原因】

1.注射药物中所含不溶性微粒在注射部位蓄积，刺激机体的防御系统，引起巨噬细胞增殖，导致硬结形成。

2.同一注射部位反复、多次、大量注射药物或药物浓度过高、注射部位过浅，局部组织受物理、化学刺激，产生炎性反应。局部血循环不良，药物吸收缓慢。

3.注射部位感染后纤维组织增生形成硬结。

【临床表现】表现为局部肿胀，可扪及明显的硬结，严重者出现脂肪萎缩、甚至坏死。

【预防及处理】

1.预防　①熟练掌握各种注射技术，准确掌握注射深度。注射药量不宜过多，一般不超过2ml，注射速度要缓慢。对于一些难吸收的药液，注射后及时给予局部热敷或按摩，以促进血液循环，加快药物吸收。②避免长期在同一个部位注射，注射时避开瘢痕、炎症、皮肤破损处。③注射时严格执行无菌技术操作，防止微粒污染。做好皮肤消毒，防止注射部位感染。④已形成的硬结，可选用以下方法。

2. 处理　①用伤湿止痛膏贴硬结处；②用 50% 硫酸镁湿敷；③将云南白药用醋调成糊状涂于硬结处；④取新鲜马铃薯切片用 654-2 注射液浸泡后外敷硬结处。

三、神经损伤

【发生原因】注射时针头刺中神经或靠近神经，药物直接刺激神经或局部高浓度药物毒性引起神经粘连和变性坏死。

【临床表现】注射当时即可出现神经支配区麻木、放射痛、肢体无力和运动范围缩小。后期根据受累神经的损伤程度不同而出现不同的临床表现，表现为神经支配区运动、感觉功能障碍。

【预防及处理】

1. 操作者应熟练掌握各种注射技术，准确选择注射部位，避开神经和血管走行部位进针。

2. 正确掌握给药途径，慎重选择注射药物，注射给药应选择刺激性小、等渗、pH 接近中性的药物。

3. 注射过程中认真听取患者的主诉，如发现神经支配区麻木或放射痛，应立即拔针，停止注射。

4. 发生神经损伤后视损伤程度不同给予不同的处理。对于中度以下的损伤，给予理疗、热敷，以促进炎症的消退和药物的吸收，同时给予营养神经药物治疗，有助于神经功能的恢复。中度以上神经损伤，应尽早行手术治疗。

四、针头堵塞

【发生原因】抽吸瓶装药品时瓶塞橡胶造成针头堵塞。注射药物过于黏稠、药液未充分溶解、悬浊药液、针头过细等均可造成针头堵塞。

【临床表现】注射推药时阻力大，无法将注射器内的药物注入体内。

【预防及处理】

1. 抽吸瓶装药物时，应以 45° 穿刺进入橡胶塞，可减少橡胶塞堵塞针头的概率。

2. 根据药液的性质选择合适的针头，黏稠药液、悬浊液应选择稍粗的针头。

3. 注射过程中如发现针头堵塞，应拔针更换针头和注射部位后另行注射。

五、针头弯曲或针体折断

【发生原因】

1. 针头本身有质量问题，如针体过细、过软、针头钝、针尖有钩等。

2. 穿刺部位有硬结、瘢痕。注射时体位不当，局部肌张力高。操作者用力不当均可造成针头弯曲或针头折断。

【临床表现】针头部位弯曲变形或针体折断在患者体内，注射无法继续进行。

【预防及处理】

1. 选择质量合格的针头。

2. 选择合适的注射部位，避开硬结和瘢痕。注射时取舒适的体位，使局部肌肉放松。

3. 严格按操作规程进行操作，操作者注意进针手法、力度和方向，勿将针体全部刺入皮肤内。

4. 如出现针头弯曲，应查明弯曲的原因，更换针头后重新注射。如发生针体折断，医务人员应保持镇静，同时稳定患者的情绪，让患者保持原体位，勿移动肢体或做肢体收缩动作，防止断在体内的针体移位，迅速用止血钳将折断的针体拔出，如针体已完全没入皮肤，则需在 X 线下通过手术将针体取出。

（黄　霞　李梦瑾）

第八节　静脉输液技术操作常见并发症预防及处理

常见并发症包括静脉穿刺失败、药液外渗、静脉炎、发热反应、急性肺水肿、空气栓塞。

一、静脉穿刺失败

【发生原因】

1. *操作者原因*　操作者心情紧张、技术不熟练，表现为进针角度不准确，将血管壁刺破。针头刺入深度过浅，针头斜面未全部进入血管。过深，针头穿透对侧血管壁。穿刺后固定不当，针头从血管内脱出。

2. *患者本身原因*　患者不配合，操作时躁动不安。血管条件差，常见血管细、弹性差、血管充盈度欠佳等。

【临床表现】穿刺后针头无回血，药液流入不畅，穿刺部位隆起，患者感觉疼痛。

【预防及处理】

1. 穿刺者要有良好的心理素质和娴熟的穿刺技术，穿刺前认真评估患者的血管情况，选择易暴露、弹性好、走行直、清晰易固定的血管进行穿刺。

2. 根据患者血管情况和药液性质、输液速度的要求选择合适型号的针头进行穿刺，有计划的保护血管，尽量延长血管的使用寿命。

3. 血管一旦被刺破后，应立即将针头拔出，切勿反复回针，同时按压止血。对于血管条件差的患者应先对症处理，改善血管条件后再行穿刺，避免盲目进针，减少失败概率。

二、药物外渗

【发生原因】

1. 操作者技术不熟练，穿刺失败。患者躁动、针头从血管内脱出。

2. 输液工具选择不当。

3. 因原发病导致毛细血管通透性增强。

4. 药物的酸碱度、渗透压、药物浓度、药物本身的毒性及药物引起的变态反应均可导致血管的通透性增高而致药液外渗。

5. 反复穿刺对血管造成的物理性损伤、药液中不溶性微粒对血管的刺激、输液量、输液速度、液体温度以及液体所产生的压力也是影响药液外渗的因素。

【临床表现】一般表现为穿刺部位肿胀疼痛，皮肤温度降低。化疗药、高渗药及强缩血管药物外渗后可引起局部组织坏死。

【预防及处理】

1. 选择合适的输液工具。不得使用钢针输注刺激性药物，最好选用 PICC 或 CVC，如使用留置针输注，用后当天拔除。慎重选择穿刺部位，除上腔静脉综合征，其他患者不得在下肢输注刺激性药物。

2. 熟练掌握穿刺技术，穿刺成功后妥善固定，加强看护。悬挂重点药物警示标识。

3. 输液过程中加强巡视，尽早发现药液外渗情况，以免引起严重后果。

4. 两种化疗药物之间及输注结束应用生理盐水冲管。

5. 一旦发现药物外渗，应立即停止给药，拔针后局部按压。根据渗出药液理化性质不同，采取不同的处理方法，如局部封闭、如意金黄散、喜辽妥外用等。如上述处理无效，组织已发生坏死，应手术将坏死组织清除，以免增加感染机会。

三、静脉炎

【发生原因】操作过程中无菌技术操作不严格引起局部静脉感染。长期输入高浓度、刺激性强的药物对血管造成刺激。

【临床表现】局部表现为沿静脉走行的条索状红线，伴肿、热、痛、功能障碍，全身可表现有畏寒、发热、乏力等。

【预防及处理】选择合适的输液工具。严格执行无菌技术操作。对血管刺激性强的药物应充分稀释后再应用，以减少药物对血管的刺激。长期输液者制订保护血管的计划，合理更换注射部位，延长血管使用时间。一旦发生静脉炎，即应停止在此处静脉给药，将患肢抬高、制动、局部对症治疗。伴有全身感染者，遵医嘱给予抗生素治疗。

四、发热反应

【发生原因】

1. 液体和药物清洁灭菌不完善或在输液前已被污染，致热源、死菌、游离菌体蛋白等致热物质进入体内引起发热反应。液体或药物成分不纯、多种药物联合应用、所含致热源累加到一定量后输入体内即会引起发热反应。

2. 输液器具灭菌不彻底、超出有效期或包装破损、原材料不合格等原因都会造成输液反应的发生。

3. 输液操作过程未能严格遵守无菌操作原则。

【临床表现】输液过程中出现与原发病不相关的寒战、发热，轻者体温在 38℃ 左右，重者初起寒战，继之高热达 40 ～ 41℃并伴有头痛、恶心、呕吐、周身不适等症状。

【预防及处理】

1. 严格执行"三查八对"制度，用药前仔细核对药品的有效期以及瓶盖有无松动及缺损。瓶身、瓶底及瓶签处有无裂纹。药液是否变质。输液器具是否在安全使用条件内。

2. 输液过程中严格执行无菌操作原则。合理应用药物，注意药物的配伍禁忌，液体要现用现配。

3. 立即减慢或停止输液，汇报医师，高热者给予物理降温并遵医嘱给予抗过敏及激素治疗。

4. 发生发热反应后，应保留输液器具和溶液进行必要检查。

五、急性肺水肿

【发生原因】输液速度过快，短时间内输入大量液体，使循环血容量急剧增加，心脏负荷过重而引起心力衰竭、肺水肿。

【临床表现】患者突然感到胸闷、呼吸急促、咳嗽、面色苍白、出冷汗、心前区有压迫感或疼痛，咳泡沫样血性痰，严重者可由口鼻涌出大量泡沫样血性液体，肺部布满湿啰音，脉搏细速、节律不整。

【预防及处理】

1. 严格控制输液速度，对老人、儿童、心功能不全者输液速度不宜过快，液量不宜过多，输液过程中加强巡视，注意输液速度的变化。

2. 发生肺水肿时立即停止输液，迅速通知医师进行处理。在病情许可的情况下，让患者取端坐位，两腿下垂，高流量氧气吸入，并在湿化瓶中加入 20% ～ 30% 的乙醇，以减低肺泡内泡沫的表面张力，改善肺泡的气体交换，纠正缺氧。

3. 根据病情给予强心、利尿、平喘治疗，必要时四肢轮流扎止血带或血压计袖带，以减少静脉回心血量。

六、空气栓塞

【发生原因】输液器内气体未排尽。输液器茂菲滴管以上部分有破损。加压输液、输血时无人看守。进入静脉的气体，随血流到右心房，再到右心室，堵塞肺动脉的入口，引起肺栓塞。

【临床表现】患者突发胸闷、胸骨后疼痛、眩晕、濒死感，随即出现呼吸困难和严重发绀，听诊心前区可听到挤压海绵似的声音，如空气量少，到达毛细血管时发生堵塞，则损害较小，如空气栓子大，患者可因严重缺氧而立即死亡。

【预防及处理】

1. 输液时必须排尽输液器内的空气，检查输液器是否严密不漏气。

2. 输液过程中加强巡视，液体输完后及时更换，加压输液时一定有人在旁守候。

3. 发生空气栓塞后立即让患者取左侧卧位和头低足高位，使气体浮向右心室尖部，避免阻塞肺动脉口，使气体随着心脏跳动，将空气混为泡沫，分次小量进入肺动脉。

4.高浓度氧气吸入，提高患者的血氧浓度，纠正缺氧状态。

（王　静　赵　林）

第九节　静脉输血技术操作常见并发症预防及处理

常见并发症包括非溶血性发热反应、溶血反应。

一、非溶血性发热反应

【发生原因】

1.保存液或输血用具被致热源污染，输血后即可引起发热反应。

2.多次输血的患者，血液中可产生白细胞凝集素和血小板凝集素，再次输血时，对所输入的白细胞和血小板发生作用，产生凝集，发生免疫反应，引起发热。

【临床表现】多发生在输血后 1 ～ 2 小时，往往先有发冷或寒战，继之体温上升，可达 38 ～ 41℃，伴有皮肤潮红、头痛、恶心、呕吐、肌肉酸痛等症状，少数反应严重者可出现抽搐、呼吸困难、血压下降、甚至昏迷死亡。

【预防及处理】

1.一旦发生发热反应，立即停止输血，保留血液进行细菌学检验。

2.遵医嘱给予解热镇痛药和抗过敏药物，体温过高者给予物理降温。

二、溶血反应

【发生原因】

1.输入异型血，供血者和受血者血型不符。

2.输血前红细胞已被破坏发生溶血，多见于血液保存过久、储存环境温度过高或过低、血液振荡过剧、血液内加入高渗或低渗溶液、血液染菌等，均可导致红细胞大量破坏。

3.Rh 因子所致溶血，Rh 阴性者输入 Rh 阳性血液后，在其血清中出现 Rh 抗体，若再次输入 Rh 阳性血液，即可发生凝集而造成溶血性输血反应。

【临床表现】溶血反应是输血中最严重的并发症，典型的症状是在输血 10 ～ 15ml 后，患者出现头部胀痛、面色潮红、恶心呕吐、心前区压迫感、四肢麻木、腰背剧痛，严重者出现急性肾衰竭而死亡。迟发型溶血反应可发生在输血后 7 ～ 14 天，表现为不明原因的发热、贫血、黄疸和血红蛋白尿。

【预防及处理】

1.输血前认真做好血型鉴定及交叉配血试验，严格执行核对制度，经两人以上共同核对患者及供血者姓名、血袋号、血型、有无凝集，再到患者床前询问患者血型，无误后方可输注。

2.血液在运送过程中避免剧烈振荡，应轻拿轻放，储存时温度要适宜，严格执行血液保存制度。

3.发生溶血反应后应立即停止输血，迅速通知医师进行处理，血袋中剩血应做细菌涂片和培养，以排除细菌污染。

4. 双侧腰部用热水袋热敷，以解除肾血管痉挛，保护肾脏。

5. 严密观察血压和尿量的变化，及早预防休克和急性肾衰竭的发生。

三、过敏反应

【发生原因】输入血液中含有致敏物质（如献血员在献血前 4 小时之内曾用过可致敏的药物或食物）。患者呈过敏体质，输入血液中的异体蛋白质同过敏机体组织细胞结合，形成完全抗原而致敏所致。多次输血的患者，可产生过敏性抗体，抗原和抗体相互作用而产生过敏反应。

【临床表现】多数患者发生在输血后期或即将结束时，也可在输血刚开始时发生。表现轻重不一，轻者出现皮肤局限性或全身性红斑、荨麻疹和瘙痒、轻度血管神经性水肿（表现为眼睑、口唇水肿）；严重者出现咳嗽、呼吸困难、喘鸣、面色潮红、腹痛、腹泻、神志不清、休克等症状，可危及生命。

【预防及处理】

1. 既往有输血过敏史者应尽量避免输血，若确实因病情需要须输血时，应输注洗涤红细胞或冷冻红细胞，输血前 30 分钟口服抗组胺药或使用类固醇类药物。

2. 输血前详细询问患者的过敏史，了解患者的过敏原，寻找对该过敏原无接触史的供血者。

3. 患者仅表现为局限性皮肤瘙痒、荨麻疹或红斑时，可减慢输血速度，不必停止输血，口服抗组胺药如苯海拉明 25mg，继续观察；反应重者须立即停止输血，给予 0.1% 肾上腺素 0.5 ～ 1ml 皮下注射。

4. 过敏反应严重者，注意保持呼吸道通畅，立即予以高流量吸氧；有呼吸困难或喉头水肿时，应及时做气管插管或气管切开，以防窒息；遵医嘱给予抗过敏药物，如盐酸异丙嗪 25mg 肌内注射，地塞米松 5mg 静脉注射；必要时行心肺功能监护。

四、循环负荷过重（急性左心衰竭）

【发生原因】由于输血速度过快，短时间内输入过多血液，使循环血容量急剧增加，心脏负荷过重而引起心力衰竭和急性肺水肿。多见于心脏代偿功能减退的患者，如心脏患者、老年人、婴幼儿。

【临床表现】患者突然感到胸闷、呼吸急促、咳嗽、面色苍白、出冷汗、心前区有压迫感或疼痛，咳泡沫样血性痰，严重者可由口鼻涌出大量泡沫样血性液体，肺部布满湿啰音，脉搏细速、心率快而节律不整。

【预防及处理】

1. 严格控制输血速度，对老人、儿童、心脏功能不全者速度不宜过快，输血量不宜过多，输血过程中加强巡视。

2. 发生肺水肿时应立即停止输血，迅速通知医师进行处理。在病情许可的情况下，让患者取端坐位，两腿下垂，高流量氧气吸入，并在湿化瓶中加入 20% ～ 30% 乙醇，以减低肺泡内泡沫的表面张力，改善肺泡的气体交换，纠正缺氧。

3. 根据病情给予镇静、强心、利尿、平喘、血管扩张剂进行治疗，必要时进行四肢轮流扎止血带，以减少静脉回心血量。

（修　红　修麓璐）

第十节　氧气吸入技术操作常见并发症预防及处理

常见并发症包括无效吸氧、气道黏膜干燥、氧中毒、腹胀、肺组织损伤。

一、无效吸氧

【发生原因】

1. 吸氧装置因素　氧源压力低，吸氧管道连接不紧密，吸氧管不通，吸氧浓度不能满足病情需要。

2. 患者因素　气道内分泌过多，堵塞气道。患者躁动，导致吸氧管道脱出。

【临床表现】吸氧后患者仍不能缓解临床缺氧的症状，表现为呼吸困难、胸闷气短、烦躁不安等。呼吸频率、节律及深浅度与吸氧前无变化。

【预防及处理】

1. 用氧前仔细检查吸氧装置是否完好，保证氧源压力正常、吸氧管道连接严密不漏气。连接患者的吸氧管妥善固定，避免脱落和移位并保持通畅。

2. 遵医嘱或根据患者病情调节氧流量，吸氧过程中加强巡视，观察用氧效果。

3. 及时清除呼吸道分泌物，保持气道通畅，避免分泌物结痂堵塞吸氧管。

4. 一旦发现无效吸氧，立即查明原因，采取相应处理措施，尽快恢复有效氧气供给。

二、气道黏膜干燥

【发生原因】

1. 病室内干燥，氧气湿化瓶内湿化液不足，吸入的氧气不能充分湿化。

2. 过度通气或吸氧流量过大，氧浓度 > 60%。

【临床表现】出现呼吸道刺激症状：刺激性干咳，痰液黏稠，不易咳出，口咽干燥不适，部分患者有鼻出血或痰中带血。

【预防及处理】

1. 保持室内适宜的温湿度，及时补充湿化瓶内的蒸馏水 / 更换一次性吸氧装置，保证吸入的氧气受到充分湿化。

2. 根据病情调节氧流量，吸氧浓度一般控制在 45% 以下。

3. 过度通气的患者要多补充水分，张口呼吸的患者可用湿纱布覆盖口腔，定时更换。

4. 对于气道黏膜干燥者，可给予超声雾化吸入。

三、氧中毒

【发生原因】吸入氧浓度过高或吸氧时间过长（吸氧浓度 ≥ 60%，持续时间 ≥ 24 小时；或吸氧浓度 100%，持续时间 ≥ 6 小时）。

【临床表现】氧中毒时主要表现在肺部的变化，中毒的程度取决于吸入气的氧分压及吸入时间，一般情况下连续吸纯氧 6 小时后，患者即可出现胸骨后烧灼感、咳嗽、恶心呕吐、烦躁不安、面色苍白等。吸氧超过 24 小时后，肺活量可减少。吸纯氧 1 ～ 4 天后可出现进行性呼吸困难，个别患者可出现视力或精神障碍。胸部 X 线片可见两侧呈对称性弥漫分布散在的小斑片、浸润阴影。

【预防及处理】

1. 严格掌握给氧指征，选择恰当的给氧方式。

2. 严格控制吸氧浓度和时间，根据病情变化及时调整氧流量，尽量避免长时间、高流量给氧。

3. 给氧过程中加强巡视，认真观察氧疗效果。向患者宣传用氧安全，告诫患者切勿自行调节氧流量。

四、腹胀

【发生原因】通过鼻导管给氧时，插管过深，氧气误进入食管。

【临床表现】吸氧后患者缺氧症状未得到改善，却迅速出现上腹部不适、腹胀、胸式呼吸渐弱、呼吸表浅急促、口唇发绀、脉搏细速等临床表现，严重者可危及生命。

【预防及处理】

1. 选择合适的给氧途径，正确掌握鼻导管给氧的方式方法，插管前应仔细测量插入深度，以防插入过深，鼻导管误入食管。

2. 吸氧过程中加强巡视，仔细观察用氧效果，如缺氧症状不缓解却发生急性腹胀，应考虑到发生上述并发症的可能，及时进行胃肠减压和肛管排气。

五、肺组织损伤

【发生原因】瞬间大流量、高气压氧冲入肺内，造成肺组织损伤。多见于未调节好给氧流量即连接鼻导管进行吸氧，或吸氧过程中未取出鼻导管即调节氧流量。

【临床表现】患者突发呛咳、咳嗽、严重者可造成气胸。

【预防及处理】吸氧时，先调节好氧流量再给患者插入吸氧管。吸氧过程中如需改变氧流量务必先取出吸氧管再进行调节。

（魏丽丽　窦榕榕）

第十一节　无创正压通气及经鼻高流量湿化氧疗操作常见并发症预防及处理

常见并发症包括氧中毒、高碳酸血症、医疗器械相关性压力性损伤。

一、氧中毒

【发生原因】吸入氧浓度过高或者吸氧时间过长。

【临床表现】胸骨后灼热感、疼痛、呼吸增快、恶心、呕吐、烦躁、干咳、进行性呼吸困难、血氧饱和度下降。

【预防及处理】

1. 严格掌握给氧的指征，选择恰当的给氧方式。

2. 严格控制吸氧浓度和时间，根据病情变化及时调整氧流量，尽量避免长时间、高流量给氧。

3. 给氧过程中加强巡视，认真观察氧疗效果。

二、高碳酸血症

【发生原因】通气不足，气道不通畅，或氧疗方案不适宜。

【临床表现】标准大气压下，血液中的动脉血二氧化碳分压 > 45mmHg。

【预防及处理】

1. 加强气道管理，保持气道通畅。

2. 存在高碳酸血症风险患者，应给予控制性氧疗。

3. 如患者出现血氧饱和度下降、神志改变、呼吸变快进而变慢、心率变快或者减慢、尿量减少等，应根据医嘱给予动脉血气分析。

4. 在血气分析指导下调整氧疗方案，维持目标血氧饱和度。

5. 必要时遵医嘱给予呼吸兴奋剂或机械通气以增加通气量从而纠正高碳酸血症。

三、医疗器械相关性压力性损伤

【发生原因】

1. 吸氧管路材质过硬，固定松紧不适宜，相同部位受压时间过长。

2. 皮肤评估不到位，管路材质评估不到位。

【临床表现】受压处皮肤损伤形状与器械形状一致。

【预防及处理】

1. 选择适宜型号的鼻导管、面罩，并正确佩戴。

2. 及时并规范进行器械下和周围皮肤评估。

3. 易发生压力性损伤的患者，应增加皮肤评估频次，并采取有效预防措施。

（李晓华　张　梦）

第十二节　吸痰技术操作常见并发症预防及处理

常见并发症包括低氧血症、呼吸道黏膜损伤、气道痉挛和吸入性肺炎。

一、低氧血症

【发生原因】

1.吸痰操作用时过长，长时间中断氧气供应，操作前未将吸氧浓度提高，均可引起缺氧或低氧血症。

2.吸痰时刺激咽喉部引起患者剧烈咳嗽，使呼吸频率下降，引起缺氧。

3.吸痰时负压过高，肺内富氧气体被吸出，取而代之的是氧浓度较低的空气，导致吸入氧浓度降低，引起低氧血症。

【临床表现】根据缺氧程度不同，其临床表现也有差别。轻者表现为呼吸、脉搏加快，血压升高，严重者出现发绀，意识障碍，血压下降，心跳减弱，甚至呼吸、心跳停止。

【预防及处理】

1.每次吸痰时间不可过长，一般不超过15秒。两次吸痰应间隔1～2分钟，吸痰前、后应吸入纯氧或高流量氧1～2分钟。

2.吸痰时如患者有剧烈咳嗽，应暂停吸痰，避免再次刺激，待咳嗽结束后再继续吸痰。

3.选择合适粗细的吸痰管，根据患者情况调整好负压，吸痰过程中密切观察患者心率、心律、动脉血压和血氧饱和度的变化。

4.发生低氧血症者，立即加大氧流量或给予面罩加压吸氧，迅速纠正缺氧状态，必要时进行机械通气治疗。

二、呼吸道黏膜损伤

【发生原因】

1.吸痰时操作不当，如动作粗暴、反复插管、吸引时间过长、负压过大等均可导致黏膜损伤。

2.吸痰管质量差，质地僵硬、粗糙也易导致呼吸道黏膜损伤。

3.患者烦躁不安，插管吸痰时不配合。呼吸道黏膜有炎性水肿或炎性渗出，黏膜相对脆弱，吸痰时均易引起黏膜损伤。

【临床表现】呼吸道黏膜损伤后患者感觉胸骨后疼痛，痰中带血，出血量根据损伤程度不同而不同，纤维支气管镜下可见受损处黏膜糜烂、充血水肿、渗血和出血。

【预防及处理】

1.进行吸痰操作时动作要轻柔，不要用力过猛，禁止反复提插吸痰管，每次吸痰时间不超过15秒。负压要适宜，禁止带负压插管。

2.选择型号适宜、质地优良的吸痰管。

3.对于烦躁不安、不合作的患者，吸痰前给予镇静药，可防止误伤呼吸道黏膜。

三、气道痉挛

【发生原因】多见于有支气管哮喘史的患者，吸痰时插管刺激引起气道痉挛。

【临床表现】吸痰过程中或吸痰操作后患者突发呼吸困难，伴喘鸣、咳嗽。

【预防及处理】对于气道高敏感的患者，吸痰前气道内滴入少量 1% 利多卡因，可防止气道发生痉挛，也可给予组胺拮抗剂预防。气道痉挛发作时，应暂停气道吸引，给 β_2 受体兴奋剂吸入。

四、吸入性肺炎

【发生原因】吸痰时可增加下呼吸道细菌聚集，并发吸入性肺炎，更容易发生在经气管插管吸痰的患者。

【临床表现】表现为新出现的吸入性肺部感染的症状、体征和实验室检查。

【预防及处理】对此类患者吸痰时需要先吸引口腔分泌物，然后再气囊放气后吸痰。

（修红　张华）

第十三节　动静脉置管技术操作常见并发症预防及处理

常见并发症包括血肿、感染、空气栓塞和导管堵塞。

一、血肿

【发生原因】

1. 操作者技术不熟练，定位或穿刺方法不正确，短时间内在一个穿刺点重复多次穿刺造成血管壁破裂，形成血肿。

2. 穿刺时用力过大，针头穿破血管壁，导致血液外漏，形成血肿。

3. 血管弹性差、脆性大，或凝血机制功能障碍者，在穿刺和拔管过程中易形成血肿。

4. 误穿动脉而又未恰当止血。

【临床表现】穿刺部位隆起，如血肿位置表浅则皮肤可呈青紫色，一般不会引起大出血。

【预防及处理】

1. 操作者要有娴熟的穿刺技术，熟悉穿刺部位的解剖特点，确定定位，防止盲目乱穿出现血肿。禁止在一个穿刺点反复穿刺。

2. 严格掌握置管适应证，对于凝血机制障碍、血管条件不好的患者慎重穿刺并延长止血按压时间。

3. 穿刺针进入血管后，根据回血情况确认所进入血管是静脉血管后，方可置入扩张器，防止扩张器置入动脉引发血肿形成。置管过程中如导引钢丝放置不顺利，应慢慢旋转穿刺针，调整体位和进针方向后再轻轻插入，切勿硬性插入，防止血管损伤，形成血肿。

4. 对于形成的血肿，视其大小选择处理方法，小的血肿无须处理，大的血肿早期可用冷敷促进止血，48 小时后再热敷以促进淤血吸收。

二、感染

【发生原因】

1. 置管过程中未严格执行无菌技术操作，或所用物品未能保持严格无菌。

2. 穿刺部位被汗液、尿液、粪便污染，换药不及时。所连接的输液器具更换不及时。

3. 年老体弱、婴幼儿、放化疗患者、器官移植、应用免疫抑制剂等身体抵抗力低下的患者，置管后易发生感染。

4. 长期置管。

【临床表现】感染轻者只表现为局部的红、肿、热、痛等炎症反应，重者可有全身表现：头痛、寒战、高热、白细胞计数升高、核左移等，血细菌培养可呈阳性反应。

【预防及处理】

1. 严格执行无菌技术操作原则，穿刺时认真消毒穿刺部位皮肤，所用物品一定保持无菌并在使用期限之内。

2. 保持穿刺部位清洁干燥，按时换药，定时更换输液器具。

3. 对于抵抗力低的患者，可给予丙种球蛋白、氨基酸等营养液，以提高机体抵抗力。

4. 尽量避免长期置管，一般情况下一个部位置管最长不超过 10 天。

5. 置管患者出现体温升高，如找不到解释发热的其他原因，应首先考虑置管感染，此时应拔出导管并剪下导管尖端进行细菌培养和药物敏感试验，同时给予抗感染治疗。

三、空气栓塞

【发生原因】

1. 所连接的输液器内未排尽气体或输液器密闭不全。输液过程中输液器脱落或加压输液时无人看守导致气体进入。输液结束封管时未用肝素帽塞住针头，致使气体进入体内。

2. 当患者处于低血容量状态时，穿刺前又未取头低位，穿刺进入静脉后一旦注射器脱落与大气相通时，随着心脏的舒张而将空气吸入心脏。

【临床表现】临床表现的轻重程度与进入空气的量和进入速度有关，轻者可无临床症状。进入空气量大者可感到胸部异常不适，随即发生呼吸困难和严重发绀，心前区听诊可闻及响亮持续的湿啰音。进入空气量特别大者，可由于大量空气栓子阻塞肺动脉入口，使血液不能进入肺内，气体交换发生障碍，引起机体严重缺氧而立即死亡。

【预防及处理】

1. 医务人员加强工作责任心，输液前或输液过程中加强巡视，防止空气进入，加压输液应有人看守，管道连接处要紧密连接。

2. 置管前要摆好体位，颈静脉穿刺时头部低 20°，并在呼气状态时插管。

3. 进入少量空气不致引起严重后果，空气在右心房随血液压入肺内，并分散到肺小动脉内，最后经毛细血管吸收，损害较小。大量气体进入后立即让患者取左侧头低足高位，使空气栓子浮向右心室的尖部，避开肺动脉入口，随着心脏收缩，将空气混合成泡沫，分次少量进入肺动脉，逐渐被吸收。

4. 患者如有缺氧症状可给予高流量氧气吸入，严重者应用表面张力活化剂。

四、导管堵塞

【发生原因】

1. 输注脂肪乳等大分子溶液后未用生理盐水冲管，药液沉积于管壁造成管腔堵塞。

2. 输液结束后未按规定用肝素封管或封管方法错误，导致回血在管腔内形成血凝块而堵塞管腔。

3. 利用深静脉导管抽血，抽后未冲封管，致使留置针被血凝块堵塞。

【临床表现】管腔不通，液体输注不畅，用注射器抽吸有明显负压，部分可见外露导管上附有凝固血迹。

【预防及处理】

1. 输注脂肪乳等大分子溶液后及时用生理盐水冲管。

2. 掌握正确的封管方法并按时封管。

3. 尽量不用深静脉导管抽血，如确实需要，抽后需用生理盐水冲洗导管，并以肝素盐水封管。

4. 遇见导管堵塞，可接注射器抽吸，将堵塞物抽出，切不可加压推注，以免形成血栓。如抽吸无效，则应拔管，更换位置后重新穿刺置管。

（高玉芳　修　浩）

第十四节　胸外心脏按压技术操作常见并发症预防及处理

常见并发症包括肋骨骨折、损伤性血气胸、心脏创伤和肝脾破裂。

一、肋骨骨折

【发生原因】

1. 按压姿势不正确，用力不当。

2. 患者本身骨质疏松，胸廓畸形。

【临床表现】

1. 局部疼痛。

2. 呼吸运动受限。

3. 局部间接压痛或形状异常。

4. 有骨擦音或骨摩擦感。

5. X 线胸片显示肋骨骨折。

【预防及处理】

1. 保持按压姿势正确，用力适当。

2. 根据患者的年龄和胸部弹性实施按压。

3. 抢救时发生肋骨骨折应当权衡利弊，以复苏为主，继续按压。

4.肋骨骨折的治疗原则是止痛、固定和预防肺部感染。

5.遵医嘱进行其他相应处理。

二、损伤性血、气胸

【发生原因】肋骨骨折后，骨折端刺破胸膜腔，形成气胸。刺破胸部血管，引起血胸。

【临床表现】复苏成功后患者出现胸闷、气急、干咳、呼吸困难。听诊呼吸音减弱或消失。血胸中等量以上（出血量超过 500～1000ml）可表现为失血性休克及呼吸、循环功能紊乱的症状，X 线检查可见伤侧胸膜腔积液阴影及液平面。

【预防及处理】

1.同肋骨骨折预防及处理 1～2。

2.闭合性气胸：必要时行胸腔穿刺排气。

3.张力性气胸：行胸腔闭式引流。

4.给患者吸氧，必要时行机械辅助通气。机械通气必须常规进行闭式胸腔引流。

5.血气胸出血不止，应考虑开胸结扎出血的血管。

6.遵医嘱进行其他相应处理。

三、心脏创伤

【发生原因】胸外心脏按压时，下胸壁直接受压力撞击，可在心脏接受压力的部位或其对侧产生创伤，一般伤情较轻，多为心脏挫伤。

【临床表现】心脏创伤的临床表现取决于创伤的部位和严重程度。心脏轻度挫伤可不呈现临床症状，少数伤员诉心前区痛。心电图检查可有心律失常，偶见 ST-T 段异常和心肌梗死的征象。实验室检查可有心肌酶增高，一般升高超过正常上限两倍有临床意义。

【预防及处理】

1.同肋骨骨折预防及处理 1～2。

2.伤员需卧床休息，做心电监护。

3.遵医嘱给予药物治疗心律失常、心力衰竭等。

四、肝脾破裂

【发生原因】通常由于胸外心脏按压时，按压位置过低，用力过重所致。

【临床表现】肝、脾破裂少见。其临床表现以腹腔内出血症状为主。

【预防与处理】

1.同肋骨骨折预防及处理 1～2。

2.严密观察病情，定时监测体温、脉搏、呼吸、血压，注意有无休克症状，并了解腹痛、腹胀、呕吐及腹部体征的变化。

3.对疑有内脏破裂者，应禁食、禁用吗啡类药物。禁食期间需输液维持水、电解质平衡及供应热量，并记录出入液体量。

4.肝、脾破裂遵医嘱进行相应外科处理。

（魏丽丽　王静远）

第十五节　血标本采集技术操作常见并发症预防及处理

常见并发症包括晕针及晕血、皮下出血及血肿。

一、晕针、晕血

【发生原因】

1. 心理因素　个别患者在接受抽血或见到血液时，由于情绪过度紧张、恐惧，反射性的引起迷走神经兴奋，血压下降，脑供血不足而发生晕厥。

2. 体质因素　在空腹或饥饿时抽血，由于患者机体正处于应急阶段，亦可通过兴奋迷走神经引起血压下降而导致脑供血不足的发生。

3. 疼痛刺激　患者对疼痛特别敏感，对疼痛的恐惧导致神经高度兴奋，反射性的引起小血管扩张，血压下降，脑供血不足，发生晕针。

【临床表现】抽血过程中，患者往往先自述头晕眼花、心慌、恶心、四肢无力、出冷汗，随后出现面色苍白、四肢冰凉、血压下降、脉搏细速、瞬间昏倒、不省人事，一般持续 2～4 分钟后上述症状逐渐消失，患者神志恢复正常。

【预防及处理】

1. 抽血操作前向患者做好解释工作，消除患者的紧张情绪，教会患者放松技巧，特别紧张者，可让其家人在旁陪伴，给患者以心理安慰。抽血过程中设法分散患者的注意力，消除其紧张情绪。对有晕针史或已晕针的患者，抽血时可采取平卧位，以防止患者发生晕针后摔伤。

2. 熟练掌握操作技术，动作稳、准，以减少疼痛的刺激。

3. 发生晕针后让患者平卧，以增加脑部供血，指压或针灸人中、合谷穴，口服热开水或热糖水，适当保暖，数分钟后即可自行缓解。

二、皮下出血及血肿

【发生原因】

1. 抽完血后按压时间过短，不足 5 分钟。按压部位不准确，仅仅按住了皮肤上的针眼，而未按住血管上的针眼，从而造成皮下出血或血肿。患者凝血机制障碍。

2. 抽血完毕后，未及时放下衣袖，影响了静脉回流，易引起皮下出血。

3. 操作者穿刺技术不熟练，穿刺时多次回针，造成局部血管破裂，引起皮下出血或血肿。

【临床表现】穿刺部位皮下淤血，局部肿胀，患者感觉穿刺部位疼痛。

【预防及处理】

1. 抽血完毕后在穿刺部位以指腹按压棉签不少于 5 分钟，凝血机制障碍者应再适当延长按压时间。

2. 如选择在贵要静脉、肘正中静脉抽血，建议让患者脱下衣袖进行操作，防止衣袖过紧引起静脉回流障碍导致皮下出血。

3. 提高操作者穿刺技术，禁忌反复回针。

4. 如果出现皮下出血，早期应冷敷，用冷使毛细血管收缩，减轻局部充血和出血，48小时后再热敷，改善血液循环，加快皮下出血的吸收。

（黄　霞　李晓娟）

第十六节　冷、热敷技术操作常见并发症预防及处理

常见并发症有局部冻伤和烫伤。

一、局部冻伤

【发生原因】

1. 冰袋温度过低，持续用冷时间过长，血管长时间收缩，导致局部营养、生理功能及细胞代谢均发生障碍，严重者可发生组织坏死。

2. 末梢循环不良者，低温时加重血液循环障碍，导致局部组织缺血缺氧而发生变性坏死。多见于偏瘫患者、老年人、婴幼儿、昏迷等感觉迟钝的患者。

【临床表现】冻伤的局部组织皮肤颜色发生改变，表现为苍白、发绀，伴水肿，感觉麻木。严重者局部皮肤颜色变黑，僵硬，甚至发生组织坏死。

【预防及处理】

1. 冰袋温度不能过低。压力不宜太大，以免阻碍血液循环。

2. 冷敷时间不能过长，冷敷过程中加强巡视，注意观察冰袋有无漏水，皮肤颜色有无改变，如有皮肤苍白、感觉麻木等改变，需停止冷敷，以防发生局部冻伤。

3. 末梢血管功能不良患者禁止使用冷敷。

4. 冷敷一般选择血供丰富的部位，尽量不要选择无脂肪组织保护的部位，如枕后、耳郭、阴囊等处。

5. 一旦发生局部冻伤，立即停止冷敷，轻者给予局部保暖复温，重者遵医嘱对症处理。

二、烫伤

【发生原因】

1. 局部温度过高可引起烫伤。如高温度的热水袋直接接触皮肤、热敷灯具近距离长时间照射等。

2. 末梢循环不良、感觉迟钝、老年人、婴幼儿、麻醉未清醒和昏迷患者用热易发生烫伤。

【临床表现】热疗局部皮肤发红，严重者出现大小不等的水疱。

【预防及处理】

1. 热疗时热水袋温度不能过高，一般在 $60 \sim 70℃$，老年人、儿童、昏迷患者、末梢循环不良者水温为 $50℃$，热水袋外面包裹毛巾，避免直接接触皮肤。应用电烤灯时要和照射部位保持一定距离。

2. 用热过程中加强巡视，防止热水袋渗水和照射距离发生改变，仔细观察用热部位皮肤情况，如有皮肤发红，应及时处理，避免烫伤的发生。

3. 发生烫伤后，注意保护皮肤，防止皮肤脱落，局部冰敷止血，或遵医嘱对症处理。

（修　红　李梦瑾）

第十七节　成人机械通气患者俯卧位护理操作常见并发症预防及处理

常见并发症包括非计划性拔管、反流与误吸、医疗器械相关性压力性损伤、血流动力学紊乱。

一、非计划性拔管

【发生原因】

1. 异物感刺激患者导致非计划拔管。

2. 翻身人员配合不到位。

3. 管路固定无效。

【临床表现】管路全部或者部分脱出体外。

【预防及处理】

1. 翻身前，应检查管路固定情况。

2. 管路预留足够的长度，必要时使用延长管。

3. 翻身过程中，操作者动作保持同步，避免不必要的管路牵扯。

4. 翻身结束后，应立即检查所有管路是否固定且通畅。

5. 俯卧位机械通气期间，宜每2小时检查管路固定情况。

二、反流与误吸

【发生原因】营养液未排空，翻身等操作引起腹压增高，可导致食物反流、误吸。

【临床表现】患者突然出现呛咳、气喘、呼吸困难、心动过速、经气管吸出鼻饲液。吸入性肺炎患者还可以出现体温升高、咳嗽等症状。

【预防及处理】

1. 宜使用幽门后喂养。

2. 使用肠内营养的患者，翻转至俯卧位前，应暂停肠内营养，并监测胃残量。

3. 俯卧位机械通气期间，避免腹部受压，每次调整体位后均需检查腹部受压情况。

三、医疗器械相关性压力性损伤

【发生原因】

1. 同一部位受压时间过长。

2. 受压部位保护措施不到位。

3. 未能悬空患者易受压部位。

【临床表现】受压处皮肤损伤形状与器械形状一致。

【预防及处理】

1. 每 2 小时观察压力性损伤高风险部位皮肤的受压情况，检查受压部位保护措施是否有效。

2. 每 2 小时进行左右侧卧位翻身，角度为 15°～30°，躯干应与头部朝向保持一致。

3. 应悬空鼻尖、腹部、女性胸部、男性生殖器等易受压部位。

四、血流动力学紊乱

【发生原因】俯卧位导致静脉回流增加，对有前负荷储备的患者可增加心排血量。

【临床表现】恶性心律失常、血流动力学不稳定、心搏骤停。

【预防及处理】

1. 持续心电、血压、血氧饱和度监测。

2. 及时调整血管活性药物剂量。

3. 避免在血流动力学不稳定时进行俯卧位翻身。

4. 血流动力学紊乱时应立即终止俯卧位通气。

（李晓华　李梦瑾）

第十八节　间歇充气加压装置应用技术常见并发症预防及处理

常见并发症包括肺血栓栓塞症（PTE）、肢体缺血、压力性损伤和加压套材质过敏。

一、肺血栓栓塞症（PTE）

【发生原因】进行间歇充气加压治疗期间，如有未被发现的血栓脱落，血栓随着静脉血液回流到心脏后又到达并阻塞肺动脉或其分支。

【临床表现】以呼吸困难、胸痛、咳嗽、咯血、心悸等为主要表现。

【预防及处理】

1. 在进行间歇充气加压治疗前，应充分了解患者病情，评估患者无使用禁忌证，必要时进行下肢静脉超声筛查。

2. PTE 一旦发生，应确保患者卧床休息，避免因体位变化引起二次栓塞。

3. 密切监测患者呼吸、心率、血氧饱和度、血压及血气的变化，并给予呼吸与循环支持，无出血风险时尽早进行抗凝及溶栓治疗。

二、肢体缺血

【发生原因】进行间歇充气加压治疗期间，由于肢体局部承受的压力过大，动脉血无法顺利到达肢体末梢，导致肢体缺血、缺氧。

【临床表现】可表现为皮肤苍白、皮温下降、肢体麻木、间歇性跛行等。

【预防及处理】

1. 操作前护士应充分评估患者有无间歇充气加压装置应用禁忌证，并根据患者病情选择合适的加压模式及加压时长。

2. 治疗期间，应加强巡视，及时查看患者肢体有无缺血表现，特别是本身存在肢体感觉异常或障碍的患者。

3. 一旦出现下肢缺血表现，应立即停止间歇充气加压治疗，并及时汇报医师。

三、压力性损伤

【发生原因】由长时间充气加压气囊压迫造成的皮肤和（或）软组织局部损伤，可能导致皮下及软组织缺血坏死。

【临床表现】可表现为皮肤红、热、痛等，严重时会有水疱形成、皮肤溃疡甚至坏死。

【预防及处理】

1. 间歇充气加压装置应用前，应协助患者保持裤子平整，除去足部或腿部饰物。

2. 治疗时确保连接管在腿套外表面，并注意询问、倾听患者有无局部疼痛等不适，加强对肢体皮肤的观察；指导患者做好皮肤清洁，保持干燥。

3. 若出现上述压力性损伤的表现，应立即停止间歇充气加压治疗，及时汇报医师，根据损伤的严重程度做好皮肤护理。

四、加压套材质过敏

【发生原因】患者对加压套过敏。

【临床表现】患者对加压套过敏的情况很罕见。可能会出现皮肤发红、瘙痒，严重时出现水疱、湿疹、皮肤破溃等。

【预防及处理】

1. 在进行间歇充气加压治疗前，应详细询问患者有无过敏史，操作时避免加压套长时间直接接触皮肤。

2. 如发现患者出现过敏反应，应评估过敏程度，必要时遵医嘱停用间歇充气加压装置，并给予抗过敏药物等对症处理。

（李晓华　李梦瑾）

第十九节 鼻腔冲洗技术操作常见并发症预防及处理

常见并发症包括鼓膜刺激及中耳炎、鼻出血和呛咳。

一、鼓膜刺激及中耳炎

【发生原因】

1.冲洗时，患者张口、吞咽、打哈欠及说话，在腭帆张肌、腭帆提肌和咽鼓管咽肌的共同作用下，咽鼓管咽口短时开放，冲洗液可通过咽鼓管逆行进入鼓室引起炎症反应。

2.鼓室中由于鼓室隔和鼓室隐窝的存在致使上、中、下鼓室之间通道狭小，黏膜肿胀时易发生堵塞而致中耳感染。

3.未先冲洗鼻腔堵塞较重的一侧，再冲洗对侧，否则冲洗盐水可因堵塞较重一侧鼻腔受阻而灌入咽鼓管导致中耳感染。

4.擤鼻时过急过猛，或同时紧捏两侧鼻孔，用力擤鼻，而导致中耳感染。

【临床表现】患者诉耳闷、耳部胀痛甚至耳鸣，严重可出现鼓膜穿孔。

【预防及处理】

1.冲洗过程中，不应说话、用鼻吸气、做吞咽动作。

2.冲洗过程中出现鼓膜刺激的不适感时，应指导患者取站立位或坐位，并保持低头姿势、深呼吸；可轻拍患者背部，促进冲洗液从鼻腔或口腔中排出。

3.出现耳部进水时，应立即停止冲洗，指导患者张口打哈欠或做吞咽、咀嚼动作，促使耳内液体排出。

4.出现耳闷，同时伴有耳痛、耳鸣等不适时，应立即通知医师进行对症处理。

二、鼻出血

【发生原因】

1.操作中的喷头接触及过大的冲击力有可能会造成黏膜的损伤，引起出血，尤其是有凝血功能较差、高血压等基础病变的患者。

2.冲洗完毕，患者用力擤鼻涕。

【临床表现】患者冲洗流出液中含有鲜血、鼻腔前部流出鲜血或擤鼻时鼻涕中带血。

【预防及处理】

1.冲洗时，控制好冲洗压力，动作轻柔，避开鼻中隔。

2.出现鼻出血时，应立即停止冲洗，指导患者低头、张口呼吸，不应将血液咽下，以免引起胃部不适，并给予局部冷敷。

3.出血量较多时，应立即通知医师进行对症处理。

4.冲洗完毕，嘱患者勿用力擤鼻涕。

三、呛咳

【发生原因】

1. 操作不规范，动作不到位。

2. 冲洗时，患者说话、做吞咽动作。

【临床表现】在冲洗过程中，患者出现呛咳不适。

【预防及处理】

1. 冲洗时，应指导患者放松，张口缓慢平静呼吸。

2. 出现呛咳时，应立即停止冲洗，指导患者缓慢张口呼吸，取站立位或坐位，保持低头姿势，深呼吸，待症状缓解后再行冲洗。

（李晓华　修　浩）

第二十节　耳穴贴压技术操作常见并发症预防及处理

常见并发症包括粘贴脱落，落入耳道、皮肤感染、胶布过敏、贴压期间疼痛较甚。

一、粘贴脱落，落入耳道

【发生原因】

1. 胶布潮湿。

2. 耳部清洁不彻底，胶布污染，黏性减弱。

【临床表现】粘贴数量减少及耳内不适或疼痛。

【预防及处理】

1. 贴压耳穴应注意防水，以免脱落，观察患者反应，确认粘贴数量，发现粘贴数量减少要及时查找原因并及时处理。

2. 夏天出汗，贴压耳穴不宜过多，时间不宜过长，建议 3 天更换 1 次，以防胶布潮湿。

3. 贴压胶布前彻底清洁耳部皮肤，待干后再粘贴胶布。

二、皮肤感染

【发生原因】

1. 夏天出汗或胶布被水打湿。

2. 贴压耳穴过多，时间过长。

【临床表现】患者耳郭皮肤有红、肿、热、痛等表现。

【预防及处理】

1. 夏天出汗，贴压耳穴不宜过多，时间不宜过长，建议 3 天更换一次，以防胶布潮湿或皮肤感染。

2. 患者耳郭皮肤有炎症或冻伤不宜采用。

3. 贴压耳穴时，一次不宜按压太多，一般以 3～8 个穴位为宜。

三、胶布过敏

【发生原因】对胶布过敏。

【临床表现】耳郭皮肤有红，肿，发痒等不适。

【预防及处理】对胶布过敏者，可用粘贴纸代之。

四、贴压期间疼痛较甚

【发生原因】

1. 胶布贴压过紧。

2. 耳部皮肤疾病。

【临床表现】患者主诉耳部贴压部位疼痛不适。

【预防及处理】

1. 压贴后疼痛较甚，一般只要局部稍放松一下胶布或移动位置即可。

2. 贴压胶布前认真检查皮肤，如有皮肤疾病的不宜采用。

（孙美凤　修　浩）

第二十一节　中药穴位贴敷技术操作常见并发症预防及处理

常见并发症包括皮肤过敏、局部皮肤感染。

一、皮肤过敏

【发生原因】

1. 贴敷处皮肤嫩薄。

2. 药物刺激性太强，贴敷时间过长。

3. 胶布过敏。

【临床表现】皮肤发红、丘疹、水疱、瘙痒。

【预防及处理】

1. 贴敷前评估患者体质及敷药部位的皮肤、药物过敏史情况。

2. 敷药摊制的厚薄均匀，遵医嘱给予合适的贴敷时间。

3. 出现过敏现象及时停止使用，并报告医师，配合处理。

二、局部皮肤感染

【发生原因】贴敷处皮肤过敏导致破损继发感染。

【临床表现】贴敷处皮肤发红、糜烂，局部皮肤疼痛。

【预防及处理】贴敷前评估患者体质及敷药部位的皮肤、药物过敏史情况；清洁贴敷部位皮肤；一旦发生局部皮肤感染，应立即停止贴敷，并报告医师，遵医嘱给予皮肤破损处百多邦软膏外涂，必要时配合全身抗生素使用。

（孙美凤　修　浩）

参 考 文 献

曹岚，张丽娜，王小亭，等．重症超声技术辅助实施新冠肺炎病人肠内营养 3 例报告 [J]. 肠外与肠内营养，2021, 28(1): 60-64.

陈广萍．气管内套管三种消毒方法的比较 [J]. 当代医学，2009, 15(3): 45-46.

邓传耀，乔建红，薛秀娟，等．床旁鼻肠管主动留置术配合患者吸气运动在 ICU 中的应用 [J].齐鲁护理杂志，2020, 26(14): 69-71.

范华，张华．成人经口口气管插管固定方法的研究进展 [J]. 护理研究，2019. 33(4): 620-622.

高玉芳．魏丽丽．修红．临床使用护理技术 [M]. 北京：人民军医出版社，2014: 90-123, 134-142

高玉芳．魏丽丽．修红．临床使用护理技术及常见并发症预防与处理规范 [M]. 北京：人民军医出版社，2021: 1-130.

姜安丽，新编护理学基础 [M]. 北京：人民卫生出版社，2006: 220-224.

鞠永彩．临床常见输血不良反应的护理干预 [J]. 社区医学杂志，2006, 4(4): 65-67.

李春辉，黄勋，蔡虹，等．新冠肺炎疫情期间医疗机构不同区域工作岗位个人防护专家共识 [J]. 中国感染控制杂志，2020, 19(3): 199-213.

李晶，吕阳，宋雪莲．床旁盲插鼻肠管技术应用于长期卧床患者中的临床效果．国际医药卫生导报，2023, 29(3): 434-439.

李小寒，尚少梅．基础护理学 [M].7 版 北京：人民卫生出版社，2022

李映兰，王爱平，护理综合实训 [M].2 版 北京：人民卫生出版社，2022.7

林辉，万香玉，张艳，等．温热水刺激联合超声引导在危重病人鼻肠管置管中的应用效果研究 [J]. 护理研究，2022, 36(2): 373-376.

刘聪聪，曹恒，陈雪，等．超声技术在鼻肠管置管中应用的文献计量学研究．中国实用护理杂志，2020, 36(27): 2156-2160.

卢翠平．《静脉采血最佳护理实践》出版：静脉采血后易出现淤血，出血和皮下血肿的原因 [J]. 介入放射学杂志，2021, 30(06): 642-649.

陆娟，刘海涛，张唤，等．神经外科重症机械通气患者留置鼻肠管行肠内营养的效果．国际护理学杂志，2020, 39(8): 1483-1485.

吕晓燕，申林，夏京花，等．肠内营养指南中鼻胃管位置判断方法的质量评价 [J]. 中华护理杂志，2018, 53(9): 1115-1121.

马明信，方小玲，杜鹃，等．中国医学生临床技能操作指南 [M]. 北京：人民卫生出版社，2012: 5156.

彭根英，徐慧琴，杨郁文．气管切开内套管的不同消毒方法 [J]. 中华医院感染学杂，2008, 18(6): 803.

上海市肺栓塞和深静脉血栓防治联盟，国际血管联盟中国分部护理专业委员会，上海市护理学会外科护理专业委员会．间歇充气加压用于静脉血栓栓塞症预防的中国专家共识 [J]. 中华普通外科杂志，2022, 37(7): 549-553.

孙建华，刘大为，王小亭，等．超声技术在重症护理领域中的应用进展 [J]. 中华护理杂志，2016, 51(6): 729-732.

汤铭阁，蒋燕，陆俊杰．改良床旁超声定位重症患者鼻肠管的分析 [J]. 现代消化及介入诊疗，2020, 25(9): 1258-1261.

万香玉，潘月帅，姜金花，等．超声引导联合水气混合注射法在急性重症胰腺炎患者鼻肠管置入中的应用 [J]. 中国中西医结合急救杂志，2021, 38(5): 570-573.

万香玉，潘月帅，脱淼，等．温热刺激在危重病人超声引导下鼻肠管置管中的应用研究 [J]. 护理研究，2022, 36(2): 337-340.

王蓓丽，郭玮，潘柏申．卫生行业标准《WS/T 661-2020 静脉血液标本采集指南》解读 [J]．中华医学杂志，2021, 101(21): 1610-1613.

王超，林辉，高祀龙，等．分时段注水超声引导下鼻肠管置入在危重型新冠肺炎患者中的应用 [J]．齐鲁护理杂志，2020, 26(8): 72-74.

王硕，张晓雪，王欣然．鼻肠管尖端定位方法的研究进展 [J]．中华护理杂志，2022, 57(11): 1401-1405.

王亚运，文雪柯，冯静洁，等．脑卒中病人留置鼻胃管护理最佳证据总结 [J]．循证护理，2024, 10(1): 26-34.

兀瑞俭，詹晓娟，王茹茹，等．床旁超声两步法判断胃管位置在 ICU 中的应用 [J]．肠外与肠内营养，2021, 28(6): 357-361.

夏玲霞．应用密闭式引流预防留置尿管患者泌尿系感染 [J]．护理学杂志，2008, 23 (14): 43-47.

谢幸，苟文丽，等．妇产科学 [M]．北京：人民卫生出版社，2013: 149-153.

邢蓓蓓，申荣华，肖华．留置尿管并发症的预防及护理对策 [J]．临床合理用药杂志，2012, 5(2): 145-146.

徐丽华，钱培芬．重症护理学 [M]．北京：人民卫生出版社，2012: 119-125.

薛艳杰，王丹．盲插鼻肠管法行鼻肠管肠内喂养对脑卒中后吞咽功能障碍患者营养状况及预后的影响 [J]．国际医药卫生导报，2023, 29(19): 2807-2810.

严圣诞，蔡晓盛，严玲微．床旁超声引导昏迷患者胃管留置的效果观察 [J]．浙江医学，2019, 41(17): 1893-1896.

杨清，曹岚，刘志勇，等．超声引导胃窦冲击法联合"四眼征"定位置入鼻肠管在重症患者中的应用效果分析 [J]．中国实用护理杂志，2023, 39(15): 1121-1127.

杨玉英，张素超，孙玉霞，等．女性留置尿管患者两种会阴清洁方法效果比较 [J]．临床医药实践，2012, 21(7): 543-548.

叶青．非溶血性发热性输血反应的临床分析及护理干预 [J]．现代诊断与治疗，2012, 23(7): 1092-1093.

尤黎明，吴瑛．内科护理学 [M]．北京：人民卫生出版社，2017: 138-140.

张允，赵成林，周海霞，等．床旁盲插鼻肠管对重症患者肠内营养喂养效果及并发症的影响 [J]．国际护理学杂志，2020, 39(15): 2763-2766.

浙江大学医学院附属第二医院护理部，中华护理学会急诊护理专业委员会．骨髓腔输液通路临床应用护理专家共识 [J]．中华急危重症护理杂志，2020, 1(4): 362-370.

中国研究型医院学会护理分会．静脉中等长度导管临床应用专家识 .2019, 9: 1-13.

中国医药教育协会急诊医学专业委员会．中国骨髓腔内输液通路临床应用专家共识 [J]．中国急救医学，2019, 39(7): 620-624.

中华护理学会 团体标准 T/CNAS 19-2020《成人肠内营养支持的护理》.

中华护理学会静脉输液治疗专业委员会．临床静脉导管维护操作专家共识 [J]．中华护理杂志，2019, 54(9): 1334-1342.

中华人民共和国卫生行业标准 WS/T 433-2023 静脉治疗护理技术操作标准 .

周春美，邢爱红．基础护理技术 [M]．北京：科学出版社，2010: 20-22.

周俊芳，张琴．留置胃管不同固定方法的临床护理研究 [J]．实用临床护理学电子杂志，2019, 4(11): 163-169.